第Ⅰ部 症候別診断編

- A. 重大疾患につながる症状・症候
- B. 全身の症状
- C. 頭頸部の症状
- ・腹部・腰部の症状
- 尿器・生殖器の症状
- F. 手足の症状
- G. 皮膚の症状
- H. 精神の症状

（第Ⅱ部は後ろ見返し参照）

第Ⅲ部 応用編

- A. 緊急時の処置と対応
- B. 在宅医療
- C. 緩和・終末期ケア
- D. 地域における医療・福祉連携
- E. 検査値異常の対応の仕方
- F. 予防医学

第Ⅳ部 総合診療専門医のための基本的知識

総合診療専門医マニュアル

編集　伴 信太郎　生坂政臣　橋本正良

Manual of

General

Practitioner

南江堂

■編　集

伴　　信太郎	ばん　のぶたろう	名古屋大学医学部附属病院総合診療科
生坂　政臣	いくさか　まさとみ	千葉大学医学部附属病院総合診療科
橋本　正良	はしもと　まさよし	埼玉医科大学病院総合診療内科

■編集協力

| 田原　卓浩 | たはら　たかひろ | たはらクリニック |
| 大平　善之 | おおひら　よしゆき | 国際医療福祉大学医学部総合診療医学 |

■執　筆 （執筆順）

伴　　信太郎	ばん　のぶたろう	名古屋大学医学部附属病院総合診療科
鈴木　富雄	すずき　とみお	大阪医科大学医学部附属病院総合診療科
向原　茂明	むこうばら　しげあき	長崎県壱岐病院
橋本　正良	はしもと　まさよし	埼玉医科大学病院総合診療内科
佐藤　元紀	さとう　もとき	名古屋大学医学部附属病院総合診療科
近藤　猛	こんどう　たけし	名古屋大学医学部附属病院総合診療科
松本　朋美	まつもと　ともみ	静岡赤十字病院総合内科
生坂　政臣	いくさか　まさとみ	千葉大学医学部附属病院総合診療科
池上亜希子	いけがみ　あきこ	千葉大学医学部附属病院総合診療科
高田　俊彦	たかだ　としひこ	福島県立医科大学白河総合診療アカデミー
宮原　雅人	みやはら　まさひと	三井記念病院
塚本　知子	つかもと　ともこ	千葉大学医学部附属病院総合診療科
鋪野　紀好	しきの　きよし	千葉大学医学部附属病院総合診療科
花澤　奈央	はなざわ　なお	千葉大学医学部附属病院総合診療科
山下　智子	やました　ともこ	山下医院
比留川実沙	ひるかわ　みさ	千葉大学医学部附属病院総合診療科
野田　和敬	のだ　かずたか	千葉大学医学部附属病院総合診療科
寺田　和彦	てらだ　かずひこ	君津中央病院総合診療科
廣瀬　裕太	ひろせ　ゆうた	千葉大学医学部附属病院総合診療科
大平　善之	おおひら　よしゆき	国際医療福祉大学医学部総合診療医学
梶原　秀喜	かじわら　ひでき	千葉市立青葉病院内科
稲葉加奈子	いなば　かなこ	千城台クリニック
丸田　享	まるた　すすむ	千葉大学医学部附属病院消化器内科
三戸　勉	みと　つとむ	千葉大学医学部附属病院総合診療科
島田　史生	しまだ　ふみお	大阪医科大学医学部附属病院総合診療科
平沼　仁実	ひらぬま　ひとみ	武蔵国分寺公園クリニック
廣田　悠祐	ひろた　ゆうすけ	千葉大学医学部附属病院総合診療科
舩越　拓	ふなこし　ひらく	東京ベイ・浦安市川医療センター救急・集中治療科
金子　香	かねこ　かおり	木戸クリニック
太田　光泰	おおた　みつやす	神奈川県立足柄上病院総合診療科

近藤　健	こんどう　たけし	千葉大学医学部附属病院総合診療科
鈴木　慎吾	すずき　しんご	千葉大学医学部附属病院総合診療科
佐藤　恵里	さとう　えり	千葉大学医学部附属病院総合診療科
瀧澤美代子	たきざわ　みよこ	千葉大学医学部附属病院総合診療科
上原　孝紀	うえはら　たかのり	千葉大学医学部附属病院総合診療科
増山　貴子	ますやま　たかこ	千葉大学医学部附属病院総合診療科
西澤　宗子	にしざわ　そうこ	大村病院健診センター
神川　晃	かみかわ　あきら	神川小児科クリニック
清水　恒広	しみず　つねひろ	京都市立病院感染症内科
平本　龍吾	ひらもと　りゅうご	松戸市立病院小児医療センター小児科・小児集中治療科
橋本倫太郎	はしもと　りんたろう	橋本小児科医院
佐藤　好範	さとう　よしのり	さとう小児科医院
田原　卓浩	たはら　たかひろ	たはらクリニック
武谷　茂	たけや　しげる	久留米大学医学部小児科学教室
伊予田邦昭	いよだ　くにあき	福山市こども発達支援センター
金井　瑞恵	かない　みずえ	松戸市立病院小児医療センター小児科
森田　潤	もりた　じゅん	こどもクリニックもりた
成瀬　裕紀	なるせ　ゆうき	松戸市立病院小児医療センター小児科
児玉　和彦	こだま　かずひこ	こだま小児科
鈴木　光幸	すずき　みつよし	順天堂大学医学部附属順天堂医院小児科・思春期科
時田　章史	ときた　あきふみ	クリニックばんびぃに
染谷朋之介	そめや　とものすけ	豊洲小児科醫院
安原　昭博	やすはら　あきひろ	安原こどもクリニック
石谷　暢男	いしたに　のぶお	石谷小児科医院
釋　文雄	しゃく　ふみお	日本大学医学部附属板橋病院心療内科
守分　正	もりわけ　ただし	国立病院機構岩国医療センター小児科
木村　琢磨	きむら　たくま	北里大学医学部総合診療医学・地域総合医療学
細田　智弘	ほそだ　ともひろ	川崎市立川崎病院感染症内科
内藤　俊夫	ないとう　としお	順天堂大学医学部総合診療科
見坂　恒明	けんざか　つねあき	神戸大学大学院医学研究科医学教育学分野地域医療支援学部門/兵庫県立柏原病院地域医療教育センター
廣岡　伸隆	ひろおか　のぶたか	埼玉医科大学病院総合診療内科
川合　宏哉	かわい　ひろや	兵庫県立姫路循環器病センター循環器内科
石田　岳史	いしだ　たけし	さいたま市民医療センター内科
山田　克己	やまだ　かつみ	神戸大学医学部附属病院救命救急科
森　寛行	もり　ひろゆき	神戸大学医学部附属病院総合内科
豊國　剛大	とよくに　たけひろ	長尾クリニック
久津見　弘	くつみ　ひろむ	滋賀医科大学臨床研究開発センター

須藤　紀子	すどう　のりこ	杏林大学医学部高齢医学教室
水田　憲利	みずた　のりとし	社会医療法人愛仁会明石医療センター外科
味木　徹夫	あじき　てつお	神戸大学医学部附属国際がん医療・研究センター肝胆膵外科
岡崎研太郎	おかざき　けんたろう	名古屋大学大学院医学系研究科地域医療教育学講座
小泉　順二	こいずみ　じゅんじ	珠洲市総合病院内科
山守　育雄	やまもり　いくお	豊橋市民病院糖尿病・内分泌内科
高見勇一郎	たかみ　ゆういちろう	本宮さくら診療所
神谷　亨	かみや　とおる	洛和会音羽病院総合内科・感染症科
後藤　百万	ごとう　ももかず	名古屋大学医学部附属病院泌尿器科
松村　美代	まつむら　みよ	永田眼科
山賀亮之介	やまが　りょうのすけ	東京大学医学部附属病院老年病科
秋下　雅弘	あきした　まさひろ	東京大学医学部附属病院老年病科
日野　拓耶	ひの　たくや	兵庫医科大学内科学リウマチ・膠原病科
森田　宏紀	もりた　ひろき	六甲アイランド甲南病院産婦人科
宮尾益理子	みやお　まりこ	関東中央病院健康管理センター
徳山　秀樹	とくやま　ひでき	名古屋大学医学部附属病院救急・集中治療医学
福田　誠	ふくた　まこと	名古屋市立東部医療センター整形外科
近藤　康人	こんどう　やすと	藤田保健衛生大学坂文種報徳會病院小児科
山中　克郎	やまなか　かつお	諏訪中央病院総合内科
山口　潔	やまぐち　きよし	ふくろうクリニック等々力
関本　雅子	せきもと　まさこ	関本クリニック
飯島　勝矢	いいじま　かつや	東京大学高齢社会総合研究機構
河野　誠司	かわの　せいじ	神戸大学医学部附属病院総合臨床教育センター
北村　和也	きたむら　かずや	勝川ファミリークリニック
安井　浩樹	やすい　ひろき	美幌町立国民健康保険病院呼吸器内科
山本　由布	やまもと　ゆう	筑波大学附属病院総合診療科
吉本　尚	よしもと　ひさし	筑波大学医学医療系地域医療教育学
吉村　学	よしむら　まなぶ	宮崎大学医学部地域医療・総合診療医学講座
若林　英樹	わかばやし　ひでき	三重大学大学院医学系研究科地域医療学講座
竹中　裕昭	たけなか　ひろあき	竹中医院
川尻　宏昭	かわしり　ひろあき	高山市役所市民保健部（高山市国民健康保険高根診療所）
向原　圭	むこうはら　けい	久留米大学医療センター総合診療科
永井　幸寿	ながい　こうじゅ	アンサー法律事務所
青松　棟吉	あおまつ　むねよし	JA長野厚生連佐久総合病院総合診療科
石田　博	いしだ　はく	山口大学大学院医学系研究科医療情報判断学
宮崎　景	みやざき　けい	みえ医療福祉生活協同組合高茶屋診療所
佐藤　寿一	さとう　じゅいち	名古屋大学大学院医学系研究科総合診療医学

序　文

　本書は，総合診療専門医制度に参入する後期研修医の座右の書となることを目的として編集されています．また，その人たちを指導する指導医の先生方にとっても，知識をまとめていただくのに役立つでしょう．当初 2017 年度からの導入が予定されていた総合診療専門医制度は延期となっていますが，現場で総合診療医を目指す人は制度に振り回されることなく，着実な臨床能力の獲得に努めてほしいと思います．

　本書の編集者として集まった我々 3 人は，いずれも米国の家庭医学レジデンシーを終えていて，さらには 3 人とも現在は総合内科医（病院総合医）としての診療に従事しています．これらの経験を生かして，本書は，日本の総合診療専門医が，将来家庭医あるいは病院総合医のいずれの進路にも進めるような研修のための参考書として編纂しました．また実践的な書籍となるように，本書掲載の症候・疾患は，総合診療医が遭遇する common なものに絞りました．

　日本で総合診療医を育成するに当たっては，家庭医か病院総合医かという区別をするのは生産的とは言えません．それは日本の医療環境によります．病院というと，欧米先進国では日本でいう中規模〜大規模病院であるのに対して，日本では約 70％の病院は 200 床以下です．そのような環境では，病院診療から地域医療までカバーできるような幅広い臨床能力を身につけた総合診療医が求められているということを，昨今痛切に感じます．私自身の教室にも実に多くの病院から総合診療医の派遣依頼が寄せられています．

　将来僻地・離島で働く人にとっても，都市部の病院や診療所で働く人にとっても相応しい研修が日本の総合診療専門医に求められている基盤研修であり，これは，海外に模範例はありません．日本で独自の総合診療専門医育成システムを開発していく必要があるのです．このようなシステムは，これから総合診療医を育てなければならない多くの海外の発展途上国にも当てはまるものだと思います．

　本書が総合診療医を目指す皆さんや，若手を指導する立場の医師の座右にあり，折に触れ手に取って読んでいただけることを祈念しています．

2017 年 4 月

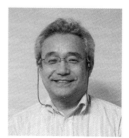

伴　信太郎

目　次

総合診療医の考え方・診療の仕方 ······················ 伴　信太郎　*1*

第Ⅰ部　症候別診断編

A. 重大疾患につながる症状・症候 ————————————— *14*

1. 激しい頭痛 ··· 鈴木富雄　*14*
2. 激しい腹痛 ··· 向原茂明　*19*
3. 激しい胸痛 ··· 橋本正良　*23*
4. 激しい悪心・嘔吐 ··· 向原茂明　*27*
5. 発熱＋発疹 ··· 鈴木富雄　*30*
6. 意識障害 ·· 佐藤元紀　*35*
7. 失神 ··· 近藤　猛　*40*
8. けいれん ·· 近藤　猛　*44*
9. 喀血 ··· 松本朋美　*49*
10. 吐血・下血 ·· 松本朋美　*54*
11. 腰（背）部痛 ·· 伴　信太郎　*59*

B. 全身の症状 ————————————————————————— *64*

12. 全身倦怠感 ··············· 橋本正良・生坂政臣　*64*
13. むくんでいる（浮腫） ···································· 池上亜希子　*69*
14. 熱がある（発熱・高体温） ······························ 高田俊彦　*73*
15. 体重が減った（体重減少・やせ・るいそう） ········· 宮原雅人　*78*
16. 体重が増えた（体重増加・肥満） ······················ 塚本知子　*82*
17. 筋肉の震え（振戦），不随意運動 ······················ 塚本知子　*86*
18. 歩行に障害がある（歩行障害） ························ 鋪野紀好　*90*
19. リンパ節腫脹 ·· 花澤奈央　*95*

C. 頭頸部の症状 ———————————————————————— *99*

20. 頭が痛い（頭痛） ·· 山下智子　*99*
21. めまいがする ·· 比留川実沙　*103*
22. 白目が黄色っぽい（黄疸） ······························ 野田和敬　*107*
23. 目が見えにくい・二重に見える（視力障害・複視） ··· 野田和敬　*111*
24. 結膜が赤い（目の充血） ································· 寺田和彦　*116*
25. 耳鳴りがする，難聴（聴力障害・耳痛） ······· 廣瀬裕太・大平善之　*120*
26. 鼻水が出る，鼻がつまる（鼻漏・鼻閉） ·············· 梶原秀喜　*124*
27. 鼻血が出る（鼻出血） ···································· 稲葉加奈子　*128*

vii

28. 喉が痛い（咽頭痛）・・・・・・・・・・・・・・・・・・・・・・・・・・・・・・・丸田　享 *132*

29. しわがれ声（嗄声）・・・・・・・・・・・・・・・・・・・・三戸　勉・大平善之 *136*

30. 飲み込みにくい（嚥下困難）・・・・・・・・・・・・・・・・・・・・・島田史生 *140*

D. 胸部・腹部・腰部の症状 ——————————————— *145*

31. 咳が出る（咳嗽・喀痰）・・・・・・・・・・・・・・・・・・・・・・・・・・平沼仁実 *145*

32. 息が苦しい，呼吸時に音が鳴る（呼吸困難・喘鳴）・・・・・・寺田和彦 *149*

33. 胸が痛い（胸痛）・・・・・・・・・・・・・・・・・・・・・・・・・・・・・・・廣田悠祐 *153*

34. 動悸がする・・・・・・・・・・・・・・・・・・・・・・・・・・・・・・・・・・・・・舩越　拓 *157*

35. 胸やけがする・・・・・・・・・・・・・・・・・・・・・・・・・・・・・・・・・・・金子　香 *160*

36. 食欲がない（食欲不振）・・・・・・・・・・・・・・・・・・・・・・・・・宮原雅人 *164*

37. お腹の張った感じ（腹部膨満感）・・・・・・・・・・・・・・・・・・太田光泰 *168*

38. お腹が痛い（腹痛）・・・・・・・・・・・・・・・・・・・・・・・・・・・・・近藤　健 *172*

39. 腹部腫瘤・・・・・・・・・・・・・・・・・・・・・・・・・・・・・・・・・・・・・・舩越　拓 *176*

40. 腰が痛い（腰痛）・・・・・・・・・・・・・・・・・・・・・・・・・・・・・・鈴木慎吾 *179*

41. 下痢（便通異常）・・・・・・・・・・・・・・・・・・・佐藤恵里・大平善之 *182*

E. 泌尿器・生殖器の症状 ——————————————— *187*

42. 尿が近い，排尿時に痛みや違和感がある，残尿感がある
（頻尿・排尿痛・排尿時違和感・残尿感・尿失禁・排尿困難）
・・・・・・・・・・・・・・・・・・・・・・瀧澤美代子・大平善之 *187*

43. 尿が出ない（尿閉・欠尿・無尿）・・・・・・・・・・・・・・・・・・梶原秀喜 *192*

44. 尿が多い（多尿）・・・・・・・・・・・・・・・・・・・・・・・・・・・・・・高田俊彦 *196*

45. 尿に血が混じる（肉眼的血尿）・・・・・・・・・・・・・・・・・・・廣田悠祐 *199*

46. 不正性器出血・・・・・・・・・・・・・・・・・・・・・・・・・・・・・・・・・上原孝紀 *202*

47. 帯下の異常・・・・・・・・・・・・・・・・・・・・・・・・・・・・・・・・・・・上原孝紀 *206*

F. 手足の症状 ——————————————— *210*

48. 手足がしびれる（四肢のしびれ，四肢の運動・知覚麻痺）
・・島田史生 *210*

49. 関節が痛い（関節痛）・腫れている・・・・・・・・・・・・・・・鋪野紀好 *217*

G. 皮膚の症状 ——————————————— *222*

50. かゆい（皮膚瘙痒症）・・・・・・・・・・・・・・・・・・・・・・・・・・鈴木慎吾 *222*

51. 急性の発疹・・・・・・・・・・・・・・・・・・・・・・・・・・・・・・・・・比留川実沙 *225*

H. 精神の症状 ——————————————— *229*

52. うつ症状・・・・・・・・・・・・・・・・・・・・・・・・・・・・・・・・・・・池上亜希子 *229*

53. 睡眠障害（不眠・過眠）・・・・・・・・・・・・・・・・・・・・・・・・近藤　健 *233*

54. 幻覚・妄想・・・・・・・・・・・・・・・・・・・・・・・・・・・・・・・・・・・増山貴子 *237*

55. 不安・恐怖・・・・・・・・・・・・・・・・・・・・・・・・・・・・・・・・・・・西澤宗子 *242*

第Ⅱ部 年代別・性別診療編

A. 幼児・小児 — 248

■感染症 — 248

1. 小児のかぜ症候群 ·················神川　晃 *248*
2. 小児のインフルエンザ ·················神川　晃 *250*
3. 麻疹（はしか）·················清水恒広 *252*
4. 風疹 ·················清水恒広 *254*
5. 水痘（水疱瘡）·················清水恒広 *256*
6. 流行性耳下腺炎（おたふくかぜ・ムンプス）·················清水恒広 *258*
7. 伝染性紅斑（りんご病）·················伴　信太郎 *260*
8. 伝染性単核球症 ·················平本龍吾 *261*
9. 手足口病 ·················橋本倫太郎 *263*
10. ヘルパンギーナ ·················橋本倫太郎 *265*
11. 咽頭結膜熱（プール熱）·················佐藤好範 *267*
12. 突発性発疹 ·················佐藤好範 *269*
13. 伝染性膿痂疹（とびひ）·················田原卓浩 *271*
14. 伝染性軟属腫（水いぼ）·················田原卓浩 *273*
15. 百日咳 ·················武谷　茂 *275*
16. 熱性けいれん ·················伊予田邦昭 *277*
17. 細菌性髄膜炎 ·················金井瑞恵 *279*
18. RS ウイルス感染症 ·················森田　潤 *281*

■アレルギー・呼吸器の疾患 — 283

19. アトピー性皮膚炎 ·················森田　潤 *283*
20. 蕁麻疹 ·················成瀬裕紀 *285*
21. 小児喘息 ·················児玉和彦 *288*
22. クループ症候群 ·················児玉和彦 *290*
23. 急性扁桃炎 ·················児玉和彦 *292*

■その他の疾患 — 294

24. 急性脳炎・脳症 ·················伊予田邦昭 *294*
25. 急性腸炎 ·················鈴木光幸・時田章史 *296*
26. 正常な発達のみかた ·················染谷朋之介・時田章史 *298*
27. 成長・発達の障害 ·················安原昭博 *301*

B. 思春期 — 305

1. 起立性調節障害 ·················石谷暢男 *305*
2. 片頭痛 ·················石谷暢男 *310*
3. 過敏性腸症候群 ·················釋　文雄 *314*

4. 貧血 ·· 守分　正 **316**

5. 思春期のメンタルヘルス（気分障害・摂食障害・過換気症候群など）
··· 守分　正 **318**

C. 成人 ─────────────────────────── 320

■アレルギー・呼吸器の疾患 ──────────── 320

1. かぜ症候群 ··· 木村琢磨 **320**

2. 肺炎 ··· 細田智弘・内藤俊夫 **324**

3. インフルエンザ ····································· 見坂恒明 **328**

4. 喘息 ··· 見坂恒明 **331**

5. 慢性閉塞性肺疾患（COPD） ····················· 見坂恒明 **334**

6. アレルギー性鼻炎 ·································· 廣岡伸隆 **337**

■循環器の疾患 ─────────────────── 340

7. 高血圧 ··· 廣岡伸隆 **340**

8. 虚血性心疾患（狭心症・急性冠症候群）··········· 川合宏哉 **343**

9. 心房細動 ··· 石田岳史 **347**

10. 心房細動以外の不整脈 ···························· 石田岳史 **350**

11. 心不全 ··· 川合宏哉 **353**

■神経・精神の疾患 ─────────────── 356

12. 脳卒中（脳梗塞・脳内出血・くも膜下出血）·········· 山田克己 **356**

13. パーキンソン症候群 ······························· 森　寛行 **359**

14. アルコール依存 ···································· 豊國剛大 **362**

■消化器の疾患 ─────────────────── 365

15. 胃・十二指腸潰瘍 ·································· 久津見　弘 **365**

16. 胃食道逆流症（逆流性食道炎）····················· 須藤紀子 **367**

17. 機能性ディスペプシア ···························· 須藤紀子 **369**

18. 肝炎 ··· 水田憲利 **372**

19. 胆石症・胆嚢炎 ···································· 味木徹夫 **375**

■内分泌・代謝の疾患 ─────────────── 377

20. 糖尿病 ··· 岡崎研太郎 **377**

21. 脂質異常症 ·· 小泉順二 **380**

22. 甲状腺疾患 ·· 山守育雄 **383**

23. 痛風 ··· 髙見勇一郎 **386**

■腎・泌尿器の疾患 ─────────────── 389

24. 慢性腎臓病（CKD）································· 佐藤元紀 **389**

25. 尿路感染症 ·· 神谷　亨 **392**

26. 前立腺肥大症 ······································· 後藤百万 **396**

■筋・骨格系の疾患 — 400
27. 関節リウマチ･････････････････････髙見勇一郎 *400*
28. 変形性関節症････････････････････････髙見勇一郎 *403*

■眼の疾患 — 406
29. 緑内障･･･････････････････････････････松村美代 *406*

D. 高齢者 — 409
1. 高齢者の（健康）評価･････････････山賀亮之介・秋下雅弘 *409*
2. 老年症候群･････････････････････････山賀亮之介・秋下雅弘 *412*
3. リウマチ性多発筋痛症，巨細胞性動脈炎････････日野拓郎 *415*
4. 偽痛風（ピロリン酸カルシウム結晶沈着症）･･････日野拓郎 *418*

E. 女性 — 420
1. 月経前症候群･･･････････････････････････････森田宏紀 *420*
2. 更年期障害･･････････････････････････････宮尾益理子 *422*
3. 骨粗鬆症･･･････････････････････････････宮尾益理子 *425*
4. 貧血（月経血による）････････････････････････森田宏紀 *429*

第Ⅲ部　応用編

A. 緊急時の処置と対応 — 432
1. 熱傷･･････････････････････････････････････徳山秀樹 *432*
2. 捻挫･･････････････････････････････････････福田　誠 *434*
3. アナフィラキシー･････････････････････････近藤康人 *436*
4. 熱中症･････････････････････････････････････山中克郎 *438*
5. 新幹線など車中での処置と対応･･･････････････山中克郎 *440*

B. 在宅医療 — 442
在宅医療の実際･････････････････････････････････山口　潔 *442*

C. 緩和・終末期ケア — 444
緩和・終末期ケアの実際･･･････････････････････関本雅子 *444*

D. 地域における医療・福祉連携 — 452
地域における医療・福祉連携の実際･･･････････････飯島勝矢 *452*

E. 検査値異常の対応の仕方 — 457
検査値異常の対応の仕方の実際･････････････････河野誠司 *457*

F. 予防医学 — 461
1. 予防医療スケジュール表･･･････････････････北村和也 *461*
2. 禁煙指導･････････････････････････････････安井浩樹 *464*
3. 飲酒指導･･･････････････････････････山本由布・吉本　尚 *469*

第IV部　総合診療専門医のための基本的知識

1. 生物心理社会モデルの考え方 …………………………… 吉村　学　**474**
2. 患者中心の医療とは ……………………………………… 吉村　学　**475**
3. 家族志向のケアとは ……………………………………… 若林英樹　**476**
4. 継続的ケアの重要性 ……………………………………… 竹中裕昭　**479**
5. 多職種連携のためのポイント …………………………… 川尻宏昭　**481**
6. 他科との連携に際して気をつけること ………………… 佐藤元紀　**483**
7. 臨床倫理 …………………………………………………… 向原　圭　**485**
8. 医療制度と法律 …………………………………………… 永井幸寿　**486**
9. 地域包括ケア ……………………………………………… 川尻宏昭　**488**
10. 予防医療の考え方 ………………………………………… 向原　圭　**490**
11. 教育と生涯学習 …………………………………………… 青松棟吉　**491**
12. 検査とその依頼の仕方 …………………………………… 石田　博　**493**
13. EBM の活用 ……………………………………………… 宮崎　景　**495**
14. 患者への対応，行動変容の支援，教育方法 ………… 岡崎研太郎　**498**
15. 総合診療と漢方 …………………………………………… 佐藤寿一　**500**

編集後記 ………………………………………… 生坂政臣・橋本正良　**502**

索引 ……………………………………………………………………… **505**

薬剤索引 ………………………………………………………………… **525**

Topics	輸入麻疹にご注意を	清水恒広 **253**
	熱性けいれんを既往にもつ小児に対する予防接種	伊予田邦昭 **278**
	プレホスピタルでも低血糖の診断・治療が可能に！	山田克己 **358**
	PPI の長期治療と有害事象	須藤紀子 **368**
	慢性 C 型肝炎の治療	水田憲利 **374**
	SGLT2 阻害薬とは	岡崎研太郎 **379**
	地域連携強化と介護予防推進のために	飯島勝矢 **456**
	セカンドハンドスモークからサードハンドスモークの予防へ	
		安井浩樹 **468**

経験談	激しい腹痛の患者さん	向原茂明	22
	百日咳ワクチン未接種で罹患死亡した症例	武谷 茂	276
	原因不明の電解質異常 ?! refeeding syndrome を知る	豊國剛大	364
	医者も，ときには……	日野拓耶	417
	アナフィラキシー治療の第一選択薬はステロイド薬ではありません	近藤康人	437
	母子手帳は予防接種のパスポート	染谷朋之介・時田章史	463
	その一言，前医を傷つけていませんか？	石田岳史	484
	消えゆく地域から	川尻宏昭	489

私の工夫	かぜには点滴とかぜ薬？	髙見勇一郎	127
	総合診療医として成長し続けるために	児玉和彦	293
	老年病科外来にて	山賀亮之介・秋下雅弘	414
	プロブレムリストの活用	松本朋美	480
	心をつかむ	山中克郎	492
	最新情報の入手の仕方	宮崎 景	497
	家族図（family tree）を作成するコツ	吉村 学	499

豆知識	水分摂取による血液サラサラ，脳卒中予防は本当か？	後藤百万	18
	数字の魔力	近藤 猛	26
	小児でよく認める低血糖	成瀬裕紀	48
	肉眼的血尿	平本龍吾	201
	生後 3 ヵ月未満の発熱	金井瑞恵	249
	どこまで聞いていいのか？	釋 文雄	309
	胸部 X 線撮影を行うべきか？	細田智弘・内藤俊夫	327
	10 歳代の喘息合併インフルエンザ患者への NA 阻害薬の選択	見坂恒明	330
	「日常診療」と「臨床研究」と「倫理指針」	久津見 弘	366
	機能性ディスペプシア	須藤紀子	371
	簡便な眼圧測定「アイケア」	松村美代	408
	閉経後の子宮筋腫	森田宏紀	430
	酸素吸入で呼吸苦感は改善しますか？	関本雅子	450
	モルヒネ散剤以外のオピオイドは高価	関本雅子	451
	CRP 測定の有効性は？	河野誠司	460
	危険な飲酒を見つけるために有用な AUDIT-C とは何ですか？	吉本 尚	471
	多専門職種教育と専門職種間教育の違い	川尻宏昭	482
	医師・医療機関の責任判断	永井幸寿	487
	尤度比による検査後確率の変化	石田 博	494

xiii

診察・診療のコツ			
	意識障害の真の原因	佐藤元紀	**39**
	信頼関係の構築	宮原雅人	**81**
	子どもを褒めよう	神川 晃	**251**
	内服薬のアドヒアランスを高める	田原卓浩	**255**
	熱型表を活用しよう	橋本倫太郎	**266**
	かぜの受診機会を活かした適切な介入	木村琢磨	**323**
	的確な診断のために	廣岡伸隆	**342**
	百万言を費やしても	森 寛行	**361**
	甲状腺の触診	山守育雄	**385**
	burn wound sepsis と血液培養	徳山秀樹	**433**
	認知症患者の場合	山口 潔	**443**

謹告 著者ならびに出版社は，本書に記載されている内容について最新かつ正確であるよう最善の努力をしております．しかし，薬の情報および治療法などは医学の進歩や新しい知見により変わる場合があります．薬の使用や治療に際しては，読者ご自身で十分に注意を払われることを要望いたします． **株式会社　南江堂**

総合診療医の考え方・診療の仕方

本書は，エビデンスに基づいた診療案内を基本としているが，本項は例外で，筆者の30数年間の総合診療医としての経験をもとにした「診療の作法」であることを最初にお断りしておく．この経験を蓄積する過程では，David L Sackett や Robert H Fletcher & Suzanne W Fletcher の『Clinical Epidemiology』[1,2]，Harold C Sox の『Medical Decision Making』[3]でまとめられている臨床推論，Ian R McWhinney に代表される患者中心の全人的医療[4]の影響を強く受けている．

本項では，最初に「総合診療医」について，次に「総合診療医の専門性」についての筆者の考えを述べる．その中で，「わが国における総合診療医」の在り方を提言している．その後，病態へのアプローチの仕方（診断・治療の原則）について述べる．

総合診療医とは

筆者は「総合診療医とは？」と問われたら「あらゆる健康問題の窓口となる医師」と説明している．そのような診療態度をとる総合診療医の真骨頂は，身体疾患でもあらゆる臓器・病態を考慮するのみならず，精神・心理的側面，社会・環境的背景などにも幅広く配慮することである．そして，個々の患者にとっての健康問題を整理するに当たっては，まず「全体」を意識することを重視する．「個々の問題」に捉われすぎないという考え方の根底にあるのは，「部分最適の和は全体最適にならない」という考え方である．

総合診療医に求められる臨床能力は，勤務する地域や施設により異なる．都市部でやるか離島でやるか，病院でやるか診療所でやるかなどの状況に応じて柔軟に診療のスタイルを変えながら，あらゆる健康問題の窓口となることができる能力である．窓口となるという意味は，振り分けをするということではない（これはよくある誤解である）．総合診療医としての目標をもって初期・後期研修を経て，その後の生涯学習を怠らなければ，90%以上の患者を紹介することなく自分自身で診療し続けることができるようになる（もちろん臨床経験年数によって対応可能な病態の幅は異なる）．

総合診療医は，かかりつけ医として働く「家庭医」と，病院で各科専門医と連携して働く「病院総合医」の2つに端的に分けられるが，

実際はこの中間的な診療をする場合や，キャリアパスとともに守備範囲を変えることが多くなる．地域の100〜200床規模の病院では「家庭医でもあり病院総合医でもある」といった役割を求められるだろう．わが国では，約70％の病院が200床以下の小規模病院であり[5]，このような「家庭医」と「病院総合医」を区別しない総合診療医の養成の仕方が適している．米国のように家庭医か総合内科医かという区別，あるいは英国のようにgeneral practitioner（GP）は病院診療には関わらない，という養成の仕方はわが国の医療環境には適さないと筆者は考えている．たとえば，病院に勤務しながら週に1回地域の診療所に派遣され，地域の診療所で「地域包括ケア」の一翼を担うという役割を求められる場合も，病院では病院総合医，地域の診療所では家庭医として機能することを求められるだろう．

　また歴史的にみると，わが国のプライマリ・ケア医の典型的な経歴は，病院で専門診療科を10数年〜数十年やった後に開業するというもので，現在地域医療を担っている多くの医師がこのような経歴をたどっている．病院の専門医療から地域医療に移っていくような場合，本来は，ここで「橋渡し研修」があることが望ましいのだが，これまでは体系化された「橋渡し研修」はほとんどなかった．今から30〜40年前には病院診療と地域医療とで求められる臨床能力は今日ほど大きな差はなかったので，あるいは患者安全ということを今日ほどやかましくいわれなかったので，あるいは患者が医師の実力を見抜くための情報が乏しかったので，病院から地域にいきなり診療の場を移しても，地域で診療をしていく中で地域医療に必要な臨床能力を獲得していくことで対応ができた．しかし，病院医療と地域医療とで求められる臨床能力の違いが大きく，患者安全に対する意識も高く，情報はすぐに伝播する現代においては，総合診療を体系的に研修できるような体制が必要で，それが「総合診療専門医制度」として始まると理解すればよいだろう．

　前述したように，米国では歴史的な経緯で総合内科と家庭医科が別々の流れになっていて，どちらも病院での診療も地域の診療所での診療も行う．また英国流（英国，オーストラリアなど）のGPは，地域で診療していて，（へき地を除いて）病院診療には関わらない．筆者自身の経験（米国で家庭医としての研修を受けて，現在は病院総合医として働いている），米国のジェネラリストの歴史，わが国の診療形態の歴史などを勘案すると，わが国での「総合診療医」の位置づけは，米国式でもない，英国式でもない，日本式の総合診療医教育を受けた後に，病院総合医や家庭医，あるいは場合によっては細分化した領域

別専門医として育っていくような研修形態が望ましいと筆者は考えている。北米でも，家庭医と総合内科医が別々の流れになっているのは本質的なものではなく，歴史的・政治的なものであると考えられている[4]．

総合診療医の専門性とは

次に「総合診療医」の専門性はどこにあるのだろうか。この「総合診療医」としてのアイデンティティは，特に若い学生・医師にとって知りたいところだろう。これが唯一とドグマチックに主張するつもりは毛頭ないが，筆者なりの考えを以下に述べておきたいと思う（表1）．

1. 健康問題への包括的対応能力

総合診療医の第一の専門性は「健康問題への包括的対応能力」であることには誰も異論はないだろう。この言葉には，表1 に示したような4つの側面が含まれる。

a) 身体，精神・心理，社会・環境的側面への配慮

一般外来診療においては，少なく見積もっても20％，多い統計では半数近くの人に器質的疾患は見当たらないとされている。残りの患者の中には，精神疾患の患者ももちろん含まれているが（10〜20％），患者の置かれた環境，あるいは性格（たとえば神経質）によって患者の苦痛が生み出されている場合は，精神疾患ではなく，ストレス因による不適応（それは外因としてのストレス因が強い場合も，患者の対応能力が弱い場合もあり，多くはその両方が関与している）が身体症候として現れている場合が多いと思われる。そのような患者に対しては，精神疾患病名をつけたり，「気のせい」や「心の問題」として片づけたりするのではなく，どのように対応すれば少しでも患者・家族の苦痛を和らげることができるかに腐心することが大切で，そのためには精神・心理的側面や，社会・環境的側面への配慮が不可欠である。

b) 予防，診断・治療，リハビリテーションへの配慮

総合診療医は，診断・治療に関わるのはもちろんだが，予防，リハ

表1　総合診療医の専門性

1. 健康問題への包括的対応能力
    a) 身体，精神・心理，社会・環境的側面への配慮
    b) 予防，診断・治療，リハビリテーションへの配慮
    c) 保健・福祉・介護との連携
    d) 個人・家族・地域への視点
2. 病態診断の専門家（diagnostician）能力
3. medically unexplained symptoms（MUS）への対応能力

ビリテーションへの配慮も欠かせない．専門領域を越えた横断的かつ体系的な予防的知識は，プライマリ・ケアに携わる総合診療医が具有すべき専門的知識である．たとえば『U. S. Preventive Services TASK FORCE』[6]の推奨はフォローしておく必要がある．

診断・治療に関しても，領域にとらわれない問題解決のための知識の整理が必要になる．整形外科か？　耳鼻科か？　眼科か？　という区分は一切つくらず，患者が訴える症候に焦点を当てるのである．そのための知識の整理が必要となる．そして全体性を考えながら，「緊急度」「頻度」「重篤度」の３つの軸を考慮しながら順序づけて整理する．このような臨床能力は，領域別専門科をローテーションする研修では決して身につかない．

今，多くの研修病院における医療は急性期に特化しつつある．プライマリ・ケアに携わる総合診療医は，リハビリテーションに配慮しながら急性期以降の医療・ケアがどのように展開されていくのか・いくべきなのかをしっかり学ぶ必要がある．多職種と患者・家族とチームを組んだリハビリテーションの進め方も総合診療医に求められる重要な臨床能力であり，そのような臨床能力の獲得のためには，地域の診療所や小病院での研修が必須である．

c) 保健・福祉・介護との連携

今日の医療は「治す医療」から「支える医療」へ，「病院完結型の医療」から「地域完結型の医療」へ，QOL（quality of life）やQOD（quality of death）を高める医療へと変わってきている．このような医療の変貌は，地域において行政，基幹病院，医師会および住民を巻き込んだ保健，医療，福祉，介護の連携がないと成り立たない．それを担う医師としては，領域別専門医ではなく，総合診療医のほうが適しているのは誰の目にも明らかだろう．そのためには，専門医研修の初期段階から地域において多職種と連携した研修をしておくことが不可欠である．

d) 個人・家族・地域への視点

患者個人への医療・ケア，地域における多職種と連携した医療・ケアの間に挟まって抜け落ちがちなのが「患者の家族に対するケア」である．このためには，家族–患者間でみられる双方向の影響や家族ライフサイクルに関する知識，家族面接法という臨床能力が求められる[7]．

2. 病態診断の専門家能力

次に総合診療医の専門性の１つといえるのは，病態診断の専門家（diagnostician）としての能力である．最近では，NHKのTV番組「総合診療医　ドクターG」のおかげで総合診療医という言葉が，市民に

も知られるようになった．この番組は「病態診断の専門家」としての総合診療医に焦点を当てたものである．筆者はこの番組が総合診療医という言葉を人口に膾炙させた役割を高く評価している．一方で，この番組の問題点は，病態診断の不確実性を診断という舞台の後方に押しやってしまったことである．臨床診断は確率的なものなのに，名医は何でも白黒つけて診断できるような誤解を生んでしまったことは，この番組の最大の問題点である．

多くの日常診療は不確実な診断のもとで治療を行っている場合が多いということは一般市民にも共有しておいてもらう必要がある．病態が改善しても，それが自然経過なのか治療効果なのか判然としない場合が多いのが現実である．「総合診療医　ドクターG」で"結局診断は未だつかないままで，患者とその状況を共有し，いろいろな診断の可能性を考えながら経過を観察している"というような症例を是非とも取り上げる必要がある．

また，患者にとって最も大切なのは，できるだけ素早く，かつできるだけ苦痛が少なく，安い費用で不健康な状態が元に戻ることであって，診断をつけることは医師の興味ではあっても患者にとっての最大の関心事では必ずしもないことも意識しておく必要がある．

3. medically unexplained symptoms（MUS）への対応能力

あまり強調されないが，総合診療医の専門性の1つにmedically unexplained symptoms（MUS）への対応があげられる．MUSに対応する日本語としては，「不定愁訴」という言葉があるが，この言葉はネガティブな響きが刻み込まれていて，誤ったイメージを伝えてしまう可能性がある．「原因不明の病態」は自然軽快するような病態も多く含まれるが，MUSというのは十分な診断的アプローチを加えても診断がつかず，かつ症候が継続している病態を意味する．

実臨床の場では，病態の50％程度がはっきりと診断できる器質的疾患で，25％程度が非器質的疾患（その中に精神疾患が含まれる），残りの25％程度は病態不明というのが大まかな診断カテゴリーである（物の見方の問題なので数字は大雑把でよいと思っている）．診断のつかない25％の中にMUSの患者が含まれている．診断のつかない中には，医療面接，身体診察，検査をして「異常なし」と説明するだけで安心する人もいるが，そうでない人も少なくない．そのような患者の中には次々と病院，診療所を変えて受診するようになる場合もあるため，対応の仕方に工夫が必要であり，総合診療医が身につけるべき臨床能力の1つであると筆者は考えている．安易に身体表現性障害［身体症

状症（DSM-5）〕という診断名をつけてしまわない対応が大切である．このような診断名をつけてしまうと，共感的対応がむずかしくなる．

MUS の患者やその病態解明のためのアプローチは，その過程で，精神科医や各科専門医にどのように相談すればよいかの匙加減が簡単ではないし，またそれらの専門家にすぐ相談できる環境にない場合も少なくないと思われる．また，「何か重篤な疾患や治療可能な疾患を見逃していないだろうか」という不安は常につきまとうものである．そのような不安を払拭するためにも，大学病院の総合診療部門で MUS の患者のフォローを一定期間経験することは非常に役立つと思う（これは決して我田引水ではない）．

総合診療医の考え方・診療の仕方―診断的アプローチ

1. 診断のための臨床疫学的な考え方と病態生理的な考え方

「すべての健康問題の窓口となる医師」として，前述したように**器質的疾患**（≒身体疾患だが，たとえば心身症は器質的疾患と非器質的疾患の両方の側面を有する）と**非器質的疾患**（精神疾患も含まれるが，環境的ストレスによる適応障害のような状態を精神疾患と分類すべきではない）と**原因不明の病態**（自然経過で改善することも多い）をおよそ 2：1：1 ぐらいの割合で考慮するというのは，重要な臨床疫学的考え方（確率的な考え方）である．

一方で，伝統的な臨床判断の基盤は病態生理的な考え方である．たとえば，突発する症候はその原因をきわめて少数の病態に絞ることができる．すなわち「血行障害：脳梗塞・出血，その他の各種臓器の出血・梗塞（肺塞栓，上腸間膜血栓症など）」「臓器の構造的変化：破れる（気胸，消化管穿孔など），閉塞する（尿管結石，胆石陥頓など），よじれる（卵巣嚢腫の茎捻転，S 状結腸捻転など）」「外傷・過度な負荷（ぎっくり腰など）」「てんかん（エピレプシー）」「転換性障害／変換症（DSM-5）」を考えればよい．これは病態生理的な考え方である．先に述べた原因不明の病態は，病態生理的にある程度絞り込んで，「膠原病類縁疾患の確率が最も高いが，かなり心因性の加重がありそうな症候である」「悪性リンパ腫（特に血管リンパ腫）の事前確率が最も高いが，今のところ確証は得られていない」などとして経過をみたりすることになる．

2. 診断情報としての医療面接・身体診察・各種検査

診断情報を，得てして検査情報と考えてしまう傾向があるが，診断情報として最も大切なのは医療面接で得られる情報であることは，いくら強調してもしすぎることはない．

a) 診断情報としての医療面接

本書は医療面接についての書籍ではないので詳述はしないが，医療面接は病態を診断するためにも（内科の外来患者の76〜83％は病歴で診断できる），患者の心を落ち着かせるためにも（カウンセリング的効果），良好な患者-医師関係を構築して信頼感を得るためにも有用な臨床技能[8]である．ここでは，病態を診断するための医療面接について簡単に触れておく．

医療面接でポイントを突いた質問をすることは，いろいろな検査をするよりも重要なことが多い（たとえば，症候が突発したか否かを尋ねる質問）．その病歴の重要さを強調するためにも，筆者は「検査前確率」「検査後確率」という言葉を避け，「事前確率」「事後確率」という言葉を使うようにしている．診断確率を変えるのはむしろ病歴だからである．

b) 診断情報としての身体診察

診断情報としては，身体診察所見は病歴ほどのパワーはない．しかし，身体診察によって，病歴や画像診断では得られないさまざまな情報が得られる．たとえば，痛みなどの患者の主観的な訴えの確認，色調・温度の変化など五感による情報は検査では得られない情報である．さまざまな検査が発達した今日では，身体診察の有用性は低下していると思われがちだが，むしろ逆に重要性は増していると筆者は考えている．その理由は，過去には死亡後の解剖や外科手術の所見によるしかなかった，さまざまな診察手技の操作特性（感度・特異度など）が，さまざまな検査（特に画像検査の発達）によって明らかとなってきたからである[9]．そのことによって，習得すべき診察手技が絞れるようになってきた[10,11]．

c) 診断情報としての各種検査

医療面接と身体診察が臨床診断の主たる部分を占めてはいるが，検査でないと的確な診断が困難な場合もある．その典型は，血液疾患，内分泌疾患だろう．肝障害，腎障害，免疫異常も生化学検査や尿検査がないと病態の把握は困難である．しかし，**二・三次医療機関で研修を受けていると，検査をしないと診断がつかないと勘違いしがちで**ある．その典型が「検査前確率・検査後確率」という言葉に表れていると思う．市中肺炎は医療面接と身体診察でほぼ診断はつく．胸部X線は診断の確認のために行っているのである．検査のオーダーをするときには，「検査でないと診断がつかない病態」「診断・病変の広がりの確認のために行う検査」「治療の焦点を絞るための検査」と，検査の目的を明確にする習慣をつけることが大切である．

総合診療医の考え方・診療の仕方

総合診療医の考え方・診療の仕方—治療的アプローチ

　論理的に，可能な限りエビデンスに基づいて，できるだけ患者に害を与えずに益するような治療的アプローチをするためには，臨床疫学が教えてくれるところが大なるものがある[1,2]．

　その一例が，**臨床疫学を踏まえた治療的アプローチの原則**で，治療するに当たっては，心得ておくべき3つの大切な原則である．

① 治療目的を明らかにする．
② 治療法を選択する．
③ 治療の指標を明らかにしておく．

　この3項目は通常一括して治療方針と呼ばれているが，このような3段階に分けて明確にしておくことで，治療者自身のみならず，他の医療専門職や，患者やその家族に対しても治療方針が明確になる．

1. 治療目的を明らかにする

　治療目的は大きく6つに分けられる（**表2**）．治療を開始するに際しては，自分が今何を目的に治療をしようとしているのかを常に自覚しておくことが大切である．これは一見自明のようであるが，必ずしもそうではない．

a) 治癒

　たとえば，急性感染症に対して抗菌薬を投与するような場合は，治癒させることが目的である．治癒したら治療は終了である．

b) 再発予防

　たとえば，脊椎の圧迫骨折を起こした高齢者へ骨粗鬆症に対する処方をするような場合が，これに当たる．骨粗鬆症は，決して治癒させることができる病態ではない．したがって，通常一生涯服薬を続ける必要がある．

c) 悪化予防

　たとえば，リハビリテーションがこれに当たる．したがって，身体の一部の機能低下が起こったら（例：脳血管障害）リハビリテーショ

表2　治療の目的
1．治癒
2．再発予防
3．悪化予防
4．合併症予防
5．対症療法
6．安らかに尊厳をもって死に至ることの援助

8

ンはできるだけ早期に始める必要がある．さもないと廃用症候群が進行する．

d) 合併症予防

たとえば，高血圧症患者に対する降圧薬の処方や，糖尿病患者に対する血糖降下薬の投与がこれに当たる．これらの治療目的は治癒ではない（したがって，通常一生涯服薬を続ける必要がある）．また対症療法でもない（したがって，症状がなくても服薬を続ける必要がある）．

e) 対症療法

たとえば，鎮痛薬の投与がこれにあたる．この目的の場合は症状が消失すれば治療を中止できる．しかも，症状が治療の対象のため，患者が自分自身の判断で治療終了しても，一向に構わない．

f) 安らかに尊厳をもって死に至ることの援助

たとえば，疼痛コントロールのための麻薬の投与がこれにあたる．前項の「対症療法」とは，はっきり区別をしておく必要がある．さもないと「依存症になってはいけなから」と十分量の麻薬を投与しないというようなことが，稀ならず起こる．

2. 治療法の選択

治療法の選択をする際に心得ておくべきことも，大きく6つに分けて考えておくとわかりやすい（表3）．

a) 治療が不要な例は治療しない

無症状の低血圧は治療不要である．ウイルス性疾患に対する抗菌薬も不要である．ここで注意しておくべきは，不必要なコメントをして「病気をつくる」（"labeling effect"）ような対応をしないことである．"labeling effect" は結構大きな影響を与えていることが知られている[1,2]．

b) 信頼性が高い方法で効果が証明された治療法を選択する

研究の信頼性については，ランダム割り付けで検証された研究（randomized controlled trial：RCT）のメタアナリシスを筆頭に，信頼性の評価の仕方を読者はご存じと思うので省略する．また，使って

表3　治療法選択の6つのポイント
1．治療が不要な例は治療しない
2．信頼性が高い方法で効果が証明された治療法を選択する
3．治療対象が自分の対象患者と同様である治療研究を参考にする
4．自分の臨床行為として可能な治療法を選択する
5．placebo 効果を考慮する
6．安全性が確立した治療法を選択する

総合診療医の考え方・診療の仕方

みたら状態が改善した（ように見えた）からといって，その治療薬が必ずしも効果があったとはいえない可能性があることも知っておく必要がある．その理由は，症状の改善は「自然経過＋placebo 効果＋特異的治療効果」の足し算から成っているからである．

c）治療対象が自分の対象患者と同様である治療研究を参考にする

いくら信頼性の高い研究でも，その研究の対象患者が，今自分の目の前の患者と違っているような場合には，注意が必要である．たとえば，比較的若い患者を対象にした抗がん薬併用療法の結果は，いくら治療効果やその研究の信頼性が高くても，目の前の80歳の患者の治療の参考にはならないのは明らかだろう．

d）自分の臨床行為として可能な治療法を選択する

たとえば膠原病で，ステロイドで治療を始めるか，生物学的製剤で始めるか結論が出ていないような場合，自分自身ではステロイドはある程度使用経験があるが，生物学的製剤は使用経験がなければ，ステロイドで治療を始めるべきだろう．あるいは，明らかに生物学的製剤のほうが推奨されるなら，それは専門医に紹介すべきである．

また，医師個人の臨床能力があっても，診療環境によって臨床行為として実践すべきでない場合もある．たとえば人工呼吸器の使用は，使用に慣れている看護師や呼吸療法士のいるところでないと，主治医の使用経験が十分にあっても使用すべきではない．そのような病棟や病院に紹介すべきである．

e）placebo 効果を考慮する

治療的介入には30〜40％くらいの placebo 効果があることが知られている．前述したように「介入して患者の状態が改善したから介入の効果があった」と判断するのは必ずしも正しくない．しかし，患者にとって害が少なく，費用も安い placebo を意識して使うことは，1つの臨床能力だろう．

f）安全性が確立した治療法を選択する

治療薬の選択に関していえば，新薬が既存薬に比してまったく新しい効能があるか，よほどの薬効の違いが明らかでない限り，新薬には飛びつくべきではない．なぜなら，重篤な副作用の発生率（通常発生率が高かったら発売に至らない）が 1/1,000（0.1％）のとき，1例のその副作用発生を 95％の信頼度で発見するためには 1,000×3＝3,000 人の患者を経過観察する必要があるといわれている[1]．RCT で特異的治療効果が明らかな薬であっても，このような多数例の観察は行われていない場合が多いので，稀だが重篤な副作用は，その薬が市場に出てしばらく経たないとわからないのである．

10

3. 治療の指標を明らかにしておく

　ここでは，前述した「安らかに尊厳をもって死に至ることの援助」を治療の目標とした場合を例にあげて「治療の指標」を明確にしておくことの大切さを示しておきたいと思う．

　がん末期の患者で「安らかに尊厳をもって死に至ることの援助」が治療の目的である場合，治療の指標は「鎮痛」や「呼吸苦の軽減」であることを明確にしておかないと，呼吸抑制や血圧の低下で鎮痛薬の投与が不十分になるようなことが起こる．

　わが国における総合診療医養成のあり方，総合診療医の専門性，および診断・治療について述べた．総合診療の研修は，幅広い臨床能力を身につけることができる研修であり，将来総合診療専門医になるために必須であることはもちろん，将来領域別専門医になることを目指す者にとっても有用な臨床的基盤を身につけることができると思う．日々新たな課題に取り組まなければならないのが総合診療である．臨床経験が乏しいときには，これはストレスだが，知的好奇心を満たしてくれる日々でもある．本項が多少なりとも総合診療の研修を続けていく指針になれば幸いである．

引用文献

1) Sackett DL et al：Clinical Epidemiology；a basic science for clinical medicine, 1st ed, Little Brown, Boston, 1985
2) Fletcher RH et al：Clinical Epidemiology；the essentials, 5th ed, Wolters Kluwer/Lippincott Wiliams & Wilkins, Pennsylvania, 2014
3) Sox HC et al：Medical Decision Making, 2nd ed, Wiley-Blackwell, New Jersey, 2013
4) Freeman TR：McWhinney's Textbook of Family Medicine, 4th ed, Oxford University Press, Oxfordshire, 2015
5) 平成26年厚生労働省医療施設調査：e-Stat；J6 病院数・構成割合 http://www.e-stat.go.jp/SG1/estat/List.do?lid=000001141080
6) U. S. Preventive Services TASK FORCE http://www.uspreventiveservicestaskforce.org/
7) 松下　明（編集責任）：家族面接―患者家族とかかわりあうコツ：地域包括ケアシステムでの理論と実践．Medical Alliance **1**（3），2015
8) 伴信太郎（監）：医療面接―根拠に基づいたアプローチ，文光堂，東京，2006
9) McGee S et al：Evidence-Based Physical Diagnosis, 3rd ed, Saunders, Pennsylvania, 2012
10) 伴信太郎：基本的身体診察法の教育に関する研究―重要性，目標，方略，評価．川崎医会誌 **24**：231-242，1998

総合診療医の考え方・診療の仕方

11) 伴信太郎（監）：エビデンス身体診察―これさえ押さえれば大丈夫，文光堂，東京，2007

第 I 部
症候別診断編

A. 重大疾患につながる症状・症候

B. 全身の症状

C. 頭頸部の症状

D. 胸部・腹部・腰部の症状

E. 泌尿器・生殖器の症状

F. 手足の症状

G. 皮膚の症状

H. 精神の症状

「疑うべき疾患」では，重篤疾患には下記の通り3段階で星（★）印を入れている．

星3つ（★★★）	：（比較的短期間で）生命の危機に直結するもの
星2つ（★★）	：すぐには生命の危機に直結しないが，重大な臓器不全などに陥る可能性があるもの
星1つ（★）	：すぐには生命の危機に直結しないが，星2つの疾患より軽度の臓器不全などとなる可能性があるもの
（無印：生命の危機に直結するものではないもの，重要性の高くないもの）	

A. 重大疾患につながる症状・症候

1 激しい頭痛

 Red Flag Sign

- くも膜下出血などの二次性頭痛を見逃さないため,「突然発症」「今までで最悪」「徐々に増悪」に注意せよ.
- 発熱・意識障害・神経症状を伴うときには,緊急性の高い二次性頭痛を考えよ.
- 外傷歴やステロイド,免疫抑制薬の使用歴,悪性腫瘍,糖尿病などの基礎疾患があるときには,二次性頭痛の可能性を考えよ.
- 労作,咳嗽,性行為,体位変換,いきみなどで増悪するときには,二次性頭痛を考慮せよ.
- 50歳以上の初発の頭痛は,常に二次性頭痛の可能性を考えよ.

疑うべき疾患

よく遭遇する疾患
- 片頭痛

ときどき遭遇する疾患
- くも膜下出血★★★
- 急性副鼻腔炎
- 髄膜炎★(細菌性髄膜炎★★★)
- 慢性硬膜下血腫★★
- 薬物乱用性頭痛
- 後頭神経痛
- 帯状疱疹★
- 可逆性脳血管収縮症候群★

稀に遭遇する疾患
- 内頸動脈・椎骨動脈解離★★
- 脳腫瘍★★
- 急性緑内障発作★★
- 群発頭痛
- 高血圧性脳症★
- 脳脊髄液減少症
- 巨細胞性動脈炎★★
- 一酸化炭素中毒★★
- 脳静脈洞血栓症★★
- 下垂体卒中★★
- 特発性頭蓋内圧亢進症★

14

A. 重大疾患につながる症状・症候

主要疾患スクリプト（頻度順）

疾患名	押さえておきたいポイント
①片頭痛	● 女性は男性の 4 倍の有病率. ● 閃輝暗点などの前徴を伴うものと伴わないものあり. ● 午前中に多い. 数時間続く片側性の拍動性頭痛が典型的. ● 悪心, 羞明, 日常動作に支障ありの項目が診断に有用. ● 軽症なら NSAIDs が有効だが, 中等症以上はトリプタン製剤の適応.
②くも膜下出血	● 10 万人に 22 人と有病率は高く, 死亡率も 50%と高い. ● 救急室を訪れる頭痛の 1〜4%がくも膜下出血. ● 「突然バットで殴られたような」という表現が有名であり, 発症時間を正確に答えられる場合が多い. ● 10〜50%に先行する警告頭痛あり, 見逃しに注意. ● 頭部 CT で診断できなければ, 腰椎穿刺で髄液のキサントクロミーを確認.
③急性副鼻腔炎	● 前頭洞, 上顎洞の炎症では打診痛や圧痛があるが, 蝶形骨洞, 篩骨洞の炎症では, 有意な診察所見に乏しい. ● 前屈姿勢で痛みが増悪. ● 副鼻腔 CT の感度はよいが, 偽陽性に注意.
④髄膜炎	● 細菌性髄膜炎は, ときに頭痛や発熱が著明でなく, 言動異常などの症状で受診する場合があり, 注意が必要. ● jolt accentuation がなければ否定的 (感度 97%) (26 頁,「豆知識」参照) で, neck flextion test も有用といわれるが, 身体所見はあくまで参考程度に. ● 確定診断は腰椎穿刺だが, 細菌性髄膜炎を疑う場合は腰椎穿刺の前に血液培養採取, ステロイドの静脈内投与, 抗菌薬投与を優先すべき. ● 基礎疾患や外傷歴がなく, 神経学的異常がなければ腰椎穿刺前に頭部 CT 撮影の必要はない.
⑤慢性硬膜下血腫	● 外傷歴がなくとも高齢者の頭痛では可能性を考慮. ● 意識障害や急激に進行する認知障害で受診することも多い.
⑥薬物乱用性頭痛	● 基礎疾患として片頭痛や緊張型頭痛があることが多く, トリプタン製剤や鎮痛薬の乱用が原因. ● 1 ヵ月に 15 日以上強い頭痛があり, 薬剤を 3 ヵ月以上慢性的に乱用している場合に考慮.
⑦後頭神経痛	● 後頭部の大後頭神経, 小後頭神経, 大耳介神経の支配領域にズキンと走るような間欠的電撃痛が, 数時間から数日間持続. ● 後頭部の上記神経枝が骨孔より出る部位に圧痛点あり. ● 治療は局所麻酔薬でのブロック, カルバマゼピン内服.
⑧帯状疱疹	● 三叉神経第一枝領域の帯状疱疹の場合, 頭痛主訴での受診あり. ● 該当領域の触診により特徴的なピリピリしたような痛みが誘発. ● 頭髪部の皮疹を確認するが, 皮疹のない帯状疱疹も有り得る. ● 帯状疱疹後の神経痛は残存すると難治性となるため, 初期の適切な対応が重要.

15

Ⅰ. 症候別診断編

疾患名	押さえておきたいポイント
⑨可逆性脳血管収縮症候群	● 40歳前後の女性に好発し，突然発症の激しい頭痛の中では最も多いという文献上の記載あり． ● 激しい頭痛を繰り返し，視覚異常，失語，感覚障害などの一過性の神経症状を伴う． ● 妊娠・産褥・外傷・脳外科的手術，血管収縮作用のある薬剤（点鼻薬，アルコール，エルゴタミンなど）が誘因． ● 血管撮影で脳動脈の多発部分的攣縮を確認． ● 治療はCa拮抗薬で行い，予後は比較的良好だが稀に不可逆的神経障害が起きる場合あり．
⑩内頚動脈・椎骨動脈解離	● 若年から中年発症が多く，突然発症の頚部痛が特徴． ● 整体やマッサージ，ゴルフや水泳などのスポーツでの急激な頚部の回旋・過伸展が一因． ● めまい・球麻痺・Horner症候群などの虚血徴候に注意． ● 診断はMRI/MRA，脳血管造影で．
⑪脳腫瘍	● 夜明けから明け方にかけて，脳圧が上がる時間帯に嘔吐を伴う頭痛が出現． ● 視野障害，しびれ，片麻痺などの併発する神経症状は腫瘍部位によりさまざまである．
⑫急性緑内障発作	● 散瞳刺激などにより，隅角水道が閉塞し眼圧が急激に上昇． ● 悪心・嘔吐を伴う片側性の激しい頭痛（眼痛）． ● 毛様充血，角膜浮腫，瞳孔散大，対光反射消失が特徴． ● 眼瞼の上から眼球圧迫し，眼球の硬さをみるのも有用． ● 治療は高浸透圧性利尿薬と縮瞳点眼薬を用いるが，眼科への緊急コンサルトが必要．
⑬群発頭痛	● 若い男性に多く，春先などの季節性あり． ● 三叉神経自律神経性頭痛に分類され，持続時間や随伴症状により，さらにいくつかの型に分類． ● 堪えがたい片側性の激痛が，間欠的に数分から数時間持続し，数日から数週間にわたり出現． ● 同側の結膜充血，流涙，鼻汁などの自律神経症状を併発． ● 治療は大量酸素吸入，トリプタン製剤の自己注射．
⑭高血圧性脳症	● 高血圧（特に拡張期血圧110 mmHg以上）に伴い一過性に出現． ● 治療は鎮痛薬によって行い，急激な降圧を避けることが重要．
⑮脳脊髄液減少症	● 脳脊髄圧が上昇する朝方に多く，立位で増悪，臥位で改善． ● 全身倦怠感，めまい，悪心，耳閉感，複視，思考力の低下など，さまざまな症状あり，不定愁訴とみなされ誤診も多い． ● 外傷歴や腰椎穿刺歴のない特発性もあり得る． ● 診断は脳・脊髄MRI，RI脳槽シンチグラフィ，CTミエログラフィ． ● 治療は硬膜外自家血注入療法（ブラッドパッチ）．

A. 重大疾患につながる症状・症候

疾患名	押さえておきたいポイント
⑯巨細胞性動脈炎	● 中高年以上で頭痛に加え，発熱，全身倦怠感，顎跛行などがあれば疑う. ● リウマチ性多発筋痛症に併発することがある. ● 側頭動脈の硬結や圧痛が有名だが，圧痛がなくても側頭動脈の拍動の左右差は有意な所見. ● 確定診断には側頭動脈の生検が必要だが，側頭動脈エコーで血管周囲の hypoechoic halo と呼ばれる所見は，特異性が高い. ● 虚血による失明を防止するため，比較的速やかにステロイドの投与が必要.
⑰一酸化炭素中毒	● 軽症であれば軽い悪心を伴うめまいと頭痛のみで，本人も CO 曝露への自覚がない場合，かぜなどと誤診されやすい. ● 重症になれば意識障害や不可逆的な神経障害を残す. ● 火災や排ガスの曝露，室内での練炭使用などの病歴が重要. ● パルスオキシメーターは正常を示すので役に立たず，COHb の測定が重要. ● 治療はマスクでの 100%酸素吸入で，高圧酸素療法の効果は議論が分かれるところ.
⑱脳静脈洞血栓症	● 遺伝性および後天性の凝固亢進状態が原因となり，後天性では妊娠，産褥，悪性腫瘍，経口避妊薬などが関与する. ● 突然発症の頭痛に加え，複視，片麻痺，けいれんなどで発症し，静脈性梗塞，皮質下出血をきたすことあり. ● 造影 CT でも診断できない場合もあり，MRI/MRA が必要.
⑲下垂体卒中	● 頻度は稀ではあるが，下垂体腺腫の梗塞や出血により，激しい頭痛とともに視野異常，眼球運動障害などが出現. ● 手術により視野は回復することが多い.
⑳特発性頭蓋内圧亢進症	● 若い肥満女性に多い. ● 原因不明の頭蓋内圧の著明な亢進があり，大脳静脈流出路の閉塞の関与も指摘されている. ● 悪心を伴う広範囲の頭痛が連日出現，複視，視野異常，視力低下をきたすことあり. ● 治療は反復腰椎穿刺と利尿薬だが，減量も有効とされる.

解説・診断アプローチ

　一般的な頭痛の原因としては，一次性の機能性頭痛が圧倒的に多いが，激しい頭痛となると**緊急性の高い二次性の頭痛**の可能性が高くなる．特に Red Flag Sign としてあげた状況では二次性頭痛を強く疑って診療を進めるが，ポイントは頻度も死亡率も高い**「くも膜下出血」をいかに見逃さないか**に尽きる．

　1〜2 週間以内に先行する突然の頭痛は**警告頭痛**と呼ばれ，その半数が医療機関を受診するが見逃されていることが多いとされ，注意が必要である．

Ⅰ. 症候別診断編

　頭部CTの感度は発症後12時間以内であれば，ほぼ100%であるが，数日後には約60%に低下してしまうので，頭部CTで診断できなければ腰椎穿刺を行い，キサントクロミーがあるかどうかを確認する．キサントクロミーの出現には，発症後少なくとも6時間経過することが必要だが，2週間は所見が続くといわれており有用な検査である．

参考文献

1）日本頭痛学会・国際頭痛分類委員会（訳）：国際頭痛分類，第3版beta版，医学書院，東京，2014
2）Schwedt TJ et al：Thunderclap headache. Lancet Neurol **5**：621-631, 2006
3）Van Gijn J et al：Subarachnoid haemorrhage. Lancet **369**：306-318, 2007

豆知識

～水分摂取による血液サラサラ，脳卒中予防は本当か？～

　「水をたくさん飲んで，血液サラサラ，脳卒中予防」とマスコミが啓発し，医師もしばしば患者さんに推奨するようです．しかし，臨床研究や文献メタアナリシスにより，水分をたくさんとっても，血液の粘稠度は低下しないこと，脳梗塞や心筋梗塞防止効果のエビデンスがないことが示されています．わが国では40歳以上の男女4,500万人が夜間頻尿の症状を有していますが，高齢者の多くでは水分摂取過剰による夜間多尿が関与しています．医学的エビデンスのないアドバイスが，かえって生活の質の低下につながっている例です．

A. 重大疾患につながる症状・症候

2 激しい腹痛

 Red Flag Sign

- 説明できない激しい腹痛は，患者のそばを離れるべからず．
- 生命に危機を及ぼす疾患から鑑別を進める．
- 突然・急性発症は，血管性，結石，絞扼性を考えよ．
- 少し余裕がある場合，詳しく病歴を聴取．鎮痛薬を使用してもよい．
- エコー検査に習熟し，いつでもベッドサイドでの活用を心がけよ．

疑うべき疾患

よく遭遇する疾患
- 尿管結石
- 胆石症
- 急性虫垂炎
- 急性胃粘膜病変（AGML）（アニサキス症含む）
- 急性膵炎 ★

ときどき遭遇する疾患
- 消化管穿孔（食道破裂，潰瘍穿孔）★★
- 急性閉塞性化膿性胆管炎 ★★
- 絞扼性イレウス ★★
- 鼠径ヘルニア陥頓 ★

稀に遭遇する疾患
- 急性腸管虚血（上腸間膜動脈血栓症）★★
- 腹部大動脈破裂 ★★★
- 急性心筋梗塞 ★★★
- 婦人科疾患（子宮外妊娠破裂，卵巣腫瘍頸捻転）★★

主要疾患スクリプト（頻度順）

疾患名	押さえておきたいポイント
①尿管結石	● 突然に片側性の持続性痛み． ● 背部叩打痛（腹部はソフト）． ● エコーにて水腎症．
②胆石症	● 右季肋部痛（Muphy 徴候）． ● エコーで胆嚢腫大，壁肥厚，結石，デブリス．
③急性虫垂炎	● 心窩部から右下腹部への痛みの移行． ● エコーにて腫大した虫垂描出．

Ⅰ. 症候別診断編

疾患名	押さえておきたいポイント
④急性胃粘膜病変（AGML）	●種々の原因で引き起こされる急性胃粘膜の炎症. ●急性発症で激しい痛みは，アレルギー性やアニサキスが多い.
⑤急性膵炎	●アルコール常習多飲用者や胆石症患者に多い. ●上腹部の痛みや圧痛を認める. 疼痛の割に，腹部所見が乏しい. ●画像検査（エコーや CT）が必要かつ重要.
⑥消化管穿孔（食道破裂，潰瘍穿孔）	●発症初期には，痛みの割に身体所見に乏しい. ●縦隔炎や腹膜炎への進展までに早期に診断するために，頻回の診察と画像検査が必要.
⑦急性閉塞性化膿性胆管炎	●Charcot の 3 徴として発熱，腹痛，黄疸があり. ●Reynolds の 5 徴として，敗血症性ショックと中枢神経系の障害を認める. ●早期診断を失すると，多臓器不全（MOF）を引き起こし，予後不良となる. 死亡率は 40〜70％といわれる.
⑧絞扼性イレウス	●腸閉塞を疑ったとき，単純性か複雑性（絞扼性）を鑑別する. ●絞扼性は，単純性に比べて，発症が急激で，痛みが強く，嘔吐が初期からみられ，腸雑音が聞かれず，約半数ではガス像を認めない. ●診断が遅れると，腹膜炎，ショックと進展する.
⑨鼠径ヘルニア陥頓	●鼠径ヘルニアは腹壁ヘルニアの 3/4 を占め，男性（25：1），右側（2：1）に多い. ●訴えの少ない小児や高齢者に多く，鼠径部の診察を省くと見落とす可能性が高い. ●陥頓ヘルニアは，1〜3％に起こる. 絞扼性イレウスと同様.
⑩急性腸管虚血（上腸間膜動脈血栓症）	●本症の診断は，疑わないと診断困難である. 特有の所見・症状がない. ●突然の発症で始まる激しい腹痛と，急速な状態悪化とその後の血便と小腸の麻痺性イレウスが特徴. ●初期では，激しい痛みの割に腹部所見に乏しいが，血液ガスで代謝性アシドーシスを示す. ●造影 CT が早期診断に有用.
⑪腹部大動脈破裂	●腹部大動脈瘤は，動脈硬化性動脈瘤の 75％，そのうち 90％は，腎動脈より下部にあり. ●診断は比較的容易だが，破裂すると激しい腹痛とともに，背部痛を伴い，ショックに陥る. ●腹腔内への破裂では，ショックは急激に進むが，後腹膜腔への破裂では，比較的緩徐.
⑫急性心筋梗塞	●心筋梗塞患者の 60〜70％では，胸部痛を認めるが，30％は無症状で発症する. ●心窩部痛や肩痛，喉痛，背部痛などを訴える患者もいるために，注意が必要. ●腹痛の患者でも，非定型的な症状に遭遇したら，心電図検査の追加を.

A. 重大疾患につながる症状・症候

疾患名	押さえておきたいポイント
⑬婦人科疾患（子宮外妊娠破裂，卵巣腫瘍頸捻転）	●下腹部痛をみたら，鑑別にあげる．エコーが有用． ●子宮外妊娠は，他の前述した血管性疾患との鑑別が重要． ●卵巣腫瘍頸捻転は，急性虫垂炎との鑑別が必要．

解説・診断アプローチ

1. 医療面接と身体所見を念入りに

　通常救急外来などでは，腹痛を主訴に来院する患者は多い．なかでも激しい腹痛で来院する患者は，急を要し，重大な疾患が隠れていることがあるため，**医療面接と身体所見が重要**である．

①いつから，②発症は（急に，緩徐に），③どこが（部位，放散痛は），④どのように（持続性か，間欠性か），⑤誘因は（食事，飲酒，生もの），⑥慢性疾患は（高血圧，糖尿病，脂質異常症，動脈硬化，胃潰瘍，慢性膵炎，胆石症，⑦薬（鎮痛薬，ステロイド服用），⑧時間的変化は（増悪か，軽減したか，変化ないか），⑨随伴症状（下痢，便秘，悪心・嘔吐，血便，吐血，脱水），⑩既往歴は（手術歴，再発，再燃）などを聞き出す．

　この際，痛みのために十分話ができないときには，ペンタゾシン（ペンタジン®1A）投与も考慮する（診断を遅らせるという説もあるが，影響は少ない）．

2. エコー検査で観察を

　次に，エコー検査を積極的に行う習慣を身につける．肝（腫瘍，肝内胆管拡張），胆嚢炎（胆嚢腫大8×4cm以上，胆嚢壁腫大3mm以上，胆石の有無），胆管（拡張8mm以上，結石），膵臓（浮腫，結石，膵管拡張），腎（水腎症，石灰化），大動脈（5cm以上は破裂の危険性），胸水，腹水，虫垂肥厚，腸管のキーボードサイン（小腸拡張），to and froの消失（イレウス），卵巣腫大，ダグラス窩の出血などを観察できる．

3. 突然発症の血管性疾患を疑え

　突然発症の血管性疾患［急性腸管虚血（上腸間膜動脈血栓症）や心筋梗塞］は，発症初期には，**症状（激しい腹痛，悪心・嘔吐）の割に，身体所見に乏しい**のが特徴である．疾患を疑うことが重要で，適切に心電図や造影CTを行い，早期に放射線科，専門医や外科へコンサルテーションを行う姿勢が必要である．症状が出揃うまで待つと，重大

I. 症候別診断編

な結末を迎える［多臓器不全（multiple organ failure：MOF），播種性血管内凝固症候群（disseminated intravascular coagulation：DIC），広範小腸切除］.

参考文献

1) 関 義元：【腹痛 本当に帰していいのか？ 緊急度の見極めと，最善の初期対応】腹痛の鑑別診断 緊急度，頻度で考え，整理しよう．レジデントノート 11：835-840，2009

2) 鳥居 明：外来診療のワンポイントアドバイス 実地診療における腹痛のみかたのコツ．診断と治療 102：1081-1084，2014

3) 菊地臣一：【日常診療でよくみる症状・病態—診断の指針・治療の指針】筋肉・骨格系の異常 腰痛・背部痛．綜合臨 60（増刊）：1244-1247，2011

経験談～激しい腹痛の患者さん～

　研修医のとき，「激しい腹痛の患者さん」を経験しました．ペンタジン® が効かず，腹部所見は乏しく，検査所見でも特異的な診断ができず，外科医や上級医に相談しましたが，様子を見ておくように言われ，途方に暮れました．翌日，腹膜刺激症状が出現し，開腹手術になり，上腸間膜血栓症とわかり，広範小腸切除に至りました．患者さんはその後，栄養摂取に大変苦労しました．現在は診断技術も機器も高度化しましたが，主治医の迅速な判断と最適な医師へのコンサルテーションが最重要であることに変わりはありません．

A. 重大疾患につながる症状・症候

A. 重大疾患につながる症状・症候

3 激しい胸痛

🚩 *Red Flag Sign*

✓ 短時間で生死に関わる疾患（心・肺）の可能性を考慮せよ.

✓ 患者の「見た目」（general appearance），意識状態，呼吸，脈拍，血圧
は特に重要である.

✓ 皮膚蒼白と冷汗を伴っている際には，ショックを考慮せよ.

✓ 突然・急性発症の際は，血管閉塞・梗塞・解離，臓器穿孔を考慮せよ.

疑うべき疾患

よく遭遇する疾患
● 狭心症
　▶ 労作性狭心症
　▶ 異型（安静時）狭心症
　▶ 不安定狭心症

ときどき遭遇する疾患
● 急性心筋梗塞 ★★★
● 気胸（自然気胸と緊張性気胸）★

稀に遭遇する疾患
● 急性大動脈解離（解離性大動脈瘤を含む）★★★
● 肺塞栓・肺梗塞症 ★★
● 心タンポナーデ ★★★
● 特発性食道破裂 ★★★

主要疾患スクリプト（頻度順）

疾患名	押さえておきたいポイント
① 狭心症	● 発症の誘因，発症機序，臨床経過により，それぞれ分類がある.
労作性狭心症	● 労作時に胸痛出現，労作中止により数分で症状消失. ● 左肩，左上肢，左下顎へ放散痛あり．症状発現時にニトログリセリン有効.
異型（安静時）狭心症	● 労作と無関係に胸痛出現．真夜中から早朝に多い. ● 症状発現時にニトログリセリン有効. ● 発作時には ST 上昇を呈することが多い. ● 右冠動脈が責任血管の際には，房室ブロックを合併し，意識消失を伴うことあり. ● 禁煙，Ca 拮抗薬で治療. ● 疑った際は，循環器科コンサルト.

23

Ⅰ. 症候別診断編

疾患名	押さえておきたいポイント
不安定狭心症	● 胸痛頻度の増加，程度の増強，持続時間の延長. ● 労作時だけでなく，安静時にも出現. ● 症状が最近 3 週間以内に発症した場合や，発作が増悪しているもの. ● 薬剤の効きが悪くなった症例も含まれる. ● 心筋梗塞に移行しやすく，急性冠症候群（ACS）の概念がこれに近い. ● 症状が軽微でも緊急対応が必要.
②急性心筋梗塞	● 胸痛の症状は狭心症と同様.持続時間はより長い. ● 徐脈・頻脈や血圧低下（ショック）を伴うことあり. ● 典型的な症状がなくても，高齢者の冷汗・嘔吐では本疾患を考慮する. ● 酸素，アスピリン 325 mg，ニトログリセリン 0.3 mg 舌下，モルヒネ投与を考慮し，ST 上昇，トロポニンや CK-MB 上昇を認めれば循環器科コンサルトとともにβ遮断薬，スタチン投与を考慮.
③気胸（自然気胸）	● 自然気胸は，やせ型若年男性で突然発症が特徴.体動や吸気にて胸痛増強. ● 女性では月経随伴性気胸も考慮.肺虚脱が小さい場合は呼吸困難の程度は軽い.同じく胸痛側での呼吸音減弱や鼓音は認めにくいことも多い. ● 胸部 X 線で判別困難な症例では CT が有効. ● 初期治療としては肺解脱と臨床所見によって，安静，胸腔穿刺（脱気），胸腔ドレナージが選択される.
緊張性気胸	● 気胸の一種であり，胸腔に漏れ出た空気が対側の肺や心臓を圧迫している状態. ● 心拍出量低下をきたし，血圧低下，ショックを生じる. ● 緊急に胸腔穿刺を行わなければ死に至る. ● 胸壁開放創や肺の損傷部位から空気の流入が one-way valve のような構造となるため，吸気時には胸壁開放創や肺から胸腔内へ空気が流入するが，呼気時には弁が閉じる構造となる.そのため空気が進行性に胸腔内に貯留. ● 患側胸腔内圧は次第に上昇し，緊張性気胸に至る. ● 陽圧換気施行中は特に注意し，人工呼吸器装着時やバッグバルブマスクで補助換気開始直後発生することあり.
④急性大動脈解離（解離性大動脈瘤を含む）	● 大動脈解離では動脈瘤を認めない症例もある. ● 高血圧の存在下で胸痛と移動する腰背部痛が特徴. ● 大動脈弓部から分枝する血管病変や心筋虚血に伴う房室ブロックにより意識消失も生じる. ● 脈拍の左右差ならびに上下肢の血圧測定が重要. ● 胸部 X 線で縦隔拡大（右左第 1 号突出など），胸部造影 CT や MR にて確診.A 型は早急に心血管外科コンサルト. ● B 型は降圧療法を行い，血圧や解離腔の変化を観察.

A. 重大疾患につながる症状・症候

疾患名	押さえておきたいポイント
⑤肺塞栓・肺梗塞症	● 呼吸困難を伴い，激しい胸痛のみの症状は少ない． ● 深部静脈血栓を生じうる状況（悪性腫瘍，骨盤内手術，肥満，長期臥床後の離床時）に注意，頻脈，頻呼吸が多く認められる． ● 動脈血液ガス分析や血液 D ダイマーが参考になる． ● 心電図上肺血管抵抗の上昇により右心負荷を呈する． ● 異常な際は胸部造影 CT，肺動脈造影肺血流シンチグラフィが診断に有効． ● ヘパリン静注や血栓溶解療法の適応．
⑥心タンポナーデ	● 心臓と心外膜の間に液体が大量に貯留することによって，心臓の拍動が阻害された状態．心不全に移行し，死に至る． ● 外傷や急性大動脈解離 A 型の際，上行大動脈血管損傷によって心タンポナーデを生じうる． ● 病態から血圧低下，静脈圧上昇，心音微弱が認められ，心電図上 low voltage を呈することが多い． ● 心エコーが診断に有用である． ● 心嚢穿刺が一時的に有効であるが，病態により心血管外科コンサルト考慮．
⑦特発性食道破裂	● 嘔吐などにより，食道内圧が高まったときに，脆弱な部分が破れ，食道穿孔をきたす疾患．原因は種々あるが，飲酒後の嘔吐に多い． ● 縦隔気腫，皮下気腫，気胸を伴う． ● 胸部 CT で診断． ● 縦隔炎を合併すると重篤．

解説・診断アプローチ

　胸痛をきたす疾患には，心血管系，肺呼吸器系，消化器系，神経・筋骨格・皮膚，その他がある．しかし，激しい胸痛で，ただちに対処が必要な疾患では，**心・肺・食道起源を考慮すべきである**．神経・筋骨格・皮膚由来のものはつらい症状を伴う疾患もあるが，幸い緊急性を伴う疾患は少ない．

大原則
① 症状の激烈さと全身状態の悪化から，十分な現病歴聴取や丁寧な身体診察は行っている余裕がないことがほとんどである．
② そのため上記疾患を鑑別にあげた際には，バイタルの変化，心電図，胸部 X 線，動脈血液ガス分析，採血を即座に施行し，ほぼ同時に診断的治療としてニトログリセリン舌下や造影 CT などを実施すべきである．
③ 処置中に意識障害やショックが出現しうるとして，準備すべきである．

　胸痛はさまざまな疾患で生じうるが，全身所見が比較的保たれ，症状が激しくなく，バイタルに異常ないものは緊急を要するものは少な

Ⅰ．症候別診断編

い．ただし，高齢者の急性心筋梗塞では典型的症状を呈さない症例も
あり，特に高血圧，脂質異常症，糖尿病，喫煙などの動脈硬化危険因
子をもつものは注意が必要である．

　同じく急性大動脈解離も，Marfan 症候群や梅毒など特殊な病態を
除けば高血圧が必発である．そのため総合診療専門医としては，日常
の診療から**動脈硬化危険因子の除去や加療**を十分に行うことが求めら
れる．

参考文献

1）Wilson P：Overview of the possible risk factors for cardiovascular disease.
   UpToDate, 2017

豆知識〜数字の魔力〜

　身体所見や検査の性能を考える際，感度・特異度といった数字は説得
力があります．しかしそれゆえに，ついつい一人歩きさせてしまいます．
たとえば JOLT 陰性であれば，あたかも細菌性髄膜炎が完全に否定され
たように思ってしまうなどです．実際には JOLT 試験の研究の中に細菌
性髄膜炎の症例はほとんど含まれません．どのような研究によって出さ
れた数字であり，それは自分の状況でも使えるのか，対立した結果の研
究はないのか．数字の背景も含めて考えるように気をつけたいものです．

A. 重大疾患につながる症状・症候

4 激しい悪心・嘔吐

A. 重大疾患につながる症状・症候

🚩 *Red Flag Sign*

- ✔ 激しい悪心・嘔吐をきたす疾患は，多岐にわたる．必ず随伴症状または所見を見出せ．
- ✔ 通常の悪心・嘔吐は，common disease にも多く，重篤な疾患鑑別には時間的経過が重要．
- ✔ 頭痛を伴う疾患で，緑内障発作と，髄膜炎を見落とすべからず（特異所見が乏しいことあり）．
- ✔ 腹痛を伴う疾患で，安易に急性胃腸炎との診断をすべからず．

疑うべき疾患

よく遭遇する疾患
- ● 発作性頭位めまい症
- ● 片頭痛
- ● 急性胃腸炎（腸管感染症含む）
- ● 急性虫垂炎★
- ● 腸閉塞★★
- ● 急性胆嚢★・胆管炎★★
- ● 妊娠悪阻

ときどき遭遇する疾患
- ● 脳血管障害（くも膜下出血★★★，脳出血★★，脳梗塞★★）
- ● 髄膜炎★★
- ● 緑内障発作★

稀に遭遇する疾患
- ● 糖尿病性ケトアシドーシス★★
- ● 上腸間膜動脈症候群★

※繰り返す慢性的な疾患は除く．

主要疾患スクリプト（頻度順）

疾患名	押さえておきたいポイント
①発作性頭位めまい症	● 突然発症の浮遊感や回転性めまい． ● 体位により増悪，難聴を伴わない． ● 安静によって，めまいが軽快する．
②片頭痛	● 女性に多く，生理周期の伴うこともある． ● 閃輝暗点などの前駆症状がある場合もある． ● 他の随伴症状として，悪心・嘔吐，羞明，気分変調，浮腫がみられる．

27

I. 症候別診断編

疾患名	押さえておきたいポイント
③急性胃腸炎 （腸管感染 症含む）	● 腹痛を伴う．腸炎主体では，下痢を伴う． ● なかでも，アニサキス症は，突然発症で激しい腹痛と嘔吐を認める．
④急性虫垂炎	● 発症初期は，心窩部痛で始まることが多い． ● 診断が遅れると，限局性の腹膜炎とイレウス症状を呈する．
⑤腸閉塞	● 腹痛を伴う． ● 診断は，エコー，腹部X線などで進める．
⑥急性胆嚢・ 胆管炎	● 腹痛を伴う． ● 診断は，エコー，CTなどで進める．
⑦妊娠悪阻	● 救急外来などで，悪心・嘔吐のみでの受診をみかける． ● 女性では検査前に，必ず妊娠の可能性と，必要に応じて妊娠反応検査を行う．
⑧脳血管障害 （くも膜下 出血，脳出 血，脳梗塞）	● 特にくも膜下出血の診断はむずかしく，診断遅れが稀にみられる． ● 一過性の頭痛と悪心程度で，受診時にはやや軽快していることもある． ● 突然の頭痛，悪心で，今までに経験のない頭痛はCT検査を考慮する． ● 脳出血，脳梗塞は，神経学的症状・所見を伴うので，詳細な医療面接，診察を心がける．
⑨髄膜炎	● 小児，高齢者の髄膜炎は，頭痛や発熱といった随伴症状に乏しいことがあり，鑑別疾患に必ず入れておくこと． ● 頭痛，項部硬直，悪心・嘔吐は髄膜炎の3主徴であるが，軽度の場合は，jolt accentuation（頭を横に振ると頭痛が増強，感度97%，特異度60%）が陽性，neck flexion test（顎が前胸部につかない，感度81%，特異度39%）が有用である．
⑩緑内障発作	● 突然発症の，前頭部痛と悪心・嘔吐で始まる．他の症状として眼痛，視力低下があるが，高齢者では訴えない場合があり，見落としの危険性が高い．鑑別にぜひあげておく．
⑪糖尿病性ケ トアシドー シス	● 前駆症状は，激しい口渇，多飲，多尿，全身倦怠感があり，悪心・嘔吐や激しい腹痛がみられる．
⑫上腸間膜動 脈症候群	● 若いやせた女性に多く，食後の腹痛，悪心・嘔吐で受診する． ● 十二指腸水平脚が上腸間膜動脈によって閉塞されて起こる． ● 食事摂取によって増強し，体位によって変化する（腹臥位や左側臥位，胸膝位で軽快し仰臥位で増悪する）． ● 診断がつかないと慢性に経過し，るい痩や栄養不良状態になり，拒食症や神経性食欲不振症との鑑別が困難になる．

解説・診断アプローチ

　悪心・嘔吐は，日常の救急外来などでよくみられる症状であるが，その原因となる疾患は多岐にわたる．

　最も多いのは消化器疾患であるが，他に中枢神経性疾患や耳鼻科疾患，眼科疾患，代謝性疾患，感染症にみられる．そのため，診断アプ

ローチは複雑になるが，幸いなことに，悪心・嘔吐のみを主症状として来院する患者は少ない．

多くの場合，他の随伴症状を伴うので，**詳細な医療面接や身体所見をとることが診断への早道である**．頻度の多い急性胃腸炎と早々に診断名を告げ，鑑別診断の扉を閉じることのないよう気をつけたい．

また，発病初期には定型的な症状発現がない場合（くも膜下出血，緑内障発作，髄膜炎など），診断が遅延すると重篤な結果を引き起こす疾患も紛れ込んでいることを常に念頭に置いて診療に当たってほしい．

参考文献
1) 金澤一郎ほか（総編集）：悪心・嘔吐．内科学Ⅰ，医学書院，東京，p203-207，2006
2) 副島　修ほか：悪心・嘔吐．治療 **93**：93-97，2011

A. 重大疾患につながる症状・症候

5 発熱＋発疹

Red Flag Sign

- 意識状態の悪化，血圧低下，高熱など全身状態の悪いときには重症型薬疹や劇症型感染症などの重篤な病態を考慮せよ．
- 悪性腫瘍や糖尿病や肝硬変の既往，ステロイドや免疫抑制薬の使用歴があれば注意せよ．
- 発疹が急速に全身に広がり，口腔などの粘膜を侵している場合は，緊急性が高いと考えよ．
- 特別な薬剤の使用歴があるときには，重症型薬疹や薬剤性過敏症症候群（drug-induced hypersensitivity syndrome：DIHS）の可能性を考えて対応せよ．

疑うべき疾患

よく遭遇する疾患
- 薬疹

ときどき遭遇する疾患
- 水痘★
- 風疹
- 麻疹★
- ヒトパルボウイルス B19 感染症★
- 溶血性レンサ球菌感染症★
- 伝染性単核球症

稀に遭遇する疾患
- 重症型薬疹［Stevens-Johnson 症候群（SJS）/中毒性表皮壊死剥離症（TEN）］★★
- 薬剤性過敏症症候群（DIHS）★★
- 成人 Still 病★
- Sweet 病★
- 血管炎症候群★★
- リケッチア感染症（ツツガムシ病/日本紅斑熱）★
- 劇症型感染症［デング熱，ブドウ球菌性熱傷様皮膚症候群（SSSS），毒素性ショック症候群（TSS），劇症型 A 群レンサ球菌感染症，電撃性紫斑病，Vibro vulnificus 感染症］★★★

A. 重大疾患につながる症状・症候

主要疾患スクリプト（頻度順）

疾患名	押さえておきたいポイント
①薬疹	●抗菌薬，NSAIDs，抗てんかん薬が多いが，どんな薬も可能性あり. ●アレルギー性の薬疹であれば，使用開始3週間以内の発症が多い.
②水痘	●瘙痒を伴う全身性の発疹が出現し，紅斑，丘疹を経て水疱となり痂皮化する. ●時相が異なる皮疹が混在し，毛髪部や口腔内などの粘膜内にもあり. ●成人発症では重症化しやすく肺炎，髄膜炎などの合併に注意. ●水疱擦過物の塗抹のギムザ染色（Tzanck test）で多核巨細胞あり. ●治療はアシクロビル投与.
③風疹	●カタル症状後に発熱と顔面から始まる鮮紅色の紅斑状丘疹で，融合傾向に乏しく3日で消失し，色素沈着や落屑は認めない. ●ときに関節痛や頸部・耳介後部のリンパ節腫脹が目立つ.
④麻疹	●カタル期の結膜炎とKoplik斑は診断に有用. ●2相性の発熱出現時に耳後部から体幹，四肢に広がる融合性の紅斑状丘疹が特徴で，色素沈着や落屑を残して治癒. ●成人発症では肺炎，下痢，中耳炎の合併に注意.
⑤ヒトパルボウイルスB19感染症	●小児に好発し，別名「りんご病」とも呼ばれる. ●顔面の「平手打ち様」と表現される紅斑や四肢のレース様紅斑が特徴だが，成人では顔面の皮疹がなく四肢に紫斑や浮腫がみられるなど小児例とは異なることが多い. ●ウイルスが赤芽球系細胞を選択的に傷害するので，溶血性貧血患者のaplastic crisisに注意.
⑥溶血性レンサ球菌感染症	●発熱と咽頭炎に加え，ときに粟粒大の紅色丘疹や紅斑が体幹，腋窩，鼠径部を中心に全身に多発. ●診断にはCentorの基準（135頁参照）が有名だが，溶血性レンサ球菌抗原迅速検出キットが有用. ●リウマチ熱予防のためにペニシリン系抗菌薬を10日間投与.
⑦伝染性単核球症	●Epstein-Barr virusによる感染症で，発熱，咽頭痛，頸部リンパ節腫脹あり，溶血性レンサ球菌感染症との鑑別が問題となる. ●発疹は約半数にみられ，顔面，体幹，上肢に風疹・麻疹様の皮疹が出現するが蕁麻疹様や多形紅斑様にもなり多彩. ●アンピシリン皮疹が知られるが，他の抗菌薬でも誘発あり. ●肝酵素の上昇やリンパ球の増加，異型リンパ球の出現あり，診断はVCA-IgMとEBNAで.

I

5. 発熱＋発疹

Ⅰ．症候別診断編

疾患名	押さえておきたいポイント
⑧Stevens-Johnson症候群(SJS)/中毒性表皮壊死剥離症(TEN)	●重症型薬疹で発疹が体表面積の 10％未満のものを SJS，10％以上のものを TEN と呼び，重症例では 30％以上の死亡率． ●原因薬は抗菌薬，サルファ剤，NSAIDs，抗てんかん薬が多い． ●口腔内，陰部などの発赤，びらんなどの粘膜病変を伴い，急激に全身に広がる． ●治療は早期からのステロイド投与．
⑨薬剤性過敏症症候群(DIHS)	●抗てんかん薬，サルファ剤，アロプリノールなどの薬剤使用による HHV-6 を主としたヘルペス科ウイルスの再活性化． ●原因薬開始 2 週間以上経過した後，発熱を伴う発疹が急速に広がり，リンパ節腫脹，肝機能異常，異型リンパ球出現，好酸球上昇あり． ●治療はステロイド投与．
⑩成人 Still 病	●発熱時に出現するサーモンピンク疹が有名だが，非定型的皮疹の頻度も高い． ●山口の分類基準がよく参照されるが，感染症，悪性腫瘍，他の膠原病などの除外診断がきわめて重要． ●フェリチンの上昇とともに好中球数の上昇が特徴的． ●治療は NSAIDs およびステロイドが主体．
⑪Sweet 病	●咽頭痛などの上気道感染様症状に引き続き発熱，皮疹が出現． ●皮疹は境界明瞭な圧痛を伴う浮腫性隆起性紅斑で顔面，項頸部，手背も含めた上肢に好発． ●皮膚生検により表皮直下の浮腫と真皮上中層での稠密な好中球浸潤あり． ●重症例にはステロイド投与．
⑫血管炎症候群	●結節性多発動脈炎，顕微鏡的多発血管炎などの中〜細小血管炎でさまざまな皮疹あり． ●経過中での消退もあり，時期を逃さず生検をすることが重要．
⑬ツツガムシ病/日本紅斑熱	●ツツガムシ病は全国的に，日本紅斑熱は西日本に分布． ●山間部や藪などでの活動歴が重要． ●淡紅色の淡い紅斑が体幹を中心に多発． ●刺し口である黒色痂皮を付す潰瘍や水疱を探す．
⑭デング熱	●輸入感染症の代表的なものだが，近年国内発症も報告． ●デング出血熱として重症化しなければ予後は良好．
⑮ブドウ球菌性熱傷様皮膚症候群(SSSS)	●6 歳以下の小児に主にみられる． ●黄色ブドウ球菌の産生する exfoliatin による全身性の発赤，腫脹，水疱を伴う皮疹が出現し重症化．
⑯毒素性ショック症候群(TSS)	●黄色ブドウ球菌の菌外毒素（TSST-1）によるショックを伴う全身状態の急激な悪化あり． ●タンポン使用，分娩歴，外傷歴，経静脈的薬物使用歴が重要． ●びまん性猩紅熱様発赤といわれる発疹は初期では見逃すこともあるが，四肢末端で著明な表皮剥離が後から出現． ●血圧低下，意識障害，筋痛，関節痛，下痢を併発．

疾患名	押さえておきたいポイント
⑰劇症型A群レンサ球菌感染症	●A群レンサ球菌の感染に伴い，菌が産生する外毒素により全身状態が急激に悪化． ●咽頭炎から始まることが多いが，半数は軟部組織感染あり． ●落屑を伴う全身性の紅斑様発赤疹あり． ●通常はペニシリン系抗菌薬に良好な感受性を示すが，菌の生育密度が高まるとみずから分裂を抑制するので，βラクタム系抗菌薬の取り込みが抑制され，クリンダマイシンの併用が推奨される．
⑱電撃性紫斑病（劇症型肺炎球菌感染症/髄膜炎菌髄膜炎）	●肺炎球菌および髄膜炎菌による四肢末梢の紫斑と壊死，DICを伴う敗血症病態． ●肝硬変，脾摘患者に好発するが健常者でも有り得る．
⑲Vibrio vulnificus感染症	●温暖な時期に汚染された魚介類摂取や海水中の外傷から感染． ●水疱性病変を伴う皮疹や蜂窩織炎，壊死性筋膜炎あり． ●慢性肝疾患，アルコール，糖尿病がリスク．

解説・診断アプローチ（図1）

発熱＋皮疹を示す病態は多岐にわたり，薬疹やウイルス感染症のようにcommonなケースもあれば，頻度が低いが急激に重篤な状態をきたす病態もあり，**頻度と緊急度の2軸による鑑別のアプローチが重要**である．

1. 薬疹，ウイルス性感染症を考える

頻度からいえば，まず**薬疹**を考えたい．I型アレルギーであれば，6時間以内に蕁麻疹様の発疹で出現することが多いが，発熱を伴うことは珍しく，発熱＋発疹が問題となるのはIV型アレルギーの場合であ

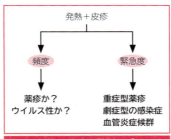

図1 発熱＋皮疹の鑑別アプローチ

Ⅰ. 症候別診断編

る．この場合は多形紅斑型，播種性紅斑丘疹型などさまざまな発疹のタイプをとり，数日から数週間後に出現することが多く，重症薬疹への移行に注意したい．次に**ウイルス性感染症**であるが，小児の水痘，風疹，麻疹などの診断に迷うことは少ないが，成人発症の場合は非典型的徴候を示すので注意が必要である．流行歴，既往歴，ワクチン接種歴の聴取が重要である．

2. 緊急性の高い疾患を見逃さない

　緊急性からいえば，**重症型薬疹**とともに前述したいくつかの**劇症型の感染症**を忘れてはならない．また大学病院の総合診療科などでは不明熱として未診断の**血管炎症候群**が紹介されてくることが多いが，ときに多彩な皮疹がみられ，皮膚生検に高い診断的価値があることを意識しておくべきである．

参考文献

1) Kang JH et al：Febrile illness with skin rashes. Infect Chemother **47**：155-166, 2015
2) Shiohara T et al：Drug-induced hypersensitivity syndrome（DIHS）：a reaction induced by a complex interplay among herpesviruses and anti-viral and antidrug immune responses. Allergol Int **55**：1-8, 2006

A. 重大疾患につながる症状・症候

6 意識障害

A. 重大疾患につながる症状・症候

 Red Flag Sign

- ✓ 意識障害だけで，患者がただちに死ぬことはない．ABC（気道・呼吸・循環）の悪化こそが患者を死なせると心得るべし．
- ✓ 必ず低血糖を除外すべし．
- ✓ 細菌性髄膜炎では抗菌薬投与開始のタイミングを遅らせるな．

疑うべき疾患

よく遭遇する疾患
- 脳血管障害（脳梗塞，脳出血，くも膜下出血）★★★
- 熱性疾患に伴う朦朧状態★
- 急性薬物中毒★

ときどき遭遇する疾患
- 低血糖★★
- 肝性脳症★
- 低酸素血症★★★
- CO_2 ナルコーシス★★
- 髄膜炎★★★
- 電解質異常（低 Na 血症，高 Na 血症，高 Ca 血症）
- てんかん発作★★

稀に遭遇する疾患
- 糖尿病性昏睡（糖尿病性ケトアシドーシス，高浸透圧高血糖症候群）★★
- 甲状腺機能低下症
- 脳炎★★
- 熱中症★★
- 低体温症★★

主要疾患スクリプト（頻度順）

疾患名	押さえておきたいポイント
①脳血管障害	● 突然発症．重度の頭痛が先行（特に，くも膜下出血や脳底動脈解離）． ● 神経局所症状あり． ● 高血圧（収縮期血圧 100 mmHg 以下では脳血管障害はまず考えない）．
②熱性疾患に伴う朦朧状態	● 高齢者．発熱を伴い数日以内に症状が完成． ● 発熱の原因は問わない（肺炎，尿路感染症，胆道感染症，インフルエンザなど）．

35

Ⅰ. 症候別診断編

疾患名	押さえておきたいポイント
③急性薬物中毒	● 若年者であれば向精神薬あるいは違法薬物かアルコール．高齢者であればそれらに加えて，抗ヒスタミン薬（かぜ薬も含む），抗菌薬（ニューキノロン系など）など意識障害を呈しうる薬剤は多岐にわたる．
④低血糖	● ほとんどは基礎疾患として糖尿病があり，経口血糖降下薬あるいはインスリンを使用．非糖尿病患者でも薬剤や敗血症，インスリノーマなどで生じうる． ● おおむね発汗あり．ときに片麻痺を呈する． ● 早期に治療が必要であり，ルーチンで血糖を測定すればよい．
⑤肝性脳症	● 基礎疾患として肝疾患あり． ● 急性の経過． ● 黄疸，羽ばたき振戦，高アンモニア血症．誘因を必ず探る（便秘，感染症，脱水，消化管出血など）．
⑥低酸素血症	● 急性の経過． ● 通常チアノーゼがあり SpO_2 が低下するが，例外は一酸化炭素中毒．
⑦CO_2 ナルコーシス	● 急性の経過． ● 慢性閉塞性肺疾患（COPD）などの呼吸器系の基礎疾患がある．浅い呼吸，温かい手，羽ばたき振戦．
⑧髄膜炎	● 急性の経過． ● 典型的には頭痛，発熱，髄膜刺激徴候を伴うが，すべて揃うとは限らない． ● 細菌性髄膜炎は緊急事態．血液培養を採取して，エンピリックな抗菌薬投与も検討（セフトリアキソン＋バンコマイシン±アンピシリン）．
⑨電解質異常	● 最も高頻度なのは低 Na 血症，ときどき見かけるのは高 Na 血症と高 Ca 血症． ● 血液検査でこれらの項目についてはチェックを． ● データが改善する前に，これらの電解質異常を引き起こす原因の検索を行うこと．
⑩てんかん発作	● 突然発症．てんかんなら過去に同様のエピソードあり．初回の場合は，頭蓋内器質的疾患，代謝性脳症，中枢神経感染症といった基礎疾患に注意． ● けいれんや共同偏視あり．発作後に片麻痺（Todd 麻痺）を伴う可能性あり． ● てんかん重積状態は緊急事態だが，非けいれん性てんかん重積状態は診断困難．
⑪糖尿病性昏睡	● 基礎疾患として糖尿病あり．誘因の検索が必須．
⑫甲状腺機能低下症	● 低体温や徐脈があるときには考慮．診察での腱反射回復相遅延も注目して診察を． ● 低 Na 血症が手がかりになることもあるかもしれない．低血糖はそれ自体でも生じうるが，副腎皮質機能低下症が併発している可能性も考慮．

A. 重大疾患につながる症状・症候

疾患名	押さえておきたいポイント
⑬脳炎	●発熱や軽度の意識障害が先行する．採血での炎症所見に乏しい． ●ヘルペス脳炎を疑うなら髄液PCRの検体を採取し，エンピリックにアシクロビルを投与．
⑭熱中症・低体温症	●高温あるいは低温環境の曝露の有無を病歴で確認． ●直腸温で体温の評価を． ●低体温症では敗血症や副腎不全にも注意を．

解説・診断アプローチ

　意識障害は致死的となりうる病態であるとともに，その原因は多岐にわたる．一方で，意識障害の原因の中には早期の治療によって神経・生命予後の改善が期待できるものもある．そのため，実際の診療においては，致死的病態の有無を速やかに判断するとともに，早期治療が必要な病態を，速やかに診断し治療を行う必要がある．

1. ABCの評価とバイタルサインの確認を行う

　意識障害においても，まずはABC（気道・呼吸・循環）の評価を行うのが重要である．さらにバイタルサインを確認する．これらに異常があるときには，意識障害の診断・治療に先立ってこれらの管理を行う必要がある．次に意識障害の程度についてGlasgow Coma Scale（GCS）やJapan Coma Scale（JCS）を用いて評価する．意識レベルがGCS 8点未満のときには，通常気管挿管が必要である．気管挿管はSpO$_2$が低下していたり嘔吐している患者でも，必要となる可能性がある．この後も繰り返しABCの評価を行い，病状の悪化がないか注意する．

　バイタルサインで得られた情報が診断の一助となることがある．高血圧は頭蓋内疾患（脳血管障害，高血圧性脳症など）を，低血圧は敗血症や心不全などを示唆する．低血圧は頭蓋内病変の可能性を下げる所見である．発熱が意識障害に先行しているときには，まずは感染症による発熱を考慮する．意識障害は髄膜炎などの中枢神経感染のみならず，特に高齢者では肺炎や尿路感染症などの中枢神経以外の感染症でもきたしうる．また，意識障害の後に発熱を呈しているときには脳室に穿破している脳出血，脳幹部出血，椎骨脳底動脈系の脳梗塞の可能性があるが，意識障害後に誤嚥を呈したなど別病態の合併の可能性もある．低体温は寒冷曝露による偶発性低体温，副腎不全，甲状腺機能低下症，敗血症などで生じる．呼吸については過換気や低換気を観察する．またCheyne-Stokes呼吸，失調性呼吸などの呼吸パターンの変化も，ときに診断に寄与する情報となる．

Ⅰ. 症候別診断編

2. 鑑別診断を進める

バイタルサインの安定化を図ると同時に，手際よく鑑別診断を進めていく必要がある．静脈ルートの確保とともに血算，電解質，肝・腎機能検査，血液凝固検査を含めた血液検査の検体を採取する．また，動脈血液ガス分析を行い（動脈血液ガス分析でグルコースの測定ができないときは簡易血糖測定も），速やかに低酸素血症，高二酸化炭素血症，一酸化炭素中毒，低血糖について評価を行う．

a）身体診察

血液検査の結果が出るまでの間に，身体診察と病歴聴取を行う．一般的な身体診察の他に，意識障害の患者では特に注意すべき診察項目は，肢位の観察（除脳硬直・除皮質硬直），皮膚の観察（外傷の有無など），神経学的診察である．意識障害患者での神経学的診察では評価できる項目は限られているが，四肢（運動・深部腱反射・病的反射），眼，髄膜刺激徴候について評価する．四肢の運動については自発運動あるいは疼痛刺激を加えたときの運動のみならず，上肢落下試験での左右差，下肢伸展位での肢位（麻痺があれば外転・外旋位をとる＝つま先が外側を向く），他動的に膝を立てた後の崩れ方（麻痺があれば，ただちに外側に倒れる）を観察することで大まかな麻痺について評価できる．眼の診察では，瞳孔径（縮瞳・散瞳および左右差の有無），対光反射（直接および間接），眼位（共同偏視の有無），眼球運動（自発運動および眼球頭位反射），角膜反射，睫毛反射を確認する．これらの神経学的診察で，麻痺の左右差や共同偏視が存在しているようなら，神経局所症状があると考え，一般的に頭蓋内病変を考慮するが，例外的に低血糖では片麻痺を呈することがある．

b）病歴聴取

意識障害では本人からの病歴聴取が不可能であるが，家族などの目撃者からの情報はきわめて重要であるとともに，持病や常用薬については過去のカルテ記載やお薬手帳からも把握可能である．病歴では発症と経過の情報が最も大切である．突然発症は脳血管障害，急性発症（数時間〜数日）は感染症・免疫疾患・中毒/代謝性疾患，亜急性発症（数週〜数ヵ月）は腫瘍，突発再発性ではてんかんなどの機能性疾患を示唆する．代謝性疾患ではしばしば症状は変動する．他に病歴では先行する頭痛やけいれんの有無，アルコールや薬物乱用の有無についても把握する．アルコール多飲歴がある，あるいは栄養状態が悪い意識障害の患者では，Wernicke脳症を考慮しチアミンの投与を行うべきである．

c）診断的検査

次に診断的検査を考慮する．神経局所症状があるときや，突然発症

A. 重大疾患につながる症状・症候

の頭痛を伴うときには頭部 CT が診断的となる可能性が高い．中枢神経感染症を示唆するような発熱・頭痛・髄膜刺激徴候・先行する行動異常などがあるときには，腰椎穿刺を考慮する．腰椎穿刺によって脳ヘルニアが誘発されないかどうかを評価するために，腰椎穿刺前に眼底検査や頭部画像検査を行う必要がある．眼底検査ではうっ血乳頭や網膜静脈拍動の消失について観察をする．うっ血乳頭は脳圧亢進が生じてから所見が出現するまでに数時間のタイムラグがある．網膜静脈拍動は健常者でも 2/3 程度でしかみられないとされ，拍動がないときに元々拍動がなかったのか消失したのかの区別ができない（逆に拍動があれば脳圧は高くないといえる）．直像鏡による眼底の観察には一定の鍛錬が必要だが，ベッドサイドで速やかに評価ができるために，ぜひ習得されたい．また，細菌性髄膜炎を考慮するときには，2 セット以上の血液培養を速やかに採取し，腰椎穿刺がすぐに実施できないようなら髄液検査前にエンピリックな抗菌薬投与を行うべきである．てんかん重積状態を疑うときには脳波検査を行うが，緊急の現場においての実施は現実的ではないことが多い．明確なけいれんがあるとき，共同偏視があるものの頭部 CT で頭蓋内病変が確認できなかったときなどには，フェニトインやジアゼパムによる診断的治療を行う．

参考文献

1) Edlow JA et al：Diagnosis of reversible causes of coma. Lancet **384**：2064-2076, 2014

診察・診療のコツ～意識障害の真の原因～

　意識障害の診断において重要なことは，意識障害を生じうる病態が見つかったとしても，それが真の原因かどうかがわからないということです．たとえば「アルコール臭を漂わせて道に倒れていた意識障害の患者」の意識障害が「急性アルコール中毒」ではなく「頭部外傷による急性硬膜下血腫」だったり，「意識障害で搬送されてきた交通事故の患者」が「交通事故による頭部外傷で意識障害が生じた」ではなく，「意識障害によって交通事故を起こした」ということがしばしばあります．前者であれば正確な飲酒量や倒れたときの詳細なエピソードがわかれば，後者であればブレーキをかけていたのかなどの事故を起こしたときの目撃情報がわかれば，区別がつくかもしれません．しかし，意識障害の診療の現場で十分な情報が得られることはむしろ稀です．これらの過ちを完全に防ぐことは困難ですが，その診断仮説がこの患者に生じた出来事の全体をどのように説明するのかということを考える癖をつけることで，いくらかは予防できるでしょう．

A. 重大疾患につながる症状・症候

7 失神

Red Flag Sign

- 心原性失神の予後は悪い．
- 高齢・臥位での発症・心疾患の既往および合併・心電図異常は心原性を示すサインと心得よ．
- 脱水・出血といった緊急性の高い誘発要因を見逃すな．

疑うべき疾患

よく遭遇する疾患
- 血管迷走神経反射
- 起立性低血圧

ときどき遭遇する疾患
- 不整脈★★★
- 状況性失神（咳，排尿，排便，嚥下，頸動脈洞過敏）

稀に遭遇する疾患
- 器質的心・肺疾患（大動脈弁狭窄症，肺塞栓症，心筋梗塞）★★★
- 脳血管疾患★★
- 精神疾患（偽失神）

主要疾患スクリプト（頻度順）

疾患名	押さえておきたいポイント
①血管迷走神経反射	●若年者で多い． ●情緒的ストレス，起立負荷をきっかけに起こる． ●通常発汗・蒼白・悪心といった自律神経の前駆症状を伴う．
②起立性低血圧	●高齢者でより多い． ●原発性自律神経障害（パーキンソン症候群など），二次性自律神経障害（糖尿病など），薬剤，体液量減少など． ●薬剤では血管拡張薬（降圧薬・排尿促進薬），利尿薬の併用で起こりやすい． ●めまい，倦怠感，脱力，動悸，視力・聴力障害といった症状を伴って失神する． ●起立負荷の血圧測定は有用性が高いが，陰性でも脱水も出血も否定はできない． ●起立30秒から3分と短いタイミングで起こるものから30〜45分後に起こるものまである．

A. 重大疾患につながる症状・症候

疾患名	押さえておきたいポイント
③不整脈	●初回心電図が正常であっても 3〜15 ヵ月のフォロー中 14% が心電図異常をきたしたという報告あり. ●入院した場合モニター心電図は診断寄与率が比較的高い. ●24 時間 Holter 心電図は不整脈関連失神の除外にも有用. ●探すべき心電図所見は以下のとおり. ▶2 束ブロック ▶QRS≧0.12 秒 ▶Mobitz 2 型房室ブロック ▶HR<50/分, 3 秒≦のポーズ ▶デルタ波 ▶QT 延長 ▶Brugada 型（右脚ブロック+V_1-V_3 の ST 上昇） ▶心筋梗塞を示唆する Q 波
④状況性失神	●咳, 排尿, 排便, 嚥下といった状況で失神を起こし, さまざまな年齢層でみられる. ●水分摂取, しゃがむ・足を組む動作の指導, 降圧薬を避ける, 運動などが勧められている.
頸動脈洞過敏	●50 歳未満には, ほとんどみられないが, 加齢とともに増加し, 特に 70 歳を超えると多くなる. ●他の原因が否定され, 頸部の運動に関連した症状があるものに頸部エコーで病変がないことを確認したうえで, 頸動脈洞マッサージを考慮するが偽陽性に注意する.
⑤器質的心・肺疾患	●心機能が障害され, 需要に見合う拍出ができなくなったときに失神する. ●疑ったときには心エコーを実施.
大動脈弁狭窄症	●失神もしくは前失神をきたしたときにはすでに重症であり, 手術適応となる. ●頸部に放散する Levine 3/6 以上の収縮後期ピークの雑音が典型的なサインとなる.
肺塞栓症	●重度の急性肺塞栓で失神・前失神を起こすことがある他, 慢性肺塞栓でも引き起こしうる. ●深部静脈血栓症を疑う片側の浮腫や胸部 X 線で異常のない呼吸不全, 可能であれば心エコーで右室負荷所見がないかどうか確認する.
心筋梗塞	●心筋梗塞の稀な主訴として失神がある.
⑥脳血管疾患	●失神の原因となることは滅多にない. ●椎骨脳底動脈系の一過性脳虚血は意識消失を引き起こしうるが常に神経学的局所症状を伴う.
⑦精神疾患（偽失神）	●通常の失神より長い. ●1 日に何回も発作がある. ●発作時, 目が閉じている.

41

解説・診断アプローチ

失神とは，一過性の脳虚血による急激な短時間の完全な一過性意識消失で，その後完全に回復するものである．失神は加齢とともに増加し，特に70歳代以上で頻度が上がるとともに，心原性の頻度も増す．

診断は大まかに図1の流れで考えていく．

1. てんかんを除外する

本人に前徴の有無や失神直前の状況を聴取するだけでなく，家族，救急隊，目撃者に積極的に発症時の様子，意識消失時間，意識消失中の肢位・運動，改善時の意識状態の変動について確認していく必要がある．

具体的には**舌咬傷，発作中頭部が一方向を向いていること，四肢の動きが確認されていること，発作後に昏迷があること**は，失神よりもけいれんを示唆する所見である．

2. 心原性を除外する

失神と診断した後は，**予後の悪い心原性の否定**が必要となる．高齢（65歳以上）・心疾患の既往・臥位での失神・前駆症状のない失神は，心原性を示唆する病歴である．身体所見では大動脈弁狭窄症を思わせる収縮期雑音がないかに注意する．検査として12誘導心電図は常に診断に寄与することは多くないものの，侵襲性が低く積極的に行うべきである．心エコーは米国・欧州では多く行われているわけではないが，心臓の構造的異常を指摘することができ，わが国では施行が容易であり可能であれば施行もよいと思われる．入院でのモニター管理，Holter心電図とも有用性は高いが完全ではなく，必要に応じて繰り返すとともに，経過を追っていくことが必要である．

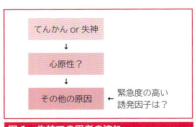

図1 失神での思考の流れ

（文献4を参考に作成）

3. 緊急度の高い誘発因子があるか

　心原性が否定的であった場合には，起立性・状況性・反射性が考えられる．**出血・脱水といった比較的緊急性の高い誘発因子があるかどうか確認が必要である．**黒色便・下痢などの病歴聴取の他，起立負荷の血圧測定は診断に寄与することが多い．臥位から立位で脈拍≧30/分増加，血圧＞20 mmHg 低下を陽性ととるが，陰性でも必ずしも脱水・出血を否定はできない．

4. その他の要因に対して

　起立性・状況性・反射性であった場合，誘因を避けることや前述の各疾患に記載したような失神を防ぐための生活指導が中心となる．内服中の血管拡張薬（降圧薬・排尿促進薬），利尿薬に調整できるものがないかの検討も必要である．

　失神の原因自体の予後が良好であっても，交通事故による外傷，繰り返す失神による QOL への影響は大きく，通院を続ける中で疾患とうまく付き合っていけるように支援していくことが必要である．

参考文献

1) Soteriades ES et al：Incidence and prognosis of syncope. N Engl J Med **347**：878-885, 2002
2) Huff JS et al：Clinical policy；critical issues in the evaluation and management of patients presenting with syncope. Ann Emerg Med **49**：431-444, 2007
3) Brignole M et al：Guidelines on management（diagnosis and treatment）of syncope；update 2004. Europace **6**：467-537, 2004
4) 上田剛士：高齢者診療で身体診察を強力な武器にするためのエビデンス，シーニュ，東京，2014
5) Task Force for the Diagnosis and Management of Syncope et al：Guidelines for the diagnosis and management of syncope（version 2009）. Eur Heart J **30**：2631-2671, 2009
6) Ungar A et al：Diagnosis and characteristics of syncope in older patients referred to geriatric departments. J Am Geriatr Soc **54**：1531-1536, 2006
7) Mendu ML et al：Yield of diagnostic tests in evaluating syncopal episodes in older patients. Arch Intern Med **169**：1299-1305, 2009
8) 日本循環器学会ほか：循環器病の診断と治療に関するガイドライン（2005-2006 年度合同研究班報告），失神の診断・治療ガイドライン．
9) Barst RJ et al：Diagnosis and differential assessment of pulmonary arterial hypertension. J Am Coll Cardiol **43**（12 Suppl S）：40S-47S, 2004
10) Dagres N et al：Current investigation and management of patients with syncope；results of the European Heart Rhythm Association survey. Europace **15**：1812-1815, 2013

I. 症候別診断編

A. 重大疾患につながる症状・症候

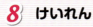

8 けいれん

 Red Flag Sign

- 5分以上続くけいれんは，重積状態としてただちに止めるべし．
- 高齢発症・AIDS・発熱・精神変容の持続は，成人で頭蓋内病変を疑う所見である．
- 小児では6ヵ月未満の発症，発熱24時間以降の発症や繰り返すけいれん，髄膜刺激徴候は中枢神経感染症を疑え．
- アルコール多飲はけいれんの原因となるだけでなく，頭蓋内病変など他のけいれんの原因をマスクしてしまう．

疑うべき疾患

よく遭遇する疾患
- 熱性けいれん
- てんかん患者のてんかん発作

ときどき遭遇する疾患
- 脳血管疾患★★★
- アルコール関連★
- 代謝性（低血糖もしくは高血糖・電解質異常・ビタミンB_1欠乏症）★★
- ウイルス性胃腸炎に伴うけいれん
- 心因性

稀に遭遇する疾患
- 脳腫瘍★★
- 脳炎・脳症・髄膜炎（細菌性髄膜炎，ヘルペス脳炎）★★★
- 頭部外傷★
- 薬剤性

主要疾患スクリプト（頻度順）

疾患名	押さえておきたいポイント
①熱性けいれん	● 救急に来院したけいれん患者の60％が熱性けいれんであったとの報告あり． ● 6ヵ月未満と3歳以上の発症は少なく6歳以上での発症は稀． ● 通常発熱24時間以内に1回のみ，10〜15分以内の強直間代発作を引き起こす．

A. 重大疾患につながる症状・症候

疾患名	押さえておきたいポイント
②てんかん患者のてんかん発作	●抗てんかん薬のアドヒアランス不良や自己中断がないか確認が必要. ●発熱,代謝性(低血糖・電解質異常),アルコール,頭蓋内疾患が誘因となることも多い.
③脳血管疾患	●高齢者でより頻度が増し,50歳超のてんかんの原因の半分程度を占めるという報告もある. ●意識障害の遷延,新規の神経症状,頭痛の持続,血圧高値がある場合はより強く疑う.
④アルコール関連	●アルコールの多飲者が中止後24〜48時間後にけいれんをきたしうる. ●ビタミン欠乏を合併したり,頭蓋内病変を合併していたりすることがある.
⑤代謝性	●代謝性の原因によるけいれんは,比較的頻度の高いものの中では予後が悪く注意が必要. ●低血糖もしくは高血糖. ▶血糖<40 mg/dLの低血糖では局所神経症状をきたし,高血糖でもけいれんを起こしうる ●電解質異常 ▶特にNa<115 mmol/Lとなるような低Na血症 ▶他に高Na血症,低Mg血症,低Ca血症 ●ビタミンB_1欠乏症. ▶アルコール多飲者,透析患者では特に注意を要する
⑥ウイルス性胃腸炎に伴うけいれん	●生後6ヵ月から3歳で好発し,胃腸炎に伴い無熱性(有熱性もある)のけいれんが群発する. ●3〜5分以内の短時間のけいれんが,通常24時間以内に自己集束する.
⑦心因性	●見ているときだけけいれんする,非対称な動き,骨盤の動き,開眼に抵抗する,頭が左右に動いていることは心因性を示唆する.
⑧脳腫瘍	●転移性の悪性腫瘍の可能性も含め原因の検索が必要.
⑨脳炎・脳症・髄膜炎	●脳炎・脳症・髄膜炎は難治性のてんかん重積を引き起こし,予後も重篤である. ●小児ではより中枢神経感染症の頻度は高い. ●なかでも以下のものは重篤であり見逃したくない.
細菌性髄膜炎	●Hib・肺炎球菌ワクチンが普及したこともあってか小児の髄膜炎は減少しつつある. ●疑えば即座に血液培養のうえ,表1の加療を開始しながら髄液穿刺する.
ヘルペス脳炎	●発熱が多くにみられる他,人格変化・神経欠損症状といった多彩な神経症状をきたしうる. ●治療されなかった場合,予後不良であり,疑えば治療開始し髄液PCR・MRIの結果をもって治療継続するか判断する.
⑩頭部外傷	●頭部の外傷でけいれん重積をきたすこともあるが,そのほとんどの予後は悪くない.

Ⅰ. 症候別診断編

疾患名	押さえておきたいポイント
⑪薬剤性	● βラクタム，キノロン，抗ウイルス薬，抗精神病薬，テオフィリンなどはけいれんのきっかけとなる． ● 鎮静薬の離脱でもけいれんをきたす．睡眠薬常用患者の入院時，ICU 長期入室後に注意が必要．

解説・診断アプローチ

けいれんとは，中枢神経におけるニューロンの異常かつ過剰な電気活動の同期によって引き起こされる症状のことで，さまざまな症状をきたしうるがここでは全身性強直間代発作を扱う．

1. 本当にけいれんか？

判別がむずかしく，緊急性が高いものに失神と悪寒戦慄がある．**心因性の除外にこだわりすぎないで**，危険な状態を想定して介入を急ぐ．

a) 失神

発作後の昏迷がなく速やかに意識が戻ること，立位・座位が続いた状態での意識消失，心疾患の既往，発作前の呼吸苦などはけいれんよりも失神を示唆する所見である．なかでも不整脈・低血糖によるものは特に緊急度が高い．

b) 悪寒戦慄

全身が震えていても意識がある場合に考える．小児や高齢者では鑑別がむずかしいことがあり，「けいれん」を主訴として搬送されることがある．菌血症を考えて速やかに血液培養を2セット採取し抗菌薬を使用する．

2. 重積？　けいれんは続いている？

てんかん重積の定義はさまざまであるが，5分以上続くものをてんかん重積として即座の対処を勧めるものが多い．持続脳波モニタリングができれば，見た目のけいれんがない場合も電気的けいれんを検出できる．

呼吸循環の確保とともに，表2の薬剤を使用してけいれんを止める．

3. 原因検索

小児では熱性けいれんが多く，成人ではてんかん患者のてんかん発作が多い．いずれも予後は悪くないが，代謝性，脳血管疾患，脳炎・髄膜炎・脳症といった重症疾患の鑑別を要する．

特に意識レベルの改善が悪いときには血液ガス検査，ビタミン投与の考慮が必要である．

成人では，高齢発症，AIDS，発熱，精神変容の持続は成人で頭蓋内病変を疑う所見であり，小児では生後6ヵ月未満の発症，発熱24時間

46

A. 重大疾患につながる症状・症候

表1 細菌性髄膜炎疑い時における処方例

デキサメタゾン	● 抗菌薬の前に投与 ● デカドロン® 8 mg, 6時間ごと投与（0.15 mg/kg）
第三代セフェム系薬	● セフトリアキソン 2 g, 12時間ごと投与 or セフォタキシム 2 g, 4～6時間ごと分割 ● 小児：セフォタキシム 1日 200 mg/kg, 6～8時間ごと分割. セフトリアキソン 1日 100 mg/kg, 12時間ごと分割
アンピシリン	● アンピシリン 2 g, 4時間ごと投与（リステリア疑うとき）
アシクロビル	● アシクロビル 10 mg/kg, 8時間ごと投与（50 kgでビクロックス® 250 mg 2 A＋生理食塩液 100 mL）（ヘルペス疑うとき）
バンコマイシン	● バンコマイシン 1 g, 12時間ごと投与 or 1日 45～60 mg/kg（6～8時間ごとに分割） ● 小児：バンコマイシン 15 mg/kg, 6時間ごと投与（成人の2倍）

表2 けいれんを止めるための薬剤投与

ルートあり	● ジアゼパム（セルシン®）10 mg 静注, 5分おきに繰り返す（場合によっては5 mgより開始） ● 小児：ジアゼパム（セルシン®）0.3～0.5 mg/kg 静注*
ルートなし	● ミダゾラム 10 mg 筋注 ● 小児：ミダゾラム 0.2～0.3 mg/kg, 筋注

以降の発症や繰り返すけいれん，髄膜刺激徴候は中枢神経感染症を疑う所見であり，**髄液穿刺**を積極的に行う.

a) 画像検査

小児では熱性けいれんの頻度が高く，被曝もあることからCTの閾値は高くなるが，成人では脳血管疾患の頻度が高く，特に初発けいれんでは全例にCTを考慮する. MRIはCTではむずかしい脳腫瘍やヘルペスをはじめとする脳炎を検出することができるため，けいれんが遷延したり意識の戻りが悪い場合には考慮する.

b) 脳波

けいれん発作後の脳波は，臨床所見や画像検査と組み合わせることで，てんかんの診断率を上げることができる. ただし，健常者でも一定の割合で異常がみられ，臨床経過と合わせて考えることが必要である.

4. フォロー

けいれんが与える心理的インパクトは大きく，特にわが子のけいれ

Ⅰ. 症候別診断編

んをみた親の動揺は大きい．予後が良好なけいれんであっても，十分に不安に配慮することが必要である．

参考文献

1) Brophy GM et al：Guidelines for the evaluation and management of status epilepticus. Neurocrit Care **17**：3-23, 2012
2) Adams SM et al：Evaluation of a first seizure. Am Fam Physician **75**：1342-1347, 2007
3) Sugai K et al：Current management of febrile seizures in Japan；an overview. Brain Dev **32**：64-70, 2010
4) Delanty N et al：Medical causes of seizures. Lancet **352**：383-390, 1998
5) DeLorenzo RJ et al：A prospective, population-based epidemiologic study of status epilepticus in Richmond, Virginia. Neurology **46**：1029-1035, 1996
6) Neligan A et al：Frequency and prognosis of convulsive status epilepticus of different causes；a systematic review. Arch Neurol **67**：931-940, 2010
7) Aminoff MJ et al：Status epilepticus. Causes, clinical features and consequences in 98 patients. Am J Med **69**：657-666, 1980
8) Domingues RB et al：Diagnosis of herpes simplex encephalitis by magnetic resonance imaging and polymerase chain reaction assay of cerebrospinal fluid. J Neurol Sci **157**：148-153, 1998
9) 福井次矢（監訳）：ハリソン内科学，第 4 版，メディカル・サイエンス・インターナショナル，東京，2013
10) King MA et al：Epileptology of the first-seizure presentation；a clinical, electroencephalographic, and magnetic resonance imaging study of 300 consecutive patients. Lancet **352**：1007-1011, 1998

豆知識～小児でよく認める低血糖～

小児は肝グリコーゲンの貯蔵量が少なく感染症で経口摂取が低下すると，早期にグリコーゲンが枯渇し，容易にケトン性低血糖症に陥ります．血糖は食後 3 時間は食事の消化，食後 3～11 時間は肝グリコーゲン分解，食後 11 時間以降は糖新生によって維持されています．繰り返す低血糖の症例では，発症の時間帯から鑑別診断をあげることができます．

▶空腹 3 時間後：肝型糖原病
▶空腹 11 時間後：糖新生系の酵素異常，ケトン性低血糖症，脂肪酸 β 酸化異常症，カルニチン代謝異常症，二次性カルニチン欠乏症
▶空腹時間に関係のない低血糖：高インスリン血症，下垂体機能低下症，副腎不全

A. 重大疾患につながる症状・症候

9 喀血

Red Flag Sign

- バイタルサインと毛細血管再充満時間（capillary refilling time：CRT）をまず測定せよ.
- SpO₂低下, 血圧低下, 頻脈, CRT延長を伴う際には, 出血性ショック合併, 呼吸不全続発が考慮されるため, 大量補液や輸血および気管挿管の準備をすべし.
- 既往歴, 既存症, 内服歴, 生活歴, 出血の病歴は必ず聴取せよ.

疑うべき疾患

よく遭遇する疾患
- 気管支拡張症★
- 気管支炎

ときどき遭遇する疾患
- 肺結核★★
- 気管支新生物★★
- 肺炎・肺化膿症★
- 自己免疫性疾患★★

稀に遭遇する疾患
- 肺血栓塞栓症★★★
- 肺動静脈瘻★★
- 原発性気管支動脈嚢状血管腫★★★
- 胸部大動脈瘤★★★
- 僧帽弁狭窄症★★
- 左室不全★★
- 気管内・肺内異物★

主要疾患スクリプト（頻度順）

疾患名	押さえておきたいポイント
①気管支拡張症	● 各種気管支炎の経過中に気管支拡張を生じ, 気管支炎を続発してさらなる気管支拡張を生じていく慢性進行性の病気であり, 慢性気管支炎を必発する. ● 結核の主要な喀血機序の1つでもある. ● 背景疾患（免疫不全症や繊毛機能異常症など）の有無についても検討する. ● 多くの患者で慢性膿性痰や慢性咳を伴う. ● 炎症による気管支壁のびらん・潰瘍から出血する.

I. 症候別診断編

疾患名	押さえておきたいポイント
	● 炎症に伴い拡張，増生，吻合異常を生じた気管支動脈から大量喀血することがある．
②気管支炎	● 感染性・免疫性・化学物質性気管支炎がある． ● 喀血・血痰の機序は気管支拡張症と同様． ● 急性気管支炎に伴う喀血では，出血性素因の有無を確認する．
③肺結核	● 高齢者の結核発症数が増加しており，要注意． ● 炎症に伴い拡張した気管支動脈からの出血，空洞壁内に露出した気管支動脈と吻合した肺動脈からの出血，気管支動脈や肺動脈の仮性動脈瘤（Rasmussen 動脈瘤）からの出血は大量喀血となる． ● 亜急性から慢性進行性の経過で，体重減少，発熱，咳，食欲不振などの非特異的な症状を伴うことが多い． ● 結核を疑う患者では，空気感染予防策（陰圧個室管理・N95 マスク対応）を徹底する．
④気管支新生物	● 原発性では気管支原性がん（扁平上皮がん，小細胞がん，腺がん，大細胞がん），気管支カルチノイド，転移性では悪性黒色腫，乳がん，大腸がん，腎細胞がんがある． ● 出血しやすいのは区域気管支壁に発生する気管支カルチノイドや中枢気管支壁から発生する扁平上皮がんおよび小細胞がんである． ● 咳/血痰が初期症状となることも多く，気管支原性がん高リスク患者の血痰は要注意． ● 喀痰細胞診を提出し，画像検索を行う．
⑤肺炎・肺化膿症	● ウイルス・細菌・真菌による肺の感染症である． ● 肺化膿症は肺実質内に限局性好中球浸潤巣が存在する状態を意味しており，その後内部が壊死し空洞が形成され肺膿瘍となる． ● 肺実質の壊死と，慢性炎症に伴い変化した気管支動脈からの出血が主体． ● 病原菌の嚥下で生じることが多く，必ず歯周病の存在および背景疾患（免疫不全をきたす疾患）の有無を確認する． ● 咳，膿性痰，発熱，胸部痛，息切れなどを伴うことが多い． ● アスペルギローマでは結核同様の機序や，血管への直接浸潤の結果半数以上で血痰を認め，大量喀血をきたすことがある． ● 抗菌薬・抗真菌薬投与に加えて，外科的ドレナージや切除術が必要となることもある．
⑥自己免疫性疾患	● 全身性エリテマトーデス（SLE），抗好中球細胞質抗体（ANCA）関連血管炎［顕微鏡的多発血管炎（MPA），多発血管炎性肉芽腫症（GPA），好酸球性多発血管炎性肉芽腫症（EGPA）］，Goodpasture 症候群が代表的疾患． ● きわめて稀に血清学的異常も他臓器障害もまったく認めない，特発性肺ヘモジデローシス（小児発症），isolated pauci-immune pulmonary capillaritis（IPIPC）（成人発症）がある． ● 病歴や所見上，さまざまな全身症状を伴うことが多い． ● 急激に呼吸状態が悪化し，気管挿管が必要となることもある． ● 治療は原則的にステロイド＋免疫抑制薬．

50

A. 重大疾患につながる症状・症候

疾患名	押さえておきたいポイント
⑦肺血栓塞栓症	●下腿浮腫や突然の胸痛が先行することが多く，背景に血栓性素因が存在することもある． ●胸膜側に小さな肺梗塞を生じたときに出血することが多い． ●Dダイマー値を確認する．
⑧肺動静脈瘻	●40％前後が遺伝性出血性毛細血管拡張症． ●遺伝性毛細血管拡張症では，繰り返す鼻出血や脳出血の既往歴・家族歴，粘膜・四肢末端・顔に動静脈奇形（外観は暗赤色の丘疹）を認めることが多い．
⑨原発性気管支動脈嚢状血管腫	●先天性の気管支動脈形成異常症（増生，拡張，吻合異常）． ●何の前触れもなく突然大量喀血をきたし，死に至ることもある．
⑩胸部大動脈瘤	●基本的に突然発症であり，背部痛，前胸部痛，胸部圧迫感を伴う． ●大動脈瘤による気管支壁圧迫により気管支壁が損傷されると血痰を，さらに大動脈-気管支瘻が形成されると，大量喀血をきたす． ●画像検査では必ず大動脈も確認する．
⑪僧帽弁狭窄症	●肺静脈圧上昇により気管支動脈からの肺静脈への接合部が断裂して出血する． ●静脈由来の出血のため致死的になることは，ほとんどない．
⑫左室不全	●起座呼吸・喘鳴・息切れ・ピンク色泡沫状の痰を伴うことが多い． ●出血の機序は僧帽幅弁狭窄症と同様． ●特に，出血性素因のある患者では出血しやすい．
⑬気管内・肺内異物	●体外異物のみではなく気管支結石も原因となる． ●異物により気道粘膜や肺実質が損傷されて出血する．

解説・診断アプローチ

1. 病態を把握する

喀血・痰・血痰の定義
▶喀血：気管・主気管支および肺から出血した血液が，気道から喀出されること．
▶痰：呼吸粘膜からの分泌物．
▶血痰：気管・主気管支および肺から出血した血液と痰の混在物．

　吐血と大量喀血の鑑別は一見しただけでは困難なことがあり，喀出物のpHの確認が有用（喀血ではアルカリ性，吐血では酸性）なことがある．喀血・血痰の出血部位とその出血機序は，表1のとおりである．

2. 大量喀血や重大合併症・続発症を起こしているか？

　大量喀血の90％以上が気管支動脈由来であり，大量喀血時には気管支動脈塞栓術が（状況次第では肺動脈塞栓術も）必要となる場合も

Ⅰ．症候別診断編

表1　出血部位とその機序	
出血部位	出血機序
気管・気管支壁	●各種炎症や腫瘍細胞浸潤，外傷による粘膜びらん・潰瘍． ●粘膜表面に露出した拡張・増生・奇形を伴う気管支動脈および大動脈からの出血．
肺実質	●炎症や腫瘍浸潤，外傷による肺実質の破壊． ●肺胞隔壁表面の奇形血管や血管炎，肺静脈圧上昇に伴う肺動静脈・肺胞毛細血管からの出血．

表2　重大合併症・続発症とその対処法	
合併症・続発症	対処法
出血性ショック	●大量補液＋輸血＋外科的止血術
呼吸不全	●窒息 ▶気管挿管＋血液除去 ▶状況に応じて片肺挿管も考慮 ●肺胞内への血液流入によるガス交換不全 ▶酸素投与＋陽圧換気

ある．重大合併症・続発症とその対処法を，表2に示す．

> **大量喀血の定義**
> ▶文献的には24時間で100～600 mLとはっきりした量の定義はない．
> ▶生命の危機を脅かすような量の喀血＝大量喀血である．

3. 発症契機・経過，血液量，頻度，性状を確認する

　大量喀血や重大合併症・続発症を起こしていなければ，落ち着いて考察することが何よりも大事である．まず，病歴で確認すべきなのは，既往歴，既存症，生活歴，内服歴，随伴症状も含めた喀血・血痰の発症契機および経過，喀出される血液量，頻度，喀出物の性状である．前述したとおり，各々の疾患に特徴的な随伴症状や経過もあるため，これらの情報は病態を考えるうえで不可欠である．

　喀出された血液量および頻度，喀出物の性状は出血の程度や，出血機序を示唆する．**血痰や少量喀血であれば粘膜や狭い範囲の肺実質損傷**であることが多く，**中等量以上の喀血であれば血管性の出血や広範囲の肺実質損傷**が起きていることが多い．喀血・血痰の部位および機序の考察をしたうえで，血液検査の追加項目や画像検査（胸部CT検査，気管支鏡検査）を確認するべきである．

　また，喀血・血痰自体は軽症であっても背景に免疫不全症や凝固異常症が存在したり，喀血・血痰が重大な全身性疾患の部分症にすぎな

いこともあるので，常に患者全体の病態を意識しながら診療する必要がある．

参考文献

1) Ibrahim WH：Massive haemoptysis；the definition should be revised. Eur Respir J **32**：1131-1132, 2008
2) Weinberger SE Etiology and Evaluation of hemoptysis in adult. UpTo-Date, 2017
3) Khalil A et al：Severe hemoptysis of pulmonary arterial origin；signs and role of multidetector row CT angiography. Chest **133**：212-219, 2008
4) 福井次矢（監訳）：咳嗽および喀血・血痰．ハリソン内科学，第4版，メディカル・サイエンス・インターナショナル，東京，2013

I. 症候別診断編

A. 重大疾患につながる症状・症候

10) 吐血・下血

🚩 Red Flag Sign

- ✔ バイタルサイン,毛細血管再充満時間（CRT）,腹膜刺激徴候をまず診察せよ.
- ✔ 診療中にもバイタルが急速に変化することもあるため,こまめに状態を確認すべし.
- ✔ バイタル安定化が困難,または活動性出血が持続するときには緊急内視鏡を施行せよ.
- ✔ 出血のみならず,その背景疾患についても必ず検討すべし.
- ✔ 消化管穿孔,急性腸間膜血行不全症,大動脈-腸管瘻は見落とすべからず.

疑うべき疾患

よく遭遇する疾患

1. 吐血・下血
   - 胃・十二指腸潰瘍（出血性胃炎含む）★★★
   - 食道・胃静脈瘤★★★
2. 血便
   - 痔核★
   - 虚血性腸炎★
   - 憩室出血★

ときどき遭遇する疾患

1. 吐血・下血
   - Mallory-Weiss 症候群★
   - 食道炎・食道潰瘍★
   - gastric antral vascular ectasia（GAVE）
2. 血便
   - 感染性腸炎★★
   - 炎症性腸疾患（IBD）[潰瘍性大腸炎（UC）, Crohn 病]★★

稀に遭遇する疾患

1. 吐血・下血
   - 上部消化管腫瘍 [食道がん, 胃がん, 消化管間質腫瘍（GIST）, 悪性リンパ腫]★★
   - 膵管出血★★
   - 胆道出血★★
2. 血便
   - 直腸潰瘍★
   - 急性腸間膜血行不全症★★
   - 下部消化管腫瘍★★
   - 腹部大動脈瘤★★★

A. 重大疾患につながる症状・症候

主要疾患スクリプト（部位順，上部から下部）

疾患名	押さえておきたいポイント
①食道炎・食道潰瘍	● 炎症による食道粘膜のびらん・潰瘍から出血する． ● 胸部痛，胸やけ，嚥下痛，嚥下困難などの症状が主体． ● サイトメガロウイルス食道炎や重症逆流性食道炎，放射線照射後の食道炎では吐血をきたすことがある．
②Mallory-Weiss症候群	● 嘔吐時の機械的拡張による噴門部粘膜裂傷を生じ，粘膜下動脈から出血した状態． ● 全層裂傷による食道破裂は Boerhaave 症候群と呼ばれ，胃内容物流出による重症縦隔炎を起こすため死亡率が高い． ● 多くは最初に悪心・嘔吐が先行し，途中から前胸部痛と吐血が出現という特徴的な病歴を認める． ● 嘔吐の病態を必ず検討する．髄膜炎，脳炎，脳腫瘍，脳血管障害，電解質異常，糖尿病性ケトアシドーシス，腎盂腎炎，妊娠などの非消化器由来の病態を見逃さないように注意する．
③食道・胃静脈瘤	● 門脈圧亢進症の部分症． ● 多くは腹水，浮腫，腹壁静脈怒張，くも状血管腫などを伴う． ● 食道・胃に静脈瘤があり，静脈瘤破裂により出血する． ● 肝硬変患者では出血により肝性脳症を続発することがある．
④胃・十二指腸潰瘍 （出血性胃炎含む）	● H. pylori 感染と非ステロイド抗炎症薬（NSAIDs）によるものがほとんど． ● 他に NSAIDs 以外の薬剤性や，重症入院患者でのストレス性，難治再発性では Zollinger-Ellison 症候群によるものもある． ● 胃・十二指腸粘膜および露出血管から出血する． ● 上腹部の自発痛や圧痛を呈することが多いが，高齢者では半数以上で腹痛が認められない． ● H. pylori 菌検査が陽性であれば，必ず除菌療法を行う． ● 現在 NSAIDs 潰瘍の割合が増加しており，アスピリンを含む NSAIDs 処方時には必ず薬剤による予防を行う． ● 出血時に休薬した低用量アスピリンは，必要性があれば止血後早期に再開する．
⑤上部消化管腫瘍	● 食道がん，胃がん，胃粘膜下腫瘍（GIST，悪性リンパ腫）がある． ● 胃がんでは，かなり進行しなければ吐血をきたさない．
⑥GAVE	● 肝不全，腎不全，膠原病などの基礎疾患のある高齢者や，遺伝性出血性毛細血管拡張症患者で認められる，胃の毛細血管拡張症である． ● 内視鏡的所見で diffuse antral vascular ectasia（DAVE）と melon stomach に分類される． ● 拡張した毛細血管からの慢性・断続的出血． ● 貧血が主訴であることが多い．

Ⅰ. 症候別診断編

疾患名	押さえておきたいポイント
⑦腹部大動脈瘤	●腹部大動脈壁（グラフト含む）による腸管粘膜壁の圧迫の結果，腸管と大動脈に瘻形成された状態. ●十二指腸が好発部位である. ●腸管穿通時には断続的の出血だが，その後，瘻孔形成されると持続出血に変化する. ●腹部大動脈瘤の手術歴のある患者では，念頭に置いておく.
⑧胆道出血	●各種胆道ドレナージ後，総胆管結石や胆管炎で吐血を生じうるが非常に稀.
⑨膵管出血	●急性膵炎や慢性膵炎での仮性膵嚢胞破裂や内視鏡的逆行性胆道膵管造影後などに吐血を生じうるが，非常に稀.
⑩憩室出血	●大腸憩室壁の毛細血管からの出血. ●高齢者に無痛性血便として発症することが多い. ●NSAIDs内服や高血圧症，動脈硬化のある人で発症率が高い. ●多発憩室からの持続性出血では，高濃度バリウム充填術が有用なこともある.
⑪虚血性腸炎	●一過性の粘膜，粘膜下層など腸管粘膜表面の限局性虚血による腸管粘膜障害による腸炎. ●突然の腹痛＋レンガ色の便，下痢が特徴的な病歴であり，高齢者で多くみられる.
⑫感染性腸炎	●血便を呈する細菌性腸炎の代表は，サルモネラ，カンピロバクター，腸管出血性大腸菌であるが，これらは潜伏期間が3日を超えることがあり，病歴聴取の際に注意が必要. ●生もの摂取だけではなく，生焼け・生煮え肉の摂取や不適切な箸の使用の有無も確認する. ●細菌以外でもサイトメガロウイルス（CMV）腸炎，アメーバ腸炎，腸結核でも血便を伴うことがある. ●下痢や発熱，腹痛を伴うことが多い.
⑬急性腸間膜血行不全症	●動脈閉塞性腸管虚血，非閉塞性腸管虚血，腸間膜静脈血栓症がある. ●動脈閉塞性では不整脈や動脈硬化症，非閉塞性では生理的ストレスが静脈血栓症では悪性腫瘍，血栓性素因が関与している. ●激しい腹痛で発症し，血便を伴うことがある. ●半数以上で腸管壊死をきたし，死亡率も高いため，見逃さないように注意する. ●急性腸管虚血の判断に動脈血液ガス測定も有用である.
⑭炎症性腸疾患（IBD）	●潰瘍性大腸炎（UC），Crohn病がある. ●慢性から亜急性の経過で，腹痛を伴う粘血下痢便が多い.
⑮下部消化管腫瘍	●大腸ポリープ，大腸がんがある. ●大腸がんはある程度進行しないと血便の原因とはならない.
⑯直腸潰瘍	●長期臥床中で便秘傾向の高齢者で，直腸下端部の潰瘍. ●腹痛を伴わずに突然多量の血便が出る. ●高齢化に伴い増加傾向にある.
⑰痔核	●排便時に鮮紅色の出血を認めることが多い. ●稀だが，大量出血をきたすことがある.

A. 重大疾患につながる症状・症候

解説・診断アプローチ

1. 病態を把握する

> **吐血・下血・血便の定義**
> ▶吐血（hematemesis）：消化管内腔に流出した血液の嘔吐．
> ▶下血（melena）：血液成分主体の粘調な黒い便＝タール便≠黒色便．
> ▶血便（hematochezia）：赤色（鮮紅色，レンガ色，暗赤色）の便．

　本来の定義は上記であるが，最近は下血＝melena＋hematochezia という意味で使用されることが増えている．

　下部消化管出血でも，血液が長時間腸管内に停滞すると腸内細菌によって硫化鉄となるため黒色化するが，この場合，出血量は少なくタール便ではない．一方，上部消化管出血でも大量出血時や胃切除後では吐血＋血便となることもある．しかし，基本的に**吐下血は上部，血便は下部消化管からの出血を示唆する**ものである．また，**大量出血は上部消化管由来**のことが多い．

2. 重大な急性合併症・続発症はあるか？

　次に重大な急性合併症・続発症の有無を検討する．重大な合併症は**出血性ショックであり，重大な続発症は消化管穿孔と穿孔性腹膜炎**である．バイタルや毛細血管再充塡時間を測定し，腹膜刺激症候の有無を診察して画像を確認する．下部消化管穿孔は緊急手術の適応となることが多い．

3. 出血の機序と量は？

　さらにどのような機序で，どの程度出血したのかを検討する．それには既往歴，既存症，常用薬，生活歴といった基本情報および過去の消化管出血，内視鏡的治療歴，発症経過，随伴症状を含む今回の消化管出血の病歴，排泄された血液量が必要である．出血性素因や抗凝固薬・抗血小板薬の内服は出血を重症化させる要因となる．最近の内視鏡治療歴は治療部位からの再出血を想起させる．

4. その他に留意すること

　検査結果ではヘモグロビンに注目が行きやすいが，急性出血時に血液検査で最初に認められる変化は**白血球数増加**である．ヘモグロビン低下は循環血漿量の回復につれて顕在化する．

　検査結果にかかわらず，バイタル安定化困難時や活動性出血が持続する場合には，止血目的で緊急内視鏡検査を施行する．

　出血自体は軽度でも背景に重大疾患が存在することもあるため，患者全体の病態把握を意識することが重要である．

参考文献

1) 福沢次矢（監訳）：消化管出血．ハリソン内科学，第4版，メディカル・サイエンス・インターナショナル，東京，2013
2) Strate LL：Lower G1 bleeding；epidemiology and diagnosis；gastroenterol. Clin North Am **34**：643-664, 2005
3) Rockey DC：Causes of upper gastrointestinal bleeding in adults. UpToDate, 2016
4) Strate L：Etiology of lower gastrointestinal bleeding in adults. UpToDate, 2015

A. 重大疾患につながる症状・症候

A. 重大疾患につながる症状・症候

11 腰（背）部痛

🚩 *Red Flag Sign*

✔ 発熱を伴う腰痛は，必ず感染症（脊椎炎，硬膜外膿瘍，腎盂炎）を除外
せよ.

✔ 神経徴候（排尿障害，排便障害，肛門周囲感覚低下）を必ず確認せよ.
馬尾症候群を見逃すべからず.

✔ 悪性腫瘍の既往がある場合は，それが何年前のものでも，転移の可能性
を考慮すべし.

✔ 動作時より安静時疼痛が強い場合は，Red Flag Sign と見なすべし.

✔ 50歳以上で初発の腰痛は Red Flag Sign と見なすべし.

疑うべき疾患（頻度順）

よく遭遇する疾患
- （原発性）非特異的腰痛

ときどき遭遇する疾患
- 椎間板・椎間関節変性
- うつ病・うつ状態

稀に遭遇する疾患
- 椎間板ヘルニア
- 骨粗鬆症性圧迫骨折★
- 腰部脊柱管狭窄症
- 腹腔内臓器疾患★★★
- 非機械的脊椎疾患*★★
- 帯状疱疹

*脊椎の感染症，悪性腫瘍，非感染性脊椎炎など.
（文献1〜3を参考に著者作成）

主要疾患スクリプト（頻度順）

疾患名	押さえておきたいポイント
①（原発性）非特異的腰痛	● Red Flag Sign がなく，かつ SLR test, FNS test, Patrick test はいずれも陰性である.「（原発性）非特異的腰痛」というのは，いわゆる"ゴミ箱診断名"なので，診断名がつく疾患を除外した後にこの診断名をつける.
	● 治療（対処法）は，対症療法（消炎鎮痛薬，筋弛緩薬）．今後の再発予防のための姿勢・物の持ち方などの予防的患者教育にはエビデンスがある.

59

Ⅰ．症候別診断編

疾患名	押さえておきたいポイント
②椎間板・椎間関節変性	● 体幹を後ろにそらしたときに痛みが惹起される．対症療法で経過をみる．
③うつ病・うつ状態	● 急性の腰痛の鑑別にあげる必要はないが，亜急性・慢性の場合，「気分の落ち込み」と，「楽しみの喪失」の有無でスクリーニングする．2つの質問のいずれも該当しないなら除外できる．いずれかが該当するなら，より詳細なうつ病・うつ状態のチェックが必要．
④椎間板ヘルニア	●「椎間板ヘルニア」の98％はL4/L5，L5/S1のレベルで発生しており，SLRの感度は95％であるので，SLRが陰性であれば椎間板ヘルニアはほぼ除外できる．通常痛みは神経根性疼痛で，片側性であり，腹圧を上げる動作（咳，排便時にきばるなど）で下肢背面〜足に放散することが多い．稀に巨大正中ヘルニアが馬尾症候群を呈する場合があり，緊急対応を要する．
⑤骨粗鬆症性圧迫骨折	● 4つの因子（女性，70歳以上，明らかな外傷・負荷，ステロイドの長期使用）が骨粗鬆症を背景にした椎骨圧迫骨折の危険因子として同定されている．腰椎棘突起の叩打痛をチェックする．ただし，軽微な外傷・脊柱への負荷でも骨折は起こりうるので要注意．腰背部痛のみのことが多いが，骨折した椎体から離れた側胸部や腸骨稜などに痛みを生じることも少なくない．
⑥腰部脊柱管狭窄症	● 立位や歩行で腰痛・殿部痛・下肢痛が悪化し，座ると楽になる．脊椎を伸展する（体を後ろにそらす）と痛みが惹起される．逆に，前かがみだと痛みは軽減する．自転車漕ぎのように前かがみだと長い時間持続できるところが血管性跛行との鑑別になる．通常痛みは両側性．腰部脊柱管狭窄症による間欠性跛行は，保存的治療で改善する可能性は低い．
⑦腹腔内臓器疾患	● 腰痛が重大な腹腔内臓器疾患によるものである場合は，急性発症の大動脈瘤，亜急性に経過する悪性腫瘍（膵がん，卵巣がんなど）の関連痛が典型的．発熱を伴う腰痛で，女性の場合は，腎盂腎炎や骨盤腹膜炎も考慮する．腹腔内臓器疾患の関連痛としての腰痛は，通常体動による疼痛の変化はない．
⑧非機械的脊椎疾患	● 頻度的には稀なので，Red Flag Signがなければ最初から鑑別にあげる必要はない．以下に主な重篤疾患の特徴を述べる． ▶化膿性脊椎炎：病歴で発熱があり，診察で脊椎棘突起の叩打痛がある．感染性心内膜炎を必ず原因疾患として考慮すること． ▶脊椎の悪性腫瘍：転移がんでは，男性では肺がん・前立腺がん・腎がん，女性では乳がん・肺がん・子宮がんの順にまず考える．その他，消化器がん，多発性骨髄腫，悪性リンパ腫も考慮する． ▶非感染性脊椎炎：強直性脊椎炎，乾癬性関節炎，反応性関節炎，炎症性腸炎に伴う関節炎などがあり，炎症反応が陽性．
⑨帯状疱疹	● 片側の神経領域に沿った痛み． ● 数日〜1週間ほどして小水疱が出現． ● 帯状疱疹後の神経痛は残存すると難治性となるため，初期の適切な対応が重要．

椎間板ヘルニア，仙腸関節，股関節異常診断のための身体診察法
①SLR (straight leg raising) test：L5, S1 の刺激テスト
　▶仰臥位で，膝関節伸展位で下肢を挙上する．
　▶60°以下で痛みが生ずるのは異常．
②FNS (femoral nerve stretch) test：L4 の刺激テスト
　下記のいずれかの方法で，大腿前面に痛みが生ずる．
　＜腹臥位で行う方法＞
　▶足首を持って股関節で大腿を背側に引き上げながら，踵を殿部に近づけるように膝関節で屈曲させる．
　＜立位でやる方法＞
　▶ベッドサイドに立ってもらって，股関節を過伸展させる．
③Patrick test：股関節・仙腸関節の刺激テスト
　▶仰臥位で，膝関節を 90°屈曲させ外踝を反対側の膝の上に置いて膝を下方に押す．股関節・仙腸関節の痛みの誘発の有無を観察する．

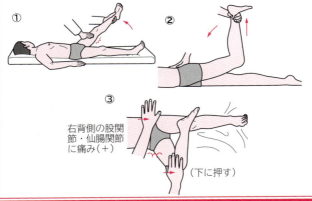

図1　整形外科的腰痛の鑑別に必須の身体診察法
（文献3より改変）

解説・診断アプローチ

　腰痛の原因としては，筋骨格系，消化器系，泌尿生殖器系，血管系，神経系，皮膚（帯状疱疹），精神（うつ病・うつ状態）疾患を鑑別する．頻度的には良性の筋骨格系の疾患が 90％以上である．急性の場合，片側性の腰痛で，帯状疱疹であることが稀にあるので忘れないこと．亜急性（6週以上続く腰痛）や慢性（12週以上続く腰痛）の場合，うつ病・うつ状態の患者が腰痛を主訴に来院することは稀ではない．

1. 診療の順序

　こまごまとした病歴を聴く前に，まず Red Flag Sign のチェックを

Ⅰ. 症候別診断編

表1 必須最低限の身体診察
1．（立ってもらって）脊柱の前・後・側屈 2．（後ろ向きに座ってもらって） 　　a）脊椎棘突起叩打痛 　　b）CVA の叩打痛 3．（仰臥位で）腹部の診察（直腸診はオプション） 4．SLR，FNS，Patrick test（手技は図1参照） 5．足背・後脛骨動脈の触診

外来では，上記の順に行うとよい．

表2 検査
●CBC（末梢血検査） ●生化学スクリーニング検査 ●検尿 ●CRP ●赤沈 ●腰椎X線（正・側） ●血液培養（発熱がある場合），尿培養（腎盂炎が疑われる場合） ●胸腹部造影CT（腹部悪性腫瘍，動脈瘤を疑う場合） ●胸腰椎MRI（化膿性脊椎炎，硬膜外膿瘍，馬尾症候群，悪性腫瘍を疑う場合）

行い緊急疾患・重篤疾患を除外する．これは簡単な病歴・診察で行える．

2. 病歴

　Red Flag Sign が除外できたら，改めて病歴を確認する．病歴に関しては，痛みの一般的な特徴を把握するために「痛みの場所，性質，程度，経過」「発症の様子」「増悪因子・寛解因子」「随伴症状」「全身症状」「既往歴」「職業歴」などの一般的情報に加えて，頻度の高い筋骨格系の原因の中では，「椎間板ヘルニア」「骨粗鬆性脊椎圧迫骨折」「腰部脊柱管狭窄症」（間欠性跛行）は特徴的な症候があるので，それらに関連する情報，また腹腔内臓器に関しては，膵，腎，大動脈，婦人科疾患などの可能性を念頭に置いた病歴の確認が必要となる．うつの除外のための「2つの質問」も忘れない．

3. 身体診察

　初診の「腰痛」患者には，整形外科的な診察（図1）のみではなく，腹部診察と背部の肋骨脊柱角（costovertebral angle：CVA）の叩打痛のチェックは必須である（表1）．欧米の教科書では直腸指診もルーチンとされている．

A. 重大疾患につながる症状・症候

4. 検査

Red Flag Sign がある場合，または 6 週間の保存的治療で経過を観察し改善がない場合には画像を含めた検査を行う（表2）．画像検査は疑陽性が多い（多くの無症候の人にも異常所見を認める）うえ，ラベリング効果で患者に不安を引き起こす可能性もあり，腰痛の早期に行わないほうがよい．

5. 治療

治療に関しては，Red Flag Sign がなく，かつ下肢の痛みを伴わない筋骨格系の「腰痛」の 85％は慢性化することなく改善し，また，外来を受診する患者の 2/3 は 7 週間以内改善するので，そのことを患者に説明し，検査することなく保存的に経過を観察する．腰背部痛は患者の置かれている社会的環境や心理的要素に左右されることも多く，腰痛を完全に治すことよりも，腰痛を抱えながらも ADL や QOL を改善するという視点に立った対応が求められる．経過観察の期間は，**安静は最小限にして，できるだけ動くように**アドバイスする．ただし，腰痛の 70〜80％は再発するので予防的患者教育は重要である．

参考文献

1) Engstrom JW et al：Back and neck pain. Harrison's Principles of Internal Medicine, 19th ed, McGrawHill Education, New York, pp111-123, 2015
2) Balagué F et al：Non-specific low back pain. Lancet **379**：482-491, 2012
3) 伴信太郎：腰痛患者の総合的な診かた．JIM **1**：645-648，1991

I. 症候別診断編

B. 全身の症状

12 全身倦怠感

Clinical Pearl

- 誰でも経験する"だるさ"で受診するのはよほどのことであり, 解決すべき原因があることを肝に銘じよ. たとえ, 心因性の可能性があっても「気のせい」というニュアンスの発言は厳禁. まずは訴えを受容しよう.
- 持続が1ヵ月以上の場合は, 50〜80%が非器質的であり, 持続期間が長いほど器質的疾患の事前確率は低くなる.
- 「重篤な疾患が隠れているかもしれない」という医者の不安が, 心因性の倦怠感を器質的疾患だと患者に思い込ませてしまう場合もある. 丁寧な医療面接(解釈モデルは必須)と身体診察が重要. 過剰検査を封印してsick roleの強化を避けつつ経過観察を十分に行っていく姿勢を示すべし.
- アルコールや薬剤歴などは, 患者-医師関係が良好になって, 初めて聞き出せることもある.

疑うべき疾患

よく遭遇する疾患
- 精神疾患(うつ病・うつ状態, 適応障害, 身体表現性障害)
- 薬剤の副作用
- 過労・過活動
- 廃用症候群(デコンディショニング)

ときどき遭遇する疾患
- 糖尿病
- 貧血(鉄欠乏性, その他)
- 甲状腺機能障害(亢進症・低下症)
- アルコール多飲
- 睡眠時無呼吸症候群
- 伝染性単核球症(EBV, CMV)

稀に遭遇する疾患
- 潜在感染症
  - ▶肝炎★
  - ▶結核★
  - ▶感染性心内膜炎★★★
  - ▶深部膿瘍★
  - ▶真菌症★
  - ▶HIV★★

B. 全身の症状

- 非感染性炎症性疾患
  - ▶膠原病類縁疾患★
  - ▶慢性炎症性疾患（サルコイドーシス）★
  - ▶炎症性腸疾患（IBD）［潰瘍性大腸炎（UC），Crohn 病］★
- 悪性腫瘍★★★
- 副腎機能不全［副腎皮質刺激ホルモン（ACTH）単独欠損症，Addison 病を含む］
- パーキンソン病
- 重症筋無力症，他の筋疾患
- 心不全
- 慢性疲労症候群

症状の持続が1～2週間以下の短期間の場合は除く．

主要疾患スクリプト（頻度順）

疾患名	押さえておきたいポイント
①うつ病・うつ状態	● 精神疾患の中でも最もよく遭遇する．「気分の落ち込み」と，「楽しみの喪失」の有無でスクリーニングする． ● 長引く倦怠感に続発した可能性もあるため，うつ病の存在が器質的疾患を否定するものではないことに注意．
②薬剤の副作用	● 睡眠薬，抗不安薬，抗ヒスタミン薬，三環系抗うつ薬などの眠気の副作用があるすべての薬剤が原因になりうる．
③過労・過活動	● 通常，慢性の睡眠不足を伴っている．過労状態に慣れてしまい，倦怠感の原因と結びつけてない． ● 過度の過労では，過労そのものを感じなくなっている場合にも注意． ● 小学生～高校生は塾・クラブ活動などに注意．
④廃用症候群（デコンディショニング）	● 長期の臥床などによる心肺機能，自律神経機能や筋力が低下している状態．
⑤糖尿病	● 口渇，多飲，多尿（夜間尿）を伴う．
⑥貧血	● 若い女性の鉄欠乏性貧血が最も多い． ● 貧血がなく鉄欠乏だけでも全身倦怠感の原因となりうるので注意．
⑦甲状腺機能障害（亢進症・低下症）	● 機能低下症の場合の倦怠感は，緩徐に進行するために受療行動を起こしにくい． ● 実際には比較的急性に発症する機能亢進症が多く，動悸，イライラ，頻脈，多汗，体重減少などの随伴症候が鍵となる．
⑧アルコール多飲	● 飲酒者には CAGE questions でスクリーニングを行う． ● 他の薬物依存と同様に，過度の飲酒を隠すことがある．
⑨睡眠時無呼吸症候群	● 激しいいびき，肥満，日中の傾眠が特徴であるが，肥満や眠気を認めない場合があるので注意．

I

12.
全身倦怠感

65

Ⅰ. 症候別診断編

疾患名	押さえておきたいポイント
⑩伝染性単核球症（EBV，CMV）	● EBVの場合は若年成人に急性発症し，発熱，咽頭痛，後頸部リンパ節腫脹や脾腫（通常，触知できるほど腫大しない）を伴う. ● CMVは中年以降の患者に発症し，局所症状も乏しい印象がある一方で，消化器症状を伴うことがある. ● 両者とも末梢血での異型リンパ球増多や肝機能障害が診断の手がかりとなる.
⑪潜在感染症	● 肝炎，結核，感染性心内膜炎，深部膿瘍，HIV，真菌症などを考慮する. 通常，血液検査で炎症反応を認める.
⑫非感染性炎症性疾患	● 膠原病類縁疾患（若年者の高安病，SLE，高齢者の巨細胞性動脈炎，リウマチ性多発筋痛症など），慢性炎症性疾患（サルコイドーシスなど），炎症性腸疾患［潰瘍性大腸炎（UC），Crohn病など］
⑬悪性腫瘍	● 経過観察を行うことで体重減少や他の局所症状が出現. 説明のつかない生化学検査異常でも見つかることがある.
⑭副腎機能不全（ACTH単独欠損症，Addison病を含む）	● 抑うつ，体重減少，食欲不振や悪心を伴う. ● 投与経路を問わず，長期ステロイド中止後は要注意. ● また特発性下垂体炎によるACTH分泌障害は，ピットフォールになる.
⑮パーキンソン病	● 固縮や寡動を言語化できずに倦怠感と表現することがある. ● 症状の左右差ないし上下肢差が診断の鍵.
⑯重症筋無力症，他の筋疾患	● 重症筋無力症は，反復運動により脱力が増悪するため，倦怠感も午前より午後悪化する点で，朝型に症状が強いうつ病と鑑別できるが，日内変動が明らかでない場合もある. ● 通常，眼瞼下垂や複視や嚥下障害などの頭頸部の症状から出現する. ● 稀に筋ジストロフィーの場合もある（CKの上昇）.
⑰心不全	● 労作で悪化する息切れが特徴. 心エコーで左心収縮能が正常でも拡張障害型の心不全は否定できないことに注意する.
⑱慢性疲労症候群	● 6ヵ月以上持続し，臥床休息で改善せず，日常生活が以前の半分以下に制限されている状態で，微熱，非滲出性咽頭炎，リンパ節腫脹を認めることがある. ● minor criteriaとして，急性ないし亜急性の発症，咽頭痛，リンパ節痛，全身筋力低下，頭痛，非炎症性関節痛，不眠，筋痛などがある. ● トリガーポイントがあれば，線維筋痛症を鑑別する.

解説・診断アプローチ

倦怠感は最も疾患特異性の低い症状であるが，局所症状ではないという点から，非器質的疾患（心因性の病態や精神疾患），内分泌・代謝疾患（甲状腺，副腎，糖尿病，電解質異常），感染症，臓器不全，血管炎，悪性リンパ腫などの病態（疾患）が関与している. ただし全身症

66

状でなくとも言語化できない場合は，"だるい"という愁訴になりうる．パーキンソン病の固縮や，頸髄症の錐体路症状である両下肢筋力低下がその例である．

1. 病態を把握する

　　原因として非器質的疾患が占める割合が大きいため，次の2つのポイントを押さえながら，生物心理社会モデル（474頁，第Ⅳ部「1. 生物心理社会モデルの考え方」参照）の枠組みの中での病態を把握する．
① まず罹病期間が1ヵ月未満かそれ以上かを確認する．前者は感染症を中心とした器質的疾患の可能性が高く，後者では非器質的疾患の割合が増加する．
② 次いで開始困難（意欲低下）なのか持続困難（易疲労性）なのかを聴取する．前者は非器質性，後者は器質性を示唆する．

　　ただし慢性化すると両者が混在しうるので，all or none ではなく，どちらがメインなのかの判断が重要である．すなわち意欲の低下で実際に寝たきりに近い状態となれば，デコンディショニングによって心肺機能，自律神経機能，筋力低下などの器質性の変化が生じうるし，器質的疾患が原因でも，症状が改善せずに診断不明の状態が長く続くと，抑うつを合併し意欲が低下するからである．

2. 慢性睡眠不足が原因か？

　　鑑別すべき主要な病態のうち，慢性睡眠不足は当然ながら倦怠感の原因になる．通常，倦怠感を主訴に受診する患者は睡眠の量的不足が原因とは考えていないが，睡眠の質が落ちている点には気づきにくい．もし起床時の熟眠感が欠如していれば，睡眠の質の問題として睡眠時無呼吸症候群を鑑別する．通常，日中の傾眠や眠気を訴えるが，過労状態が続くと眠気を感じにくくなる点に注意する．いびきの有無や，仮眠後すっきりしているかどうか尋ねるとよい．

3. 休息で改善しない慢性症状の場合

　　6ヵ月以上持続し，休息で改善しない倦怠感が生物心理社会モデルで説明できない場合は慢性疲労症候群を考慮するが，診断基準を満たさないことも少なくない．そのような症例は特発性慢性疲労とし，睡眠の量と質の確保，規則的な運動と食事，ストレスへの対処法などを指導することにより症状の低減を図る．

参考文献

1) Rosenthal TC et al：Fatigue；an overview. Am Fam Physician **78**：1173-1179, 2008
2) Fosnocht KM et al：Approach to the adult patient with fatigue. UpToDate,

2016
3) 伴信太郎:【日常診療でよくみる症状・病態—診断の指針・治療の指針】全身の症候 疲労・倦怠. 綜合臨 **60**（増刊）: 826-830, 2011

B. 全身の症状

B. 全身の症状

13 むくんでいる（浮腫）

🩺 *Clinical Pearl*

- ☞患者の訴える「むくみ」が「浮腫」であるかを評価せよ．こわばりやしびれのことを「むくみ」と訴えることがある．
- ☞病態からの臓器横断的なアプローチで鑑別を行うべし．局所性か全身性か，急性か慢性か，分布や経過で分類せよ．
- ☞急性発症の浮腫は，全身状態や随伴症状を注意深く診察せよ．

疑うべき疾患

よく遭遇する疾患
- ●心不全★★
- ●うっ滞性浮腫

ときどき遭遇する疾患
- ●腎不全★
- ●薬剤性浮腫
- ●蜂窩織炎
- ●深部静脈血栓症★★
- ●肝硬変
- ●低 Alb 血症（ネフローゼ症候群，吸収不良症候群，蛋白漏出性胃腸症など）
- ●血管性浮腫（Quincke 浮腫）
- ●粘液水腫［甲状腺機能障害（亢進症・低下症）］
- ●肺性心
- ●リンパ浮腫

稀に遭遇する疾患
- ●パルボウイルス B19 感染症
- ●好酸球性浮腫
- ● Cushing 症候群
- ● RS3PE 症候群*
- ●下大静脈圧迫
- ●上大静脈症候群

*remitting seronegative symmetrical synovitis with pitting edema syndrome

主要疾患スクリプト（頻度順）

疾患名	押さえておきたいポイント
①心不全	●容量負荷による静水圧上昇が病態のため，体位による変化，日内変動がある．右心不全による症状として頸静脈怒張も認める．右心不全は通常，左心不全も伴い，労作時呼吸苦や起座呼吸を認めることが多い．
	●急性発症の場合は，心筋梗塞など緊急性の高い原因疾患に対する適切な評価が必要である．

69

I. 症候別診断編

疾患名	押さえておきたいポイント
②うっ滞性浮腫	●血栓や閉塞がなくても静脈血流がうっ滞することにより浮腫が出現する. ●運動量が低下している高齢者や立ち仕事の人によくみられ，下肢の運動や弾性ストッキングの着用で予防できる. ●長期にわたるとうっ滞性皮膚炎を合併する.
③腎不全	●浮腫は高血圧，乏尿などとともに腎機能障害を反映する初発症状となりやすい. ●体液貯留に起因するため，肺水腫や頸静脈怒張など心不全徴候も認める.
④薬剤性浮腫	●原因薬剤として NSAIDs，Ca 拮抗薬，ステロイド，チアゾリジン系誘導体などが代表的である．複数の医療機関を受診していることも多く，内服薬は注意深く聴取する.
⑤蜂窩織炎	●急性発症の境界不明瞭な局所性浮腫性紅斑，熱感や疼痛など炎症所見を認める. ●外傷が誘因になることが多く，抗菌薬による治療を要する.
⑥深部静脈血栓症	●通常片側下肢（左側に多い）に急性発症し，疼痛を伴うことが多い. ●術後や経口避妊薬内服，悪性腫瘍など血栓症のリスク評価とともに，肺塞栓合併の有無の評価が必要である．下肢静脈エコーや造影 CT で評価する.
⑦肝硬変	●肝臓での Alb 産生低下や肝静脈のうっ滞など複数の因子による全身性浮腫で，慢性経過で腹水貯留も同時に認めることが多い.
⑧低 Alb 血症（ネフローゼ症候群，吸収不良症候群，蛋白漏出性胃腸症など）	●低 Alb 血症による浮腫は眼瞼，上肢に及ぶ全身性の分布になる. ●ネフローゼ症候群が最も高頻度であり，高度な蛋白尿とともに，高血圧，高コレステロール血症を認める. ●吸収不良症候群や蛋白漏出性胃腸症では慢性下痢を随伴する．また消費亢進の病態として慢性炎症や悪性腫瘍も鑑別になる.
⑨血管性浮腫 （Quincke 浮腫）	●顔面，特に眼瞼や口唇に好発する浮腫で，2〜3 日で自然消退する. ●蕁麻疹を伴わない場合は瘙痒感を欠き，咽頭や腸管粘膜に及ぶことがあるため注意. ●薬剤性や遺伝性のものがある.

B. 全身の症状

疾患名	押さえておきたいポイント
⑩粘液水腫［甲状腺機能障害（亢進症・低下症）］	● ムコ多糖類の沈着による粘液水腫は，甲状腺機能異常でみられる． ● 慢性経過の非圧痕性全身性浮腫は機能低下症でみられ，便秘や全身倦怠感などを伴う． ● 前脛骨粘液水腫は機能亢進症で認められる局所性浮腫で淡紅褐色調を呈する． ● 機能低下症や機能異常のない慢性甲状腺炎でも認めることがある．
⑪肺性心	● 肺高血圧による右心不全の病態によって浮腫をきたす． ● 肺塞栓症などの肺血管型と，慢性閉塞性肺疾患（COPD），肺結核などの換気障害型の病態がある．
⑫リンパ浮腫	● 乳がんや骨盤内腫瘍でのリンパ節郭清術後や放射線治療後に多く，単一の四肢の非圧痕性浮腫をきたす． ● 慢性経過となると皮膚硬化も伴う．
⑬パルボウイルス B19 感染症	● 感冒様症状から約 2 週間遅れて，四肢の浮腫や関節痛をきたす．成人では顔面紅斑は稀で，四肢にレース状紅斑を呈する． ● 小児との接触の有無を確認する．
⑭好酸球性浮腫	● 若い女性に一過性に認める四肢末端の浮腫で，瘙痒感や蕁麻疹を随伴する．末梢血の好酸球増多が認められる． ● 自然軽快するが，ステロイドの内服で早期改善が得られる．
⑮Cushing 症候群	● 約半数の症例で末梢性浮腫を認める．満月様顔貌，中心性肥満，バッファローハンプ（野牛肩）などの Cushing 徴候や，皮膚萎縮や腹部赤色皮膚線条，続発性無月経，高血圧，糖尿病など多彩な臨床症状を認める．
⑯RS3PE 症候群	● 高齢者に認める急性発症，対称性の四肢末端の浮腫で，MP・PIP 関節を中心とした滑膜炎を伴う． ● 少量のステロイド内服で寛解するが，他の膠原病や悪性腫瘍に続発する場合もあるため注意．
⑰下大静脈圧迫	● 卵巣がんや妊娠子宮などの骨盤内占拠性病変や，腹腔内リンパ節腫大などにより下大静脈が圧迫されて浮腫が生じる．
⑱上大静脈症候群	● 肺がんや悪性リンパ腫などによる外部からの圧迫や，血管内デバイスに伴う血栓によって上大静脈が狭窄または閉塞し，顔面や上肢に浮腫が生じる．

解説・診断アプローチ

1. 浮腫の確認方法

　浮腫の有無を確認するには，以前と同じ靴が履けているか，指輪や時計がはめられるか，免許証など以前の顔写真との比較など，病歴と合わせて客観的な評価を行う．身体診察では前脛骨部を数秒間圧迫し

Ⅰ. 症候別診断編

て浮腫の有無をみるのが一般的だが，足背や手背の静脈の見え方も参考になる．

2. 局所性 or 全身性？　急性 or 慢性？

原因の鑑別には，**まず浮腫の分布（局所性か全身性か）を確認する**．下肢で考えると，「局所性＝片足」，「全身性＝両足」となるが，その際，左下肢は右下肢に比較してむくみやすいことに注意する．さらに**急性か慢性かの経過**を確認する．それらをもとに具体的な疾患を鑑別する際には，浮腫をきたす病態からアプローチするとよい．

3. 原因病態からのアプローチ

原因病態は主に，①膠質浸透圧の低下，②静水圧の上昇，③血管透過性の亢進に分類される．その他，沈着性やリンパ浮腫の病態もある．各病態の特徴をあげる．

> **① 膠質浸透圧低下**：一般に慢性経過で顔面や上肢を含む全身性の分布となる．摂取不足，産生障害，漏出，消費亢進などの低アルブミン血症の原因を考える．
>
> **② 静水圧上昇**：圧の程度で浮腫の程度も変わるため，体位による変化や日内変動が認められやすい．心不全や腎不全による容量負荷の場合は全身性の分布となる．局所性の場合には分布から静脈閉塞や圧迫の部位，およびその原因を考える．
>
> **③ 血管透過性亢進**：感染による場合は局所性の分布となり，熱感や疼痛など炎症所見を伴う．アレルギー機序による場合は局所性にも全身性にもなりうるが，手背や足背などの部位に浮腫をきたすことが多い．

急性発症の場合，急性心筋梗塞による急性心不全，深部静脈血栓症やそれに続発する肺塞栓など，緊急性の高い疾患である可能性もあるため，随伴症状やバイタルサイン，身体所見をもとに鑑別を行う．

また長時間動かさない部位，重力のかかる部位では静脈還流が滞り，浮腫をきたしやすい．疼痛により可動制限している部位や，日中車椅子に座り続けている高齢者の下肢などでは，うっ滞性浮腫をみることが多いため，**疼痛の有無や生活状況の確認**なども行うとよい．

参考文献

1) Trayes KP et al：Edema；diagnosis and management. Am Fam Physician **88**：102-110, 2013

B. 全身の症状

B. 全身の症状

14 熱がある（発熱・高体温）

Clinical Pearl

- 発熱の持続期間によって，疾患頻度は変わってくる．
- 発熱のフォーカスの手がかりとなる随伴症状は，患者がみずから訴えるとは限らない．こちらから積極的に聴取すべし．
- 何となく診察するのでは異常所見はつかめない．推論に基づいた鑑別診断の可能性を検討するべく，積極的に異常所見を探しにいくべし．
- 感染症，自己免疫疾患，悪性腫瘍に分類されることが多いが，それ以外の病態として，結晶性，薬剤性，心因性，内分泌疾患などもよく遭遇する．

疑うべき疾患（臓器・病態別）

感染症
- ウイルス性
  - ▶急性上気道炎
  - ▶インフルエンザ
  - ▶伝染性単核球症
  - ▶ウイルス性肝炎
- 細菌性
  - ▶肺炎★★
  - ▶尿路感染症（急性腎盂腎炎，急性前立腺炎など）★★
  - ▶感染性腸炎
  - ▶胆道系感染症★★
  - ▶蜂窩織炎★
  - ▶各種膿瘍★
  - ▶感染性心内膜炎★★★
  - ▶結核★★
  - ▶心筋炎・心外膜炎

自己免疫疾患
- 全身性エリテマトーデス（SLE）★★
- 成人 Still 病
- 血管炎症候群★★
- リウマチ性多発筋痛症（PMR）

悪性腫瘍
- 悪性リンパ腫★★
- 肝細胞がん
- 腎細胞がん
- 肺がん

偽痛風

73

Ⅰ. 症候別診断編

心因性または詐熱
内分泌
●甲状腺機能亢進症★★
●副腎不全
薬剤熱

主要疾患スクリプト（臓器・病態別）

疾患名	押さえておきたいポイント
①急性上気道炎	●最も高頻度で，その多くは自然軽快するが，治療により合併症予防が可能なA群β溶血性レンサ球菌を適切に診断することや介入が必要な他疾患との鑑別が重要． ●咽頭痛，咳，鼻汁などの上気道症状を認めない場合には，他の診断を考える．
②インフルエンザ	●急激な発熱（通常は40℃近い高熱），全身痛などが特徴．地域の流行の有無を知っておく． ●発熱が目立たないケースもあり，その場合，急性上気道炎との区別は困難． ●高齢者では，脱力，意識レベル低下などを主訴に受診することがある．
③伝染性単核球症	●発熱，咽頭痛，扁桃の白苔，リンパ節腫脹，肝脾腫，肝機能障害，異型リンパ球の出現などが特徴的．
④ウイルス性肝炎	●黄疸を認める場合のアプローチは容易だが，発熱，倦怠感のみの場合には血液検査で肝機能障害を確認するまで診断に難渋することがある．渡航歴，性交渉歴から疑うことが重要．
⑤肺炎	●上気道炎との鑑別が問題になるが，バイタルサインの異常を伴う場合には，肺炎の可能性を積極的に疑う． ●ときに，気道症状が目立たない場合がある．
⑥尿路感染症	●発熱が前面に出るのは，急性腎盂腎炎，急性前立腺炎である．膀胱刺激症状が存在する場合には，診断はむずかしくない． ●問題は，膀胱刺激症状がない場合である．尿中白血球，細菌を認めても，無症候性の場合があるため，尿路感染症と確定する根拠にはならない．他疾患の除外のうえ，診断する必要がある．
⑦感染性腸炎	●嘔吐，腹痛，下痢が揃っている場合には診断はむずかしくない．ただし，感染性腸炎は，無治療でも軽快しうる疾患であり，介入の必要な虫垂炎や憩室炎などを見逃さないことが重要． ●カンピロバクターなどの細菌性腸炎では，消化器症状の出現前に高熱のみを認めることがある．
⑧胆道系感染症	●右季肋部痛，黄疸などの随伴症状があれば診断は比較的容易．総胆管に結石があるが閉塞していない状態，腫瘍などによる胆道狭窄に対してステントが留置されている，などの状況では腹痛も黄疸も認めない場合がある．合併症のない胆嚢炎では肝胆道系酵素の上昇は認めないため注意が必要．

74

B. 全身の症状

疾患名	押さえておきたいポイント
⑨蜂窩織炎	● 下肢に好発する. 足白癬, 糖尿病, 下腿浮腫をきたす基礎疾患, 異物などが背景にあることが多い. 再発を避けるためには, それら基礎疾患の治療も必要.
⑩各種膿瘍	● 訴えがなくても, 丁寧な診察で圧痛や叩打痛を認め診断のきっかけとなることがあるが偽陽性も多い. ● 最終的には画像診断に頼らざるを得ないことも少なくない.
⑪感染性心内膜炎	● 随伴症状に乏しい発熱では, 鑑別の上位にあげる. 特に, 弁膜症, 弁置換術の既往がある場合には, 積極的に疑う. ● 心雑音の有無, 眼瞼結膜, 手指の皮膚所見を経時的にチェックすること, 積極的な血液培養の採取が診断につながる.
⑫結核	● わが国に多い. ● 数週〜数ヵ月持続する発熱, 咳などであれば積極的に鑑別にあげる必要がある. ● 数日の経過で受診した場合, 通常の細菌性肺炎と鑑別することが非常にむずかしい場合がある. 常に疑い, 積極的に喀痰または胃液の抗酸菌検査を提出する姿勢が早期の診断につながる.
⑬心筋炎	● 胸痛, 心不全症状などがある場合には疑うのはむずかしくないが, 倦怠感など非特異的な症状が前面に出るような場合に見逃されやすい. ● そのような場合, 頻脈, 低血圧といったバイタルサインの異常から拾い上げる必要がある.
⑭心外膜炎	● 発熱というよりも吸気時の胸痛が主訴になりやすい. ● 臥位での増悪, 座位, 前によりかかる姿勢での軽快は特徴的.
⑮全身性エリテマトーデス（SLE）	● 若年女性に多い. 症状が多彩でバリエーションが多い. 診断基準に含まれている項目を熟知しておく必要がある.
⑯成人Still病	● 弛張熱, 咽頭痛, リンパ節腫脹, 関節痛, 皮疹が主な症状となる. 皮疹は発熱時に出現することが多い. 患者が自覚していないこともあり, 自身の目で必ず確認する.
⑰血管炎症候群	● 侵される血管のサイズによって, 症状は異なる. 障害臓器を見極め, 可能な限り病理検査で血管炎の存在を証明する.
⑱リウマチ性多発筋痛症（PMR）	● 高齢者で, 四肢近位部の疼痛を訴える場合に疑う. 発熱を伴う場合には, 巨細胞性動脈炎の合併について評価する. 頭痛, 顎跛行, 視力低下などの訴えはないことも多い. ● 側頭動脈の所見としては, 硬結, 脈拍の消失が有名であるが, これらは初期には認められない. ● 初期には, 側頭動脈の拡張, 圧痛のほうが所見として多い印象がある.
⑲悪性リンパ腫	● 体表から触知できるリンパ節腫脹がある場合には, 診断はむずかしくない. しかし, 縦隔, 腹腔内などの深部リンパ節腫脹のみの場合や, 血管内リンパ腫のようにリンパ節腫脹を伴わない場合に診断がむずかしい. 積極的な画像診断の利用, 生検による病理学的診断を行う.

Ⅰ. 症候別診断編

疾患名	押さえておきたいポイント
⑳心因性または詐熱	● 器質的疾患の除外が優先される. 詐熱では高熱になりうるが, その他の心因性疾患による発熱は微熱を呈する. 長期間続く微熱の訴えでは, 抑うつ症状の存在を見逃さないことが重要.
㉑副腎不全	● クリーゼのような状態でない限り, 発熱自体は微熱であり, 食欲不振, 倦怠感, 悪心, 嘔吐, 全身痛などの非特異的な症状を訴える. ● 不安, 焦燥感などの精神症状を伴うことも多く, 精神疾患と誤診される傾向がある. ● 血液検査では, 低 Na 血症, 好酸球増多がよく知られているが, 感度は低く, それらの所見を認めない場合もある.
㉒薬剤熱	● 発熱が続いているのにもかかわらず, 本人の全身状態が良好であったり, 比較的徐脈が認められる場合などに疑う. ● いうまでもなく, 薬剤歴の把握が最重要であり, 丁寧な情報収集が必須.

解説・診断アプローチ

1. まずは感染症を疑う

　発熱の原因となる病態として, 感染症, 自己免疫疾患, 悪性腫瘍に分類されることが多いが, **急性の発熱（3週間未満）では, 圧倒的に高頻度である感染症の可能性を第一に疑う**.

2. 随伴症状から推定する

　感染症を疑った場合, **随伴症状**から, そのフォーカスを推定する. ただし, 頭痛・関節痛などは発熱そのものに伴う非特異的な症状であることも多く, フォーカスの推定に役立たない場合もあることに注意したい.

　随伴症状で頻度の高いものとしては, **気道症状**（咽頭痛, 鼻汁, 咳, 痰, 呼吸苦）, **尿路症状**（排尿時痛, 頻尿, 残尿感, 背部痛）, **消化器症状**（腹痛, 嘔吐, 下痢）があげられ, それぞれ同部位の感染症の可能性が疑われる.

　気道症状に発熱を伴う場合には, いわゆる "かぜ", つまり急性上気道炎の可能性が高いが, 同様の症状をきたすものとしてインフルエンザウイルス感染症, A 群 β 溶血性レンサ球菌による咽頭炎, 伝染性単核症, 肺炎などがあり, 鑑別を要する.

　尿路症状があれば, 尿路感染症の可能性が高いが, 高齢者では訴えがないことも多い. また, 尿中白血球, 細菌の存在イコール尿路感染症ではないことにも注意したい. 尿路感染症の診断には, 他疾患の除外が必要である. 他に高頻度なものとしては, 蜂窩織炎がある. 高齢者や糖尿病患者では, 痛みの訴えがないことも多いので, 診察時に靴下を脱いでもらい, 発赤や腫脹の有無を確認することを忘れないよう

にしたい.

フォーカスがはっきりしない場合には,アプローチがむずかしいが,肝炎を代表とするウイルス感染症,結核,各種膿瘍,前立腺炎,感染性心内膜炎などが頻度として多い.

3. 発熱が3週間以上続く場合

経過が長い場合(3週間以上)には,**自己免疫疾患や悪性腫瘍**などの頻度が増え,相対的に感染症の頻度が減る.経過が長い感染症としては,伝染性単核症(EBV,CMV)に代表されるウイルス感染症,結核,各種膿瘍,感染性心内膜炎などを検討する.

自己免疫疾患で多いのは,若年者であればSLE,成人Still病,高齢者ではリウマチ性多発筋痛症,血管炎症候群などであり,これらの臨床的特徴について熟知しておく必要がある.悪性腫瘍で発熱をきたしやすいのは,悪性リンパ腫,肝細胞がん,腎細胞がんなどである.

4. 薬剤熱と偽通風も見逃さない

前述の分類には含まれていないが,発熱の原因として忘れられがちなものとして,**薬剤熱**があげられる.発熱が持続している割に全身状態が保たれている場合には,検討する必要がある.前医からの処方が不明な場合には,必ず問い合わせる姿勢が重要である.逆にアルコールやベンゾジアゼピンなどでは,それらの中止に伴う離脱症状として発熱を呈することも知っておきたい.

もう1つ,高齢者の発熱で多い疾患として**偽痛風**があげられる.安静がトリガーになるため,入院中の発熱の原因としても高頻度である.これもまた関節痛の訴えが目立たない場合が少なくない.服を脱いでもらって,入院中なら布団をめくって,関節の発赤,熱感,腫脹がないか確認する必要がある.

5. 微熱が3週間以上続く場合

発熱が37.5℃未満のいわゆる微熱であり,経過が長い場合には,体温そのものには病的意義がないことがある.そのような場合は,**うつ病や適応障害など心因性疾患の可能性**について検討する必要がある.甲状腺機能亢進症や副腎不全などの内分泌疾患も発熱を伴うことがあるが,微熱のことが多い.多臓器にわたって症状をきたしうるため,多愁訴となる傾向があり,また不安・焦燥感などの精神症状を伴うことから,心因性疾患と誤診されやすい点に注意が必要である.

参考文献

1) Roth AR et al：Approach to the adult patient with fever of unknown origin. Am Fam Physician **68**：2223-2228, 2003

Ⅰ. 症候別診断編

B. 全身の症状

15 体重が減った（体重減少・やせ・るいそう）

Clinical Pearl

- 体重減少の定義は，6〜12ヵ月の間に体重が4〜5kg減少，または5%減少を1つの目安とする．この定義を満たしても必ず病的であるわけではない．
- 自然に体重が減少することもあり，特に高齢者，喫煙者，自分の健康に無頓着な人で多い．60歳以降では年平均0.5%の体重減少を認める．
- 病的な体重減少と判断したら，食欲が低下しているか否かを区別すべし．
- 食欲が保たれた体重減少では，エネルギー消費の亢進，吸収の障害，筋肉量の減少などの病態を考えよ．
- 食欲が低下した体重減少では，意欲の問題，消化器症状など他の全身症状によるエネルギー摂取の障害を考慮せよ．

疑うべき疾患

よく遭遇する疾患
- 甲状腺機能亢進症
- うつ病
- 糖尿病
- アルコール多飲・依存症★
- 薬剤性（αGI，SGLT阻害薬，甲状腺ホルモン）
- 胃・十二指腸潰瘍
- 肺気腫

ときどき遭遇する疾患
- 結核★★
- 消化管悪性腫瘍★★★
- 炎症性腸疾患（IBD）［潰瘍性大腸炎（UC），Crohn病］
- 悪性リンパ腫★★★
- 神経性やせ症★★

稀に遭遇する疾患
- 高Ca血症★★
- 後天性免疫不全症候群（AIDS）★★★
- 慢性膵炎★
- 副腎不全★
- 筋萎縮性側索硬化症（ALS）
- パーキンソン病
- 皮膚筋炎/多発筋炎（PM/DM）★
- 覚醒剤など違法薬物
- 吸収不良症候群
- 大動脈炎症候群

B. 全身の症状

主要疾患スクリプト（頻度順）

疾患名	押さえておきたいポイント
①甲状腺機能亢進症	● 多汗，震え，下痢，動悸など甲状腺機能亢進症状の有無を確認する．代謝の亢進に伴う体重減少のみならず，高齢者では食欲も低下する．
②うつ病	● 消化器症状，食欲低下，体重減少など身体症状を主訴に内科を受診することが多い．気分の落ち込みと，興味の喪失の有無でスクリーニングする．両者ともに認めなければ，うつ病の可能性は下がる．
③糖尿病	● 1型糖尿病の発症初期やコントロール不良の2型糖尿病では，インスリン不足またはインスリン抵抗性によりブドウ糖が体内で利用できず，体重減少をきたす．口渇，多飲，多尿で疑う．
④アルコール多飲・依存症	● 内科初診外来患者の10％程度がアルコール多飲または依存症による健康障害であるという報告がある． ● アルコール依存症患者は，食事をあまり摂らずにアルコールを摂取するため，体重が減少する．CAGE questions でスクリーニングを行う．
⑤薬剤性	● αGI は消化管からの炭水化物再吸収を抑制し，SGLT 阻害薬は尿細管からのブドウ糖再吸収を抑制するため，いずれも体重減少作用がある．他にも，甲状腺ホルモンをやせ薬として内服していることもある．
⑥胃・十二指腸潰瘍	● 通常は食事と関連した消化器症状（痛みや悪心，腹部膨満感など）を伴う．体重減少は5％程度に認めるのみであり，主訴とはなりにくいが，頻度が多いため考慮すべき疾患である．
⑦肺気腫	● 喫煙歴があり，慢性の咳嗽・喀痰や息切れを伴うときに疑う．1回の咳嗽で2 kcal 消費し，また呼吸苦による過度の呼吸筋の使用からエネルギーの消費が亢進し，体重が減少する．
⑧結核	● 呼吸器症状に乏しく，体重減少を訴えて受診することがある．わが国は先進国の中でも結核の頻度が高い．二次結核が多く，高齢者や免疫抑制薬使用者では結核を考える．
⑨消化管悪性腫瘍	● 特に胃がん，膵がんを考慮する．胃がんでは痛み，腹部膨満感など消化器症状を伴うことが多い．黒色便や貧血を認めることもある．膵がんは心窩部痛や背部痛，糖尿病の発症・増悪，抑うつなどを認めることが多い．
⑩炎症性腸疾患(IBD)	● 潰瘍性大腸炎（UC），Crohn 病など． ● 腹痛や下痢，血便を伴う．消化器症状による食事摂取量の低下，消化管粘膜障害による吸収障害から体重が減少する．
⑪悪性リンパ腫	● 体重減少は悪性リンパ腫のB症状（発熱，盗汗，体重減少）として代表的な症状の1つ．体表のリンパ節腫脹があれば疑うきっかけとなるが，身体のさまざまな部位に発生し，特に脾臓や骨髄原発，血管内悪性リンパ腫などは診断に難渋する．

79

Ⅰ．症候別診断編

疾患名	押さえておきたいポイント
⑫神経性やせ症	●若年女性に多い．体重は極端に低く，食後の嘔吐や唾液腺の腫大，産毛の増加，浮腫，無月経などを伴う．患者本人はボディイメージの障害があり体重減少に関する病識が乏しく，受療行動を起こしにくい．ダイエットをしているにもかかわらず浮腫を呈するため，むくみを主訴に受診することがある．初診の70%が一般医を受診する．
⑬高Ca血症	●食欲低下，悪心による食事摂取量の低下，多尿による脱水から体重が減少し，悪化すると意識障害を呈する．原発性副甲状腺機能亢進症と悪性腫瘍による高Ca血症が原因の90%を占める．慢性腎不全患者にCa製剤やビタミンD製剤を漫然と投与すると高Ca血症をきたす．低Alb血症がある場合は補正を行う．
⑭後天性免疫不全症候群（AIDS）	●併発する慢性感染症から消耗性に体重が減少する．同性愛者，不特定多数との性交渉歴，梅毒や急性B型肝炎などその他の性感染症，日和見感染症の存在が本症を疑うきっかけとなる．
⑮慢性膵炎	●外分泌機能が保たれた代償期と，枯渇した非代償期に分けられる．代償期は繰り返す痛みによる食欲低下から体重が減少する．非代償期では消化管酵素の分泌低下による消化吸収障害，ランゲルハンス島β細胞の減少による糖尿病の発症など複合的な要因により体重が減少する．
⑯副腎不全	●抑うつ，食欲不振や悪心から体重が減少する．低血圧や低血糖，好酸球上昇，低Na血症，高K血症などが疑うきっかけとなるが，異常所見に乏しいこともあり，精神疾患と間違われやすい．ACTH，コルチゾルの測定は，日内変動があるため結果の解釈に注意する．
⑰筋萎縮性側索硬化症（ALS）	●一側上肢の筋力低下から始まることが多く，最終的には球麻痺・呼吸筋麻痺に至る．筋萎縮に伴う体重減少を認める．感覚障害を伴わないことが特徴である．
⑱パーキンソン病	●一肢から発症することが多く，固縮は動かしにくさや痛みとして自覚される．固縮や不随意運動のためエネルギー産生が増加すること，また味覚変化や抑うつを伴い食事摂取量が低下することから体重が減ることがある．
⑲皮膚筋炎/多発筋炎（PM/DM）	●炎症による消耗と筋肉の破壊により体重が減少する．筋症状に乏しくても典型的な皮疹が診断の決め手となることがある．
⑳覚醒剤など違法薬物	●覚醒剤などの違法薬物は食欲減退作用に加えて代謝亢進作用もあり，体重が減少する．
㉑吸収不良症候群	●脂肪便や慢性下痢，腹部膨満感などを伴う．各種栄養素の吸収が障害されるため，さまざまな欠乏症状を伴うことがある．
㉒大動脈炎症候群	●若年のアジア人女性に多い．発熱は60%程度でしか認めず，全身倦怠感や炎症に伴う消耗性の体重減少を認めることがある．通常炎症反応が上昇する．

解説・診断のアプローチ

1. 体重減少を確認するポイント

普段から体重を測定する人は少なく，正確にどのくらいの期間でどの程度体重が減ったのか，客観的な情報は得にくい．ベルトやボタン，指輪がゆるくなっていないか，運転免許証の写真と比較するなどして確認する．

実際に体重減少があると判断しても，それが**病的か否かの判断**もむずかしく，体重が下げ止まっている場合や，長い期間かけて体重が減っている場合は病的でない可能性がある．本人は気づいていないが，仕事の内容が変わるなどして運動量が増加することにより体重が減ることもある．また高齢者ではサルコペニアで体重が減ることもある．**進行性の体重減少**や**短期間での急速な体重減少**では，病的な体重減少の可能性が高い．

2. 食欲はあるか？

体重はエネルギーの摂取・吸収・消費のバランスで変化するが，大まかに分類するために，**まず食欲低下の有無を確認**する．食欲が保たれている場合はエネルギー消費の亢進や吸収の障害，筋肉量の減少などの病態を考える．

食欲が低下している場合は，意欲の問題，消化器症状など他の全身症状によるエネルギー摂取の障害などの病態を考える．器質的要因と心因的要因の両者が原因となっている場合もある．

参考文献
1) Evans AT et al：Approach to the patient with weight loss. UpToDate, 2016

診察・診療のコツ〜信頼関係の構築〜

うつ病や神経性やせ症（DSM-5），アルコール多飲，違法薬物の使用などは初診時から踏み込んだ内容を聞き出せないことがあり，患者との信頼関係を構築する必要があります．精査を進めながら信頼関係の構築および情報の収集に努めることが必要です．

Ⅰ. 症候別診断編

B. 全身の症状

16 体重が増えた（体重増加・肥満）

♪ Clinical Pearl

- ☛体重増加は本人が病的と自覚することが少ないため，その他の症状で受診した場合や健康診断の際に介入する必要がある．
- ☛ほとんどの体重増加は一次性（単純性）肥満であり，エネルギー摂取量と消費量の不均衡による体脂肪蓄積が原因であるが，原因となる病態が明らかな二次性（症候性）肥満は治療介入にて改善するため，肥満以外の症状や身体所見から疑え．
- ☛週単位の急速な体重増加は，通常は浮腫，胸水，腹水などによる水分貯留によるものであり，うっ血性心不全，腎不全，慢性肝疾患などが主な原因．

疑うべき疾患

よく遭遇する疾患
- ●一次性（単純性）肥満
- ●薬剤性
- ●うつ病

ときどき遭遇する疾患
- ●心不全，腎不全，慢性肝疾患★★
- ●甲状腺機能低下症
- ●性腺機能低下症
- ●Cushing 症候群
- ●多嚢胞性卵巣症候群（PCOS）

稀に遭遇する疾患
- ●視床下部性★★
- ●インスリノーマ★
- ●夜間摂食症候群・睡眠関連摂食障害
- ●遺伝性疾患

主要疾患スクリプト（頻度順）

疾患名	押さえておきたいポイント
①一次性（単純性）肥満	●カロリー摂取過剰や運動量低下による体重増加であり，最も頻度が高い． ●単純性肥満の場合はメタボリック症候群や睡眠時無呼吸症候群などの合併症の有無を確認し，食事療法，運動療法の他，患者と一緒にライフスタイルの問題点などを考えていく．

82

B. 全身の症状

疾患名	押さえておきたいポイント
②薬剤性	● グルココルチコイド, 経口避妊薬, 向精神薬, 炭酸リチウム, 三環系抗うつ薬, SSRI, 糖尿病治療薬, 抗ヒスタミン薬, NSAIDs, 交感神経β遮断薬などの薬剤は体重増加の原因になりうる. ● 服薬歴の聴取を行い, 可能であれば変更や中止を考慮する.
③うつ病	● うつ病では食欲低下による体重減少が一般的だが, 過食や活動性の低下により体重増加を呈する場合がある. 抑うつ気分と楽しみの喪失の有無でスクリーニングし, 食事や活動性の変化についても聴取する. ● すでに治療中の場合には, 薬剤性との鑑別が必要.
④心不全, 腎不全, 慢性肝疾患	● 週単位の急激な体重増加に浮腫や倦怠感を伴う場合には, 心不全, 腎不全, 慢性肝疾患に伴う体液量の増加を疑う. ● 診察および検査で原疾患および重症度を評価し, 原因に応じて塩分制限や利尿薬などの治療を行う.
⑤甲状腺機能低下症	● 慢性に経過するため, 体重増加を病的と自覚しない場合が多い. ● 寒冷不耐性(太った人は, 通常高温不耐性である), 乾燥した蝋様皮膚, 便秘, 深部腱反射弛緩相の遅延, 甲状腺腫などが有用な手がかり.
⑥性腺機能低下症	● 女性の閉経期の, 軽度体重増加の一般的な原因.
⑦Cushing症候群	● 細い四肢を伴う中心性肥満が典型的で, 紫色線条, 満月様顔貌, 頸部背面のバッファローハンプ(野牛肩)などが認められることが多い. ● 小児では全身性肥満を呈することが多く, 成長曲線に比べ低身長で過度の肥満の場合には考慮する.
⑧多嚢胞性卵巣症候群(PCOS)	● 多毛, ざ瘡, 月経不順, 過少月経, 不妊症を伴った肥満では多嚢胞性卵巣症候群を疑う.
⑨視床下部性	● 著明で制御のきかない過食が特徴. 通常, 頭痛, 悪心, 視野障害の他に性機能低下, 不眠など視床下部および下垂体機能不全によるその他の症状が認められる. ● 原因は頭蓋咽頭腫, サルコイドーシス, 視床下部嚢胞, 結核性脳炎など.
⑩インスリノーマ	● 悪性でも体重増加をきたす稀な疾患. 低血糖を回避するため摂食行動が増加する. ● Whipple の 3 徴(中枢神経症状, 低血糖発作, ブドウ糖投与による回復)を確認する.
⑪夜間摂食症候群・睡眠関連摂食障害	● 夜間摂食症候群は夕食後や夜間に強い摂食欲求に基づいて摂食する食行動異常であり, 肥満症, メタボリック症候群, 抑うつ症状, 不眠, う歯を伴うことが多い. ● 睡眠関連摂食障害は夜間睡眠中に無意識に食物の摂取を繰り返す睡眠異常であり, 他の睡眠障害を合併することや睡眠薬などの薬剤が誘因になることがある.

Ⅰ. 症候別診断編

疾患名	押さえておきたいポイント
⑫遺伝性疾患	● 家族性のものは小児期あるいは思春期発来とともに生じ，中心性だけでなく末梢性の肥満が特徴的． ● Prader-Willi 症候群は，肥満，知能障害，性腺機能低下が特徴．乳児期には哺乳不良，筋緊張低下などを呈し，むしろ発育不良であることが一般的で，過食と肥満は幼児期にかけて明確になることが多い．

解説・診断アプローチ

　肥満とは，わが国では肥満指数（BMI）25 kg/m^2 超と定義され，さらに 2 型糖尿病，脂質異常症，睡眠時無呼吸症候群，脂肪肝，変形性関節疾患などを合併し，治療が必要な病態を肥満症という．

1. 体重増加は，今までと同じパターンか？

　体重増加の原因の大半は，生理的変化や行動変化に伴う体脂肪蓄積（単純性肥満）が原因であるが，その他にも薬剤や禁煙による体重増加はピットフォールになることがある．**これまでの体重増加とパターンが同様であるか**は，生理的変化による体重増加とその他の原因による体重増加の鑑別に重要である．

　数日〜数週間単位の急激な体重増加や浮腫を伴う場合には，心不全や肝疾患に伴う浮腫や腹水による体液貯留を除外するため迅速な検査や治療を行う．

2. 随伴症状はないか？　合併症は？

　体重増加以外に体毛変化や月経異常など，さまざまな症状を伴う場合には甲状腺機能低下症，Cushing 症候群，多嚢胞性卵巣症候群などの内分泌疾患による二次性肥満を考慮する．

　性機能低下，多毛および薄毛は医療面接により初めて明らかになることがあり，信頼関係を築いたうえで積極的に医療面接を行う．

　またインスリノーマは稀な疾患であるが，低血糖を避けるために摂食頻度が増加し体重増加を認めることがある．発汗，冷汗，意識障害などの低血糖症状の他に，繰り返す異常行動や動悸などさまざまな症状を呈する場合があり，てんかんやパニック障害との鑑別が必要である．症状の出現する状況や食事との関連および摂食での改善を確認し，低血糖発作時の血糖および血清インスリン値を測定し，検査を進める．

　いずれの原因においても，体重増加は自覚されにくい症状であるため，診断においては**その他の症状の有無や合併症の有無の確認など医療者側からの積極的なアプローチ**が重要である．

　単純性肥満はメタボリック症候群の他にも睡眠時無呼吸症候群，骨

関節疾患，月経異常の合併や死亡率の上昇と関連するため，合併疾患の確認ならびに食事療法，運動療法，行動療法を行い，定期的に評価を行う必要がある．

3. こんなときは専門医へ

肥満が高度（BMI 35 kg/m² 以上）である場合や基本的な治療でも改善が乏しい場合には，薬物療法や外科療法も選択肢となるため専門科への紹介を考慮する．

参考文献
1）Bray GA：Obesity in adults；Etiology and natural history. UpToDate, 2015

Ⅰ. 症候別診断編

B. 全身の症状

17 筋肉の震え（振戦），不随意運動

Clinical Pearl

- 不随意運動は，動きが律動的か非律動的かで大まかに振戦と振戦以外の不随意運動に分けて考えよ．
- 急性に発症した場合には，脳血管障害や炎症性疾患など重篤な疾患が原因であることが多く，検査や専門医への紹介など迅速な対応が必要である．
- 振戦は高齢者に多くみられる症状で，原因は多岐にわたるが薬剤性であることが少なくない．振戦の開始時期と薬剤歴を確認し，疑わしい場合には中止や変更を考慮すべし．
- 振戦以外の不随意運動は運動の速さ，出現パターン，出現部位で鑑別を進めよ．診察時に確認できない場合には，自宅での様子を動画で記録してもらい確認するとよい．

疑うべき疾患

よく遭遇する疾患
- 生理的振戦
- 本態性振戦
- 薬剤性振戦

ときどき遭遇する疾患
- パーキンソン病
- 小脳疾患★★
- 甲状腺機能亢進症★
- オピオイド/アルコール離脱症候群★★
- ミオクローヌス
- 薬剤性ジストニア/ジスキネジア
- チック
- 糖尿病性コレア/バリズム★★★

稀に遭遇する疾患
- 多発性硬化症（MS）★
- 筋萎縮性側索硬化症（ALS）★
- 全身性エリテマトーデス（SLE）★
- リウマチ熱★
- Huntington 病★
- Tourette 症候群
- Wilson 病

B. 全身の症状

主要疾患スクリプト（頻度順）

疾患名	押さえておきたいポイント
①生理的振戦	● 不安，精神緊張，筋疲労，情動に伴い手指の速い振戦を生じる. ● 発汗，頻脈を伴うことが多く，低血糖，カフェイン，リチウム，三環系抗うつ薬で増強される.
②本態性振戦	● 生理的振戦よりも振幅が大きく，左右対称性で姿勢時および運動時に出現する．上肢以外に声の震えや頭頸部にも生じることがあり，精神緊張で増強し，安静や飲酒で改善する. ● 半数に家族歴を認め，若年発症や緩徐な進行がしばしばみられる. ● 治療は交感神経 β 遮断薬，抗てんかん薬（プリミドン），抗不安薬などを用いる.
③薬剤性振戦	● 交感神経 β 刺激薬，抗精神病薬，消化器疾患治療薬などが原因となる. ● メトクロプラミドは中枢移行性が高く，振戦やパーキンソニズムの出現を回避したい場合には，ドンペリドンやモサプリドなどを用いる.
④パーキンソン病	● 安静時振戦で，精神緊張で増強し動作時には抑制される．片側から始まり徐々に進行し他肢に及ぶが，両側になっても初発側で症状が強い．典型例では第一指と第二指の丸薬丸め運動（pill-rolling movement）を呈する.
⑤小脳疾患	● 脳梗塞や変性疾患など小脳疾患で動作時振戦を認める．指鼻試験，膝踵試験の際に著明になり，動作を止めると消失するため診察時に併せて確認する.
⑥甲状腺機能亢進症	● 振幅の小さい姿勢時振戦であり，動悸，発汗過多，体重減少，眼球突出などの甲状腺機能亢進症状を伴う.
⑦オピオイド/アルコール離脱症候群	● 薬物または飲酒中止後に禁断症状として手指，唇，舌などに振戦が出現する. ● 混乱やせん妄状態にあることが多く，早急な対応が必要.
⑧ミオクローヌス	● 非常に速い瞬間的な筋収縮で，身体の一部または全身にみられる. ● 特殊なミオクローヌスとして持続的な筋収縮が瞬間的に抑制される羽ばたき振戦があり，肝性脳症，尿毒症，アルコール中毒，CO_2 ナルコーシスなどで生じる.
⑨薬剤性ジストニア/ジスキネジア	● フェノチアジン系やパーキンソン病治療薬などが原因となる．長期使用後に出現するものは遅発性ジスキネジアと呼ばれ口周囲にみられることが多い. ● スルピリドでもしばしばみられる副作用であり，漫然とした投与は避けたい.
⑩チック	● 瞬目や顔をゆがめるなどの急速な動きや突発的な発声が繰り返し起こる．意識的に短時間抑制することが可能だが，動かしたい衝動があり長時間抑制することは困難である．多くは一過性で自然消失する.

Ⅰ

17. 筋肉の震え（振戦），不随意運動

87

I. 症候別診断編

疾患名	押さえておきたいポイント
⑪糖尿病性コレア/バリズム	●高血糖により片側に目立つコレアやバリズムを生じる．高齢の糖尿病患者に多く脳梗塞との鑑別が重要．
⑫多発性硬化症（MS）	●企図振戦，眼振，断続性言語はCharcotの3徴として知られ診断的価値が高い．その他に繰り返す視神経炎，核間性眼筋麻痺，感覚障害を認める．
⑬筋萎縮性側索硬化症（ALS）	●亜急性の非対称性の脱力，視力低下，線維束攣縮などの症状に振戦を伴う場合がある． ●嚥下障害などの球麻痺症状，舌の萎縮，攣縮を確認する．呼吸困難や低酸素血症を認める場合には，迅速な対応が必要．
⑭全身性エリテマトーデス（SLE）	●大動脈炎に伴いコレアを生じる．発熱や体重減少とともに蝶形紅斑などの皮膚症状，漿膜炎，関節炎などを伴う場合には強く疑う．
⑮リウマチ熱	●小舞踏病やSydenham舞踏病と呼ばれ，筋緊張低下や情緒不安定を伴う．コレアは溶血性レンサ球菌感染の数ヵ月後に発症し，その他に心炎，関節炎，輪状紅斑，皮下結節など多臓器に障害が発生する．
⑯Huntington病	●優性遺伝疾患で40歳前後に発症し緩徐に進行する．四肢，顔面，舌，体幹に比較的速く滑らかな動きを生じる． ●家族歴を確認し専門医へ紹介する．
⑰Tourette症候群	●重症チック障害であり，運動性チックと汚言症などの発声チックを繰り返し，注意欠陥多動性障害や強迫性障害をしばしば併発する．
⑱Wilson病	●常染色体劣性遺伝疾患で，大脳基底核への銅の沈着により羽ばたき振戦，コレア，アテトーシス，ジストニアなどを生じる． ●発症年齢は幼児期から初老期まで幅広く，肝機能障害，Kayser-Fleischer輪（銅の角膜への輪状沈着）を認める．

解説・診断アプローチ

1. 振戦か，振戦以外の不随意運動か

　患者が不随意運動を訴える場合には，まず**動きが律動的か非律動的かを確認し，振戦とそれ以外の不随意運動に分けて考える**．律動的なものは一部のミオクローヌスを除き，ほとんどが振戦である．

　振戦は出現する状況から①安静時振戦，②姿勢時振戦，③動作時振戦，④企図振戦，に分類し，さらに動きの速さや大きさ，片側か両側か，強さに左右差はあるか，いつから出現したか，既往歴・服薬歴・家族歴を確認して鑑別を進める．

2. 本態性振戦，パーキンソン病か

　本態性振戦，パーキンソン病は頻度が高く，特にパーキンソン病の初期には振戦以外の症状を認めない場合があるので，鑑別が重要であ

る.

本態性振戦は比較的速い姿勢時振戦が特徴で，発症年齢は20〜50歳でパーキンソン病に比して若年に多い．

パーキンソン病は安静時振戦が典型的であり，左右差の有無を確認する．パーキンソン病では四肢以外に振戦が初発することは稀なので，頭部のみに振戦を認める場合には本態性振戦の可能性が高い．

また本態性振戦にみられる頭部の振戦は横向き（No-No tremor），パーキンソン病にみられる場合は縦向き（Yes-Yes tremor）が多いことが特徴である．

3. 運動の速さ，部位，パターンを確認する

その他の不随意運動は，振戦に比べると頻度は低いが頭蓋内疾患や全身疾患が原因となりうるため，日常診療においても遭遇する可能性がある．運動の速さ，出現部位および出現パターンで鑑別を進めるとよい．

動きの速い順に，ミオクローヌス（瞬間的なピクットしたきわめて速い動き），チック（瞬きなど顔面，頸部などに起こる速い動き），コレア（滑らかで，落ち着きがなく絶えず踊るような動き），ジスキネジア（四肢や体幹をくねらせるような動き），バリズム（四肢を投げ出すような激しい動き），アテトーシス（ゆっくりとした手足をくねらせるような動き），ジストニア（ゆっくりとしたねじるような姿勢）に分類される．

4. 急性発症か，神経症状を伴うか

発症が急性である場合や，発熱などの全身症状，意識障害，麻痺などその他の神経症状を伴う場合には，脳血管障害，中枢神経感染症，薬物中毒，肝腎疾患や高血糖などによる代謝性脳症などを疑い，緊急の対応が必要である．

5. 薬剤性も見逃がさない

薬剤性は頻度が高いため服薬歴を必ず本人または家族に確認し，アルコールや薬物乱用についても可能な限り聴取すべきである．

Ⅰ. 症候別診断編

B. 全身の症状

18 歩行に障害がある（歩行障害）

Clinical Pearl

☛ 歩行障害の特徴を把握することで，大まかな責任病巣を推定せよ.

☛ 検査異常がないからといって，安易に心因性歩行と判断してはならない. 診断には病歴と身体診察で矛盾する症状，障害に対する適切な代償の欠落，一定しない歩行パターン，過剰なアピールなど，心因性歩行の根拠を明確にするべし.

疑うべき疾患（歩行障害の種類による分類）

鶏歩

よく遭遇する疾患
- 多発神経障害（Guillain-Barré 症候群★，慢性炎症性脱髄性多発根ニューロパチー，ビタミン B_1 欠乏症，多巣性運動ニューロパチー，Charcot-Marie-Tooth 病）
- 腓骨神経麻痺

ときどき遭遇する疾患
- 神経根障害（L4-S1）
- 筋萎縮性側索硬化症（ALS）

稀に遭遇する疾患
- 遠位型筋ジストロフィー

動揺性歩行

ときどき遭遇する疾患
- 内分泌性ミオパチー（甲状腺機能低下症，副腎機能低下症，糖尿病性筋萎縮症，アルコール）
- 炎症性ミオパチー（多発筋炎・皮膚筋炎，封入体筋炎，血管炎★）
- 感染性ミオパチー
- 横紋筋融解症★（薬剤，外傷，過度な運動，熱中症，けいれん，低 K 血症，低 P 血症）
- 重症筋無力症

稀に遭遇する疾患
- 筋ジストロフィー
- Kugelberg-Welander 病

B. 全身の症状

脊髄性失調歩行
ときどき遭遇する疾患
- 深部感覚障害を伴う末梢神経障害（抗 MAG 抗体陽性ニューロパチー，慢性炎症性脱髄性多発根ニューロパチー）
- 亜急性連合性脊髄変性症
- 脊髄癆
- 後脊髄動脈症候群★
- 多発性硬化症（MS）
稀に遭遇する疾患
- 傍腫瘍症候群★
- Friedreich 失調症

小脳性失調歩行
ときどき遭遇する疾患
- 小脳梗塞★★★
- 小脳出血★★★
- 脳腫瘍★★
- アルコール性小脳失調
- Wernicke 脳症
- 甲状腺機能低下症
- 脳幹脳炎★★★
- 小脳炎★★
稀に遭遇する疾患
- Fisher 症候群★
- 多系統萎縮症
- Chiari 奇形

痙性歩行
よく遭遇する疾患
- 頸椎症性脊髄症
- 慢性硬膜下血腫★
ときどき遭遇する疾患
- 脊髄腫瘍★★★
- 筋萎縮性側索硬化症（ALS）
- 多発性硬化症（MS）
- 内包または大脳皮質運動を含む脳血管障害

パーキンソン病様歩行
よく遭遇する疾患
- パーキンソン病
ときどき遭遇する疾患
- 種々のパーキンソニズムを呈する疾患（レビー小体型認知症，多系統萎縮症，進行性核上性麻痺，大脳皮質基底核変性症，脳血管障害，薬剤，中毒，正常圧水頭症）

歩行失行
ときどき遭遇する疾患
- 多発性脳梗塞
- 正常圧水頭症
稀に遭遇する疾患
- 両側前頭葉腫瘍★★

Ⅰ. 症候別診断編

心因性歩行
よく遭遇する疾患
●転換性障害
ときどき遭遇する疾患
●詐病
稀に遭遇する疾患
●虚偽性障害
その他
ときどき遭遇する疾患
●疼痛性跛行（骨折，脱臼，関節拘縮，関節炎など）
●間欠性跛行（腰部脊柱管狭窄症，閉塞性動脈硬化症）
●不随意運動（ジストニア，舞踏病，アテトーシス）

主要疾患スクリプト（分類順）

疾患名	押さえておきたいポイント
①Guillain-Barré症候群	●数日で急速に進行する四肢の筋力低下を主症状とし，末梢から対称性に上行する．感覚障害，深部腱反射消失を伴う．70％で発症の1〜3週間前に先行感染がある．
②ビタミンB₁欠乏症	●炭水化物を主体とした偏食や胃切除が誘因となる．運動優位の多発神経炎が急性に出現する． ●チアミンの経口投与を行う．
③腓骨神経麻痺	●腓骨頭部の外部からの圧迫（足組み，ギプス，長期臥床）で生じる．感覚障害は目立たず，足関節背屈不能（下垂足）などの運動障害が中心となる．
④筋萎縮性側索硬化症（ALS）	●一側上肢の筋萎縮で始まり，対側上肢，下肢へと症状が慢性に進行する．進行すると嚥下障害や構音障害を伴う．線維束攣縮や腱反射亢進，Babinski反射陽性となる．
⑤多発筋炎/皮膚筋炎（PM/DM）	●緩徐に発症する四肢近位筋の筋力低下を呈する．階段昇降，しゃがみ立ち，重い物を持ち上げるなどの動作が困難になる． ●皮膚症状（ヘリオトロープ疹，Gottron丘疹），Raynaud現象，筋原性酵素上昇を確認する．
⑥重症筋無力症	●筋の急速な疲労性と反復使用により増悪する筋力低下，安静後の部分的な回復が特徴的である．疲労性は特に眼筋でみられ，結果として眼瞼下垂，複視が生じる．
⑦亜急性連合性脊髄変性症	●胃全摘後，悪性貧血などによるビタミンB₁₂欠乏症が原因となる． ●後索障害による深部感覚の異常，側索障害のよる錐体路徴候を確認する．
⑧小脳出血	●突然発症する四肢体幹の失調，構音障害などを呈し，頭痛や嘔吐を伴う．筋力・感覚は通常正常．

B. 全身の症状

疾患名	押さえておきたいポイント
⑨甲状腺機能低下症	●全身倦怠感，体重増加，低体温，便秘などの他に，筋症状（筋痛，筋力低下，筋クランプ）を伴う．筋力低下を生じる場合は近位筋優位で緩徐進行性の経過をたどる．通常 CK 上昇を伴うが，無症候性高 CK 血症も甲状腺機能低下症患者の多くにみられる検査異常． ●甲状腺ホルモン製剤の経口投与を行う．
⑩頸椎症性脊髄症	●箸が上手く使えない，ボタンのかけ外しが困難，書字が乱れるなどの巧緻運動障害を認める．膀胱直腸障害を呈する場合がある． ●症状による ADL 制限が大きい場合，手術の適応となる．
⑪慢性硬膜下血腫	●高齢患者が頭痛，傾眠，奇妙な行動を呈する場合に疑う．症状が進行すると局所症状を呈する． ●頭部外傷の病歴は聴取できないことがあるため注意．
⑫パーキンソン病	●安静時振戦，仮面様顔貌，固縮，姿勢反射障害を確認する．平地や何もないところでは，一歩目がなかなか出ない"すくみ足"が目立つが，階段や障害物がある平地ではむしろスムーズに歩行できる（逆説的歩行）．
⑬転換性障害	●既知の解剖生理学的機序と一致しない運動障害や感覚障害を呈する．心理的葛藤や抑圧された欲求が，象徴的に身体症状に現れる．

解説・診断アプローチ

歩行を観察するポイントとして，**脚幅・歩幅**，**つま先や踵の上がり**，**膝の曲がり**，**骨盤の傾き**，**腰椎の前弯**，**上肢の傾き**，**腕の振り**，**頭部の傾き・向き**などに注目するとよい．種々の歩行障害の特徴を次に記載する．

①**鶏歩**：下腿腓骨筋群の筋力低下による足関節・足趾の背屈障害のため，つま先が上がらず，スリッパが脱げやすくなる．また大腿を高く挙上することで，つま先を引きづらないよう代償する．

②**動揺性歩行**：下肢近位筋（特に中殿筋）の筋力低下で出現する．骨盤を水平に保持できず，体幹を左右に揺すりながら歩く．挙上脚を引きずるようになるが，代償するため体幹を挙上脚の反対側に倒すようにして歩行する．脊髄性失調歩行は脊髄後索障害のため位置覚が障害され，必要以上に下肢を挙上してしまう．視覚情報で代償しようと常に足下を確認しながら歩行するが，洗顔や暗闇での歩行時など視覚情報による代償ができなくなる状況でふらつきが増強する．身体診察では Romberg 徴候が陽性となる．脚幅は広く，体幹は左右に動揺する．また深部感覚障害の強い多発神経障害でも同様の歩行となる．

③**小脳性失調歩行**：脚幅を広げ，脚を高く上げず，両上肢を広げバラ

93

ンスを補整しようとする．軽症例では，つぎ足歩行をしてみないと異常がわからないことがある．

④**痙性歩行**：上位運動ニューロン障害により筋トーヌスが亢進し，歩行時の自然な屈伸が減少するため滑らかさを欠く．膝関節は伸展位，股関節は内転内旋位，足関節は軽度尖足位となる．

⑤**パーキンソン病様歩行**：中脳黒質または線条体障害が責任病巣となる．患側の腕の振りが小さくなり，体幹は前屈，膝関節は屈曲，歩幅は減少する．

⑥**歩行失行**：前頭葉障害時に出現する運動失行の一種である．すくみ足，足幅や歩幅の減少がみられる．また後ろへのけぞるような姿勢で歩くことがあり，上記歩行障害のいずれにも該当せず，心因性歩行と誤診されることがある．手足の把握反射，Gegenhalten が陽性となる．運動麻痺，運動失調，痙直，固縮，深部感覚障害などは伴わない（ないし軽微）．

⑦**心因性歩行**：症状に対する適切な代償が行われていないことが診断の一助となる．鶏歩であれば上述のとおり，大腿を高く挙上することで代償するが，心因性歩行の場合，敢えて下肢を引きずって歩くなどアピールが強い．歩行のパターンはさまざまであるが，奇妙で型がかわりやすく一定しないことが多い．症状に見合う神経学的異常所見を欠くのも特徴である．

参考文献

1) Salzman B：Gait and balance disorders in older adults. Am Fam Physician **82**：61-68, 2010

B. 全身の症状

B. 全身の症状

19 リンパ節腫脹

Clinical Pearl

☛全身性か限局性かが，鑑別診断には有用である．

☛リンパ腫・悪性腫瘍リンパ節転移・結核を的確に診断せよ．

☛リンパ節腫脹の原因は多岐にわたり，病歴や身体所見からは鑑別困難なことがあり，確定診断に至るには生検が有用である．適応を見極め，必要に応じて行うべし．

疑うべき疾患（頸部リンパ節腫大の場合）

よく遭遇する疾患
- 伝染性単核球症（EBV・CMV・HIV など）
- 溶血性レンサ球菌などによるリンパ節炎
- う歯，口腔内感染症

ときどき遭遇する疾患
- 菊池病（組織球性壊死性リンパ節炎）
- 薬剤性

稀に遭遇する疾患
- 悪性リンパ腫★★★
- 悪性腫瘍のリンパ節転移★★★
- 結核★
- 膠原病［関節リウマチ・全身性エリテマトーデス（SLE）・Sjögren 症候群・混合性結合組織病など］★
- ネコひっかき病
- サルコイドーシス★
- 風疹・麻疹
- トキソプラズマ症
- 第 2 期梅毒

主要疾患スクリプト（頻度順）

疾患名	押さえておきたいポイント
①伝染性単核球症(EBV・CMV・HIV など)	● 長引く発熱・肝機能障害・異型リンパ球の出現・脾腫などを認める．EBV では咽頭痛を，CMV では消化器症状を伴いやすい．疑わしければ抗体検査を行う．アセトアミノフェンなどの対症療法が主体である．HIV 感染のリスクがある場合は，検査を考慮する．

95

Ⅰ. 症候別診断編

疾患名	押さえておきたいポイント
②溶血性レンサ球菌などによるリンパ節炎	●小児に多い. 熱感・圧痛・発赤を認める化膿性リンパ節炎では切開排膿や抗菌薬投与が必要となる.
③う歯, 口腔内感染症	●歯の治療歴や口腔内の観察を行う.
④菊池病（組織球性壊死性リンパ節炎）	●原因不明の良性疾患であり, 発熱や疼痛を伴うことが多い. 男性にも起こりうるが, 既往のない若い女性に多い. 治療はアセトアミノフェンなどの対症療法が主体であり, 1〜2ヵ月で改善するが, 重症例ではステロイド治療を行うこともある. SLE への移行も考えられるため, 抗核抗体などを適宜確認する.
⑤薬剤性	●服薬歴を確認する. アロプリノール, アテノロール, カプトプリル, カルバマゼピン, セファロスポリン, ペニシリン, フェニトインなどが原因となりうる.
⑥悪性リンパ腫	●発熱・盗汗・体重減少などを確認する. リンパ節腫大は無痛性のことが多い.
⑦悪性腫瘍のリンパ節転移	●既往や健診歴, 危険因子などを確認する. 無痛性で硬いことが多い.
⑧結核	●既往や過去の感染歴を確認する. 疑わしければクオンティフェロン検査や T-スポット® 検査などを行う.
⑨膠原病	●関節リウマチ, SLE, Sjögren 症候群, 混合性結合組織病など. ●関節痛や口内炎, 皮疹などの随伴症状の確認をする. 疑わしければ抗核抗体などを検査する.
⑩ネコひっかき病	●*Bartonella henselae* による感染症であり, 発熱やネコとの接触歴・飼育歴を確認し, 必要に応じて検査を行う.
⑪サルコイドーシス	●リンパ節以外に, 肺・心・眼・皮膚病変などの有無の確認や ACE や Ca 値などを測定する.
⑫風疹	●発熱と同時に出現する皮疹があり, 2〜3日で改善する.
⑬麻疹	●二相性の発熱, 二相目の発熱と同時期の皮疹の出現を認める.
⑭トキソプラズマ症	●ネコとの接触歴, 発熱, 皮疹の有無などを確認する.
⑮第2期梅毒	●手掌・足底などの皮疹を確認する.

解説・診断アプローチ

1. 病態を把握するポイント

　　正常のリンパ節は 1 cm 未満（鼠径部では 1.5 cm）であることが多い.

　　はじめに, 腫脹がリンパ節であるか否かの確認をする. 頸部リンパ

節と間違われやすいものとして，甲状腺や耳下腺・頸部腫瘤などがあり，鼠径部では大腿ヘルニアがリンパ節腫脹と混同されることもある．

2. 限局性か全身性か

リンパ節腫脹のアプローチとしては，限局性か全身性かをまず確認する．リンパ節はそれぞれ支配領域が決まっており，腫脹しているリンパ節の支配領域に原因となる病変があるのが大原則であるため，限局性であれば部位から鑑別があがる．

前頸部では，頭部・頸部・口腔内の感染症から生じることが多く，伝染性単核球症などの全身性リンパ節腫脹の一症状としても生じる．後頸部では，伝染性単核球症・風疹・結核・悪性リンパ腫・菊池病や，頭部・頸部の悪性腫瘍などが鑑別である．

右鎖骨上窩では胸腔内（肺，食道，縦隔など）の悪性腫瘍を，左鎖骨上窩では，腹腔内悪性腫瘍（胃，胆嚢，膵臓，腎臓，睾丸，卵巣，前立腺など）を疑う．腋窩リンパ節へ流入するのは腕，胸壁，乳房からであるから，乳房悪性腫瘍，ネコひっかき病のような上肢の感染症，豊胸手術などを考慮する．

内側上窩のリンパ節は通常は触知せず，触知する場合は病的であり，鑑別は前腕・手の感染，リンパ腫，サルコイドーシス，第2期梅毒などである．鼠径部では下肢の感染症・悪性腫瘍や性感染症などが原因となる．全身性リンパ節腫脹では，ヒト免疫不全ウイルス（human immunodeficiency virus：HIV）感染症・結核・伝染性単核球症・全身性エリテマトーデス（systemic lupus erythematosus：SLE）・薬剤性などを考慮していく．

3. 急性か慢性か，病歴からのアプローチ

病歴からのアプローチは，急性経過では多くが感染症（例外は菊池病・川崎病・薬剤性など）であり，慢性経過では，感染症であれば結核，ネコひっかき病などを考え，他に膠原病・悪性腫瘍を考慮する．

その他に確認したい病歴は，特定の感染症や悪性腫瘍を疑う症状，発熱・寝汗・体重減少，ネコとの接触歴，風土病のある地域への渡航歴，性感染症（sexually transmitted diseases：STD）のリスク，薬剤歴などである．

4. 身体所見で確認すること

身体所見では，大きさ・圧痛の有無・硬さ・可動性・形態・脾腫の有無を確認する．触診だけでなく，簡便で侵襲のないエコー検査が有用である．圧痛は急性の増大を示し，感染症によることが多い．硬いもしくは可動性の低いリンパ節は悪性腫瘍や炎症後の線維化を示唆する．扁平なリンパ節は良性を示唆し，脾腫を認めるものは，悪性リン

Ⅰ. 症候別診断編

パ腫・伝染性単核球症などを示唆する.

5. こんなときは専門医へ

　限局性のリンパ節腫脹で,悪性腫瘍を疑う症状や身体所見を認めない場合は,3〜4週間後に再検するのが妥当と考えられる.リンパ節腫脹が消退傾向ならば,生検の必要性は低いと考えられる.もし経過中に発熱・寝汗・体重減少などを認めるようであれば,早急の生検が必要であり,専門医へコンサルトする.

　リンパ節腫脹の原因は,上記以外にも数多く存在するが,悪性リンパ腫・悪性腫瘍の転移・結核などは見逃さないように注意したい.

参考文献
1) Ferrer RL：Evaluation of peripheral lymphadenopathy in adults. UpTo-Date, 2016

C. 頭頸部の症状

C. 頭頸部の症状

20 頭が痛い（頭痛）

🩺 *Clinical Pearl*

- ☛ 危険な二次性頭痛を疑うのは，突然の頭痛（5分以内にピークに達する），今まで経験したことがない頭痛，いつもと様子が異なる頭痛，進行性の頭痛，50歳以降初発の頭痛，神経脱落症状を有する頭痛，がんや免疫不全の病態を有する患者の頭痛，精神症状を有する患者の頭痛，発熱・項部硬直・髄膜刺激症状を有する頭痛と心得よ．

- ☛ 特に，突発・増悪・最悪の3つの質問は，危険な頭痛の除外に有用である．

- ☛ 頻度が高い片頭痛と緊張型頭痛をきちんと診断することが，正確な診断への近道である．

疑うべき疾患

よく遭遇する疾患
- ● 片頭痛
- ● 緊張型頭痛
- ● 薬物乱用性頭痛
- ● 急性副鼻腔炎★
- ● 後頭神経痛

ときどき遭遇する疾患
- ● 帯状疱疹★
- ● くも膜下出血★★★
- ● 緑内障発作★★
- ● 睡眠時無呼吸症候群★

稀に遭遇する疾患
- ● 髄膜炎★★
- ● 脳炎★★★
- ● 一酸化炭素中毒★★★
- ● 特発性低髄液圧性頭痛
- ● 群発頭痛
- ● 発作性片側頭痛
- ● 頸動脈解離★★★
- ● 巨細胞性動脈炎★★
- ● 褐色細胞腫★★

Ⅰ. 症候別診断編

主要疾患スクリプト（頻度順）

疾患名	押さえておきたいポイント
①片頭痛	●思春期～若年成人に生じる頭痛で，体動で悪化し悪心を伴い，光・音過敏を示し，4～72時間継続する.
②緊張型頭痛	●午後から夕方に悪化し，入浴や飲酒で改善する.
③薬物乱用性頭痛	●頭痛に対し急性期治療薬を頻回に使用することで生じる. 頭痛が月15日以上あり，トリプタンやエルゴタミンを月10日以上，または鎮痛薬を月15回以上内服する場合に疑う.
④急性副鼻腔炎	●膿性鼻漏，後鼻漏，鼻閉，咳嗽などを伴う頭痛であり，感冒が軽快した後に再燃（double sickening）する経過が特徴である. 上顎洞炎では頬部痛や上顎の歯痛，篩骨洞炎では眉間部の痛み，前頭洞炎では前頭部痛，蝶形骨洞炎では後頭部や眼窩周囲の痛みがある. 症状は臥位や前傾姿勢で悪化する.
⑤後頭神経痛	●大後頭神経，小後頭神経の支配領域（後頭部から側頭部）に突発的に鋭い痛みが数秒生じる. 大後頭神経が皮下に出る部分（外後頭隆起から2～3cm外側），小後頭神経が皮下に出る部分（外後頭隆起から4～6cm外側）に圧痛点がある. 頸部の運動，咳，くしゃみで痛みが増強する.
⑥帯状疱疹	●一側性のV_1神経領域（前頭部から側頭部）にピリピリした痛みが生じ，発疹（紅斑上に小水疱群）は痛みの後7日以内に現れる. 鼻尖，鼻背部に皮疹がある場合（Hutchinson徴候）は虹彩炎などを合併するため，眼科専門医にコンサルトする.
⑦くも膜下出血	●突然発症で激しい頭痛が典型的な症状である. 警告出血の場合は突然発症だが頭痛は軽度で自然軽快する. 悪心・嘔吐，めまい，せん妄，動眼神経麻痺や視力障害を伴うこともある.
⑧緑内障発作	●高齢者の片側の前頭部痛の場合に疑う. 患側眼の結膜充血，散瞳，角膜混濁，対光反射遅延・消失を認める. ●救急対応として仰臥位保持（水晶体を後方移動させ，閉塞を軽減させる），縮瞳薬（ピロカルピン）の点眼，浸透圧利尿薬（マンニトール）点滴を行う.
⑨睡眠時無呼吸症候群	●起床時に頭痛を認め，起床後は軽減する. 日中の耐えがたい眠気，いびきや睡眠中の無呼吸を認める. 肥満，飲酒やベンゾジアゼピン系薬剤の使用，コントロール不良の慢性疾患が危険因子.
⑩髄膜炎	●発熱を伴う重度の頭痛で，頸部前屈で悪化する. 頸部と背部は屈曲で反射的に硬直する（Kernig徴候，Brudzinski徴候）が，初期ではこの徴候を欠く. 悪心，光過敏，せん妄から昏睡までの精神状態の変化を伴う.
⑪脳炎	●急性もしくは亜急性の頭痛で，発熱，昏睡，けいれん，精神状態の変化，局所神経症状など脳実質障害の徴候をもって発症する. ヘルペス脳炎では85%で，前頭または側頭葉に起因する神経学的所見，部分発作を呈する.
⑫一酸化炭素中毒	●エンジンの排ガス，密閉された所での石油ヒーターの使用により強い拍動性頭痛が生じる. 非特異的な症状（頭痛，めまい，悪心など）のため疑わないと見逃す.

100

C. 頭頸部の症状

疾患名	押さえておきたいポイント
⑬特発性低髄液圧性頭痛	●起立性頭痛（立位になって15分以内に増悪）であり，頭部全体の鈍い痛みである．
⑭群発頭痛	●20～40歳代の男性に生じ，片側眼窩から前頭部，側頭部に重度の頭痛が15～180分持続し，同側の眼の充血と流涙，鼻汁，顔面発汗を伴う．頭痛は数週間から数ヵ月間ごとに反復し（群発），その後数年間消失する．
⑮発作性片側頭痛	●一側性の重度の痛みが，眼窩上部から側頭部にかけて2～30分持続，1日5回以上出現し，同側の結膜充血や鼻汁，顔面発汗を伴う．
⑯頸動脈解離	●新規の急性発症の重度の頭痛，顔面痛あるいは頸部痛で，片側性（解離動脈と同側）．椎骨動脈解離の痛みは後頭部や頂部（C2・3神経が分布），内頸動脈解離の痛みは前頭部や前額部（Ⅴ神経が分布）に認める．内頸動脈解離では解離動脈と同側のHorner徴候を認めることがある．
⑰巨細胞性動脈炎	●高齢者で片側性，持続性の頭痛を認める．こめかみの側頭動脈上で症状が強い．側頭動脈は拡張し索状物や結節を触れる．発熱などの全身症状，視力障害，顎跛行，アロディニアを伴う．赤沈が著明に亢進する．
⑱褐色細胞腫	●カテコラミン過剰による多彩な症状を呈する．典型例では頭痛，高血圧，発汗過多，体重減少などの代謝亢進症状，高血糖を認める．この他，腸管蠕動低下による便秘，頻脈・動悸，皮膚蒼白，不安などもある．多発性内分泌腫瘍症（MEN2型）では甲状腺腫瘍も合併する．

解説・診断アプローチ

　頭痛の原因疾患は頭蓋内のみにとどまらず，診断に苦慮することも少なくない．通常の外来診療であれば疾患頻度の高いものから考えるが，救急外来であれば，**くも膜下出血**などの緊急性の高いものから考える（14頁，第Ⅰ部-A「1. 激しい頭痛」参照）．

1. 頻度の高い，片頭痛，緊張型頭痛の特徴と合致するか？

　疾患を想起したら，その疾患の事後確率を高めるような医療面接をする．たとえば，**片頭痛**を想起したら，若い頃から繰り返している頭痛か，母親にも同様の症状があったか，頻度は月1～2回程度で持続時間は4～72時間か，仕事を休むほどの痛みで，悪心や光過敏・音過敏を伴っているかを聞き出せれば診断がつく．

　緊張型頭痛では疾患頻度は片頭痛よりも高いが，これのみで受療行動を起こすことは少なく，うつ病など心因精神疾患の合併を考慮する．

　片頭痛や緊張型頭痛の特徴と"合致しない"場合は他の疾患を考える．

Ⅰ．症候別診断編

2. 半構造化質問でさらに疾患を絞り込む

　疾患を想起しやすくするために**半構造化質問（OPQRST）**も効果的である．

> 症状の発症様式（onset），増悪寛解因子（provocation/palliative factor），性状（quality），部位・放散・関連症状（region/radiation/related symptoms），重症度（severity），経過（time cource）

　頭痛の程度が診察時に軽度であったとしても，発症様式が突然で悪心を伴い，一瞬意識が遠のいた感じがしたなどの話が聴取できれば，**くも膜下出血の警告出血**を強く疑う．程度が軽い頭痛で受療行動を起こした場合，不安障害や心気症を考えやすいが，くも膜下出血のような命に関わる疾患を発症すると，患者は**「いつもと様子が違う」**と考え受療行動を起こすことを知っておかねばならない．

　半構造化質問から特徴的な症状が聴取された場合は，それがキーワードとなる可能性がある．「頭痛が朝からひどく時間が経つと改善する」場合，脳腫瘍や睡眠時無呼吸症候群，うつ病が想起される．進行性の経過であれば脳腫瘍の可能性が高くなり，いびきがあり日中の眠気が強い場合は，睡眠時無呼吸症候群の可能性が高まる．気分の落ち込みと最近の楽しみが低下している場合は，うつ病の可能性が高い．

参考文献

1) 日本神経学会ほか（監）：慢性頭痛の診療ガイドライン 2013，医学書院，東京，2013
2) 日本頭痛学会・国際頭痛分類委員会（訳）：国際頭痛分類，第 3 版 beta 版，医学書院，東京，2013
3) Olesen J et al：The International Classification of Headache Disorders, 2nd ed, International Headache Society, London, 2004
4) Joubert J：Diagnosing headache. Aust Fam Physician **34**：621-625, 2005
5) Cittadini E et al：Paroxysmal hemicrania；a prospective clinical study of 31 cases. Brain **131**（Pt4）：1142-1155, 2008

C. 頭頸部の症状

21 めまいがする

C. 頭頸部の症状

⚕ *Clinical Pearl*

☛ プライマリ・ケアにおける，めまい診療の essential minimum は，すべての中枢性めまいと聴神経腫瘍を見逃さないことである．

☛ そのためには，めまいの原因として最も頻度の高い良性発作性頭位めまい症，その次に頻度の高い心因性めまいを適切に診断・除外すべし．

☛ 鑑別のために最も重要な病歴は，「持続時間」と「誘因」であり，これらを組み合わせて疾患を絞り込むべし．

☛ 回転性めまいであっても，安易に中枢性疾患を除外するべからず．

疑うべき疾患

よく遭遇する疾患
- 良性発作性頭位めまい症（BPPV）
- うつ病
- 起立性低血圧（消化管出血，脱水）
- パニック発作

ときどき遭遇する疾患
- 椎骨脳底動脈循環不全（VBI）★
- 片頭痛関連めまい
- 不整脈（Adams-Stokes 症候群）★★
- 複合感覚障害
- メニエール病
- 恐怖性姿勢めまい症（PPV）

稀に遭遇する疾患
- 末梢性
  ▶ 前庭神経炎
  ▶ Ramsay Hunt 症候群
  ▶ 聴器毒性
  ▶ 突発性難聴
- 中枢性
  ▶ 脳幹・小脳の出血/梗塞★★★
  ▶ 小脳疾患（急性小脳炎，脊髄小脳変性症など）★
  ▶ 多発性硬化症（MS）
  ▶ 聴神経腫瘍
- その他
  ▶ パーキンソン病

103

Ⅰ. 症候別診断編

主要疾患スクリプト（頻度順）

疾患名	押さえておきたいポイント
①良性発作性頭位めまい症（BPPV）	●1〜2分持続し，頭位変換，特に患側への寝返りで誘発される発作性の回転性めまい．Dix-Hallpike test で「潜時」「減衰」「慣れの現象」を認める．
②うつ病	●非特異的めまいの原因となる．うつ病のスクリーニングには，「気分の落ち込み」「物事への興味や楽しみの喪失」の2つの質問が有用．
③起立性低血圧	●立位時にのみ症状が出現．Schellong test で，臥位から立位になったときに収縮期血圧 20〜30 mmHg 以上の低下，20拍/分以上の脈拍増加が認められた場合に，循環血漿量の10%以上の喪失が疑われる．
④パニック発作	●めまいに加え，動悸，発汗，息苦しさ，胸部圧迫感，コントロールできないことへの恐怖などを伴う． ●鑑別疾患には，狭心症，不整脈，褐色細胞腫，低血糖などがある．
⑤椎骨脳底動脈循環不全（VBI）	●誘因のない，短時間（多くは15分以内）のめまいを呈する．霧視もしくは複視，顔面の感覚異常など多彩な症状を伴う． ●頸部回旋により前斜角筋などによって椎骨動脈が圧迫されて，めまいなどの間欠的な症状を呈するものを Power 症候群という．
⑥片頭痛関連めまい	●片頭痛の既往，もしくは片頭痛の他の臨床徴候（光・音過敏，閃輝暗点）のある患者の一過性のめまい．持続時間は，数分から数時間とさまざま．
⑦不整脈（Adams-Stokes症候群）	●めまいは，発作的に予告なく突然生じる．臥位でのめまいの出現は心原性であることの最も特異的な指標となる．
⑧複合感覚障害	●歩行には，視覚，前庭，固有覚の感覚入力を要し，それぞれ微小な障害が重なることによって歩行が障害される．高齢者に多く，Romberg test やつぎ足歩行が異常となる．
⑨メニエール病	●耳鳴り，片側の聴力低下を伴う，発作性（少なくとも20分）かつ反復性の回転性めまいを呈する． ●発作時には聴力検査にて低音障害型感音難聴がみられるが，長期にわたり発作を反復すると難聴が完全には回復しなくなる．
⑩恐怖性姿勢めまい症（PPV）	●短時間の発作性のめまいやふらつきが，起立時や歩行時に繰り返し生じる疾患で，それを回避するために，日常生活が極端に制限されることが特徴． ●半数弱に BPPV などの前庭機能障害をはじめとする器質的疾患が先行し，半数にうつ病や不安障害などがみられる．
⑪前庭神経炎	●急性かつ持続性の激烈な回転性めまいで発症し，悪心・嘔吐を伴う．耳鳴り，難聴などの蝸牛症状は伴わない．一方向性の自発眼振が特徴的． ●急性の激しいめまいは1〜2日で治まるが，失調やめまいが数ヵ月残ることがある．

C. 頭頸部の症状

疾患名	押さえておきたいポイント
⑫Ramsay Hunt 症候群	●急性の回転性めまいに聴力低下，同側の顔面神経麻痺，外耳道の小水疱を伴う．
⑬聴器毒性	●聴器毒性には，蝸牛毒性と前庭毒性があり，前庭毒性では頭重，めまいが起こり，歩行障害が主体となる． ●前庭毒性を示す薬剤としては，アミノグリコシド系抗菌薬，エリスロマイシン，テトラサイクリン，フロセミド，アスピリンなどが知られている．
⑭突発性難聴	●感音性難聴が突然出現する疾患．20〜60％にめまいを伴う．
⑮脳幹・小脳の出血/梗塞	●高血圧，糖尿病，脂質異常症，高尿酸血症，虚血性心疾患，心房細動の既往など脳血管障害のリスクが高い患者では軽微な異常所見を見逃さないようにする． ●複視，嚥下障害，呂律障害，麻痺，片側のしびれなどの病歴聴取は欠かせない．小脳の障害では，開眼・閉眼ともに Romberg test でふらつき，指鼻試験で異常が認められる．
⑯小脳疾患（急性小脳炎，脊髄小脳変性症など）	●急性小脳炎は，前駆症状が 1 ヵ月以内にみられ，EBV 感染が原因のことが多い． ●脊髄小脳変性症など変性疾患のときには，緩徐進行性の経過となる．
⑰多発性硬化症（MS）	●急性に出現する神経症状で発症し，症状の時間的・空間的多相性を認め，再発と寛解を繰り返す．視神経炎による視力・視野障害，その他の脳神経麻痺，運動および感覚障害，神経因性膀胱などをきたす．入浴や発熱など体温が上昇すると症状が一時的に増悪し，体温の低下とともに改善する Uhthoff 徴候を認める．
⑱聴神経腫瘍	●めまいで発症する割合は 20％以下．通常，緩徐進行性の片側性の耳鳴と聴力低下を認める．難聴が軽度でも語音弁別能が著しく低下しているのが特徴．
⑲パーキンソン病	●固縮，動作緩慢，歩行障害を，ふらつきやめまいと表現することがある．

解説・診断アプローチ

　めまいの病態生理には，①末梢性，②全脳虚血性，③多感覚障害性，④心因性があり，それ以外の⑤脳幹・小脳の脳血管障害および変性疾患，⑥聴神経腫瘍などの鑑別を考えればほぼ網羅される．しかし，一般外来と救急外来とで疾患頻度に違いがあるとはいえ，総じてみると，**末梢性前庭疾患や，うつ病などの精神疾患**がめまいの原因の大半を占めており，効率よく外来診療を行ううえで頻度の概念は重要である．

1. まずは BPPV を診断・除外する

　めまい患者のうち，脳血管疾患は 5％，脳腫瘍は 1％以下とされてお

105

Ⅰ. 症候別診断編

り，頻度は少なくてもこれらの**中枢性めまいと聴神経腫瘍を見逃さないという2点に尽きるが，まずは頻度の最も高い良性発作性頭位めまい症（benign paroxysmal positional vertigo：BPPV）を診断・除外する**ことから始める．

① 寝返りで誘発される
② 持続時間が2分以内の
③ 回転性めまい

　以上，3つにすべて該当する場合に，BPPVである可能性がきわめて高くなる．他の疾患も体動時に悪化するが，寝返りという動作は血圧変動を伴わない頭位・体位変換であるため，BPPVに対してこの質問が有用である．一定方向の頭位変換で増悪するのも特徴である．また，患者は「数日間めまいが続く」と答えることがあるため，「めまいは繰り返し起き，じっとするとすぐに治まりますか？」と質問し，1回のめまいの持続時間を正確に把握することが重要である．また，繰り返すことで軽快してくる「慣れの現象」があることも，BPPVと診断する根拠となる．

2. 持続時間と誘因を確認する

　BPPVに合致しなければ，持続時間と誘因を組み合わせて，他の疾患を鑑別する．

　立位で増悪する場合は，起立性低血圧や血管迷走神経反射を疑い，短時間で誘因のないめまいは，パニック障害，椎骨脳底動脈循環不全，Adams-Stokes症候群を考える．

　持続性で誘因のない場合は，脳血管障害，うつ病などの精神疾患を考える．

　持続性のめまいの中でも高齢者に多くみられる複合感覚障害は歩行時のふらつきが主症状となる．

参考文献
1) Hoffman RM et al：Evaluating dizziness. Am J Med **107**：468-478, 1999
2) Kroenke K et al：How common are various causes of dizziness? A critical review. South Med J **93**：160-167, 2000

C. 頭頸部の症状

22 白目が黄色っぽい（黄疸）

C. 頭頸部の症状

Clinical Pearl

- ☞ 増加するビリルビンが非抱合型と抱合型のいずれが優位かで分類せよ.
- ☞ 非抱合型ビリルビン優位の不顕性黄疸では圧倒的に Gilbert 症候群が多く, 顕性黄疸では溶血性貧血が多い.
- ☞ 抱合型ビリルビン優位の黄疸では, 肝逸脱酵素優位の障害か, 胆道系酵素優位の障害かで鑑別を進めるべし. いずれの障害も認めない場合は体質性黄疸を考慮せよ.

疑うべき疾患

よく遭遇する疾患
- ウイルス性肝炎★
- 胆管結石★★
- アルコール性肝障害★
- 薬剤性肝障害
- 肝がん（原発性・転移性）★★★
- Gilbert 症候群

ときどき遭遇する疾患
- 胆膵系悪性腫瘍（胆管がん, 膵がん, 十二指腸乳頭部がん）★★★
- 原発性胆汁性肝硬変（PBC）
- 溶血性貧血★
- 無効造血★
- 敗血症★★★

稀に遭遇する疾患
- 自己免疫性肝炎（AIH）
- 原発性硬化性胆管炎
- 妊娠性肝内胆汁うっ滞
- ヘモクロマトーシス

主要疾患スクリプト（頻度順）

疾患名	押さえておきたいポイント
①ウイルス性肝炎	● 急性ウイルス性肝炎では A 型が多く, B 型がそれに続く. 前駆症状は, 倦怠感, 悪心・嘔吐, 食欲不振, 発熱, 右季肋部痛である. その後, 血清ビリルビンの上昇により暗色尿, 無胆汁性の淡色便, 黄疸, 瘙痒感が出現してくる. 腫大した肝臓を触知する. ● 慢性ウイルス性肝炎では急性増悪期を除いて血清ビリルビンが上昇することはほとんどない.

107

Ⅰ. 症候別診断編

疾患名	押さえておきたいポイント
②胆管結石	● 急性発症の右季肋部痛や心窩部痛，悪心・嘔吐を伴う．続いて発熱・黄疸を呈すれば本疾患が示唆される．黄疸は軽度のことが多いが，胆管内圧の上昇が肝を経由して大循環に波及し，容易に敗血症，DIC に移行しやすい．
③アルコール性肝障害	● AST/ALT＞2，γ-GTP 基準値上限の 2 倍以上ではアルコール性肝障害が示唆される．アルコール常用者の約 90％で MCV は軽度高値（100〜110 fL）となる．禁酒後に肝機能の著明な改善がみられる．
④薬剤性肝障害	● 服薬歴を詳細に聴取する．サプリメントや健康食品，ドラッグ使用にも留意する． ● リファンピシンやプロベネシドはビリルビンの取り込み障害により非抱合型ビリルビンを上昇させる．アセトアミノフェン，NSAIDs，イソニアジド，リファンピシン，フェニトイン，バルプロ酸などは肝細胞障害により，エストロゲン，抗菌薬，ACE 阻害薬，クロルプロマジンなどは胆汁うっ滞により，抱合型ビリルビンを上昇させる．
⑤肝がん（原発性・転移性）	● 原発性肝がんの患者に認められる黄疸は，背景にある慢性肝疾患が原因である場合が多い．腫瘍の胆管浸潤や外的圧迫によって閉塞性黄疸となる場合がある． ● 転移性肝がんの場合，胆管閉塞をきたさなければ，黄疸は通常初期にはみられない．
⑥Gilbert 症候群	● 肝細胞での抱合障害が原因．人口の 3〜7％の頻度で認められる．通常は総ビリルビン値 5 mg/dL 以下の軽度の黄疸で，過労，絶食，飲酒などにより増悪する．
⑦胆膵系悪性腫瘍（胆管がん，膵がん，十二指腸乳頭部がん）	● 中年〜高齢者で高度の黄疸にもかかわらず，その他の自覚症状が乏しい場合に特に疑われる．通常，初期には自覚症状に乏しく，胆道閉塞をきたすと黄疸や瘙痒感，右季肋部痛，体重減少，褐色尿，灰白色便，発熱などの症状を呈する．
⑧原発性胆汁性肝硬変（PBC）	● 患者のほとんどが女性であり，中年以降に好発．初期には無症候性であるが，やがて倦怠感や瘙痒感を呈する．黄疸がみられるのは進行例．
⑨溶血性貧血	● 脾腫や若年者の胆石症があれば特に疑われる．血液検査で AST 優位の上昇，LDH 増加（LDH1 優位），血清ハプトグロビン低下，網状赤血球数増加などが溶血の根拠となる．
⑩無効造血	● 巨赤芽球性貧血や重度の鉄欠乏性貧血，鉄芽球性貧血，赤白血病，鉛中毒などで無効造血が亢進するとビリルビン産生過剰となり，非抱合型ビリルビン優位の黄疸を呈する．溶血性貧血と異なり，赤血球寿命の短縮はみられない．
⑪敗血症	● 抱合型ビリルビン優位の黄疸を呈する．エンドトキシン血症とそれに続くサイトカインの放出が敗血症による黄疸の主たる要因と考えられている．

C. 頭頸部の症状

疾患名	押さえておきたいポイント
⑫自己免疫性肝炎（AIH）	●血清γグロブリン高値を伴う肝障害では AIH を疑う．中年以降の女性に多い．AIH のほとんどは慢性経過で無症候性であるが，一部に，急性肝炎様に発症する例があり，発熱，黄疸，食欲低下などを伴うことがある．
⑬原発性硬化性胆管炎	●炎症性腸疾患に合併して起こることが多いが，欧米に比してその頻度はかなり低い（約40％）．初期には大多数が無症状であり，進行すると倦怠感，皮膚瘙痒感，黄疸，発熱，右季肋部痛などを呈する．
⑭妊娠性肝内胆汁うっ滞	●妊娠第三期に瘙痒感で発症し，1〜3週後に中等度の黄疸を呈する．分娩後に急速に改善するため母体の予後は良好であるが，胎児の周産期死亡率増加の報告があり注意．
⑮ヘモクロマトーシス	●体内貯蔵鉄の過剰な増加により臓器障害をきたす．血清鉄・トランスフェリン飽和度・血清フェリチンの上昇が診断の根拠となる．自覚症状としては倦怠感や腹痛，関節痛などがあり，身体所見では肝腫大や皮膚色素沈着が高頻度に認められる．

解説・診断アプローチ

血清総ビリルビン値が 1〜2 mg/dL のときは肉眼的に眼球結膜や皮膚の黄染は認められず（不顕性黄疸），2 mg/dL 以上になると皮膚や粘膜などが黄染して顕性黄疸となる．

1. ビリルビンの代謝過程

黄疸はビリルビンの代謝過程のいずれかの問題で引き起こされる．すなわち，①ビリルビンの生成，②肝細胞への取り込み，③肝細胞内輸送，④グルクロン酸抱合，⑤胆汁中への排泄，⑥胆汁の肝内胆管内の移送，⑦胆汁の肝外胆管内の移送，の7つの過程である．障害部位＝原因疾患の特定には，**増加するビリルビンが非抱合型と抱合型のいずれが優位かで分類する**のが有用である．

2. 非抱合型ビリルビン優位の黄疸（上述①〜④の障害）

溶血性貧血，無効造血，Gilbert 症候群があるが，不顕性黄疸では圧倒的に Gilbert 症候群が多く，顕性黄疸では溶血性貧血が多い．非代償期肝硬変や劇症肝炎のように肝予備能が著しく低下した場合にも非抱合型ビリルビンが優位となる．

3. 抱合型ビリルビン優位の黄疸

病態には，肝臓のビリルビン分泌障害（Dubin–Johnson 症候群，Rotor 症候群，肝細胞性黄疸）（⑤）と胆汁流出障害（肝内胆汁うっ滞，肝外胆汁うっ滞）（⑥，⑦）とがある．肝機能障害がない場合は Dubin–Johnson 症候群，Rotor 症候群を考慮する．肝逸脱酵素優位の障害では，急性ウイルス性肝炎や薬剤性，アルコール性，自己免疫性

109

Ⅰ. 症候別診断編

肝炎などの肝細胞性黄疸を疑い，胆道系酵素優位の障害では，肝内胆汁うっ滞（ウイルス性，薬剤性，アルコール性，原発性胆汁性肝硬変など）や，肝外胆汁うっ滞すなわち結石や腫瘍による閉塞性黄疸を疑う．閉塞性黄疸の場合，各種画像検査により胆管拡張を認める．

4. 実際の診療の流れ

これらを踏まえると，実際の診療は以下のような流れになる．

まず医療面接では黄疸の**発症様式や経過，随伴症状**を押さえる．随伴症状として，発熱，腹痛，悪心・嘔吐，体重減少の他，褐色尿・灰白色便の有無も忘れずに聴取する．褐色尿の存在（尿中ビリルビン陽性）は高抱合型ビリルビン血症を示唆する．褐色尿は「血尿」と表現される場合があるので注意する．生食歴，飲酒歴，服薬状況，性交渉や海外渡航歴の有無，妊娠の有無，家族歴，既往歴の聴取も重要である．

身体診察では，腹部の圧痛や腫瘤（特に右季肋部），肝腫大，脾腫，腹水，Murphy 徴候，Courvoisier 徴候，下肢の浮腫，肝硬変に伴う皮膚所見（くも状血管腫，手掌紅斑）などを評価する．

血算・生化学的検査や検尿などの一般検査では，血清ビリルビンの他，貧血や肝機能障害の有無，尿中ビリルビン，ウロビリノーゲンなどを評価し，必要に応じて各種画像検査へと進む．

参考文献

1）荒川泰行ほか：黄疸．綜合臨 **60**（増刊）：1161-1168，2011

C. 頭頸部の症状

23 目が見えにくい・二重に見える（視力障害・複視）

C. 頭頸部の症状

🩺 Clinical Pearl

- ☛症状が単眼性か両眼性かを確認すべし.
- ☛単眼性の場合は眼球か視神経に問題がある.
- ☛両眼性の場合は, 視野の評価が視交差から大脳までの病変特定に有用.
- ☛複視は通常, 両眼性. 悪化する方向により障害筋・神経を推定せよ.

疑うべき疾患

よく遭遇する疾患

1. 視力障害
   - 白内障
   - 緑内障★★
   - 糖尿病網膜症
2. 複視
   - 脳幹出血・梗塞★★★
   - 重症筋無力症★
   - 糖尿病

ときどき遭遇する疾患

1. 視力障害
   - 網膜静脈閉塞症
   - ぶどう膜炎
   - 一過性黒内障★★★
   - 網膜剥離
   - 後頭葉の脳血管障害★★★
   - 網膜色素変性
   - 加齢黄斑変性
2. 複視
   - 脳動脈瘤★★★
   - 甲状腺眼症

稀に遭遇する疾患

1. 視力障害
   - 視神経炎
   - 虚血性視神経症★★
   - 網膜動脈閉塞症★★★
2. 複視
   - 多発性硬化症（MS）
   - Wernicke 脳症★★★
   - Fisher 症候群

Ⅰ. 症候別診断編

主要疾患スクリプト（頻度順）

1. 視力障害

疾患名	押さえておきたいポイント
①白内障	●視力が保たれた初期の白内障でも，コントラスト感度の低下に起因して目の見えにくさ，かすみ，羞明などを訴える．単眼複視を呈することもある．
②緑内障	●開放隅角緑内障は初期には無症状で進行は緩徐．中心視野は最後まで保れるため，視野異常や視力低下を自覚するのは末期になってから． ●急性閉塞隅角緑内障では眼痛，頭痛，霧視を訴え，結膜充血，角膜浮腫，中等度散瞳などが認められる．
③糖尿病網膜症	●高血糖が持続すると毛細血管瘤，網膜出血，硬性白斑，網膜浮腫などの初期病変を呈する．次いで視神経乳頭周囲に好発する軟性白斑が生じる．やがて網膜前および硝子体内出血，牽引性網膜剝離をきたして重篤な視力障害を呈する．
④網膜静脈閉塞症	●急性あるいは亜急性の無痛性の視力障害，視野障害をきたす．血栓が網膜静脈を閉塞し，続発する眼底出血や黄斑浮腫が視力低下の原因となる．
⑤ぶどう膜炎	●視力低下，霧視を訴える．充血，眼痛，羞明，流涙は急性前部ぶどう膜炎で，飛蚊症は後部ぶどう膜炎で認められる．
⑥一過性黒内障	●明らかな誘因なく突然始まり，数秒で完成する単眼失明．通常，数分以内に症状は改善する．原因は，内頸動脈病変，心疾患，凝固異常，血管炎などであり，脳梗塞および眼虚血の前駆症状として重要．
⑦網膜剝離	●光視症や飛蚊症などの前駆症状に続いて視野欠損，視力障害を生じる．黄斑部に病変が達するまで異常を自覚できないこともある．
⑧後頭葉の脳血管障害	●完全な同名半盲から小さな暗点まで，さまざまな同名性の視野欠損を生じる．同名半盲の場合，障害部位が後頭葉視覚領の前方部，中央部，後方部のいずれかによって視野障害のパターンが異なる（図1）．後方部が最も視力に対応しているため，その障害では黄斑部のみの同名半盲となり，中央部の障害で生じる同名半盲では黄斑回避が認められる．
⑨網膜色素変性	●夜盲症が初発症状で，20歳までに発症することが多い．周辺部の視野障害で始まり，徐々に進行して求心性視野狭窄となる．さらに進行すると中心視力障害をきたし，発症から数十年で失明に至る．
⑩加齢黄斑変性	●片眼から始まる中心視野障害で，周辺視野は保たれる．「物がゆがんで見える（歪視）」や「真ん中が暗くて見えない（中心暗点）」などの症状を訴える． ●黄斑部に網膜色素上皮の萎縮や脈絡膜新生血管が生じて視機能が低下する．

112

C. 頭頸部の症状

疾患名	押さえておきたいポイント
⑪視神経炎	●数時間から数日単位で急激に進行する高度の視力障害をきたす. 中心暗点と色覚異常, 眼球運動時痛が特徴的. ●特発性と多発性硬化症に伴うものは若年〜中年女性に多く, 視神経脊髄炎に伴うものは高齢女性に多い.
⑫虚血性視神経症	●高齢者に好発し, 単眼の高度の視力障害が急激に発症する. 巨細胞性動脈炎に伴う動脈炎性とそれ以外の非動脈炎性とに分類される. ●動脈炎性の場合はただちにステロイドによる治療が必要. 糖尿病や動脈硬化を背景に生じる非動脈炎性の循環障害は動脈炎性よりも頻度が高いが, 有効な治療法はない.
⑬網膜動脈閉塞症	●中高年では動脈硬化, 若年では血管炎などが原因となって動脈が閉塞し, 網膜への血流が途絶して病変部に相当する視野欠損や視力障害が急激に生じる.

2. 複視

疾患名	押さえておきたいポイント
①脳幹出血・梗塞	●多彩な眼症候を呈するが, 麻痺や歩行障害, 構音障害, 嚥下障害など他の神経症候を伴っていることが多い. 動眼・滑車・外転神経麻痺以外では, 核間性眼筋麻痺（MLF症候群）と one-and-a-half症候群が重要. ●核間性眼筋麻痺は一側眼（患側）の内転のみが障害された状態で, 内側縦束（MLF）の障害が原因. MLFの障害に同側の傍正中橋網様体（PPRF）の障害が加わると患側眼の内転障害と患側への注視麻痺を呈する one-and-a-half症候群となる. ●これらはその他の神経症候を伴わずに出現することがあるので注意.
②重症筋無力症	●眼運動神経麻痺で説明できない, 日内変動のある複雑な眼球運動障害を呈する. 眼瞼下垂を伴うことが多い.
③糖尿病	●微小循環不全が原因の急性発症の動眼神経麻痺. 散瞳は伴いにくい.
④脳動脈瘤	●内頸動脈—後交通動脈瘤による圧迫性の動眼神経麻痺であり, 散瞳を伴いやすい.
⑤甲状腺眼症	●外眼筋の炎症性肥厚により伸展制限をきたす. 内直筋と下直筋が障害されやすく, 上転・外転制限が認められる. 甲状腺関連抗体が発症に関与しているが, 甲状腺機能は正常な場合があるので注意.
⑥多発性硬化症（MS）	●初発症状としては感覚障害, 脱力, 小脳失調, 視力障害, 複視が多い. 核間性眼筋麻痺や視神経炎がみられる.
⑦Wernicke脳症	●外眼筋麻痺, 小脳失調, 意識障害を3徴とするが, すべて揃うことは稀であり, 複視を主訴に受診することがある.
⑧Fisher症候群	●複視と歩行時のふらつきなどで発症する. 急性発症の外眼筋麻痺, 小脳失調, 腱反射消失を3徴とする自己免疫性脱髄性疾患. 上気道炎や胃腸炎などの先行感染が発症1〜2週前に認められる.

I. 症候別診断編

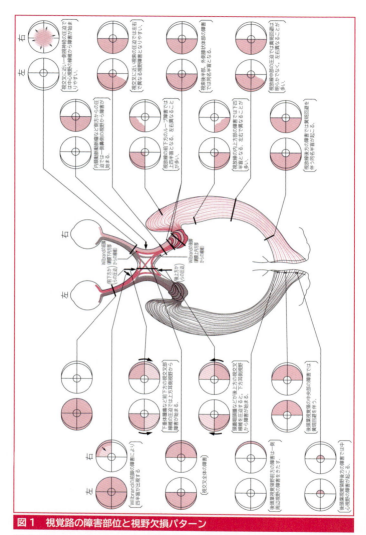

図1　視覚路の障害部位と視野欠損パターン

(後藤文男ほか：臨床のための神経機能解剖学, 中外医学社, 東京, 1992 より改変)

C. 頭頸部の症状

解説・診断アプローチ

　眼の見え方の異常には主に，実際に物が見えにくくなる視力障害と，物が二重に見える複視とがある．その他に視野障害や半側空間無視もあるが，これらの場合，見え方の異常を自覚できないことが多く，車や身体をぶつけやすくなったことを主訴に受診することがある．

　視力障害，複視の場合にはまず**症状が単眼性か両眼性か**を確認する．**発症年齢，急性発症か慢性経過か，一過性か持続性か**も重要な情報である．

1. 単眼性の見え方の異常

　単眼性の場合には，眼球あるいはそれに続く視神経の問題に限定される．

2. 両眼性の視力障害

　両眼の視力障害では，半盲などの視野障害が疑われるため脳の異常を考える．病変部位の特定には視野欠損領域の評価が役に立つ（図1）．

3. 両眼性の複視

　両眼複視の場合は，特定の方向視での複視の悪化や眼球運動制限の有無，随伴するその他の神経症状を医療面接および診察にて評価することが重要である．どの方向視で複視が悪化するかで，障害筋・神経を考察する．日内変動がある場合，起床時に悪ければ甲状腺眼症を，夕方に悪ければ重症筋無力症を疑う．外傷や糖尿病，甲状腺疾患の既往，先行感染の有無を聴取する．

Ⅰ. 症候別診断編

C. 頭頸部の症状

24 結膜が赤い（目の充血）

🩺 Clinical Pearl

- ☛「目が赤い」は一般的な愁訴であるが，緑内障発作など，ときに重篤な疾患が含まれていることを肝に銘じよ．
- ☛ 眼科へのコンサルトを要する疾患を鑑別する症状として，①悪心・嘔吐，②視力低下，③眼痛，④羞明が重要であることを認識せよ．
- ☛ 結膜の特徴的な所見を理解して，身体診察を行うべし．

疑うべき疾患

よく遭遇する疾患
- ●結膜炎（ウイルス性/アレルギー性）
- ●ドライアイ（乾性結膜炎）
- ●結膜下出血
- ●異物

ときどき遭遇する疾患
- ●緑内障発作★★
- ●角膜炎（細菌性★★/ウイルス性）

稀に遭遇する疾患
- ●虹彩炎（前部ぶどう膜炎）★
- ●強膜炎★
- ●前房蓄膿★★/出血★★

主要疾患スクリプト（頻度順）

疾患名	押さえておきたいポイント
①結膜炎	●感冒症状や有痛性の耳前リンパ節腫脹はウイルス性を，両眼の瘙痒感や流涙はアレルギー性を疑う症状となる．
②ドライアイ（乾性結膜炎）	●高齢者やパソコンの長時間使用者，コンタクトレンズ使用者に多く，眼がザラザラするような違和感や粘液性の分泌物を伴う． ●ときに Sjögren 症候群の一症状として出現することがある．
③結膜下出血	●通常は無症状で鏡を見るか，他人に指摘されるまで気づくことはない．1～2 週間で吸収され，単発の場合には特別な治療は不要．
④異物	●明らかな異物感の訴えがあり，流涙を認める．通常，異物が入ったタイミングは明確に自覚される． ●角膜びらんを伴った場合，異物が除去された後も不快感が続くことがある．

116

C. 頭頸部の症状

疾患名	押さえておきたいポイント
⑤緑内障発作	● 全身の体調不良を伴う．眼痛ではなく，片側性の頭痛との訴えとなることも多い．悪心を伴う赤い眼の患者では第一に鑑別にあげる必要があり，緊急で眼科医へのコンサルトが必要． ● 毛様充血，対光反射遅鈍，眼球が触診で硬く触れることなどが重要な身体所見．
⑥角膜炎（細菌性/ウイルス性）	● 細菌性の角膜炎では異物感の持続，羞明，片側性の粘液性の滲出物が認められる．一晩コンタクトレンズをつけていた場合の発症が典型的． ● 角膜混濁や劇症型では前房蓄膿を伴うことがある．同日中の眼科医へのコンサルトが必要． ● ウイルス性では滲出物が水様性であることが特徴で，診断・治療を確かにするために数日内の眼科への紹介が適応となる．
⑦虹彩炎（前部ぶどう膜炎）	● 深部の痛みと羞明感を伴う．毛様充血が重要な徴候であり，通常は滲出物は伴わない． ● 自己免疫性疾患として反応性関節炎，サルコイドーシス，炎症性腸疾患などが，感染症として結核，梅毒などが合併する疾患として重要であるが，多くは特発性．
⑧強膜炎	● 眼の疼痛が目立つ．炎症が 1/4 領域に局在することがある． ● 膠原病（関節リウマチ，全身性エリテマトーデス，血管炎など）に合併することが多い．
⑨前房蓄膿/出血	● 前房蓄膿は前房への白血球の堆積を意味する．細菌性角膜炎や眼内炎と関連し，眼科医への同日中のコンサルトが必要． ● 前房出血は前房への赤血球の堆積を意味する．重篤な外傷・炎症あるいは病的な血管新生と関連し，同日中の眼科医へのコンサルトが必要．

解説・診断アプローチ

1. 緑内障発作を見落とさない

　眼が赤いことを訴えて来院する患者の多くは，ウイルス性あるいはアレルギー性の結膜炎である．しかし，ときに眼科医への緊急コンサルトが必要な例も経験することがあり，**特に緑内障発作を決して見落としてはならない**．

　緑内障発作は一見して重症感のある外見であり，悪心・嘔吐を伴う．身体診察では下記の毛様充血をきたし，通常の結膜炎と区別される．対光反射遅鈍（進行すれば角膜混濁），眼球の触診での硬さ（検者の眼球と比較するとわかりやすい）などの身体診察も参考となる．

2. 視力低下，異物感，羞明を伴っているか？

　視力低下はもちろん結膜の炎症のみでは生じ得ない症状であり，角膜炎，虹彩炎，緑内障などが鑑別となり眼科医へのコンサルトが必要となる．

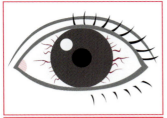
図1　毛様充血

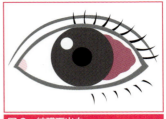
図2　結膜下出血

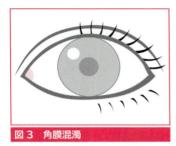
図3　角膜混濁

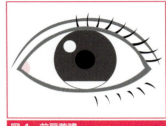
図4　前房蓄膿

　他に**異物感**も角膜の障害を示唆する症状であるが，真に異物感と判断すべきは患者が自発的に開眼できない状況のことである．多くの患者が訴える「ザラザラした感じ」「砂が眼に入ったような感じ」は結膜炎やドライアイで認められる．

　また，**羞明**も角膜の問題や虹彩炎を疑う症状であるが，真に羞明を伴う患者は「まぶしい」という訴えのみならず，サングラスや手で覆うなどの光を遮る行動を伴っていることが多い．

　これらの症状を伴う場合には，安易に結膜炎という診断は慎むべきである．

3. 診察の実際

　眼が赤い患者での診察では眼瞼結膜，眼球結膜の所見が重要となる．結膜炎では粘膜全体が等しく障害され，びまん性に炎症を起こす．それに対して毛様充血は図1のように輪部で最も目立ち，周囲に向かって減衰する．この所見はより重篤な疾患に特徴的であり，たとえば感染性角膜炎，虹彩炎，緑内障発作などで認められる．

　図2のように境界明瞭な出血領域を認め，患者が無症状である場合

C. 頭頸部の症状

は**結膜下出血**と考えられ，外観は派手であるものの**特別な対処は不要**である．

図3のように角膜に混濁を認める場合には感染性角膜炎や緑内障発作などが疑われ，眼科医へのコンサルトが必要である．

図4のような前房蓄膿の所見，あるいは膿ではなく血液の堆積による前房出血の所見を認めた場合にも，緊急の眼科医コンサルトが必要であることを認識する必要がある．

参考文献

1) Leibowitz HM：The red eye. N Engl J Med **343**：345-351, 2000

Ⅰ. 症候別診断編

C. 頭頸部の症状

25 耳鳴りがする，難聴（聴力障害・耳痛）

Clinical Pearl

- 聴診器を用いることで血管性耳鳴や筋肉性耳鳴を含む他覚的耳鳴を除外し，耳鏡を用いることで耳垢塞栓，外耳異物などの外耳疾患を除外すべし．
- 服薬歴・職業歴・家族歴・外傷歴など，社会背景に関する医療面接が診断につながることもある．
- 聴神経腫瘍，脳幹腫瘍，脳血管障害など頭蓋内疾患が原因になる場合もあるため，見逃さないように注意せよ．

疑うべき疾患

よく遭遇する疾患
- 耳垢塞栓，外耳異物
- 老人性難聴
- 生理的耳鳴
- 心因性耳鳴

ときどき遭遇する疾患
- 高血圧症
- 糖尿病
- 中耳炎
- Ramsay Hunt 症候群
- メニエール病
- 耳管機能異常症
- 突発性難聴★
- 薬物中毒性難聴
- 騒音性難聴
- 鼓膜穿孔

稀に遭遇する疾患
- 耳硬化症
- 聴神経腫瘍★
- 脳幹腫瘍★★★
- 脳血管障害★★★
- 遺伝性難聴
- 血管性耳鳴★
- 筋肉性耳鳴

C. 頭頸部の症状

主要疾患スクリプト（頻度順）

疾患名	押さえておきたいポイント
①耳垢塞栓，外耳異物	● 耳鏡検査で明らかである．腫瘍などの異物が外耳を閉塞していることもある．
②老人性難聴	● 緩徐進行性の両側性・高音性耳鳴をきたすことが多い．
③生理的耳鳴	● 静寂な環境で自覚することがある．難聴は伴わない．
④心因性耳鳴	● 不眠と密接な関係があり，不安や抑うつを伴うことが多い．器質的疾患に不安や抑うつが合併する場合もあり，この場合，心因性耳鳴とは区別する必要がある．
⑤高血圧症	● 血圧の上昇に伴い，拍動性の耳鳴を認める．
⑥糖尿病	● 微小血管障害による蝸牛の虚血が原因といわれている．
⑦中耳炎	● 急性中耳炎の場合は耳痛や耳漏を伴い鼓膜の発赤，腫脹を認める．成人で繰り返す場合は上咽頭腫瘍など基礎疾患の検索が必要．その他，滲出性中耳炎や真珠腫性中耳炎も耳鳴，難聴をきたす．
⑧Ramsay Hunt 症候群	● 顔面神経膝神経節や前庭神経節に潜伏感染していた水痘・帯状疱疹ウイルスの再活性化が原因である．耳介や外耳道の水泡，患側の顔面神経麻痺を伴うことが特徴． ● 抗ウイルス薬で治療する．
⑨メニエール病	● めまい，低音性感音性難聴を伴う発作性の耳鳴を呈する．持続時間は数時間であり，繰り返すことを特徴とする． ● 抗めまい薬などによる保存的治療や，内リンパ嚢開放術などにより，外科的治療が考慮される．
⑩耳管機能異常症	● 耳管狭窄症は上気道炎，副鼻腔炎などにより，耳管咽頭口部位の粘膜腫脹が出現し，耳閉感とともに低音性耳鳴，難聴をきたす．下山や飛行機の着陸といった気圧の変化で症状が出現することもある．耳管開放症は呼吸に一致した耳鳴を認め，自己呼吸音が聴取され，臥位または前屈で改善する．
⑪突発性難聴	● 突然発症，片側性の高度感音難聴，耳鳴，耳閉感を呈する．めまいを伴うこともある．中高年の発症が多い．治癒するのは約 1/3 で不変の場合も 1/3 といわれている． ● ステロイドの全身投与を行う．
⑫薬物中毒性難聴	● アミノグリコシド，シスプラチン，フロセミド，抗マラリア薬などさまざまな薬剤が原因となりうる．症状の出現と服薬歴の聴取が重要．
⑬騒音性難聴	● 90 dB 以上の恒常的な騒音により，高周波（4,000 Hz）の音域から始まる難聴が生じる． ● 職業歴が診断の鍵となる．
⑭鼓膜穿孔	● 物理的外傷，音響外傷（爆発など）を契機に急性の耳鳴，難聴を呈する．
⑮耳硬化症	● 前庭窓前部のあぶみ骨底板に好発する骨迷路の病変であり，両側性，進行性の耳鳴，難聴を呈する．30 歳代に発症することが多い．

I

25. 耳鳴りがする，難聴（聴力障害・耳痛）

121

Ⅰ. 症候別診断編

疾患名	押さえておきたいポイント
⑯聴神経腫瘍	●緩徐進行性の耳鳴，難聴を呈し，初発症状となることが多い．語音弁別能の低下（電話の声が聞き取りにくくなり逆側に受話器を当てるなど）が重要な所見である．小脳橋角部に発症するその他の腫瘍（髄膜腫，神経鞘腫など）との鑑別も必要． ●外科的治療を行う．
⑰脳幹腫瘍	●その他の脳神経症状を伴うことが多い．
⑱脳血管障害	●突然発症の耳鳴を呈する．その他の神経学的異常所見を伴うことが多い．一過性脳虚血発作の場合は発作性の耳鳴をきたす． ●抗血栓薬による治療を行う．
⑲遺伝性難聴	●出生児より認められる先天性のものと，言語獲得期後に発症する後天性のものに分類される．先天性または幼少期発症の耳鳴に対しては家族歴を聴取する．
⑳血管性耳鳴	●拍動性のことが多く，動脈瘤，動静脈奇形，内頸動脈狭窄，側頭骨内での頸動脈蛇行，頭蓋内圧亢進，グロムス腫瘍などによって起こる．
㉑筋肉性耳鳴	●クリック音や脈拍に伴わない拍動性のことが多く，口蓋，あぶみ骨，鼓膜張筋のミオクローヌスに由来する．

解説・診断アプローチ

耳鳴とは，実際には周囲に音がないにもかかわらず，本人には音が聞こえるという異常聴覚現象である．類似する症状として聴覚過敏や幻聴があるが，聴覚過敏は「周囲の音が割れて聞こえる」という症状であり，幻聴の場合「人の話し声」など自覚する音に何らかの意味があるため，耳鳴とは区別される．

1. 他覚的耳鳴を除外する

耳鳴の90％に難聴を伴い，難聴の約60％に耳鳴を伴うといわれている．耳鳴の中で難聴を伴わないものとして生理的耳鳴，心因性耳鳴，血管性耳鳴，筋肉性耳鳴などが含まれる．耳鳴の鑑別の際には，まず**血管性耳鳴・筋肉性耳鳴といった実際に雑音を発している振動性耳鳴（他覚的耳鳴）と実際には雑音を発していない非振動性耳鳴（自覚的耳鳴）を鑑別する．**

振動性耳鳴では**拍動性やクリック音**のことが多く，耳鳴の性状である程度，鑑別可能である．

2. 医療面接を進め，さらに耳鏡で外耳疾患を除外する

次に**既往歴や生活歴**によって薬剤中毒性，騒音性，外傷性，遺伝性耳鳴を鑑別し，**耳鏡検査**により耳垢塞栓や外耳異物，中耳炎の有無を確認する．一側性か両側性か，高音性か低音性か，連続性か断続性かなども鑑別に役立つことがある．高音性，連続性であれば感音性，低

音性，断続性であれば伝音性が多い傾向にあるといわれる．伝音性と感音性の鑑別には聴力検査が必要であるが，Weber test，Rinne test で大まかな鑑別は可能である．

3. 全身性疾患や心因性疾患にも留意する

難聴が治癒した場合は耳鳴も同時に消失することが多く，難聴が固定した場合は耳鳴も残存することになるが，慢性期になると耳鳴に対する順応反応が起きるため，耳鳴は気にならなくなることが多い．しかし，**不安や抑うつを合併**している場合，症状に対する閾値が低下するため症状が改善しないことも少なくない．

耳鳴を主訴とした場合，耳疾患の想起は比較的容易と考えられるが，高血圧，糖尿病，貧血，甲状腺疾患，脳血管障害などの**全身性疾患**が原因になっている場合や抑うつなどの**心因性疾患**が関与している場合もあるため，注意して診療する必要がある．

参考文献

1) Jastreboff P et al：A neurophysiological approach to tinnitus；clinical implications. Br J Audiol **27**：7-17, 1993

Ⅰ．症候別診断編

C．頭頸部の症状

26 鼻水が出る，鼻がつまる（鼻漏・鼻閉）

Clinical Pearl

- 急性の鼻汁・鼻閉で圧倒的に多いのは感冒である．感冒の明確なスクリプトを理解せよ．
- 感冒のスクリプトに合わない患者を，「とりあえず，かぜ」として様子をみてはならない．
- 感冒後に鼻汁・鼻閉が1週間以上続く場合には，まずは急性副鼻腔炎を考えよ．
- 慢性の持続的鼻閉では，機械的閉塞をきたす疾患を考慮せよ．

疑うべき疾患

よく遭遇する疾患
- 感冒
- 急性/慢性副鼻腔炎
- アレルギー性鼻炎

ときどき遭遇する疾患
- 薬剤性鼻炎（点鼻薬，NSAIDs など）
- 鼻中隔弯曲症
- 血管運動性鼻炎

稀に遭遇する疾患
- 副鼻腔真菌症★
- 多発血管炎性肉芽腫症（Wegener 肉芽腫症）★★
- 頭頸部悪性腫瘍★★★
- 悪性リンパ腫★★★
- 鼻性髄液漏★★

主要疾患スクリプト（頻度順）

疾患名	押さえておきたいポイント
①感冒	● 咽頭痛，咳，痰を伴い急性に発症し，数日で改善傾向となる．食欲は良好であり，重篤感がない．
②急性副鼻腔炎	● 感冒症状が1週間以上遷延する．典型的な経過では，感冒が改善した頃に蓄膿が悪化してきて二峰性の経過をたどる．後鼻漏は「喉の奥にたれ込んでくる感じ」という自覚がなくとも，その刺激による咳を主訴に受診することがある．

124

C. 頭頸部の症状

疾患名	押さえておきたいポイント
③慢性副鼻腔炎	●両側性鼻茸を伴うものは喘息との合併が多いが，鼻茸がない場合のアレルギー疾患の合併は稀である．鼻茸を伴う場合，アレルギー性真菌性鼻副鼻腔炎の可能性もある．これは真菌（主にアスペルギルス）に対するアレルギー反応により慢性副鼻腔炎をきたす疾患である．片側性で，真菌特異的 IgE 値が上昇することが多い．副鼻腔内貯留物の病理組織学的検査でアレルギー性ムチンや真菌を確認する．
④アレルギー性鼻炎	●眼・鼻・喉の瘙痒感，くしゃみがしばしば随伴する．鼻粘膜は蒼白となる．
⑤薬剤性鼻炎	●点鼻薬（局所の血管収縮薬）乱用による鼻炎では，使用開始数日は鼻炎が改善するが，その後鼻閉が再発する． ●アスピリン喘息患者における NSAIDs へのアレルギーでは急激な鼻閉発作を起こすことがあり，その場合は喘息発作やアナフィラキシーへ移行しうるため，エピネフリン筋肉注射や抗アレルギー薬投与など緊急処置の準備が必要．
⑥鼻中隔弯曲症	●鼻中隔の高度弯曲により鼻閉をきたしている状態．成長に伴う変形もしくは外傷に由来することが多い．慢性副鼻腔炎やアレルギー性鼻炎を合併することもある．
⑦血管運動性鼻炎	●本態性鼻炎とも呼ばれる．鼻閉が著明にあるのに比べて，鼻漏，鼻・喉の瘙痒感，くしゃみは強くない．眼の瘙痒感は通常認めない．寒冷・感情・性的興奮で増悪することがある．鼻粘膜は充血している．
⑧副鼻腔真菌症	●浸潤性・非浸潤性に分けられ，浸潤性は日和見感染として急性もしくは慢性の経過で，ときに致死的である．非浸潤性は易感染性との関連はなく，2 つに分類される．1 つは慢性非浸潤性副鼻腔真菌症であり，副鼻腔真菌症の中で大半を占める．無症状のことが多く，偶然 CT 検査で発見される．もう 1 つは上記のアレルギー性真菌性鼻副鼻腔炎である．
⑨多発血管炎性肉芽腫症（Wegener 肉芽腫症）	●膿性鼻漏，鼻出血，鞍鼻，中耳炎など上気道症状で初発することが多く，その後で肺や腎の症状が出現してくる．その他に紫斑，多発関節炎，多発神経炎などもみられることがある．
⑩頭頸部悪性腫瘍	●繰り返す片側性の血性鼻漏の場合は可能性が高くなる．鼻・副鼻腔の腫瘍性病変，悪性リンパ腫（B 細胞リンパ腫，鼻型節外性 NK/T リンパ腫など）を考える．
⑪鼻性髄液漏	●鼻漏の性状は漿液性であり，テステープで糖強陽性あるいは糖 30 mg/mL 以上ならば髄液漏を疑い，β2 トランスフェリン陽性ならば髄液漏と診断できる．外傷性（事故，医原性），非外傷性（腫瘍，頭蓋骨骨髄炎，脳囊腫，先天性，特発性など）に分けられ，頭部外傷後急性期の鼻性髄液漏の場合に限り保存的治療の対象となり，それ以外では整復術の適応となる．受傷後 48 時間以内に発症（診断）することが多い． ●髄膜炎を惹起する可能性があり，全症例を耳鼻咽喉科専門医あるいは脳神経外科専門医に紹介する．鼻かみは厳禁．

I

26. 鼻水が出る・鼻がつまる（鼻漏・鼻閉）

125

Ⅰ. 症候別診断編

解説・診断アプローチ

　急性の鼻汁・鼻閉の原因で圧倒的に多いのは感冒である．感冒の他にも類似した疾患名として，かぜ症候群や急性上気道炎などあるが，臨床的に大切なことは疾患名ではなく，**治療介入が必要か否か**である．ウイルス性の自然軽快する上気道感染症を「感冒」と明確に診断することで，逆に注意しなければいけない疾患がみえてくる．

1.「感冒」かどうかを診断する

　感冒の診断には**症状・経過・重篤感**の３つを確認すればよい．

　症状の特徴は，鼻症状に加えて咽頭痛や咳もあり，**特定の気道症状が突出していない**ことである．細菌感染症は focal sign と呼ばれる局所症状が強く出る（たとえば，溶連菌性咽頭炎なら嚥下できないほどの咽頭痛，細菌性副鼻腔炎なら膿性鼻汁・片側頬部痛，肺炎なら頑固な咳・痰）が，ウイルス感染症では症状が広く軽く出る．

　次に経過だが，感冒の場合は**発症後数日がピークで，その後は自然軽快傾向**となる．１週間経っても改善を認めていない患者を感冒と診断するのは誤診である．

　最後に重篤感を見極める．高齢者（特に糖尿病や慢性閉塞性肺疾患などの基礎疾患のある患者）では症状の悪化がわかりにくいため，家族が「かぜが，なかなかよくならない」といって連れてきた高齢の患者が肺炎だった，ということはよく経験する．そのような高齢者でもわかりやすい指標となるのが**食事量**である．食事量は「普段の何割程度食べられていますか？」と質問することで客観的にも低下の程度が明確となるため，重篤感の指標として使いやすい．食事量低下が遷延しているならば，感冒以外の疾患を考えるべきである．

　以上の３点をすべて満たした場合のみ感冒の診断とし，それ以外の場合では注意深い経過観察ないしは精査を行う．

2. 鼻症状が強い場合

　感冒様症状（鼻・喉・咳）の中でも鼻症状が強い場合は，**副鼻腔炎**を考える．副鼻腔炎と診断しても抗菌薬の使用は限定すべきである．副鼻腔炎の大半は10日以内に自然軽快するためである．抗菌薬の適応は，38℃以上の発熱や強い顔面痛といった副鼻腔由来の強い炎症所見を認める場合，double sickening と呼ばれる二峰性の経過で悪化している場合，診断から７日以上経過しても頬部痛が残存している場合，のいずれかに合致しているときに限定して使用する．

3. 慢性の鼻閉の場合

　慢性に持続する鼻閉の場合には，アレルギー性鼻炎として非典型的

であれば，鼻鏡，鼻腔内視鏡，画像評価（CT や MRI）といった精査が必要となる．

参考文献

1) Rosenfeld RM et al：Clinical practice guideline；adult sinusitis. Otolaryngol Head Neck Surg **137**（3 Suppl）：S1–S31, 2007
2) 松脇由典：アレルギー性真菌性鼻副鼻腔炎（AFRS）について．日耳鼻会報 **115**：646-647，2012
3) 松脇由典ほか：鼻性髄液漏の診断と治療．耳鼻展望 **53**：300-310，2010

私の工夫〜かぜには点滴とかぜ薬？〜

点滴バック 200 mL の中身は，水分と塩分 0.18 g・糖分 8.6 g のみです．味噌汁の塩分 1 g，オレンジジュースの糖分 20 g にも足りません．ラグビーのやかんの中が「ただの水」であるのと同じです．

かぜ薬で早く治る根拠はありませんが，副作用は起きるかもしれません．人間の身体はストレスで塩分と水分を貯えようとするシステムが働きます．夜勤明けの即席スープは五臓六腑に染み渡り，夏の冷えたビールとは違った幸福感をもたらします．弱った体は水分と塩分を欲しているのです．「栄養と水分をしっかり摂って休む」，これに勝るかぜ治療はありません．

Ⅰ. 症候別診断編

C. 頭頸部の症状

27 鼻血が出る（鼻出血）

Clinical Pearl

- 止血処置を行いつつ医療面接を行い，前方・後方どちらからの出血であるかで，特発性鼻出血と症候性鼻出血とを区別せよ．後者はさらに局所に基礎疾患が存在する場合と全身性の出血傾向をきたす疾患に分けられる．

- 鼻出血の70〜90％は，鼻中隔前下方のKisselbach部位からの出血である．鼻をかむ，咳やくしゃみ，頭部の前屈などで容易に誘発される．少量のKisselbach部位からの出血は，やや前かがみで鼻翼圧迫法（鼻翼の根元を10分間程度つまむこと）を用いればほとんどが止血されることを記憶すべし．

- 局所の出血状態と全身状態（血圧，脈拍，呼吸状態など）を把握し，気道の確保やショックの予防にも注意を払え．

疑うべき疾患

よく遭遇する疾患
- 特発性鼻出血
- 薬剤性（抗凝固薬，抗血小板薬内服）★★
- 高血圧症★
- 頭部および顔面外傷★★★
- 鼻中隔弯曲症

ときどき遭遇する疾患
- 白血病などの造血系腫瘍★★★
- 肝不全★★★
- 腎不全★★★
- 若年性鼻腔血管線維腫★★
- 副鼻腔および鼻咽腔の良性・悪性腫瘍★★
- 鼻腔異物★

稀に遭遇する疾患
- Osler病★
- 血液疾患（血友病，血小板減少症など）★

C. 頭頸部の症状

主要疾患スクリプト（頻度順）

疾患名	押さえておきたいポイント
①特発性鼻出血	● 原因となる基礎疾患のない患者において，鼻かみやくしゃみ，咳嗽，洗顔などの前屈による頭部のうっ血，運動時の血圧の急上昇などで誘発される. ● ほとんどは前方からの出血であり，鼻翼圧迫法の他にアドレナリン（ボスミン®）ガーゼを用いた前鼻圧迫法で治療する．ボスミン® ガーゼ（5,000 倍希釈）の作り方は，救急で用いるボスミン® 注が 0.1％であるのでそれを 5 倍に希釈し，大き目のコメガーゼ（3×20 cm）を用いる.
②薬剤性（抗凝固薬，抗血小板薬内服）	● 鼻出血で入院となった成人の患者の 65％が抗血栓薬を服用しており，21％がワルファリンであったとの報告がある．高齢者の鼻出血では特に注意が必要である. ● 一般的な止血処置の他に，抗血栓薬の減量/中止，ワルファリン内服中の場合はビタミン K の投与なども検討する必要がある.
③高血圧症	● 高血圧自体が鼻出血の直接の原因であることは証明されていないが，高血圧を伴う鼻出血は出血部位が鼻腔後方で重篤な鼻出血となる率が高く，入院を必要とすることが多い. ● 受診時は不安で血圧が上がっていることが多いため，健診で高血圧を指摘されたことがあるかや，降圧薬内服中の患者であれば最近のコントロール状況について確認する.
④頭部および顔面外傷	● 鼻骨骨折は全顔面骨折の中で最も多く，鼻出血の他に皮下出血，鼻の変形，腫脹などを伴う．他の顔面骨折合併の有無の確認のためにも頭部 CT が有用である. ● 鼻出血がコントロールできない場合以外にも，鼻中隔血腫，骨髄性鼻漏がみられる場合は耳鼻科へ，他の顔面骨折の合併，複視/眼球運動障害，顔面神経麻痺がみられる場合は形成外科（可能なら顎顔面専門）へコンサルトが必要である.
⑤鼻中隔弯曲症	● 鼻中隔弯曲の凸側に出血が多発することが知られている．鼻出血の他に鼻閉，頭痛，頭重感，いびきなどをきたすことがある.
⑥白血病などの造血系腫瘍	● 正常造血の抑制，芽球の出現，DIC，臓器浸潤（リンパ節腫脹，肝脾腫，歯肉腫脹など）などを認めうる.
⑦肝不全	● 急性・慢性いずれの場合もありうる．血液検査で肝酵素上昇，PT 延長などを認める.
⑧腎不全	● 尿毒症の他の症状（倦怠感，意識障害，貧血，瘙痒症など多彩）を伴う.
⑨若年性鼻咽腔血管線維腫	● 思春期男子に好発する稀な腫瘍で組織学的には良性であるが，易出血性で眼窩，翼口蓋窩，側頭下窩，中頭蓋窩などの深部へ局所破壊性に進展し，鼻閉，頬部腫脹，顔面変形，顔面突出なども出現することがある.

27

鼻血が出る（鼻出血）

129

Ⅰ. 症候別診断編

疾患名	押さえておきたいポイント
⑩副鼻腔および鼻咽腔の良性・悪性腫瘍	●片側性の血性鼻漏や後鼻漏に血液が混じっていたとの訴えがあり，さらにそれらが繰り返される場合は出血性の鼻茸などの良性腫瘍または上咽頭がんなどの悪性腫瘍を考える．
⑪鼻腔異物	●小児に多く，みずから鼻腔内に挿入することが多い． ●出血が始まった前後の状況を親に尋ねる他，本人へも聴取する．ボタン型電池は組織障害を起こすため早急な摘出を要する．
⑫Osler 病	●常染色体優性遺伝であり，血管の内皮細胞，平滑筋細胞の分化増殖異常により，血管拡張病変が発生すると考えられている． ●頻度は 1～2 万人に 1 人で，初発症状は鼻出血が圧倒的に多い．
⑬血液疾患（血友病，血小板減少症など）	●家族歴を聴取し（血友病は伴性劣性遺伝），血液検査で血小板減少・APTT 延長を確認する．

解説・診断アプローチ

　鼻出血で受診する患者や家族は慌てており，落ち着かせながら医療面接・バイタルサインのチェックを行う．医療面接は鼻出血の経過（いつから，最初は鼻から出たか口に回ったか，きっかけとなる出来事や前後の状況，出血量，過去にも鼻出血を繰り返しているか），内服薬，既往歴（基礎疾患），家族歴に関して行い，出血が持続している場合は静脈路確保，血液検査を並行して行う．受診時止血していても出血量が多いと推測される場合や過去に鼻出血を繰り返している場合は血液検査を行うのが望ましい．病歴聴取や既往から疑われる基礎疾患に応じて血算以外の項目（凝固，生化学など）を追加する．外傷，若年性鼻咽腔血管線維腫，腫瘍が疑われる場合 CT 検査も行う．

　出血自体への対処として，体位は原則として座位または半座位とし，口を開いたまま静かに呼吸をさせ，咽頭に流下した血液は嚥下せず吐きさせるようにする．バイタルサインに異常がありショックが疑われる場合は仰臥位ではなく側臥位にし，血液の誤嚥や嚥下を防ぐ．

　特発性鼻出血の頻度が多いために前述の鼻翼圧迫法（あるいはボスミン®ガーゼを用いた前鼻圧迫法）で止血できることが多いが，後方からの出血の場合には効果がない．外鼻腔から絶えず流出し，咽頭に回った血液を吐き出し続ける場合は，出血部位が後方で出血程度も重症であることが多い．原則は耳鼻科へ相談だが，耳鼻科医がすぐに対応できない場合は後鼻タンポン法を行う．

C. 頭頸部の症状

> **後鼻バルーンタンポン法**
> ① 14～16 Fr の導尿バルーンにリドカインゼリーをつけ，鼻腔に挿入する．
> ② チューブ先端が軟口蓋から少し出たところでバルーンに空気を 5～6 mL 注入し，カテーテルを少し引いたところで固定する．これを両鼻腔に行う．
> ③ 引き続き前鼻にもタンポンを挿入し，ふたをする．

　基礎疾患がある場合や止血に難渋する場合は，入院・経過観察を考慮する．止血後の指導・対応として，①鼻翼圧迫法の指導，②熱いお湯につからない，アルコールを飲まない，激しい運動をしない，③強い鼻かみ，鼻いじりをしない，④血管収縮薬の点鼻処方（2 歳未満には禁忌）などがある．

参考文献

1) Smith J et al：Managing epistaxis in patients on warfarin. Clin Otolaryngol **34**：1-46, 2009
2) 北野正剛（監）：ひとりでこなす外科系外来処置ガイド，メジカルビュー社，東京，p19-28，2013
3) 浦野正美（編）：ENT 臨床フロンティア耳鼻咽喉科の外来処置・外来小手術，中山書店，東京，p127-135，2013
4) 切替一郎：新耳鼻咽喉科学，第 11 版，野村恭也（監），南山堂，東京，p295-300，2013
5) 神崎　仁（編）：耳鼻咽喉科・頭頸部外科診療のコツと落とし穴②鼻・副鼻腔疾患，中山書店，東京，p124-125，2006
6) 岡本美孝（編著）：耳鼻咽喉科・頭頸部外科 Q & A 日常診療の疑問を解決，中外医学社，東京，p61-62，2013
7) 洲崎晴海ほか：SUCCESS 耳鼻咽喉科，金原出版，東京，p105-108，2007

Ⅰ. 症候別診断編

C. 頭頸部の症状

28 喉が痛い（咽頭痛）

🩺 *Clinical Pearl*

- ☛ 外来でよく遭遇する症候であり，多くがウイルス感染症である．その中で溶血性レンサ球菌感染症を的確に診断すべし．
- ☛ 全身疾患の部分症状としての咽頭痛も鑑別に含めよ．
- ☛ 急性喉頭蓋炎を見逃すべからず

疑うべき疾患

よく遭遇する疾患
- ウイルス性咽（喉）頭炎（ライノウイルス，アデノウイルス，インフルエンザウイルス，コクサッキーウイルス）
- 溶血性レンサ球菌感染症

ときどき遭遇する疾患
- 伝染性単核球症
- マイコプラズマ感染症
- 口腔カンジダ症
- 単純ヘルペスウイルス感染症
- 扁桃周囲膿瘍★★
- 発熱性好中球減少症（FN）★★
- 亜急性甲状腺炎

稀に遭遇する疾患
- 急性心筋梗塞★★★
- 咽後膿瘍★★★
- 急性 HIV 感染症★
- 淋菌性咽頭炎
- 咽頭梅毒
- クラミジア性咽頭炎
- 急性喉頭蓋炎★★★
- ジフテリア
- 白血病★★★
- 成人 Still 病★★
- 悪性リンパ腫★★★

主要疾患スクリプト（頻度順）

疾患名	押さえておきたいポイント
①ライノウイルス感染症	● かぜ症候群の一般的な原因ウイルスであり，成人では喉のいがらっぽい感じやチクチクする痛み，鼻汁，咳嗽を訴える．発熱に乏しい．

132

C. 頭頸部の症状

疾患名	押さえておきたいポイント
②アデノウイルス感染症	●咽頭結膜熱として，発熱とともに咽頭痛や結膜炎を起こす．夏に多い．
③インフルエンザ	●高熱，咳嗽，筋肉痛，関節痛，脱力などをきたし，全身症状が強く，咽頭痛はあまり目立たない．高齢者では初期に症状が目立たず，全身倦怠感を訴えて受診することがある．冬に多い．
④コクサッキーウイルス感染症	●主に小児に対し，ヘルパンギーナとしてヘルペスウイルスと似通った水疱や潰瘍性病変を口腔粘膜に形成し，発熱を伴う．手足にも発疹を形成し，手足口病として発症することもあるが，ヘルパンギーナが口腔の奥のほうに水疱が集中するのに対し，手足口病では口腔前方に水疱を認める．ともに夏に多い．
⑤溶血性レンサ球菌感染症	●Centorの基準（表1）を確認し，4つとも満たす場合に溶血性レンサ球菌感染症としての加療を行う．2つまたは3つを満たす場合には溶血性レンサ球菌迅速検査や咽頭培養の結果をもって抗菌薬投与を決定する．
⑥伝染性単核球症	●長引く発熱，咽頭痛，後頸部のリンパ節腫大を認め，血液検査では肝機能障害，異型リンパ球の出現を認める．若年者ではEBV，20歳代後半以降ではCMVが原因として多い．
⑦マイコプラズマ感染症	●初期に咽頭痛を訴え，その後長引く咳嗽を呈する．健康な若年成人に多い．
⑧口腔カンジダ症（鵞口瘡）	●長引く抗菌薬使用や，ステロイドなど免疫不全状態で発症する．口腔内に白苔を認め，擦ると容易に剥がれる．
⑨単純ヘルペスウイルス感染症	●単純ヘルペスウイルスの初感染では，発熱や咽頭痛，歯肉炎，口腔内アフタを認める．
⑩扁桃周囲膿瘍	●発熱，咽頭痛に嚥下障害を訴えることが多く，身体所見で軟口蓋の腫脹，口蓋垂の健側への偏位の有無を確認する．疑えば耳鼻科にコンサルトし，切開排膿を検討する．
⑪発熱性好中球減少症（FN）	●チアマゾール®や抗がん薬の投与中に好中球が減少し，発熱，咽頭痛を訴えることがある．検査で好中球数を確認し，被疑薬を中止する．
⑫亜急性甲状腺炎	●30〜60歳代の女性に多く，先行感染を認めることがある．長引く発熱と咽頭痛を訴える．喉の痛みは移動性で，creeping thyroiditisといわれる．甲状腺は板状硬で圧痛を認める．甲状腺機能は亢進し，甲状腺エコー検査で圧痛に一致した低エコー域を認める．
⑬急性心筋梗塞	●頸部への放散痛が知られており，心筋梗塞のリスクが高い急性の咽頭痛では鑑別に加える．
⑭咽後膿瘍	●発熱，咽頭痛，嚥下障害を認め，放置すれば縦隔炎にも進展しうる深頸部感染症の1つである．X線や頸部CT検査で椎体前面軟部組織の腫脹の有無を確認する．耳鼻科への紹介を検討する．

28. 喉が痛い（咽頭痛）

133

Ⅰ．症候別診断編

疾患名	押さえておきたいポイント
⑮急性HIV感染症	●感染から数週間以内に，50〜90%に発熱や咽頭痛，発疹を認める．急性期はwindow periodのため抗HIV抗体が陰性のこともあり，疑わしい場合はPCRも考慮する．
⑯淋菌性咽頭炎	●90%は無症状で，症状が生じても特徴的な所見はないとされる．生殖器淋菌感染症がある場合，60%に咽頭感染を認めるとされる．
⑰咽頭梅毒	●オーラルセックスを介して直接感染する．そのため，咽頭炎のみならず口唇や舌尖に1〜2 cm大の圧痛を伴う結節を伴う．
⑱クラミジア性咽頭炎	●10%は無症状であり咽頭痛を呈することは少ない．生殖器クラミジア感染症がある場合，半数程度で咽頭からクラミジアが検出される．
⑲急性喉頭蓋炎	●強い咽頭痛に，発熱，嚥下障害，嗄声を訴えるが，咽頭所見はしばしば乏しい．頸椎X線やCTで腫大した喉頭蓋を確認するか，耳鼻科医への紹介を検討する．
⑳ジフテリア	●ワクチン接種により近年その頻度は減少している．偽膜と呼ばれる，擦っても剝がれない白苔を咽頭に認める．
㉑白血病	●白血病による易感染性が，咽頭痛を契機にわかることがある．血液検査で目視像を依頼し，芽球の有無を確認する．
㉒成人Still病	●初発症状として咽頭痛を認めることがあり，診断基準にも含まれる．典型的には夕方から夜にかけて発熱し，同時にサーモンピンク様の皮疹を認める．血液検査では白血球上昇，CRP上昇，肝機能障害を認め，フェリチンが異常高値となる．
㉓悪性リンパ腫	●稀ではあるが，扁桃原発の悪性リンパ腫が長引く咽頭痛を契機に発見されることがある．

解説・診断アプローチ

　咽頭痛を主訴に外来を受診する患者は多いが，ほとんどがウイルス感染症で対症療法のみで軽快する．ただし，それらの中に緊急を要し，ともすれば重症化する疾患，抗菌薬投与を要する疾患，全身疾患が含まれていることがある．多忙な外来で，いかにそれらの疾患を的確に診断するかが総合診療医の腕の見せどころである．

1. 溶血性レンサ球菌感染症を除外する

　まず1点目は，**溶血性レンサ球菌感染症を正しく診断する**ことである．その目的は，適切な抗菌薬投与によって扁桃周囲膿瘍などの化膿性合併症やリウマチ熱の発症の予防と罹病期間も短くすることである．**Centorの基準**（表1）を用い，4項目すべて満たせば抗菌薬投与を開始し，2または3項目が該当すれば，迅速抗原検査や咽頭培養の結果を参考とする．

　似た症候を呈する伝染性単核球症ではアンピシリン，アモキシシリンの投与で皮疹を呈することがあり，また溶血性レンサ球菌感染との

C. 頭頸部の症状

表1　Centorの基準
1. 問診上の発熱（>38℃）
2. 圧痛を伴う前頸部リンパ節腫脹
3. 扁桃の白苔や滲出液
4. 咳嗽を欠く

合併症例の報告もみられるため，抗菌薬の選択には注意を要する．

2. 重症感染症を除外する

　2点目は，重症な感染症を見逃さないことである．重症化すると窒息や深頸部感染症，縦隔炎へ進展し，しばしば治療に難渋し，ときに死亡に至る．特に**急性で改善傾向のない，痛みの強い咽頭痛**で注意が必要である．また深部に炎症が波及すると，嚥下障害・開口障害・項部硬直を伴うようになるため，深頸部感染症を疑うきっかけとなる．

　念頭に置くべき重症感染症は急性喉頭蓋炎，扁桃周囲膿瘍，咽後膿瘍であり，扁桃周囲膿瘍は咽頭所見で診断することが可能であるが，急性喉頭蓋炎と咽後膿瘍は診断がむずかしい．常に意識しながら疑う閾値を低くし，画像検査や耳鼻科へのコンサルトを行う．

3. 全身疾患を疑え

　3点目は，咽頭痛が全身疾患の部分症状ではないかと意識することである．たとえば，動脈硬化のリスクが高い患者の急性の咽頭痛では急性心筋梗塞の放散痛を考え，また，性感染症の既往がある患者の咽頭痛では淋菌・梅毒・クラミジアを考える．稀な疾患ではあるが，成人発症Still病，血液検査しなければ診断できない急性白血病急性，生検をしないと確定診断に至らない悪性リンパ腫など，ときに思いもよらない，ともすれば急激に増悪しかねない全身疾患が咽頭痛を訴えて内科外来にやってくる．日々意識しておくことで，多忙な外来で性活動歴の聴取やフェリチン測定，血液像検査で目視を依頼するなど，早期の診断に至るきっかけとなるであろう．

I

28. 喉が痛い（咽頭痛）

135

Ⅰ. 症候別診断編

C. 頭頸部の症状

29 しわがれ声（嗄声）

Clinical Pearl

- ☛ 上気道炎症状がない，2週間以上嗄声が持続する，呼吸困難や体重減少などの他の症状を伴う，喫煙・飲酒歴など頭頸部悪性腫瘍のリスクがある場合には，早急に耳鼻咽喉科へコンサルトせよ．腫瘍による気道圧迫は緊急性大．
- ☛ 受療行動を起こさないほど，症状が軽微な場合には発症から時間が経過している可能性があるため，注意深く随伴症状，生活歴の聴取をするべし．
- ☛ 嗄声が初発症状となる重篤な疾患の見逃さないため，訴えのない軽微な嗄声もピックアップできるようするべし．声も重要な所見の1つである．

疑うべき疾患

よく遭遇する疾患
- 急性喉頭炎［感染性（ウイルス，細菌）］
- 慢性喉頭炎［喫煙，飲酒，アレルギー疾患（慢性鼻炎，慢性副鼻腔炎，血管浮腫）］
- ポリープ様声帯，声帯ポリープ，声帯結節
- アナフィラキシー★★★
- 咽頭喉頭逆流症

ときどき遭遇する疾患
- 甲状腺機能低下症
- 医原性（気管挿管後，頸部・胸部術後）
- パーキンソン病
- 糖尿病性ニューロパチー
- 急性喉頭蓋炎★★★
- ステロイド薬吸入

稀に遭遇する疾患
- 慢性喉頭炎［感染症（真菌，結核，梅毒），肉芽腫性疾患（SLE，多発血管炎性肉芽腫症，サルコイドーシス）］★
- 咽喉頭がん★★★
- 喉頭外悪性腫瘍★★★
- 胸部大動脈瘤★★★
- 重症筋無力症★
- 筋萎縮性側索硬化症★★
- 脳血管障害（Wallenberg症候群）★★
- 不随意運動（ジストニア，振戦など）
- 転換性障害
- 喉頭外傷

C. 頭頸部の症状

主要疾患スクリプト（頻度順）

疾患名	押さえておきたいポイント
①急性喉頭炎	●発熱，咽頭痛，鼻汁，咳嗽などの上気道症状を伴い，多くはウイルス感染症が原因で自然軽快する．
②慢性喉頭炎	●3週間以上喉頭炎が持続する場合をいう．原因は多岐にわたり喫煙や飲酒，声帯酷使，アレルギー疾患が頻度として多いが，それらがない場合には慢性感染症（真菌，結核，梅毒など）も考慮する. ●稀に肉芽腫性疾患（SLE，多発血管炎性肉芽腫症，サルコイドーシス）が原因となることもある．
③ポリープ様声帯	●中高年の喫煙者に好発する声帯全長にわたる浮腫性病変で，腫脹が高度の場合には呼吸困難をきたすこともある．
④声帯ポリープ，声帯結節	●声帯酷使，喫煙で生じることが多く発症早期は保存的治療のみで改善するが，手術を要する例も多い．発症は緩徐で増悪・寛解を繰り返すことが多い．
⑤アナフィラキシー	●喉頭浮腫により嗄声を生じる. ●蕁麻疹の有無を確認し，エピネフリン0.3mg筋注を行う．バイタルサイン，呼吸器症状，腹部症状も必ず確認する．
⑥咽頭喉頭逆流症	●胃酸が咽喉頭に逆流することで起こる．慢性咳嗽，咳払い，咽頭違和感，胸やけなどの症状を伴い，喉頭ファイバーでは披裂部の発赤・腫脹を認める．
⑦甲状腺機能低下症	●ムコ多糖が声帯や咽頭組織に沈着することで生じる．体重増加，便秘，倦怠感などの症状を伴い，身体所見でアキレス腱反射弛緩相遅延を認める．
⑧気管挿管後	●抜管後に声帯損傷により一過性の嗄声が出現する．披裂軟骨脱臼の場合には，遷延する嗄声，咽頭痛，嚥下時痛，呼吸困難を認める．
⑨パーキンソン病	●安静時振戦，無動，固縮を3徴とし，慢性進行性の経過をとる．その他，精神神経症状，自律神経症状や感覚症状など非運動症状が主訴となることもある．
⑩糖尿病性ニューロパチー	●アキレス腱反射，振動覚，ピンプリック，モノフィラメントでスクリーニングを行う．神経障害による声帯麻痺で嗄声をきたす．
⑪急性喉頭蓋炎	●重篤な嚥下時痛，嚥下困難，咽頭痛，呼吸苦を訴える場合には，第一に考える．急激に進行して窒息に至る可能性があることに注意する．
⑫ステロイド薬吸入	●吸入方法や吸入後のうがいを行っているかを確認する. ●必要に応じて製剤の変更を検討する．休薬もしくは薬剤変更で1〜2週間で改善することが多い．
⑬咽喉頭がん	●喫煙，飲酒が危険因子となる．中下咽頭がんでは嗄声以外に咽頭痛，嚥下障害を伴うことがある．下咽頭がんは食道がんなどの合併（重複がん）もあるため，上部消化管内視鏡検査での評価を行う．
⑭喉頭外悪性腫瘍	●肺がん，食道がん・甲状腺がん・縦隔悪性腫瘍などの反回神経浸潤，リンパ節転移による反回神経圧迫が原因となる．

29 しわがれ声（嗄声）

137

Ⅰ. 症候別診断編

疾患名	押さえておきたいポイント
⑮胸部大動脈瘤	● 弓部大動脈瘤により左反回神経が圧排されることによる. 基本的には無症状であるが, 周囲臓器の圧迫による症状（嚥下障害, 呼吸困難など）に注意する.
⑯重症筋無力症	● 通常, 眼瞼下垂や複視や嚥下障害などの症状がある. 反復動作で増悪するため, 日内変動（夕方にかけて増悪）があるが, 明確でない場合もある.
⑰筋萎縮性側索硬化症	● 上下位運動ニューロンの障害により錐体路徴候, 全身筋萎縮をきたす. 感覚障害を伴わないのが特徴.
⑱脳血管障害（Wallenberg 症候群）	● 延髄外側に走行する迷走神経, 三叉神経脊髄路, 交感神経下行路障害による症状（嗄声・嚥下障害, 同側顔面の温痛覚障害, Horner 症候群）, 対側の上下肢温痛覚障害（外側脊髄視床路）をきたす. 錐体路と深部感覚は延髄外側を走行せず, 障害を受けないのが特徴.
⑲不随意運動（ジストニア, 振戦など）	● 喉頭ジストニアでは, 発声に異常な努力が必要であり, 声質にも異常が認められる. 音声振戦は, 母音持続発音で増悪することが特徴.
⑳転換性障害	● 身体疾患では説明できない神経, 感覚系の症状を呈する. また, 症状へ無頓着である "美しき無関心" が特徴. ● 発症に先立って心理的要因が存在する.
㉑喉頭外傷	● 外傷（交通事故, スポーツ）後に stridor, 呼吸困難, 嗄声, 血痰・喀血などの症状を呈したときに疑う. ● 喉頭外傷の急性期治療は気道確保.

解説・診断アプローチ

　嗄声は声の音質の問題であることから, 耳鼻咽喉科に受診することが多い主訴の1つであるが, 喉頭や声帯の異常のみならず神経系まで解剖学的にさまざまな部位が原因となりうる. 診断のために次のアプローチをとる.

1. 罹患期間は2週間以内か, それ以上か

　まず罹患期間が2週間以内か, それ以上かを確認する.

a）2週間以内の場合

　2週間以内の場合には**ウイルス性**もしくは短時間の声帯酷使による**急性喉頭炎**が最も高頻度であるが, **急性喉頭蓋炎の除外は必須**である. 急性喉頭蓋炎が臨床症状から疑われた場合には, 速やかに耳鼻咽喉科へのコンサルトを行う.

　上気道症状やアレルギー疾患の症状に乏しい場合には, 嗜好歴や逆流性食道炎症状の確認を行う. 発症形式が突然発症の場合には脳血管障害を考え, その他の脳神経症状の有無を確認する. Horner 症候群が合併している場合には, 延髄外側病変, 縦隔・甲状腺の悪性腫瘍, 鎖

骨下動脈瘤などを鑑別する.

また，咽頭，呼吸器症状に加えて体重減少を伴う場合には，悪性腫瘍が潜んでいる可能性を考慮する.

b）2週間以上の場合は専門医へ

2週間以上の慢性経過では，**耳鼻咽喉科へコンサルト**し，喉頭ファイバーなどの精査を行う必要がある．喫煙や飲酒，高齢など咽喉頭がんの危険因子があれば，腫瘍の増大で気道圧迫により窒息の危険性があり，準緊急での気管切開となるため，早急に耳鼻咽喉科へコンサルトする．喫煙と頭頸部がんは嗄声のみが症状となることがあるため注意する.

内分泌疾患，喉頭外悪性腫瘍，パーキンソン病を示唆する症状がある場合には，それとしての精査加療を行い，治療無反応性の場合に喉頭ファイバーを行う.

2. 病変部位はどこか？

次いで解剖学的に病変部位を特定する．大まかに喉頭もしくは声帯そのものの異常か声帯を支配する迷走神経（反回神経）麻痺で分ける．評価には喉頭ファイバーが必須であるが，嗄声の性状と随伴症状に注目して，病変部位を推定していく.

粗糙性嗄声（ガラガラ声）は喉頭もしくは声帯自体の病変を示唆し，気息性嗄声（息漏れ声）は声帯が完全に閉じない状態であり，反回神経麻痺を示唆する.

無力性嗄声（弱々しい声）も反回神経麻痺を示唆する.

随伴症状は，喉頭や声帯であれば咽頭痛や嚥下障害を伴いやすく，反回神経は周囲臓器（食道・大動脈・甲状腺・リンパ節）の腫瘤性病変による症状を伴う.

中枢神経では，嗄声以外の神経症状が伴うことが多い．漫然と診察していては見逃すこともあるため，嗄声を引き起こす解剖学的構造を意識したうえで，特定の疾患を疑って注意深く身体所見をとることが大事である.

参考文献

1) Feierabend RH et al：Hoarseness in Adults. Am Fam Physician **80**：363–370, 2009
2) Schwartz R et al：Clinical practice guideline；hoarseness（dysphonia）. Otolaryngol Head Neck Surg **141**：1–31, 2009
3) Rosen CA et al：Evaluating hoarseness；keeping your patient's voice healthy. Am Fam Physician **57**：2775–2782, 1998

Ⅰ. 症候別診断編

C. 頭頸部の症状

30 飲み込みにくい（嚥下困難）

Clinical Pearl

- ☛ 嚥下困難は発症様式と随伴症状から障害部位・病態生理を推測すべし.
- ☛ 急性〜亜急性に生じた場合は生命を脅かす疾患が隠れていることがあるため，迅速に対応せよ.
- ☛ さまざまな器質的疾患において嚥下困難のみが初発症状となる場合があり，随伴症状/徴候がないことを理由に器質的疾患を否定するべからず.

疑うべき疾患

よく遭遇する疾患

1. 口腔咽頭期嚥下障害
   - 脳血管障害★★★
   - パーキンソン病★★
2. 食道期嚥下障害
   - 食道内異物
   - 胃食道逆流症（GERD），逆流性食道炎

ときどき遭遇する疾患

1. 口腔咽頭期嚥下障害
   - 認知症
   - 筋萎縮性側索硬化症（ALS）★
   - 脊髄小脳変性症（多系統萎縮症）★
   - 重症筋無力症★
   - 咽喉頭異常感症
   - サルコペニア
2. 食道期嚥下障害
   - 食道がん，噴門部胃がん★★
3. 口腔咽頭期/食道期のいずれも障害されうる病態
   - 薬剤（精神神経用薬，抗腫瘍薬）★

C. 頭頸部の症状

稀に遭遇する疾患

1. **口腔咽頭期嚥下障害**
   - 脳腫瘍 ★
   - 多発性硬化症
   - 末梢神経障害（脳神経，反回神経）★
   - ボツリヌス ★★
   - アミロイドーシス
   - 形態異常（輪状咽頭嚥下困難症，Zenker 憩室，口腔咽頭腫瘍）

2. **食道期嚥下障害**
   - 逆流性食道炎以外の炎症性疾患（好酸球性食道炎，感染性食道炎，リンパ球性食道炎）
   - 形態異常（食道ウェブ，下部食道輪）
   - 食道運動障害（アカラシア，びまん性食道けいれん，過収縮性食道，強皮症，Sjögren 症候群）
   - 心血管異常
   - 縦隔腫瘍
   - 機能性嚥下障害

3. **口腔咽頭期/食道期のいずれも障害されうる病態**
   - 心因性疾患（不安，うつ病，心気症，身体表現性障害，転換性障害，摂食障害）

主要疾患スクリプト（頻度順）

1. 口腔咽頭期嚥下障害

疾患名	押さえておきたいポイント
①脳血管障害	突発～急性に発症し，通常は麻痺性構音障害や四肢の麻痺，感覚障害などの神経脱落徴候を伴う．慢性硬膜下血腫は進行性の経過をとることもある．
②パーキンソン病	病初期から存在することがあり，運動器症状の重症度とは必ずしも関連しない．嚥下障害の自覚に乏しく，むせのない誤嚥が多いとされる．
③認知症	進行性核上性麻痺ではパーキンソン病と比べ早期から嚥下障害が出現する．アルツハイマー病やレビー小体病では進行期に嚥下障害を伴う．血管性認知症では階段状の神経徴候悪化をきたす．
④筋萎縮性側索硬化症（ALS）	球麻痺型では嚥下困難が初発症状となることがあり，この場合，四肢体幹部の筋力低下は目立たない時期がある．通常構音障害を伴う．
⑤脊髄小脳変性症（多系統委縮症）	MSA-P，MSA-C ともに発症から比較的早い段階（発症 2～5 年）で嚥下障害を呈するとされる．病型により小脳，錐体外路，自律神経，錐体路のいずれの障害によっても嚥下障害を呈しうる．
⑥重症筋無力症	初発症状となることがあり，嚥下の繰り返しにより疲労が増悪する．本疾患の診断上重要視されている日内変動が明確でない場合がある．

141

Ⅰ．症候別診断編

疾患名	押さえておきたいポイント
⑦咽喉頭異常感症	●咽喉頭部に異物や塊の存在を感じるが器質的異常を認めず，6ヵ月以上症状が遷延する．食事の最中は症状が緩和ないし消失し嚥下障害を伴わないことが必須であるが，飲み込みにくさを主訴とする場合がある．
⑧サルコペニア	●嚥下筋の減少による嚥下筋力低下のため，咽頭残留や誤嚥を生じる．栄養状態の改善に伴って嚥下機能の改善がみられることがある．
⑨多発性硬化症	●時間的・空間的多発性を特徴とする神経徴候が特徴となる．嚥下障害は重症度に比例し，嚥下中枢および神経路の障害により多様な臨床像を呈しうる．
⑩反回神経障害	●腫瘍の浸潤・圧排や弓部大動脈解離・大動脈瘤により発症し，嗄声を伴う．両側性障害では正門閉鎖を生じ呼吸困難をきたす．
⑪ボツリヌス	●舌の硬直が急激に進行し失声と嚥下不能を呈する．悪心・嘔吐，眼瞼下垂や斜視がみられる．
⑫アミロイドーシス	●舌腫大を呈し，口腔咽頭相における食塊の移送困難から嚥下障害を呈することがある．
⑬形態異常	●先天的要因では口唇・口蓋裂や咽頭口腔の嚢胞が，後天的要因では歯列の異常が嚥下における食物塊の移送に支障を生じ，嚥下困難をきたす．

2. 食道期嚥下障害

疾患名	押さえておきたいポイント
①食道内異物	●通常は魚の骨や肉塊で，食事中突然発症する．
②胃食道逆流症（GERD），逆流性食道炎	●胸やけや胃内容物の逆流感を伴い，寝起き時の"口の苦さ"を訴えることもある． ●H_2受容体拮抗薬やPPIが有効．
③食道がん，噴門部胃がん	●腫瘍の増大による通過障害をきたす．嚥下時痛を伴うこともある．食道がんではリンパ節転移から反回神経麻痺をきたすことがあり，この場合は声門機能不全から嗄声や呼吸困難を伴うことがある．
④好酸球性食道炎	●固形物の嚥下困難をきたし，制酸薬への反応が乏しい胸痛や上腹部痛を伴う．
⑤感染性食道炎	●カンジダ，単純ヘルペスウイルス（HSV），CMVが主な原因で嚥下時の痛みを伴う．カンジダでは鵞口瘡が，HSVでは口腔内水疱が手がかりとなる．CMVではHIV感染患者において肝炎や網膜炎とともに全身感染の一部分症としてみられることがある．
⑥形態異常	●食道憩室（咽頭食道部に生じるZenker憩室が最多，食後の咳嗽や食後数時間で生じる食物の逆流をみることがある），食道ウェブ（食道入口部に発生する膜様構造物，鉄欠乏性貧血に合併することが多い），食道輪（食道遠位部に生じる粘膜または筋性の輪状構造物）はいずれも嚥下困難を訴えることがある．

C. 頭頸部の症状

疾患名	押さえておきたいポイント
⑦アカラシア	●飲食時の痛みを訴え，食物のつかえ感を伴う．液体でより悪化したり，症状のあるときとないときの変動がみられたりする．
⑧びまん性食道けいれん	●間欠的な嚥下障害をきたし，胸痛や背部・頸部・上腕への放散痛を伴う．液体でも固形物でも発症し，熱い物や冷たいもので増悪する．
⑨心血管異常	●右鎖骨下動脈起始異常では食道が気管と右鎖骨下動脈に挟まれ，嚥下困難を自覚することがある． ●後天的な病態では大動脈瘤による反回神経麻痺のため，嗄声とともに嚥下障害を生じることがある．
⑩縦隔腫瘍	●食道は後縦隔にあるが，上・前・中・後縦隔のいずれの部位の腫瘍でも，腫瘍径の拡大による食道や反回神経の圧排により嚥下障害を生じうる．
⑪機能性嚥下障害	●固形物・水分の嚥下時に生じる違和感で，他の器質的・機能的疾患が除外される状態． ●診断に際しては症状が診断の6ヵ月以上前から生じ，連続して3ヵ月以上診断基準を満たす状態が持続している必要がある． ●症状は間欠的かつ食後に自覚する．

3. 口腔咽頭期/食道期のいずれも障害されうる病態

疾患名	押さえておきたいポイント
①薬剤	●嚥下運動と唾液分泌の各々に影響する薬剤がある．抗精神病薬や制吐薬（メトクラプラミドなど）による遅発性ジスキネジアでは舌の不随意運動などにより嚥下困難をきたす．抗腫瘍薬による化学療法では唾液減少*や口腔粘膜の炎症が生じる．
②心因性嚥下障害	●不安は間欠的な，うつは進行性の嚥下障害と関係する．症状に変動がみられる．

*唾液減少：Sjögren 症候群や頭頸部への放射線照射，薬剤による唾液減少が食物塊の崩壊・移送を妨げ，嚥下障害をきたしうる．

解説・診断アプローチ

1. 病態を把握する

　嚥下運動は臨床的に口腔咽頭期と食道期とに分けられる．嚥下の開始時から困難があれば口腔〜咽頭期に由来する可能性があり，嚥下後数秒を経て「**詰まるような感じ**」がするのであれば食道期に由来する可能性が示唆される．**嚥下時の咳き込みや嚥下後の鼻からの逆流**は口腔咽頭期の障害を示唆する．**液体の飲み込みが困難で固形物は可能**な場合は口腔から食道の運動機能に由来し，**固形物の飲み込み困難が先行する**場合は腫瘍や炎症による通過障害を考える．食道の通過障害では「詰まり」を感じる部位を指し示せることがある．

143

Ⅰ. 症候別診断編

2. 随伴症状を確認する

嗄声が嚥下障害に先行して出現した場合は喉頭病変を疑い，嗄声が嚥下障害の発症後に出現した場合は腫瘍による反回神経障害や逆流・神経疾患による喉頭炎を疑う．

随伴徴候として体重減少がある場合は器質的・心因的疾患の別を問わず何らかの介入を考慮すべきである．また**急性～亜急性に生じ痛みや息苦しさ，窒息感を伴う場合**は緊急対応を要する可能性が高い．

脳血管障害による嚥下困難は臨床上最も頻度が高く，通常は発症様式と随伴症状から診断は容易である．

腫瘍性疾患は見逃してしまうと適切な治療機会を逃すことになり，また炎症性疾患では疾患特異的な治療が可能な場合もあり QOL 向上も望めるため，わが国の医療資源の状況を鑑みると内視鏡や各種画像検査を不必要に躊躇すべきではないと思われる．機能性疾患は内視鏡による検索では診断しがたい場合があり，適宜造影検査などを組み合わせる必要がある．

3. 随伴症状の有無で器質的疾患を否定しない

たとえば延髄外側症候群（Wallenberg 症候群）では嚥下障害が前景に立ち，他の症状に乏しいことがある．他の神経疾患でも嚥下困難が初発症状となる場合が稀ならず存在し，随伴症状の有無のみで器質的疾患を否定することはできない．これらの疾患の早期では画像診断でも診断がつかない場合があり，進行性の経過では専門医の評価を考慮すべきである．

一方で，器質的疾患の診断と除外がなされたにもかかわらず繰り返し検査を行うことは，医療資源の浪費になるのみならず，不安感を助長し心因疾患の一因となる可能性や，sick role の形成につながる場合があるため慎むべきである．

参考文献

1) Fass R：Overview of dysphagia in adults. UpToDate, 2016
2) 日本神経治療学会治療指針作成委員会：標準的神経治療；神経疾患に伴う嚥下障害．神経治療 31：435-470，2014
3) 片桐伯真（編）：疾患別に診る嚥下障害．藤島一郎（監），医歯薬出版，東京，2014

D. 胸部・腹部・腰部の症状

31 咳が出る（咳嗽・喀痰）

D. 胸部・腹部・腰部の症状

Clinical Pearl

☛ 患者が咳嗽を主訴に受診したら，持続期間が3週間以内なら急性咳嗽，3週間以上なら慢性咳嗽に分けて鑑別せよ．

☛ 急性咳嗽では，急性上気道炎と気管支炎後咳嗽症候群が主要因となるが，肺炎や心不全などの鑑別に注意せよ．

☛ 慢性咳嗽では，非喫煙者でACE阻害薬内服がなく，胸部単純X線写真が正常の場合，後鼻漏症候群・気管支喘息・胃食道逆流症が主要因となる．

☛ 咳嗽は疲労や頭痛など他の症状をもたらしうるため，正確な診断と治療のみならず，適切な対症療法で症状を緩和することも心がけよ．

疑うべき疾患

よく遭遇する疾患
- 急性上気道炎
- 気管支炎後咳嗽症候群
- 後鼻漏症候群
- 気管支喘息
- 胃食道逆流症（GERD）

ときどき遭遇する疾患
- 肺炎★
- 結核★★
- 肺がん★★★
- 心不全★★
- ACE阻害薬
- 百日咳

稀に遭遇する疾患
- 慢性気管支炎
- 気管支拡張症
- 非喘息性好酸球性気管支炎
- 間質性肺炎★★★
- 誤嚥
- 心因性

145

I. 症候別診断編

主要疾患スクリプト（頻度順）

疾患名	押さえておきたいポイント
①急性上気道炎	● 急性発症の咳嗽に鼻症状と喉症状を伴うときに診断する．急性咳嗽で最も多い要因だが，咳嗽のみで安易に診断しないよう注意． ● ほとんどがウイルス性のため対症療法が中心であり，安易な抗菌薬の投与は避ける． ● 市販薬などで様子をみる患者が少なくない中で，病院を受診した真の理由が背景に存在する可能性があるため，心理社会的側面にも配慮して診療する． ● 小児の場合には，急性中耳炎などの合併症に注意．
②気管支炎後咳嗽症候群	● 急性感染症状後に続く咳嗽．3〜8週間続く慢性咳嗽の約半数を占める． ● 無治療で軽快するが，必要時には対症療法を行う．
③後鼻漏症候群	● アレルギー性などの鼻炎，急性上咽頭炎，副鼻腔炎が原因となる． ● 咳嗽は夜間前半にみられることが多い．鼻汁が咽頭に垂れ込む自覚症状など，咳嗽以外の症状がないことがある．後咽頭に後鼻漏を観察できれば診断できる． ● 副鼻腔炎の場合，中鼻道の膿性分泌物や上顎洞のエコー検査，副鼻腔X線写真が診断に寄与する． ● 治療は第一世代抗ヒスタミン薬と鼻充血緩和薬により行い，無効な場合はステロイド点鼻薬や抗コリン点鼻薬，抗ヒスタミン点鼻薬などを投与する．副鼻腔炎の場合は抗ヒスタミン薬で症状が悪化するため，アモキシシリンなどの抗菌薬を投与する．
④気管支喘息	● 周期的な喘鳴と呼吸困難を伴うが，症状が咳嗽のみの咳喘息もある．咳嗽は夜間から早朝に悪化することが多い．アトピー素因，喘息家族歴，季節性の咳嗽，気道感染後の発症，乾燥や冷気への曝露による増悪を聴取する． ● 治療はステロイドや気管支拡張薬の吸入薬を投与する．スパイロメトリが正常の場合もあり，2〜4週間の吸入ステロイドによる治療に反応があれば診断する．
⑤胃食道逆流症（GERD）	● 胸やけや口の中の酸味などを伴うが，40％以上でこれらの自覚症状を認めない．咳嗽は夜間前半にみられることが多い．胃食道逆流症は気管支喘息の要因となりうる． ● 治療はPPI（症状が軽度ならH_2受容体拮抗薬も可）を2〜4週間投与後に効果判定を行い，有効なら8週間継続する．食後の臥床や肥満などがリスクとなるため，生活指導も併せて行う．
⑥肺炎	● 発熱や頻脈，頻呼吸，聴診異常などを伴う． ● 細菌性の場合には，推定される原因菌に対し抗菌薬を投与する．
⑦結核	● 発熱，血痰，倦怠感などを伴う．わが国は欧米諸国と比較すると結核罹患率が高いため，注意を要する． ● 診断したら保健所へ届け出て，抗結核薬の多剤併用投与を行う．治療が半年間以上に及ぶため，中断による再発や耐性菌の出現を防ぐことが大切であり，看護師や薬剤師と連携し直接服薬確認治療（DOTS）を行うことが望ましい．

146

D. 胸部・腹部・腰部の症状

疾患名	押さえておきたいポイント
⑧肺がん	●気道感染のない血痰や呼吸困難，体重減少などを伴う．喫煙者に新たに発生またはパターン変化した咳嗽，禁煙後も1ヵ月以上続く咳嗽では特に注意する． ●呼吸器専門医に紹介し，組織型と臨床病期に応じて治療法（手術，放射線，化学療法）を決定する．
⑨心不全	●夜間の乾性咳嗽，起座呼吸，労作性呼吸困難を伴う． ●ACE阻害薬や利尿薬などによる薬物療法を行う．
⑩ACE阻害薬	●ACE阻害薬内服者の15%で咳嗽の副作用が生じる．内服開始後1週間以内に出現することが多いが，6ヵ月後まで有り得る． ●内服中止後は1〜5日で軽快するが，4週間かかる場合もある．他のACE阻害薬でも再発するため，必要時はARBへ切り替える．
⑪百日咳	●思春期，成人における慢性咳嗽の20%を占める．約2週間の感冒様症状（カタル期）に引き続き，発作性けいれん性の咳を呈する痙咳期が2〜3週持続する．
⑫慢性気管支炎	●連続した2年以上において，1年に3か月以上ほぼ毎日認める咳嗽と透明白色痰が，他の疾患によるものではないときに診断する． ●多くが喫煙者であり，治療はまず禁煙を指導する．
⑬気管支拡張症	●乾性咳嗽，慢性的な膿性痰，局所的・両側性の聴診異常を認める．胸部CTが診断に寄与する．原因となる疾患は感染症や膠原病などさまざまであり，半数以上は原因不明． ●鑑別診断のため呼吸器専門医へ紹介する．
⑭非喘息性好酸球性気管支炎	●アトピー素因，喀痰好酸球増多，気道過敏性亢進のない気道感染を伴う．約10%が気管支喘息へ移行する． ●吸入ステロイドで治療する．
⑮間質性肺炎	●徐々に増悪する労作性呼吸困難やばち指を伴い，両側下肺野に吸気後半を中心にfine crackleを聴取する． ●ステロイドを中心とした治療を行うが，治療抵抗性で予後不良であり，疑ったら早期に呼吸器専門医に紹介する．
⑯誤嚥	●局所的な喘鳴を伴う．
⑰心因性	●不安や抑うつなどの精神的な問題を評価する．夜間には止むことが多い． ●鎮咳薬は無効で，行動変容や精神療法で改善する．

解説・診断アプローチ

1. 持続期間は3週間未満か，それ以上か？

　咳嗽が主訴の患者を診察したら，鑑別のためにまず持続期間から，**3週間未満なら急性咳嗽，3週間以上なら慢性咳嗽**と分類する．

　急性咳嗽の場合，多くは急性上気道炎と気管支炎後咳嗽症候群が原因であり，無治療で軽快するが，**肺炎や心不全など治療を要する疾患の鑑別**を忘れないよう注意する．

147

Ⅰ. 症候別診断編

慢性咳嗽の場合，後鼻漏症候群，気管支喘息，胃食道逆流症が主な原因となる．病歴や身体診察からこれらの疾患が明らかな場合には，まずそれに対する治療を行う．また喫煙やACE阻害薬内服がある場合には，まず禁煙や内服中止を指導する．

2. 治らない咳，原因不明，肺疾患を疑う場合

それでも咳嗽が続く場合，病歴や身体診察からは原因が明らかでない場合，あるいは肺疾患が疑われる場合には，**胸部X線写真を撮影**し，異常があればそれに対する治療を行う．胸部X線写真に異常がない場合には，頻度の高い疾患から順番に，**後鼻漏症候群，気管支喘息，胃食道逆流症**に対してそれぞれ2〜4週間の治療を行い，その反応を評価する．

なお，慢性咳嗽のうち3週間から8週間の場合は**気管支炎後咳嗽症候群**の頻度が高い．また，8週間以上続く慢性咳嗽の場合には，初期評価として胸部X線写真を撮影し鑑別を進めるとよい．

咳嗽を主訴に外来を受診する患者は多い．咳嗽が持続すると，疲労や不眠，頭痛，めまいなどをもたらし日常生活に支障をきたすこともあり，患者にとっては非常につらいため，正確な診断とそれに基づく治療のみならず，適切な対症療法で症状を軽減させることも大切となる．鎮咳薬や去痰薬だけでなく，麦門冬湯や小青竜湯などの漢方薬が症状緩和に有効な場合もあり，反応をみながら適切に投薬を行うようにしたい．

参考文献

1) Irwin RS et al：Diagnosis and management of cough executive summary；ACCP evidence-based cilinical practice guidelines. Chest **129**：1S-23S, 2006

2) Silvestri RC et al：Evaluation of subacute and chronic cough in adults. UpToDate, 2014

D. 胸部・腹部・腰部の症状

D. 胸部・腹部・腰部の症状

32 息が苦しい，呼吸時に音が鳴る（呼吸困難・喘鳴）

Clinical Pearl

- ☛ SpO_2 や呼吸数などのバイタルサインに異常がある患者では，徹底的に精査すべし．
- ☛ 呼吸困難は精神的な問題から生じることが多い愁訴でもある．その場合には SpO_2 に異常を認めない．
- ☛ まず「経過」（症状が急性であるか慢性であるか）と「誘因」（労作で増悪するか）を確認し，そこから鑑別を絞り込むべし．

疑うべき疾患

よく遭遇する疾患
- 呼吸器疾患［気管支喘息★，肺炎★★，慢性閉塞性肺疾患（COPD）］
- 心不全★
- 貧血
- 精神疾患（不安障害，適応障害，うつ病）

ときどき遭遇する疾患
- 呼吸器疾患（気胸★★，胸水貯留★）
- 心筋梗塞/狭心症★★★
- アナフィラキシー★★★
- 廃用症候群（デコンディショニング）

稀に遭遇する疾患
- 呼吸器疾患［肺がん★★★，呼吸筋麻痺（重症筋無力症など★★），気道疾患（異物，腫瘍など★★★）］
- 肺血管疾患（肺塞栓★★★，肺高血圧症★）
- 心タンポナーデ★★★
- 一酸化炭素中毒★★

主要疾患スクリプト（頻度順）

疾患名	押さえておきたいポイント
①気管支喘息	● 喘鳴を伴う．呼吸音での狭窄音が鍵である．既往がある患者か，若年者の発症がほとんどであるが，高齢者に発症することも有り得るので注意が必要．
②肺炎	● 発熱，咳嗽を伴うことが多い．通常は細菌感染のことが多いが，慢性経過の際には間質性肺炎など自己免疫的な機序や結核の可能性にも留意が必要となる．

149

Ⅰ. 症候別診断編

疾患名	押さえておきたいポイント
③慢性閉塞性肺疾患（COPD）	● 喫煙歴がない場合，COPDの可能性はかなり低くなる．労作時呼吸困難感，深呼吸ができない感じを訴える．口すぼめ呼吸や樽状肺は進行すれば認められる．呼吸機能検査を行う．
④心不全	● 労作時呼吸困難感は，起座呼吸，発作性の夜間呼吸困難へと進展する．下肢の浮腫は心不全を疑う徴候であるが，左心不全のみでは浮腫を伴わない場合があることに留意する．喘鳴を伴うことがある．
⑤貧血	● 若い女性の鉄欠乏性貧血が最も多い．立ちくらみや倦怠感などの症状を伴うことも多い． ● 急性に出現した場合には消化管出血の可能性について，第一に検討する．
⑥不安障害	● 精神疾患の中で呼吸困難感を伴いやすい． ● 多数の症状とともに出現する発作的な呼吸困難ではパニック障害を，夜間など安静時に強く自覚する持続的な呼吸困難では不安障害を考える．
⑦気胸	● 通常は突然に発症し，深呼吸で増悪する胸痛を伴う．若年者に多いが，肺気腫などの基礎疾患をもつ高齢者にも起こりうる．
⑧心筋梗塞/狭心症	● 胸痛を伴うことが多いが，糖尿病/高齢者/女性など無痛性となりやすい場合に注意が必要．
⑨アナフィラキシー	● 特定の食物の摂取，薬剤投与，虫刺などを契機とし，全身の皮疹に伴って出現する．喘鳴を伴う．
⑩廃用症候群（デコンディショニング）	● 長期の臥床などによる心肺機能，自律神経機能や筋力が低下している状態．
⑪肺がん	● 体重減少，血痰などを伴いうる．慢性で緩徐進行性の経過が鍵となる．気管支閉塞の機序により急性の経過となる場合があることにも注意．その場合には片側の喘鳴や呼吸音低下が認められる．
⑫呼吸筋麻痺	● 重症筋無力症では複視や眼瞼下垂，嚥下困難を伴う1日の中での時間経過で増悪する呼吸困難感となる．他には稀だが，横隔神経の障害などが呼吸困難感の原因となる．
⑬気道疾患（異物，腫瘍）	● 吸気性の喘鳴が特徴的．高齢者の食事中の発症は誤嚥による気道閉塞を疑う．小児や認知症患者の場合には異物誤嚥の可能性も検討しなくてはならない．気道腫瘍は稀だが気道の閉塞のために呼吸困難をきたしうる．
⑭肺塞栓	● 深部静脈血栓のリスクがある患者に急性発症で胸痛を伴う急性肺塞栓が一般的にイメージされる．しかし，肺塞栓は慢性経過をたどる場合もあり，胸痛がはっきりしない場合などで見逃されやすく注意が必要．
⑮肺高血圧症	● 混合性結合組織病や強皮症，SLEなどの膠原病に伴うこともある．心エコーでの右室負荷所見は鍵となる．

D. 胸部・腹部・腰部の症状

疾患名	押さえておきたいポイント
⑯心タンポナーデ	●吸気時の頸静脈怒張，奇脈が特徴的な所見．悪性腫瘍，結核，細菌性心内膜炎など心嚢液をきたす，さまざまな疾患が原因となりうる．
⑰一酸化炭素中毒	●頭痛，悪心を伴うことが多い．換気が悪い空間でのストーブや練炭などでの暖房，排気ガスが原因となりうる．

解説・診断アプローチ

1. 病態を把握する

　呼吸困難は局所での低酸素の症状と考えられる．その原因として，①酸素を取り込む「肺」「気道」，②肺から心臓への通り道である「肺血管」③取り込んだ酸素を全身に送る「心臓」，④実際に酸素を運ぶ「血液」に加え，このいずれの場所にも障害がみられずに息苦しさを自覚する⑤「心因性」の5種類に分けて考えると鑑別を整理しやすくなる．

2. SpO_2をただちに測定する

　呼吸困難を訴える患者の診察では，ただちにSpO_2を測定する必要がある．低値である場合には，当然のことながら対処の緊急度が上がる．「肺/気道」，「肺血管」，「心臓」のいずれかの障害が疑われ，徹底的な精査が必要となる．しかしながら，SpO_2が正常であるからといって低酸素の病態が存在しないと即断しないことも重要である．呼吸数の増加による代償でSpO_2を保っている場合や，労作の際にSpO_2が低下する場合もある．また当然のことながら，肺炎や心不全などの器質的疾患による呼吸苦であったとしても，軽症のうちはSpO_2の低下をきたさない．

　SpO_2の正常値は96～99％であり，100％である場合には過換気が存在するものと考える．呼吸困難を訴える患者のSpO_2が100％である場合，不安障害などの「心因性」の症状である可能性が考えやすいが，貧血や一酸化炭素中毒など「血液」の分類に属する疾患も鑑別にあげなくてはならない．また，精神疾患の既往のない高齢者は心因性の呼吸困難を新規発症する可能性は低く，その場合には心筋梗塞など何らかの重篤な疾患をベースとした過換気である可能性の検討が必要である．

3. どのようなときが誘因となるか

　呼吸困難の誘因は病態と関連するために重要である．労作という酸素需要が増加した際に増強する呼吸困難は，何らかの低酸素の機序が疑われるため，安易に「心因性」の分類に押し込むべきではない．一

Ⅰ．症候別診断編

般的な採血，Ｘ線，心電図の検査で異常を認めない器質的疾患は，気管支喘息，COPD，肺塞栓などを含め多数存在し，検査で異常がないからといって心因性疾患と即断してはならない．

一方，心因性疾患による呼吸困難は刺激の少ない夜間や安静時に強く感じられることが多い．しかし，気管支喘息や心不全など臥位で増悪する疾患もあるため，誘因が安静であるのか体位の影響であるのかについては注意深い医療面接が必要となる．

4. 急性か慢性か

経過が急性である場合には，当然のことながら器質的疾患の可能性が高く，緊急性も高くなる．前述したとおり，精神疾患の既往のない高齢者は心因性の呼吸困難を発症する可能性は低く，高齢者の急な呼吸困難では常に器質的疾患の可能性を第一に考える．

高齢者の慢性的な呼吸困難では単一の疾患のみならず，デコンディショニングによる機能低下なども混在していることがあり判断がむずかしい場合も多い．しかしながら，高齢者は肺がんや新規発症の心不全など，器質的疾患のリスクが高い層でもあり，特に呼吸苦が増悪傾向である場合，安易に年齢のせいなどと決めつけることは厳に慎むべきである．

5. 器質的疾患が原因か

器質的疾患による呼吸苦が疑われる場合，身体診察が手がかりとなることがある．肺雑音や呼吸音の低下は「肺」の問題が，吸気性の喘鳴では「気道」の問題が疑われ，心雑音や下肢浮腫・頸静脈の怒張などから「心臓」の問題が，眼瞼結膜蒼白から「血液」の問題が考えられる．身体診察は感度が高くない所見が多いことも注意が必要であり，身体診察のみで疾患の否定を行わないことにも重要となる．

参考文献

1) Parshall MB et al：An official American Thoracic Society statement：update on the mechanisms, assessment, and management of dyspnea. Am J Respir Crit Care Med **185**：435, 2012

D. 胸部・腹部・腰部の症状

D. 胸部・腹部・腰部の症状

33 胸が痛い（胸痛）

🩺 Clinical Pearl

- ☞ プライマリ・ケアにおける胸痛の原因は，筋骨格系疾患や胃食道逆流症などの良性疾患であることが多い.
- ☞ しかし，その中に潜む急性冠症候群や肺塞栓症などの重篤な疾患を見逃すべからず.
- ☞ 突然発症完成または増悪の病歴は，急性心筋梗塞，急性大動脈解離などの血管障害性，または気胸を考慮すべし（23頁，第Ⅰ部-A「3. 激しい胸痛」参照）.
- ☞ 深吸気で増悪する場合は，胸膜痛（胸膜，心外膜，横隔膜下病変）を考える.

疑うべき疾患（臓器・病態別）

皮膚・皮下組織
- 帯状疱疹
- Mondor病

筋骨格系疾患
- 筋肉痛
- 肋軟骨炎
- 肋骨骨折
- 胸郭神経根圧迫
- precordial catch症候群
- Bornholm病
- Tietze症候群

消化器疾患
- 食道炎
- 胃食道逆流症（GERD）
- 食道攣縮
- Mallory-Weiss症候群★
- 消化性潰瘍★★
- 胆道疾患★★
- 脾梗塞★★

循環器疾患
- 急性心筋梗塞★★★
- 狭心症★★
- 心膜炎★
- 大動脈狭窄★★
- 急性大動脈解離★★★

153

I. 症候別診断編

精神心理的問題
- ●パニック障害

呼吸器疾患
- ●肺塞栓症★★★
- ●市中肺炎★★
- ●胸膜炎★
- ●気胸★
- ●肺がん★★★
- ●縦隔気腫★
- ●縦隔腫瘍★★★

その他
- ●横隔膜下膿瘍★★

主要疾患スクリプト（臓器・病態別）

疾患名	押さえておきたいポイント
①帯状疱疹	●皮疹が発症する前に，皮膚分節に沿った片側の鋭い灼熱感あるいはしびれのような感覚障害が前駆症状としてみられる．
②Mondor病	●女性に多い．乳房の術後や乳腺悪性腫瘍，衣服の締めつけなどが原因となりうる．圧痛を伴う索状の静脈を触知する．
③筋肉痛	●運動や作業後に発症し，動作や姿勢で痛みが誘発される．症状部位の圧痛を認める．
④肋軟骨炎	●比較的若年にみられる．痛みは肋軟骨上に存在し，圧痛点を認める．
⑤肋骨骨折	●胸部外傷の先行や悪性腫瘍の病歴を認めることが多いが，強い咳嗽が誘因となることもある．肋骨上に明瞭な圧痛点を認める．
⑥胸郭神経根圧迫	●肋骨によって固定されているため，胸郭の神経根障害は稀．感染症や悪性腫瘍など進行性病変の可能性を考慮する．
⑦precordial catch症候群	●突然発症する前胸部に限局した鋭い痛みを認める．痛みは一過性であり，およそ30秒～3分程度で消失する．深吸気で悪化する．
⑧Bornholm病	●コクサッキーウイルスによる急性ウイルス感染後にみられる．大多数が夏と秋に発症し，若年者に好発する．痛みは突然発症し，30分程度持続する．吸気や胸壁の運動で痛みは増悪する．
⑨Tietze症候群	●肋軟骨に急性発症する有痛性の腫脹を認める．第2・3胸肋関節にみられた場合に想起する．
⑩胃食道逆流症（GERD）	●胸骨後面の灼熱感，口腔内に広がる酸味や苦み，噯気口が典型的な症状となる．症状は食後や仰臥位で増悪し，制酸薬で軽快する．咳嗽が主訴となる場合がある．
⑪食道攣縮	●間欠的な胸痛や嚥下困難を認め，症状の間隔は数秒～数分程度である．
⑫Mallory-Weiss症候群	●嘔吐，排便時のいきみ，咳嗽などが誘因となり，上腹部や背部の痛みと吐血を認める．

D. 胸部・腹部・腰部の症状

疾患名	押さえておきたいポイント
⑬消化性潰瘍	●心窩部の焼けるような，あるいはしつこく続く痛みがみられ，食事摂取や制酸薬により一時的に症状が軽快する．
⑭胆道疾患	●疼痛の中心部位は心窩部．胆石，胆嚢炎では，右肩甲骨の部位に放散痛を伴うことがある．
⑮脾梗塞	●心房細動や心内膜炎，鎌状赤血球症などの塞栓症を起こす原疾患に，急性の左前下胸部の痛みがみられる．同部位の圧痛を認める他，局所の摩擦音が聴取されることがある．
⑯心筋梗塞	●長時間にわたる激しい胸骨下の圧迫感が典型的であり，悪心，冷汗を伴う．女性や糖尿病患者では，胸痛を伴わないことがある．
⑰狭心症	●労作や精神的ストレスにより惹起され，安静やニトログリセリンにより改善する．痛みは頭頸部や上肢，肩に放散することがある．2週間以内の新たな出現，頻度の増加，20分以上続く胸痛，肺水腫，新規あるいは増悪するⅢ音，僧帽弁逆流などを認める場合は心筋梗塞へ移行するリスクが高い．
⑱心膜炎	●鋭い痛みが深吸気や仰臥位で増悪し，座位や前屈位で軽快する．心筋梗塞後やウイルス感染，結核，膠原病などに起因する．
⑲大動脈狭窄	●進行性の狭心症，労作時呼吸苦，失神を認める場合に考慮する．聴診では，漸増-漸減性の駆出性雑音が上部胸骨右縁で聴取され，頸動脈に放散する．
⑳急性大動脈解離	●引き裂かれるような激しい痛みが突然発症する．解離の進行に伴い，痛みの部位は移動する．脈拍の左右差は，診断に有用な情報である．
㉑パニック障害	●発作性に激しい不安が起こり，数分以内にピークに達し，20〜30分で消退する．胸痛・胸部不快感や動悸，息苦しさ，悪心，めまい感，死への恐怖などが起こる．発作間欠期にも予期不安や回避行動がみられ，二次的にうつ病に移行することがある．
㉒肺塞栓症	●無症状からショックに至るまで症状は多岐にわたる．典型的には呼吸苦に続く胸膜性の胸痛や咳嗽がみられる．Wells criteria または modified Wells criteria の点数が高いほど肺塞栓症に対する検査前確率が高まるが，点数が低い場合には D ダイマー測定を行い画像検査の必要性を検討する．
㉓市中肺炎	●咳嗽や発熱，胸膜摩擦音に伴い胸膜性の胸痛を伴うことがある．
㉔胸膜炎	●痛みは咳嗽や深吸気で増悪する．胸膜摩擦音や微熱を認めることがある．胸膜炎の多くは胸水を伴っており，原因診断のために胸水の性状を調べることが有用となりうる．
㉕気胸	●肺疾患を有さない場合は原発性気胸の可能性を考える．男性，喫煙者，家族歴を有する若年者に多い．主な症状は急性発症の胸膜性の胸痛と呼吸困難．ショックバイタルと片側に呼吸音の減弱や打診上鼓音を認めた場合は緊張性気胸の可能性を考える．
㉖肺がん	●胸膜への浸潤を認める場合に痛みを伴う．片側性の胸水を伴うことがある．
㉗縦隔気腫	●胸骨中央の痛みや，胸骨裏の握雪音，呼吸困難を認める．

Ⅰ. 症候別診断編

疾患名	押さえておきたいポイント
㉘縦隔腫瘍	●正中の圧迫感が経時的に増悪を認める．呼吸困難や咳嗽を伴う．
㉙横隔膜下膿瘍	●患側肩に放散する痛みを伴い，吸気時に悪化を認める．発熱や吃逆を伴う．

解説・診断アプローチ

1. 虚血性心疾患は常に念頭に

　一般外来でみられる胸痛の原因は，心疾患由来ではないことが多いが，**急性冠症候群や肺塞栓症，肺炎などの重篤な疾患の可能性**は常に頭の片隅に置き，検査を行う閾値を低く保っておく（23 頁，第Ⅰ部-A「3．激しい胸痛」）．

2. 痛みの性状から原因を考える

　原因の内訳は，一般外来と救急外来とでは大きく異なり，前者においては，**筋骨格系由来＞消化器疾患＞心血管系疾患＞精神疾患＞呼吸器疾患**の順でみられるとの報告がある．

　胸痛は体性神経（体性痛）と内臓神経（内臓痛）に由来する．体性神経は皮膚と壁側胸膜に分布しており，決まった高位の脊髄に入力される．痛みの性状として，持続時間が数秒である痛みや，刺すような痛み，触診や運動で再現可能な痛み，部位を指し示すことが容易である痛みの場合は**体性痛**の可能性が考えられる．一方，内臓神経は心血管，食道，臓側胸膜に分布しており，複数の高位の脊髄に入力される．局在性の痛みではないため，部位を特定することはむずかしい．

参考文献

1) Cayley WE Jr : Diagnosing the cause of chest pain. Am Fam Physician **72** : 2012-2021, 2005

D．胸部・腹部・腰部の症状

D．胸部・腹部・腰部の症状

34 動悸がする

🩺 *Clinical Pearl*

☛動悸は脈を不快に感じること，と定義され脈を不快に感じることや脈が速いこと，不規則なことなどをすべて含める．そのため患者が動悸を訴えてきた場合はそのどれに該当するのかを把握すべし．

☛動悸を訴える患者をみるときは，その様子を患者に机を叩いてもらうなどして再現してもらうのが有用である．

☛突然死の原因となる疾患も含まれているため，診察時に症状が消失しているからといって安易に帰宅させるべからず．

疑うべき疾患

よく遭遇する疾患
- 洞性頻脈★
- 心房細動★★
- 薬剤★★
- 不安（パニック障害）★★

ときどき遭遇する疾患
- 発作性上室頻拍（PSVT）★★
- 心房粗動★★
- 心房（心室）期外収縮★
- 貧血★

稀に遭遇する疾患
- 心室頻拍（VT）★★★

主要疾患スクリプト（頻度順）

疾患名	押さえておきたいポイント
①洞性頻脈	● 発作性というよりはむしろ緩徐発症なことが多い．精神的刺激により増加する．発熱や血管内脱水，甲状腺機能亢進症，低血糖，心不全，肺塞栓などの原因となる疾患を検索するのを忘れないようにする． ● 動作時に起きるのであれば，心不全などの酸素運搬能に異常がある可能性を考慮する． ● 起立時に起きれば，循環血漿量減少である可能性がある． ● 食事と関連した動悸はダンピング症候群などの病態を想起する． ● 安静時にも動悸があれば，内分泌疾患も視野に入れて検索する必要があるかもしれない．

157

I. 症候別診断編

疾患名	押さえておきたいポイント
②心房細動	●リズムも大きさも不規則となる．動悸として自覚する場合は脈拍が速いことが多いが正常範囲内のこともある． ●原疾患のない心房細動は高齢者に多く認めるが，僧帽弁閉鎖不全や甲状腺機能亢進症やうっ血性心不全などが原因のこともある．
③薬剤	●インスリン，コカイン，キサンチン製剤（カフェインやテオフィリン），交感神経作用薬，アルコールなどが原因となる．
④不安（パニック障害）	●安静時に動悸に気がつくことが多く，労作時には気がつかない．症状があるときでも必ずしも頻脈を呈さないこともある．背景にパニック障害があることがあるので，他の随伴症状を伴っていないか必ず医療面接する．ただし，発作性上室頻拍（PSVT）が確認された患者の2/3はパニック症候群としての診断基準を満たし，90％の患者でその症状は循環器的治療で消失したとする報告もあるため診断には慎重にならなければならない．
⑤発作性上室頻拍（PSVT）	●発症と停止がはっきりしていることが多い．リズムは規則的で症状は数分から数時間持続する．不安感や胸部圧迫感を伴うことが多い．迷走神経反射による症状の改善が期待できる．
⑥心房粗動	●一般的にはリズムが規則的で脈拍が300，150，75など一定の値となるが，伝導の頻度が一定でない場合は不規則な脈となることがある． ●心電図では鋸歯状波を見つけるようにする．
⑦心房（心室）期外収縮	●脈が乱れる，胸部違和感，などでの受診が多いが動悸として訴える患者もいる．再現させるとregulary irregularな脈として覚知していることが多い．
⑧貧血	●中等度の貧血となると労作時の動悸が生じ，重度になると安静時にも動悸を自覚するようになる．
⑨心室頻拍（VT）	●低血圧を生じやすい．虚血性心疾患や心筋症など致死的な疾患に随伴することがあるので，必ず原因疾患の検索を行うべき．

解説・診療アプローチ

1. リズムと早さを確認する

　動悸を訴える患者で受診時にも症状が持続している場合には，脈をとることでリズムと速さに関する情報が得られる．

　動悸は通常脈が速いことを指すが，心拍数が高くないにもかかわらず動悸を訴えている場合は**頻脈発作後**の他に，**通常の脈を強く感じている場合**を考える．それには不安のような精神的な症状である可能性の他に，完全房室ブロックによるcannon waveや期外収縮，もしくは期外収縮後の補充調律における拡張期の長い強い心拍など通常の脈を強く感じている可能性を考慮する．

　脈が速く動悸を自覚している場合は，リズムが大きな手がかりとなる．絶対性不整脈（irregularly irregular pulse）であれば心房細動の可

D. 胸部・腹部・腰部の症状

能性が高く，規則的な不整（regularly irregular）であれば期外収縮などを考慮する．リズムが整であれば心房粗動や心室粗動，発作性上室頻拍（paroxysmal supraventricular tachycardia：PSVT）などを考える．

動悸にはリズムの異常や脈の速さの異常，脱落，などさまざまな要素がありそれを把握するためには自身で再現してもらうことが一番の近道となりうる．

2. 心電図で異常を確認する

原因の同定には，**心電図**が非常に有用で必須の検査といえる．心電図の所見にしたがって適切な治療法を選択すればよい．

洞性頻脈であった場合は，その原因疾患の検索を必ずするようにする．また，**心房細動**でも甲状腺機能亢進症など背景疾患となりうるものの評価は忘れない．

心因性の動悸は頻度も高く常に可能性を考慮すべきで，動悸の原因疾患のうち2番目は心因性とされる．しかしながら，動悸が収まった後に受診をすると不整脈が原因であっても診断はむずかしくなり，初期には7％しか正しい診断がされなかったとする報告もあるため，診断は慎重になるべきであろう．

48時間Holter心電図での捕捉率は35％程度とされ，出現頻度がある程度高くなった段階で施行するには有用な検査であるが初期の評価に用いるのはむずかしい．また，逆に致死的な不整脈を疑っているのであれば入院モニタリングを検討するべきである．

参考文献

1) Lessmeier TJ et al：Unrecognized paroxysmal supraventricular tachycardia. Potential for misdiagnosis as panic disorder. Arch Intern Med **157**：537-543, 1997

2) Weber BE et al：Evaluation and outcomes of patients with palpitations. Am J Med **100**：138-148, 1996

3) Brugada P et al：Investigation of palpitations. Lancet **341**：1254-1258, 1993

Ⅰ. 症候別診断編

D. 胸部・腹部・腰部の症状

35 胸やけがする

Clinical Pearl

☛ "胸やけ" とは胸骨後面の焼けるような感じをいう．しかし，その理解には個人差があるとされており，「酸っぱいものが上がるような感じ」などの具体的な表現で補足しながら医療面接すべし．

☛ 胸やけは局所的な症状であるため鑑別する臓器・病態はある程度絞られるが，虚血性心疾患などの緊急性の高い疾患や悪性腫瘍などの重篤な疾患も含まれるので見逃しのないように注意せよ．

疑うべき疾患

よく遭遇する疾患
- 胃食道逆流症（GERD）
- 食道裂孔ヘルニア
- 薬剤の副作用
- 胃炎

ときどき遭遇する疾患
- 消化性潰瘍（胃・十二指腸潰瘍）★★
- 虚血性心疾患（狭心症，急性心筋梗塞）★★★
- 呑気症
- 食道炎（感染性，化学性）

稀に遭遇する疾患
- 睡眠時無呼吸症候群
- アカラシア
- 食道がん★★
- 胃がん★★
- 妊娠
- 強皮症★

160

D. 胸部・腹部・腰部の症状

主要疾患スクリプト（頻度順）

疾患名	押さえておきたいポイント
①胃食道逆流症（GERD）	●食後，仰臥位や前屈位といった体勢によって起こることが多い．肥満，腰痛ベルトや帯などの腹部を圧迫する装具，食事（脂質や糖質，香辛料，ペパーミントなど），アルコール，薬剤などが誘因となるため確認する．口腔内に酸っぱさや苦みを感じることや慢性的な咳嗽や嗄声を伴うこともある．症状の程度と内視鏡所見の程度は相関せず，胸やけなどの逆流症状のある患者の約半数は内視鏡的所見のない非びらん性胃食道逆流症（NERD）である．
②食道裂孔ヘルニア	●食道胃接合部が横隔膜よりも頭側に偏位した滑脱型，食道胃接合部は偏位せず胃穹窿部の一部のみが横隔膜の頭側に脱出する傍食道型，それらが混在した混合型がある．特に滑脱型で胃食道逆流を起こしやすい．先天性以外では，結合組織が脆弱となる加齢や腹圧が上昇する肥満が原因となる．
③薬剤の副作用	●下部食道括約筋が弛緩して胸やけを誘発するものとして，Ca拮抗薬，抗コリン薬，テオフィリン，メペリジン，アルコール，タバコ，カフェインなどがある．その他，食道を直接傷害し食道炎や潰瘍をきたすものとして，アスピリン，ビスホスホネート，鉄剤，NSAIDs，テトラサイクリンなどの抗菌薬，K製剤，キニジン，度数の高いアルコールなどがある． ●サプリメントを含む常用薬，飲酒や喫煙などの嗜好歴を必ず確認する．
④胃炎	●心窩部の持続的な灼熱感を伴うことがあり，食事摂取や制酸薬で軽快する．暴飲暴食や薬剤（NSAIDsやステロイドなど），ストレスが誘因となる．
⑤消化性潰瘍（胃・十二指腸潰瘍）	●心窩部痛やタール便，悪心・嘔吐を伴うことがあり，食後の心窩部痛を伴う場合は胃潰瘍を，空腹時や夜間の心窩部痛では十二指腸潰瘍を考える．原因としては，H. pyloriの感染とNSAIDsによるものがほとんどである．ストレスも誘因となり，中枢神経障害に伴うものをCushing潰瘍，熱傷に伴うものをCurling潰瘍という．
⑥虚血性心疾患（狭心症，急性心筋梗塞）	●早朝や労作時に起こり，数分間で改善し，悪心や冷汗，下顎や肩に放散する胸部圧迫感などを伴う場合には虚血性心疾患を疑う．受診時には心電図に所見がないこともあり，注意を要する． ●発作の頻度や程度，持続時間などが次第に悪化している場合には不安定狭心症であり，急性心筋梗塞に移行する危険性が高いため，機を逃さずに専門科へコンサルテーションする．
⑦呑気症	●精神的な緊張や不安，炭酸飲料，ガム，後鼻漏，食道発声などで空気を嚥下して起こる．繰り返すおくび，腹部の膨満や鼓腸などを伴う．
⑧食道炎（感染性，化学性）	●感染性食道炎は，カンジダ，単純ヘルペスウイルス，CMVなどで起こり，糖尿病，肝硬変，悪性腫瘍，AIDS，免疫を抑制する薬剤の使用などの免疫不全状態がリスクとなる． ●化学性食道炎は，酸・アルカリの誤嚥や胃切除後の胆汁逆流などによる直接的な食道粘膜の傷害によって起こる．

I

35. 胸やけがする

161

Ⅰ. 症候別診断編

疾患名	押さえておきたいポイント
⑨睡眠時無呼吸症候群	● 閉塞型睡眠時無呼吸症候群では，上気道の閉塞で胸腔内圧が低下するため胃内容が逆流する．日中の傾眠や睡眠中のいびき，肥満，扁桃腫大や舌の肥大，顎の大きさなどを確認する．
⑩アカラシア	● 固形物，液体のいずれでも起こる嚥下障害を伴うことが多く，過労やストレス，冷たい飲食物で悪化する．
⑪食道がん	● 食欲低下や体重減少などの全身症状，進行性の嚥下困難などを伴う場合は疑って診療を進める．胸痛や嚥下時痛を伴うこともある．
⑫胃がん	● 食欲低下や体重減少などの全身症状，タール便，進行性の鉄欠乏性貧血などを認める．
⑬妊娠	● 女性ホルモン（特にプロゲステロン）が下部食道括約筋を弛緩させ，子宮の伸展で腹腔内圧が上昇して起こる．生殖可能年齢の女性では鑑別疾患にあげて検査や治療などの診療を進める．
⑭強皮症	● 特に固形物への嚥下障害を伴うことがあり，Raynaud 現象や皮膚の硬化所見，毛細血管拡張所見，爪上皮の点状出血などを認める場合に疑う．

解説・診断アプローチ

　胸やけは上部消化管に由来することがほとんどであるが，緊急性の高い疾患や重篤な疾患が隠れているので，制酸薬などで漫然と経過を見るのではなく**原因を特定する**ことが重要である．そのためには丁寧な医療面接が鍵となる．発症様式，労作や食事との関係，随伴症状，症状が起こる時間帯，持続時間，悪化傾向などの臨床経過，常用薬，飲酒や喫煙などの嗜好歴を確認する．

1. 虚血性心疾患を除外する

　まずはじめに，**緊急を要する虚血性心疾患を除外する**．急性発症，労作との関連，早朝，数分間の持続，頸部や下顎への放散痛，冷汗や悪心などの随伴症状を認めるときには虚血性心疾患を疑う必要がある．安静時であっても，**夜間や早朝の胸やけの場合は冠攣縮性狭心症の可能性**もあり，同じ時間帯に多い胃食道逆流症との鑑別が重要となる．胸やけの頻度や程度，診察時に改善していることなどに惑わされず，慎重に診療する．受診時に症状が改善していることや発症初期には心電図に所見がないこともあるため，**心電図に所見がないことが虚血性心疾患を否定できる根拠にならない**ことを理解しておく．

　虚血性心疾患が否定しきれない症例では，時間をおいて繰り返し心電図検査を行うことや，専門科へのコンサルテーションも厭わないこと．そして，症状の頻度や程度，持続時間などが悪化傾向である場合は**不安定狭心症**の恐れがあり，急性心筋梗塞に移行して短時間で状態が悪化する可能性があるため，帰宅させずに必ず専門科へのコンサル

162

テーションを行う.

2. 服用薬，生活習慣を確認する

　虚血性心疾患を除外して，胸やけの原因となりうる薬剤服薬歴がある場合は，可能な限り薬剤の中止と他剤への変更を行い，必要があれば制酸薬の投与を検討する．その他胃食道逆流を起こすリスクがあれば，減量や食後の体勢，食事などの生活習慣についても併せて指導する．

3. 悪性腫瘍を見逃さない

　体重減少や食欲不振などの全身症状や，慢性進行性の経過がある場合は，**悪性腫瘍**も念頭に置いた診療を行う．悪性腫瘍による胸やけでも制酸薬で一時的に症状が軽快することがあるため，慢性的に胸やけが続いている場合には，一度内視鏡検査などの画像検索を行う．

参考文献

1) 河村　朗ほか：「むねやけ」についての検討. 消臨 **6**：231-234，2003
2) Zografos GN et al：Drug-induced esophagitis. Dis Esophagus **22**：633-637, 2009
3) Feeney JG：Heartburn in pregnancy. Br Med J（Clin Res Ed）**284**：1138-1139, 1982

Ⅰ. 症候別診断編

D. 胸部・腹部・腰部の症状

36 食欲がない（食欲不振）

Clinical Pearl

- 食事の準備，食事する意欲，味覚，咀嚼・嚥下，消化器症状いずれかの問題で食欲は低下するため，幅広い鑑別を心得よ．
- 食欲低下に随伴する症状が原因の特定に結びつく．悪心・腹部膨満感・腹痛などの消化器症状が多い．
- 食欲低下以外の明らかな症状がない場合，心理・社会的要因が原因のことがある．

疑うべき疾患

よく遭遇する疾患
- 胃・十二指腸潰瘍
- うつ病
- 認知症
- 薬剤性（ジギタリス，テオフィリン製剤，抗うつ薬など）
- アルコール依存症★

ときどき遭遇する疾患
- 消化管悪性腫瘍（胃がん，膵がんなど）★★★
- 甲状腺機能亢進症
- 膿瘍★★
- 高 Ca 血症★★
- 味覚障害
- 神経性食欲不振症★
- 食事の嗜好・形態の問題
- 妊娠初期
- 口腔内乾燥
- 嗅覚障害

稀に遭遇する疾患
- 副腎不全★
- 覚醒剤など違法薬物の使用
- 脳腫瘍★

主要疾患スクリプト（頻度順）

疾患名	押さえておきたいポイント
①胃・十二指腸潰瘍	● 食欲低下は 10％に認めるのみであるが，疾患頻度が高いため，まず考慮する．悪心や心窩部痛，黒色便などを伴うことが多い．

164

D. 胸部・腹部・腰部の症状

疾患名	押さえておきたいポイント
②うつ病	● うつ病患者の 80%が食欲低下や消化器症状などを主訴に内科を受診するという報告がある. ● 気分の落ち込みと，興味の喪失の有無でスクリーニングする．両方が否定されれば，うつ病の可能性は低くなる.
③認知症	● 認知症における食欲低下は，食事に対する興味の消失や食行動の障害など，高次機能障害が関与する．短い診察の中では短期記憶障害や認知機能の低下に気づきにくい．改訂長谷川式簡易知能評価スケールや MMSE（Mini-Mental State Examination）で評価する. ● 治療薬であるドネペジルの副作用でも食欲低下をきたすことに注意する.
④薬剤性	● さまざまな薬剤が食欲低下の原因となる．代表的なものはジギタリス，テオフィリン製剤，抗うつ薬などである．抗コリン作用のある薬剤も，口渇から食欲が低下することがある．高齢者は複数の薬剤を内服していることがあり，その相互作用にも注意する.
⑤アルコール依存症	● アルコール依存症の患者は食事をろくに取らずにアルコールを摂取する．内科初診外来患者の 10%程度がアルコール依存症という報告がある．震え・ふらつきなどアルコール依存に随伴する症状や，心配して家族が連れてくることが受診の契機となる. ● CAGE questions でスクリーニングを行う.
⑥消化管悪性腫瘍	● 特に胃がん，膵がんを考慮する．胃がんは心窩部痛，腹部膨満感など消化器症状を伴うことが多い．黒色便や貧血を認めることもある．膵がんは心窩部痛や背部痛，糖尿病の発症や増悪，抑うつなどを随伴することが多い.
⑦甲状腺機能亢進症	● 甲状腺機能亢進症の 30%程度で消化器症状を認め，特に高齢者は食欲低下を訴える．多汗，震え，下痢，動悸，体重減少など甲状腺機能亢進症状の有無を確認する.
⑧膿瘍	● 肺化膿症や肝膿瘍など，局所症状が出にくい膿瘍では全身症状としての食欲不振を訴えることがある．炎症性のサイトカインによる作用と考えられている．通常は発熱や炎症反応上昇を伴う.
⑨高 Ca 血症	● 低 Alb 血症がある場合は補正をすること．口渇，多飲，多尿，悪心などの症状を伴う．原発性副甲状腺機能亢進症，悪性腫瘍に伴う高 Ca 血症が原因の約 90%を占める．腎機能障害のある患者に Ca 製剤やビタミン D 製剤を漫然と投与することで高 Ca 血症となることがある. ● 進行すると意識障害の原因となるため，早急な治療介入と原因の検索が必要である.
⑩味覚障害	● 味覚の低下に伴い，二次的に食欲が低下する．薬剤，口腔カンジダ，亜鉛などの微量元素欠乏，心因性など，原因はさまざまである.

Ⅰ. 症候別診断編

疾患名	押さえておきたいポイント
⑪神経性食欲不振症	●若い女性に多い．体重は極端に低く，食後の嘔吐や唾液腺の腫大，産毛の増加，浮腫，無月経などを伴う．患者本人はボディイメージの障害があり病識が乏しく，受療行動を起こしにくい．ダイエットをしているにもかかわらず浮腫を呈するため，むくみを主訴に受診することがある．初診の70%が一般医を受診する．
⑫食事の嗜好・形態の問題	●特に高齢者で多い．味つけが嗜好に合わないことで食事を拒絶することや，嚥下障害があり食事の形態が合わず食事摂取量が低下することがある． ●栄養士やNSTと連携を取りながら，個々の患者に合わせた対応を行う．
⑬妊娠初期	●妊娠5週頃から食欲不振や心窩部痛を訴え，食欲が低下する．妊娠をしていないと訴える475人に1人は妊娠していて，2,455人に1人は出産まで妊娠に気がつかなかったという報告があり，妊娠可能な年齢の女性では常に疑う．市販の妊娠検査薬は検査用の妊娠検査薬より感度が低く設定されているので，疑えば妊娠反応を再検する．妊娠検査薬の感度は4週で90%，5週で97%，6週で100%である．
⑭口腔内乾燥	●唾液は味成分の伝達に関与するため，分泌量低下により味覚障害をきたし，食欲が低下する．原因として薬剤性，口腔付近への放射線照射，Sjögren症候群などを考える．
⑮嗅覚障害	●嗅覚が低下すると味覚も低下し，食欲が低下する．原因は感冒や慢性副鼻腔炎が多いが，頭部外傷やパーキンソン病，薬剤などさまざまな要因で低下する．
⑯副腎不全	●抑うつ，体重減少，食欲不振や悪心を伴う．低血圧や低血糖，好酸球上昇，低Na血症，高K血症なども疑うきっかけとなる．異常所見に乏しいこともあり，精神疾患と間違われやすい． ●ACTH，コルチゾルの測定は，日内変動があるため結果の解釈に注意する．
⑰覚醒剤中毒	●覚醒剤には食欲減退作用があり，食事摂取量が低下する．発汗，頻脈，高血圧，瞳孔散大など交感神経亢進症状がある場合に疑う．通常本人は，その使用を否定する．
⑱脳腫瘍	●稀ではあるが，松果体腫瘍など視床下部を巻き込む病変により食欲低下をきたした報告がある．食欲中枢が障害され，食欲不振を起こすと考えられている．

解説・診断アプローチ

　食事を摂取するためには，嗜好にあった味・形態の食事が準備され，食欲が湧き，食事の味を感じ，スムーズに咀嚼・嚥下ができ，悪心や痛みを伴わないことが必要である．これらのいずれか1つが障害されれば，食欲は低下する．それぞれのプロセスの障害に応じた症状を伴っていることが多い．

D. 胸部・腹部・腰部の症状

1. 食事の形態や環境が原因か？

食事の形態や準備，嗜好の問題は高齢者に多い．認知症や脳血管障害など高次機能障害が原因で食事の準備ができない場合や，食事に対するこだわりが強くなり，特定の食事しか摂取をしなくなることがある．患者本人が訴えるよりも家族や周囲の人々が気づくことが多い．

2. 随伴症状で原因を探る

随伴症状がなく，食欲低下のみの場合は，**心理・社会的問題の関与**を疑う．原因となるストレスや環境の変化などを患者本人から訴えることは少なく，それらを聞き出すためには患者との信頼関係が構築する必要があり，精査を進めながら徐々にラポールを形成する．

器質的な原因としては，稀ではあるが，視床下部に及ぶ脳腫瘍により食欲低下をきたした報告もある．味覚が低下すると食欲も低下する．舌や味蕾の障害以外にも，唾液量の分泌低下や嗅覚障害も味覚の低下につながる．

消化器症状は食欲低下の原因となることが多い．喉や胸のつかえ感や膨満感，腹痛，悪心などを伴っている場合は，まずは**消化器疾患**を念頭に精査を行う．ただし，悪心や嘔吐は電解質・内分泌異常や慢性感染症などの全身疾患，心理・社会的要因からもきたしうる．

同様に，**薬剤による消化器症状**も常に念頭に置いておく．特に高齢者では多剤を併用していることがあり，その相互作用などにも注意が必要である．

参考文献

1) 中尾睦宏：私はこう治療する；食欲低下．診断と治療 **100**：859-863，2012
2) 葛谷雅文：食欲不振；愁訴から確定診断へ．臨と研 **93**：490-494，2016
3) 長屋政博：高齢者消化管疾患の今日的課題；食欲不振と食行動の異常．Geriatr Med **40**：631-634，2009

Ⅰ. 症候別診断編

D. 胸部・腹部・腰部の症状

37 お腹の張った感じ（腹部膨満感）

Clinical Pearl

- 腹部膨満感は，内臓そのものか，液体なのか，ガスなのか，何がそう感じさせているのかを想起すべし．
- 発症からの時間軸，増悪・進行の有無を必ず検討せよ．
- 他覚的な腹部膨満の確認には，ベルトの穴の位置としわを見よ．しわの少ない穴に固定されていれば，最近腹囲が増加したことがわかる．

疑うべき疾患

よく遭遇する疾患
- 胃過伸展
- 消化吸収不良（後天性乳糖不耐症，炭酸飲料，非吸収性炭水化物，脂質不耐症）
- 薬剤性
- 呑気症
- 膀胱炎
- 過活動膀胱（OAB）
- 肥満

ときどき遭遇する疾患
- 過敏性腸症候群（IBS）
- 妊娠子宮
- 腸閉塞★★★
- 肝硬変・肝炎★★
- ネフローゼ症候群★★
- 蛋白漏出性胃腸症★★
- 腹腔内がん転移★★

稀に遭遇する疾患
- 右心不全★★★
- 結核性腹膜炎★★
- 敗血症★★★
- 帯状疱疹
- 門脈血栓症★★
- 肝静脈血栓症★★
- 乳び漏★

腹水が貯留する疾患は個別に記載．

D．胸部・腹部・腰部の症状

主要疾患スクリプト（頻度順）

疾患名	押さえておきたいポイント
①胃過伸展	●上腹部の過膨張がみられる．打診では鼓音となる．短時間に大量の飲食を行ったかどうかを確認するのみならず，糖尿病神経障害，高 Ca 血症，低 K 血症，尿毒症などの代謝内分泌障害による胃内容物の排泄遅延のこともあり，十分な鑑別が必要．
②消化吸収不良	●患者は意外に意識していないことが多く，積極的な医療面接が有用（牛乳や乳糖含有食品，キシリトールやエリスリトールを含むガムなどの菓子や清涼飲料水の摂取による症状の発現など）．
③薬剤性	●抗コリン薬，抗ヒスタミン薬，オピオイドは消化管運動を低下させ，内容物が停滞するため腹部膨満感をきたす．服薬歴を確認する．
④呑気症	●おくびを伴うことが多い．唾液過剰な状態での嚥下（ガムや飴），慢性後鼻漏，ストレスや癖からくる嚥下の有無を病歴聴取，身体診察で確認する．
⑤膀胱炎	●女性が下腹の張りとして訴えることがある．尿意とともに症状が発現し，排尿末期に症状が最悪であることを確認する．膀胱炎も頻尿となるが，膀胱充満による不快感，痛みを避けるための頻尿であるところが過活動性膀胱との鑑別になる．
⑥過活動膀胱（OAB）	●下腹部の張りを訴える．頻尿の有無を聴取する．突然襲ってくる尿意による尿失禁を回避するための頻尿であるかを確認する．
⑦肥満	●最近の体重増加について尋ねる．
⑧過敏性腸症候群（IBS）	●RomeⅢに基づいた診断が必要だが，炎症性腸疾患の初期，PPI などの内服が誘因となる collagenous colitis などの microscopic colitis などは，きわめてよく似た症状となることがあるので，発熱や体重減少などの general status の変化，排便による症状の改善や午前中の症状悪化など，何か 1 つでも症候が欠ける場合は，大腸内視鏡を行い，肉眼所見によらず生検組織による検討を消化器内科医に依頼すべき．
⑨妊娠子宮	●「女性を診たら妊娠と思え」という格言が昔からあるが（ジェンダーハラスメントにならぬよう注意！），ピットフォールに陥りやすいため肝に銘じておく必要がある．「おめでた，ということはありませんか？」と聞けばよい．尿妊娠反応，腹部エコー検査を行う．
⑩腸閉塞	●腹部手術の既往があれば癒着性腸閉塞は容易に想起されるが，腹部手術歴のない症例では，男性では鼠径ヘルニア，女性では大腿ヘルニアを想起する必要がある．体表には現れない内ヘルニアや閉鎖孔ヘルニアもあり，腹部膨満および突然発症する腹痛を繰り返す病歴を伴っていれば，症状発現時を狙った積極的な画像診断を行う必要がある．同様の病態に腸重積もあるが，発作性の腹痛症状が主体であることが多い．

Ⅰ

37．お腹の張った感じ（腹部膨満感）

169

Ⅰ. 症候別診断編

疾患名	押さえておきたいポイント
⑪肝硬変・肝炎	●腹水が貯留したとき，あるいは腹水が貯留する直前にも腹部膨満感を訴える．血清腹水 Alb 濃度勾配（SAAG＞1.1 g/dL）で門脈圧亢進症を示唆する．急性肝炎でも腹部膨満感をきたすことがあるが，肝腫大に伴い肝皮膜が進展されて生じる不快な感覚で，腹痛と表現されることもある．
⑫ネフローゼ症候群	●3.0 g/dL 以下の低 Alb 血症があり，尿中蛋白排泄量が 3.5 g/日以上，浮腫を伴っていれば診断可能．比較的早期の発症であれば，圧痕が 40 秒以内に回復する fast pitting edema を認めることがある．進行例では upright でも supine でも大きな変化のない上下眼瞼の浮腫を認めることがある．尿中蛋白排泄量は随時尿 3.5 g/gCr で代用可能．
⑬蛋白漏出性胃腸症	●低 Alb 血症が存在し，尿蛋白がなく，肝硬変もない場合に疑う．下痢を伴っていることが多い．
⑭腹腔内がん転移	●体重減少，腹水をともなっていることが多く，腹腔穿刺による腹水細胞診が有用．腹水がない場合は，壁側腹膜から臓器に向かって突な結節が CT で確認されることがある．
⑮右心不全	●肺高血圧，収縮性心膜炎を含む．下肢の浮腫，頸静脈の拡張・怒張を観察し，エコー検査でのうっ血肝，下大静脈拡張（呼吸性変動の消失），右房の拡大などを確認する．
⑯結核性腹膜炎	●微熱と腹部膨満感のみのことが多いが，腹水があれば ADA 高値（＞40）は参考になる．従来の cope 針による生検は感度も低く，白色小結節の腹膜，臓器表面への多発所見を腹腔鏡で確認し，病理組織検査で最終確認をすることが望ましい．
⑰敗血症	●急性発症の腹部膨満感の中で最重症かつ緊急性を要する病態．腹腔内の血管透過性の亢進が急速に起こり，壁側腹膜が浮腫に至るための症状である．血管内ボリュームの減少を認めるため，随伴症状として起立性低血圧に伴う悪心，嘔吐，起立・歩行困難などを訴えることがある．腹部膨満感を訴える時点では四肢末梢は温かい．
⑱帯状疱疹	●片側の腹部膨満をみたときに想起する．ときに水痘・帯状疱疹ウイルスは後根のみならず前根への障害をきたすことがあり，腹壁の筋肉の緊張が低下する．同一デルマトームに一致した痛み，アロディニア，水疱を伴う皮疹の確認を行う．
⑲門脈血栓症	●肝細胞がんの患者，腹腔内細菌感染（憩室炎，虫垂炎など）の不適切な抗菌薬治療の後などに多く，微熱と腹部膨満感のみのことがある．肝障害は軽度だが，伴走する胆管の炎症を伴うことがあり，炎症反応と同時に ALP の上昇を認めることがある．エコー検査ドップラーモードでの観察が有用．
⑳肝静脈血栓症	●肝腫大が生じるため，肝皮膜が引き延ばされて上腹部膨満感のみならず，鎖骨周囲，あるいは僧帽筋稜あたりに違和感（痛み）を感じることがある．エコー検査ドップラーモードでの観察が有用．
㉑乳び漏	●外傷や悪性疾患が原因となる．稀にフィラリア症のこともあり，居住歴を聞く．腹腔穿刺で乳白色腹水を証明する．

D. 胸部・腹部・腰部の症状

解説・診断アプローチ

1. 他覚的な腹部膨満を確認する

　腹部膨満は臨床上よくみられる症状である．自覚的な腹部膨満で，腹囲の増加や局所の腫脹といった他覚的所見を伴わない場合は，**一過性で機能的な胃腸障害**と関係していることが多い．亜急性から慢性経過になると，全身性の疾患や予期しない腹部疾患の初期症状である可能性が高まる．

　腹部膨満感という曖昧な表現が**最も軽い腹痛**である可能性を想定し，随伴症状とともに推論を進める必要がある．**衣服がきつくなっていないか，あるいはベルトのサイズが大きくなっていないか**などを聴取し，びまん性の腹囲増加の有無を確認する．局所的な腹部膨満あるいは，局所の痛みを伴う場合は，解剖学的なアプローチを行うべきである．

2. 必要に応じて画像検査を

　適切な推論のうえに，必要な画像検査を選択するが，**腹部エコー検査**は腹水の有無，腹腔内・後腹膜臓器への液体貯留が容易に確認でき，ドップラーモードを使用することで血流の評価を安全かつ簡便に行えるため，十分にハンドリングできるよう修練を積むことが望まれる．

参考文献
1) 生坂政臣ほか：総合内科．研修カリキュラム 2011，p1-48，日本内科学会，東京，2011

I. 症候別診断編

D. 胸部・腹部・腰部の症状

38 お腹が痛い（腹痛）

Clinical Pearl

- 本項で扱う腹痛は急性腹症とは異なる慢性もしくは反復性の腹痛であり，診察時には無症状のことが多い．したがって，正しい診断をするためには，腹痛出現時の情報を丁寧に的確に聴取せよ（19頁，第Ⅰ部-A「2. 激しい腹痛」参照）．
- 腹痛の診断で重要な情報は，疼痛の部位・性状・持続時間・頻度，経過，増悪・寛解因子，随伴症状である．
- 腹痛以外に下痢や血便を認める場合には，腹痛よりも下痢や血便から鑑別を行うべし．

疑うべき疾患

よく遭遇する疾患
- 消化性潰瘍★
- 機能性胃腸症
- 胆石症
- 過敏性腸症候群（IBS）
- 子宮内膜症

ときどき遭遇する疾患
- 炎症性腸疾患（IBD）
- 慢性膵炎
- 胃がん★★★
- 膵がん★★★
- 鼠径/大腿ヘルニア★★
- slipping rib syndrome
- Mondor病

稀に遭遇する疾患
- 好酸球性胃腸炎
- 間欠性腸間膜動脈虚血★★
- 腹壁神経痛

急性腹症は除く．

172

D. 胸部・腹部・腰部の症状

主要疾患スクリプト（頻度順）

疾患名	押さえておきたいポイント
①消化性潰瘍	●胃粘膜保護作用の低下による胃潰瘍では食後，H. Pylori によるガストリン分泌刺激による十二指腸潰瘍では空腹時に起こる心窩部の反復性の痛みが典型的である．症状の程度によっては，悪心やタール便を認めることがある．
②機能性胃腸症	●胃粘膜の軽微な炎症や伸展による刺激を過敏に自覚しているためと考えられている．食後のもたれ感や早期飽満感を呈する食後愁訴症候群と心窩部の痛みや灼熱感を呈する心窩部痛症候群に分かれる． ●腹痛の増悪因子となっている精神的ストレスの検索も必要となる．
③胆石症	●脂質の多い食事の後に心窩部の数十分から数時間の疼痛発作を呈する．胆嚢炎に進行すると右季肋部痛を呈する．female（女性），forty（40歳代），fat（肥満），fair（全身状態のよい）の4Fが典型的．
④過敏性腸症候群（IBS）	●腸管の機能異常により起こり，下痢，便秘，腹痛，腹部膨満を呈する．排便により症状は一時的に改善する．腹痛は便性状の変化を伴った肝脾弯曲部やS状結腸部の差し込むような疼痛が典型的である． ●腹痛の増悪因子となっているストレスの検索も必要となる．
⑤子宮内膜症	●子宮内腔以外で子宮内膜が増殖しエストロゲンに依存して発育するため，周期的に痛みの程度が変化する骨盤痛が典型的である．痛みと生理周期の関連性の聴取や徐々に増悪する月経困難，性交時痛の有無の確認が診断に繋がる．
⑥炎症性腸疾患（IBD）	●反復性の腹痛に発熱，下痢，血便を伴うことが多い．直腸からの連続性病変である潰瘍性大腸炎に比して，区域性の全層性病変であるCrohn病は下痢，血便が目立たず，機能性胃腸症や過敏性腸症候群と類似した症状を呈することがある．
⑦慢性膵炎	●大量飲酒者の反復する腹痛発作で疑う．アルコール摂取歴の聴取が鍵となり，エコー検査，CT，MRIによる画像所見と血中/尿中膵酵素の異常により確定診断する．
⑧胃がん	●早期胃がんではほとんどの場合，無症状であるが，進行すると慢性的な心窩部痛，悪心，食欲不振，早期飽満感，黒色便を呈する．血液検査所見では慢性進行性の鉄欠乏性貧血に注意．
⑨膵がん	●早期膵がんでは自覚症状は漠然としたものが多いが，膵体部，膵尾部の病変では背部に放散する慢性腹痛を呈する．体重減少，黄疸，粘土色の便，暗黒色の尿，高齢者の糖尿病新規発症を伴う．
⑩鼠径/大腿ヘルニア	●腹壁の筋肉の脆弱性が増した高齢者に認められ，本人に腹部腫瘤の自覚がないと診断が困難となる．診察時には必ず臥位だけでなく，立位で腹圧をかけた状況での腹部腫瘤の確認が必要．
⑪slipping rib syndrome	●肋骨と胸骨を繋いでいる肋軟骨の過可動性により，すべり出た第8〜10肋骨が肋間神経を圧迫し上腹部の鋭い痛みを呈する．咳嗽や外傷の後に続発することが多い．身体診察で肋軟縁を前方に引き出すhooking maneuverで痛みの再現性を確認する．

173

Ⅰ. 症候別診断編

疾患名	押さえておきたいポイント
⑫Mondor病	●上腹部の皮下の血栓性静脈炎である．上肢や体幹の運動による牽引痛を呈する．皮膚感染や乳がんなどの手術後に認められることがあるが，原因不明であることも多い．身体診察で縦走する索状物を確認する．
⑬好酸球性胃腸炎	●消化管への好酸球浸潤により，食後を中心とした間欠的な腹痛，悪心，下痢を呈する．アレルギー疾患の既往や好酸球増多を認めることが多い．消化管内視鏡による肉眼的診断は困難であり，診断確定にはランダム生検が必要となる．
⑭間欠性腸間膜動脈虚血	●腹部正中の差し込むような痛みや鈍痛が食後15〜30分から始まり，2〜3時間持続する．食事回避により体重減少をきたすことがある．アテローム性動脈硬化のリスクをもつ高齢者に認められる．
⑮腹壁神経痛	●肋間神経の腹外側・前皮枝の圧迫による痛みで，正中を越えない．腹壁の緊張などの誘因の聴取と身体診察によるCarnett徴候の評価が重要となる．

解説・診断アプローチ

1. 腹痛出現時の情報を正確に聞き出せ

　腹痛は総合診療外来を受診する患者の主訴として比較的高頻度であり，その中には本項で述べているような慢性もしくは反復性の腹痛も含まれる．そのような腹痛では精査が行われたにもかかわらず，確定診断に至らず原因不明となっているものも多く，総合診療医にはその原因究明が求められる機会が多いであろう．そのような状況では身体診察や検査所見が診断に直結する可能性は低く，**腹痛出現時の情報を丁寧に的確に聴取する**ことが診断へ至る近道である．腹痛はすべてが内臓疾患に由来するわけではなく，腹腔内と腹壁の両者の疾患の可能性を考慮しなければならず，前者はもちろんのこと，後者に対する知識も総合診療医として必須となる．

2. 原因は腹腔内か，腹壁か？

　腹痛の原因疾患を闇雲に想起する前に，まずは**痛みの由来が腹腔内，腹壁のいずれにあるのか検討**し，さらに腹腔内であれば消化管，肝臓，胆囊，膵臓，子宮，付属器，腹壁なら神経，筋，血管のいずれの臓器かを解剖学的にアプローチすることが重要である．そのようにして罹患臓器を決定したうえで，他の臨床情報を加味して具体的な疾患を想起する．

3. 診断に必要な情報を聴取し，身体診察で痛みの部位を特定する

　疾患想起のためには，詳細な医療面接により，**痛みの部位**（側性や局在性の有無，放散の有無など），**痛みの性状**（疝痛，持続痛，神経痛など），**持続時間，頻度，経過，増悪・寛解因子**（体動，食事，生理周

174

期など），**随伴症状**（発熱，体重減少，悪心，下痢，血便，便秘，便性状の変化，黄疸など）を詳細に聴取する必要がある．

身体診察では，触診や打診が病変の部位を特定する補助となり，Carnett 徴候は病変が腹腔内か腹壁かの鑑別に有用である．

臨床経過が長くなるほど，機能性胃腸症や過敏性腸症候群などの機能性疾患である可能性が高くなっていくが，Crohn 病や好酸球性胃腸炎は同様の病状を呈することがあり，詳細な医療面接に加えて必要時には血液検査や画像検査を考慮する．また，高齢者における発症は常に胃がんや膵がんなどの悪性腫瘍を考慮しなければならない．

参考文献

1) Penner RM et al：History and physical examination in adults with abdominal pain. UpToDate, 2016

Ⅰ. 症候別診断編

D. 胸部・腹部・腰部の症状

39 腹部腫瘤

Clinical Pearl

- ☛ 腫瘤を主訴に受診した患者の診察で最も重要なのは，その部位から解剖学的に位置する臓器を想像し，その起源を推定することである．
- ☛ 圧痛がある場合は炎症の関与した病態を考えるべし．逆に悪性腫瘍の多くは巨大な腫瘤となっても圧痛をきたさないことが多い．

疑うべき疾患

よく遭遇する疾患
- ● 肝腫大★
- ● 膀胱過伸展
- ● 子宮筋腫
- ● 脂肪腫，せつ，よう，粉瘤

ときどき遭遇する疾患
- ● 脾腫★
- ● 糞便塊
- ● 大腸がん★★
- ● 妊娠
- ● 胆嚢腫大
- ● 腹部大動脈瘤★★★
- ● 腎がん★★，多嚢胞性腎★
- ● 卵巣嚢腫
- ● 卵巣がん★★
- ● 胃がん★★

稀に遭遇する疾患
- ● 膵仮性嚢胞
- ● 子宮内膜がん★★
- ● Crohn 病
- ● 恥骨結合
- ● 剣状突起

主要疾患スクリプト（頻度順）

疾患名	押さえておきたいポイント
①肝腫大	● 肋骨下縁より下に肝臓が伸展する．転移性肝腫瘍は無痛性で硬く不整であるが，急性肝炎では肝臓は軟らかく辺縁は滑らかで，ときに圧痛を伴う．脂肪肝でも肝腫大を呈する．通常肝腫大は圧痛を伴わないが腫脹が急速に進んだ病態（急性肝炎など）では痛みが出ることもある．

176

D. 胸部・腹部・腰部の症状

疾患名	押さえておきたいポイント
②膀胱過伸展	●恥骨結合の直上正中部に平滑な腫瘤を認める．尿意切迫感を伴うことが多い．
③子宮筋腫	●月経痛や月経過多をきたす場合もある．
④脂肪腫，せつ，よう，粉瘤	●皮膚，皮下組織に存在する腫瘤であるため触診で体表直下に触れる．腹筋に力を入れると腹腔内の腫瘤は触れづらくなるが，腹腔外にある場合には触診の度合いは変わりない．
⑤脾腫	●吸気によって左季肋部に脾臓の端を触知する場合，脾腫を疑う．通常意識して診察しないと気づかれにくい．
⑥糞便塊	●盲腸，S状結腸にみられることが多い．硬いが可動性があり触診を繰り返すことにより移動し消失することがある．非常に強い腹痛を伴うことはあまりない．
⑦大腸がん	●通常は腹壁から触知できるレベルでは狭窄症状を呈していたり便潜血が陽性（または慢性経過の貧血）となったりする．
⑧妊娠	●若年女性で月経がない場合は必ず考えるようにする．悪心や乳輪の色素沈着が手がかりとなる．
⑨胆嚢腫大	●発作的な腹部の激痛（胆石疝痛）が心窩部に生じる．最初は内臓痛として知覚されるため悪心を伴うことが多い．胆嚢炎に進展すれば痛みの部位が徐々に右季肋部に移動し，その頃には深吸気で右季肋部に圧痛を呈する．慢性の胆石症の場合は痛みを伴わない右季肋部の腫瘤として発見されることもある．
⑩腹部大動脈瘤	●腹部中央の拍動性腫瘤を認める．強い血管雑音を伴うことがある．通常無症状のため喫煙，男性，高齢などのリスクのある患者には積極的なスクリーニングが望ましい．
⑪腎がん，多嚢胞性腎	●後腹膜臓器であるため触知することは稀であるが，著しい腫大をきたした場合は触知することがある．
⑫卵巣腫瘍，卵巣がん	●月経は通常正常で消化管症状もでない．進行がそれほど速くない場合は，自覚症状のないまま腹腔全体を占めるような巨大腫瘍となる可能性がある．
⑬胃がん	●進行すれば左季肋部もしくは心窩部の腫瘤として触知することができるようになる．肝転移により肝腫大となったり卵巣への転移で下腹部の腫瘤として触れることもある．
⑭膵仮性嚢胞	●膵炎を繰り返す患者に円形の腫瘤を認めた場合は，考える必要がある．
⑮子宮内膜がん	●腫瘤として触れるようになるのは稀である．進行した体部がんに稀にみられるが，不正出血などの他の症状が出ていることが多い．
⑯Crohn病	●体重減少や発熱，血便を伴う右下腹部の腫瘤を呈する．
⑰剣状突起・恥骨結合	●解剖学的に一致する部位に骨性の硬い腫瘤として認識される．正常構造物であることを説明し安心を得ることが重要である．

Ⅰ

39.

腹部腫瘤

Ⅰ. 症候別診断編

解説・診断アプローチ

1. 腹腔外か腹腔内か？

　腹部腫瘤をみたときにまず考えなければならないのは，それが**腹腔外なのか腹腔内なのか**ということである．腹壁の腫瘤であれば脂肪腫や血腫，リンパ節が多く，その他の皮膚軟部組織の腫瘤を考える必要がある．腫瘤の深さは丁寧な触診により推定が可能である．また，腹壁の筋肉を緊張させたりしても触れる感触が変わらなければ筋肉よりも表層にあるものだと推定できるなど，腫瘤の位置に関しては丁寧な身体所見が重要である．

2. 腫瘤はどこにあるか？

　腹腔内臓器に関して論じると，腹部腫瘤を訴える患者の診察において最も重要なのは**腫瘤の部位**と**年齢**，**随伴症状**である．なかでも腫瘤の部位は，その原因となる臓器を判断するうえで最も重要な情報となる．すなわち，腹部を4～6つの部位に分割し，どの部位に腫瘤を呈しているのかで起源となる臓器を絞り込むアプローチが勧められる．

3. 随伴症状はあるか？

　随伴症状も重要となる．便秘や嘔吐などを呈すれば消化管に起因するものの可能性が高まり，尿閉や血尿は腎泌尿器系の疾患を示唆する手がかりとなる．また，圧痛を伴う腫瘤の場合は炎症性の病態の関与が考えられる．例としては，胆嚢腫大を触知した際に圧痛がなければ生理的な腫大や慢性の経過かもしれないが，圧痛を呈した場合は急性胆嚢炎のような疾患を考慮する必要がある．

　悪性腫瘍はほとんど症状を呈さないが，触知可能な大きさとなると体重減少や全身倦怠感などの全身症状を呈するかもしれない．

4. その他考慮すること

　剣状突起や**恥骨結合**を「触知可能な腫瘤」と訴えて受診する患者もいる．その際は正常範囲内であることを説明し，安心させることが重要となるが，なかには過度な不安を抱えた患者がいることもあるので，精神面のアプローチを忘れない．

　画像検査では単純X線は腹腔内遊離ガスや石灰化を伴う腫瘤，もしくは腸管閉塞にともなう鏡面像などの検出には優れているが，腫瘤そのものの評価においては大きな情報が得られないことが多い．その一方で**エコー検査**は低侵襲で腫瘤の性状（実質性か嚢胞性かなど）や起源となっている臓器などに関する情報を多く得られるため，第一に施行する検査といえる．その他CTやMRIではさらに詳しい情報が得られることが多く，エコー所見に基づいて適切な検査を選択する．

178

D. 胸部・腹部・腰部の症状

40) 腰が痛い（腰痛）

D. 胸部・腹部・腰部の症状

Clinical Pearl

- 腰痛のほとんどは筋骨格系由来の良性疾患であり，2〜3週で自然軽快することを理解せよ．過剰な画像検査は慎むべし．
- 体動で増悪する腰痛は筋骨格系由来を考える．Red Flag Sign があればさらなる評価を行い，なければ保存的治療で経過観察せよ．
- 胸腰椎移行部の圧迫骨折では，放散痛として腰部下方に痛みを訴えるため，画像撮影部位に注意せよ．
- 体動で変化しない腰痛は後腹膜や消化管由来の疼痛を疑い，解剖学的アプローチで原因を特定すべし（59頁，第Ⅰ部-A「11. 腰（背）部痛」）.

疑うべき疾患

よく遭遇する疾患
1. 筋骨格系
- 急性腰痛症
- 腰椎椎間板ヘルニア
- 腰椎すべり症
- 脊椎圧迫骨折★

2. その他
- 尿管結石
- 腎盂腎炎★★
- 帯状疱疹
- 胃・十二指腸潰瘍

ときどき遭遇する疾患
1. 筋骨格系
- 脊椎へのがん転移★★★
- 硬膜外膿瘍★★

2. その他
- 腎梗塞★★
- 大動脈解離★★★
- 大動脈瘤（破裂）★★★
- （急性）膵炎★★

Ⅰ. 症候別診断編

稀に遭遇する疾患

1. 筋骨格系
- 強直性脊椎炎
- 化膿性脊椎炎★★

2. その他
- 大動脈炎★
- 膵がん★★★
- 馬尾症候群★★★

主要疾患スクリプト（頻度順）

疾患名	押さえておきたいポイント
①急性腰痛症	● 動作に伴って突然，または動作の繰り返しにより急性に発症する，椎間関節や筋・軟部組織の損傷．疼痛は腰部を中心に周囲へ放散することもある．圧痛や疼痛を増悪させる動作を確認する．
②腰椎椎間板ヘルニア	● 痛みやしびれがデルマトームに沿って認められる．多くは L4，L5，S1 の障害であるため下肢外側や後面に症状を訴え，腰椎の前弯が減少する座位で悪化しやすい．各神経根が関与する運動障害（脱力，腱反射低下），感覚障害の有無を確認し，下肢伸展挙上テスト（straight leg raising test）で下肢に放散する痛みやしびれを認める．
③腰椎すべり症	● 激しい運動や加齢による組織の変性により椎体間のズレを生じた状態である．しばしば無症状であるが，症状が起きると体動による疼痛の増悪を認める．また，腰部脊柱管狭窄症の症状を伴うことがある．
④尿管結石	● 激しい片側の腰背部痛を訴え，悪心・嘔吐，脂汗を伴いやすい．疼痛はときに陰部に放散する．
⑤腎盂腎炎	● 女性，または前立腺肥大症などの尿路閉塞がある高齢男性に好発する．発熱を伴う片側の腰背部痛を訴え，肋骨脊椎角の叩打痛を認める．
⑥脊椎圧迫骨折	● 主に高齢者が転倒などの外傷を契機に圧迫骨折を起こすが，明らかな発症機転を聴取できないことも少なくない．実際の骨折部位は疼痛部位より 1～2 椎体上方であるため，特に第 12 胸椎や第 1 腰椎の骨折では，X 線で胸腰椎移行部までを撮像範囲に設定する必要がある．
⑦帯状疱疹	● 持続性，または間欠性の神経痛を呈し，服の擦れなどの通常は疼痛をきたさない刺激で痛みを生じる（アロディニア）．デルマトームに沿った皮疹が特徴的であるが，疼痛から 2～7 日遅れて現れる．
⑧硬膜外膿瘍	● 脊髄障害により脱力，感覚障害，排尿異常などを伴う．特に脊髄が外部から圧迫されるため，感覚障害は下肢から上行性に侵される．感染源として尿路感染症由来が多く，心内膜炎の検索も必要．

180

D. 胸部・腹部・腰部の症状

疾患名	押さえておきたいポイント
⑨急性膵炎	●飲酒歴のある男性，胆嚢結石を有する女性に多い．上腹部痛を訴え，膝を抱えるように体を丸めると疼痛が和らぐ．悪心・嘔吐，発熱などを伴うことがある．
⑩大動脈解離	●突然発症の激痛であり，疼痛部位が移動することがある．障害部位に応じて心筋梗塞，脳虚血，上肢虚血（血圧の左右差），対麻痺，腸管虚血，下肢虚血の所見を伴う．
⑪膵がん	●腹痛を認め，食欲不振，体重減少，黄疸，全身倦怠感などを伴う．
⑫強直性脊椎炎	●若年男性に好発し，上行性に緩徐に広がる．起床時に強いこわばりを認め，運動で軽減する．ソーセージ指，末梢関節炎，虹彩毛様体炎，心疾患などの合併がある．
⑬化膿性脊椎炎	●微熱，脊椎の圧痛や叩打痛がみられる．
⑭馬尾症候群	●両下肢の脱力やしびれ，尿閉や溢流性尿失禁を伴い，他覚的に会陰部周辺の感覚低下，肛門括約筋反射の低下を確認する．

解説・診断アプローチ

　腰痛のほとんどは良性の筋骨格系疾患に由来し，2〜3週で自然軽快するため，精査を要する一部の疾患を適切に判別することが肝要である．まずは**体動による増悪の有無**を確認し，増悪があれば筋骨格系由来の疼痛を考える．ただし，帯状疱疹では体動時に衣類の刺激でアロディニアを生じるため，身体診察でも皮膚・筋骨格系の評価を怠ってはならない．

　筋骨格系由来の腰痛では，Red Flag Sigh，すなわち**安静臥位で改善しない，がんの既往，体重減少，発熱，免疫不全（ステロイド内服など），排尿症状，会陰部の感覚障害，1ヵ月以上の持続**を聴取する．いずれかを認めれば，感染症や悪性腫瘍（転移），脊椎圧迫骨折といった精査・加療が必要な筋骨格系疾患の評価が必要である．脊椎圧迫骨折では，疼痛部位より1〜2椎体上方に病変が存在するため，特に胸腰椎移行部の骨折を見逃さないように注意したい．Red Flag Sigh がすべて陰性で身体所見でも矛盾がなければ，良性の筋骨格系疾患と判断して保存的治療で経過観察をする．

　体動での増悪がなければ後腹膜臓器の障害を疑い，解剖学的に腎臓，尿管，大動脈，膵疾患を考慮する．**突然発症**であれば尿管結石症や大動脈解離，大動脈瘤破裂，腎梗塞を鑑別し，**発熱**を伴う場合は腎盂腎炎，大動脈炎症候群（高安病）を考える．**体重減少**を認めれば膵がん，**上腹部痛**があれば膵炎を疑う．胃がんや胃・十二指腸潰瘍，逆流性食道炎など消化管からの関連痛も忘れないようにしたい．

181

Ⅰ．症候別診断編

D．胸部・腹部・腰部の症状

41 下痢（便通異常）

🩺 *Clinical Pearl*

☛急性下痢症と慢性下痢症では鑑別や医療面接のポイントが大きく異なる．まずは持続期間を特定せよ．

☛急性下痢症を安易にウイルス性胃腸炎と診断するべからず．疾患頻度は高くとも他疾患を除外したうえで診断しよう．

☛慢性下痢症では随伴症状が重要となる．患者は消化器症状以外の変化を話さない可能性もあるので，積極的に全身症状の聴取をすべし．

疑うべき疾患

よく遭遇する疾患
1. 急性下痢症
   - ウイルス性胃腸炎
2. 慢性下痢症
   - 過敏性腸症候群（IBS）★

ときどき遭遇する疾患
1. 急性下痢症
   - 細菌性腸炎
     - ▶ブドウ球菌エンテロトキシン
     - ▶カンピロバクター
     - ▶サルモネラ菌
     - ▶大腸菌
     - ▶腸管ビブリオ
   - 薬剤
   - *Clostridium difficile*
2. 慢性下痢症
   - 炎症性腸疾患（IBD）
   - 糖尿病による腸管運動異常
   - ランブル鞭毛虫
   - クリプトスポリジウム症
   - 乳糖不耐症
   - 薬剤
   - 甲状腺機能亢進症
   - 膵機能不全
   - 胃切除後

182

D．胸部・腹部・腰部の症状

稀に遭遇する疾患

1．急性下痢症
- 細菌性腸炎
  ▶エルシニア
  ▶腸チフス★
  ▶コレラ★
  ▶赤痢★
- 赤痢アメーバ
- ランブル鞭毛虫
- クリプトスポリジウム症
- 糞線虫★

2．慢性下痢症
- 腸管 Behçet 病
- セリアック病
- 小腸リンパ腫★
- 絨毛腺腫★
- WDHA 症候群★
- カルチノイド腫瘍★
- Zollinger-Ellison 症候群
- 甲状腺髄様がん★★★

症状の持続が 1～2 週間以下の短期間の場合は除く．

主要疾患スクリプト（頻度順）

1．急性下痢症

疾患名	押さえておきたいポイント
①ウイルス性胃腸炎	● 下痢，悪心・嘔吐，腹痛，発熱などの症状が突然始まり，通常 2～3 日で自然軽快する． ● 症状が強い場合は，補液などを行うこともある．
②細菌性腸炎	● 水様性下痢や血性下痢，腹痛，発熱をきたし，ウイルス性胃腸炎よりも症状が強い場合が多い．作り置きのもの（ブドウ球菌エンテロトキシン），鶏肉（カンピロバクター），鶏卵（サルモネラ菌）などの摂食歴や渡航歴（熱帯地域：コレラ，発展途上国：腸チフス，赤痢）の聴取が重要．エルシニアの結節性紅斑や腸チフスのバラ疹といった消化器症状以外の所見にも注意． ● 治療は抗菌薬だが，症状が強い場合には対症的に補液や電解質補正を行う場合もある．
③薬剤	● 抗菌薬，NSAIDs，マグネシウム含有薬，コルヒチン，フルオキセチン，ジゴキシン，カフェインなどで頻度が高いが，すべての薬剤で下痢をきたしうる．

41

下痢（便通異常）

183

Ⅰ. 症候別診断編

疾患名	押さえておきたいポイント
④C. difficile	●抗菌薬の使用歴があった場合に疑う．特にセフェム系や広域ペニシリン系，クリンダマイシンなどで頻度が高い．発熱，血便を伴うこともある． ●抗菌薬の中止・変更で軽快しない場合はメトロニダゾールやバンコマイシンによる治療を行う．
⑤赤痢アメーバ	●発熱，下腹部痛，イチゴゼリー状の粘血便を伴う．衛生状態の悪い地域への渡航歴や同性愛者がリスクとなる． ●第一選択薬はメトロニダゾールの経口投与．
⑥ランブル鞭毛虫	●軽度の下痢，腹痛，著明なガスを認める．重症の場合，悪臭のある黄色の脂肪便や血液を含まない粘性便を呈する． ●メトロニダゾールの内服が有効．
⑦クリプトスポリジウム症	●AIDS などの免疫不全患者では重症の水様性下痢をきたす．健常者が罹患した場合は水様性下痢，発熱，腹痛，倦怠感をきたし，1～2 週間で自然軽快する．
⑧糞線虫	●水様性下痢，上腹部痛，悪心・嘔吐の他，蕁麻疹や咳嗽，喘鳴といった呼吸器症状を呈することもある．米国南部や熱帯あるいは亜熱帯地域で流行している．

2. 慢性下痢症

疾患名	押さえておきたいポイント
①過敏性腸症候群（IBS）	●便秘と下痢の増悪寛解を数年にわたって繰り返す．腹痛（主に左下腹部痛）を伴い，排便や排ガスで軽快する．緊張やストレスなど心因性の要素で増悪することが多い．
②炎症性腸疾患（IBD）	●頻回の血便，発熱，腹痛をきたす．ぶどう膜炎や体幹の関節炎を伴うこともある． ●経腸栄養や 5-アミノサリチル酸製剤（5-ASA 製剤），ステロイド，免疫抑制薬などを重症度により使い分ける．
③糖尿病による腸管運動異常	●糖尿病性自律神経障害の一症状として，夜間の下痢を認めることがある．
④乳糖不耐症	●乳製品の摂取後に腹痛，下痢をきたす．
⑤甲状腺機能亢進症	●頻回の軟便，食欲亢進，体重減少，動悸，発汗，甲状腺腫大などを認める．すべての症状をきたすことは稀であり，ホルモン測定により診断する．
⑥膵機能不全	●大量の脂肪便が特徴であり，悪臭を伴うこともある．食欲不振を伴わない体重減少をきたす．
⑦胃切除後	●ダンピング症候群では炭水化物の摂取後に下痢をきたし，動悸，発汗などを伴う．盲管症候群では脂肪の吸収不良により多量の脂肪便を認める．

D. 胸部・腹部・腰部の症状

疾患名	押さえておきたいポイント
⑧腸管Behçet病	● ぶどう膜炎，口腔内アフタ，陰部潰瘍を3主徴とし，下痢や腹痛などの消化器症状を認める．腸管穿孔をきたすこともある． ● 急性期はステロイドや免疫抑制薬，維持療法として5-ASA製剤が用いられる．
⑨セリアック病	● グルテンに対する自己免疫反応を起こし，悪臭を伴う多量の脂肪便，体重減少，貧血，末梢神経障害などを認める． ● グルテン除去食による治療を行う．
⑩小腸リンパ腫	● 腹痛，体重減少を伴い，ときに発熱をきたすこともある．
⑪絨毛腺腫	● 多量の水様性下痢をきたし，低K血症となることがある．
⑫WDHA症候群	● 短期間に多量の水様下痢をきたし低K血症となる．他に耐糖能異常や高Ca血症，ミオパチーなども認めることがある．
⑬カルチノイド腫瘍	● 発作性の下痢に腹痛と顔面紅潮を伴う．顔面紅潮後のチアノーゼや右心系の弁膜症と下腿浮腫などを認めることもある． ● 外科的切除が基本．
⑭Zollinger-Ellison症候群	● 典型的には好発部位とは異なる位置の消化性潰瘍を認めるが，初発症状として下痢を認めることがある． ● 内科的にはPPIやH_2受容体拮抗薬の内服を行う．外科的には膵腫瘍切除術や胃全摘術が選択される．
⑮甲状腺髄様がん	● 進行例では腫瘍から分泌されるカルシトニン，カルシトニン遺伝子関連ペプチドにより下痢や顔面紅潮をきたすことがある．

解説・診断アプローチ

1. 全身状態を把握する

　下痢をきたす疾患は消化管由来のものが圧倒的に多いが，慢性的な経過をたどる症例では他の全身症状の1つとして下痢をきたすこともあり，**期間による分類**が重要となる．一般に**4週間以上持続するもの**を慢性下痢症として扱う．下痢自体が生命予後を左右することは少ないが，重症である場合は脱水や低カリウム血症を合併することがあるため，早い段階で全身状態を把握する必要がある．

2. 急性に発症した場合

　急性下痢症は通常自然軽快するものが多い．しかし，38.5℃以上の発熱や脱水を伴う場合などには迅速な精査と治療が必要となる．主な原因は**感染症**であり，摂食歴，渡航歴，動物との接触について聴取することが重要である．また，食物からの感染が疑われる場合は，潜伏期間により原因菌をある程度絞り込む可能性がある．**小腸性下痢**は多量の水様便と腹痛，**大腸性下痢**は少量の血便とテネスムスが特徴と

185

Ⅰ. 症候別診断編

なる.

3. 4週間以上持続する場合

慢性下痢症では消化管由来の疾患で全身に炎症が波及するものや，全身性疾患から消化器症状をきたすものがあり，**消化管以外の症状を呈する場合がある**ことに注意する．たとえば炎症性疾患では発熱，関節炎，結節性紅斑，ぶどう膜炎を認めることがあり，甲状腺機能亢進症では動悸，発汗などの代謝亢進に伴う症状をきたす．

4. 過敏性腸症候群診断時の注意点

過敏性腸症候群は非常に疾患頻度が高いが，安易に診断すべきではない．若年から便秘や下痢を繰り返しており，排便や排ガスで改善し，ストレスで増悪することがあるというエピソードの他，随伴症状を認めない，中途覚醒を認めないなどの陰性症状を確認したうえでその可能性を検討することが重要である．

E. 泌尿器・生殖器の症状

E. 泌尿器・生殖器の症状

42 尿が近い，排尿時に痛みや違和感がある，残尿感がある
（頻尿・排尿痛・排尿時違和感・残尿感・尿失禁・排尿困難）

🩺 *Clinical Pearl*

- 排尿障害は刺激症状（頻尿，尿意切迫，尿失禁など）と閉塞症状（尿閉など）に大別される．刺激症状では，最も頻度が高い夜間頻尿についてまず聴取せよ．
- 排尿痛では，痛みが出現する時相を確認する．排尿初期なら尿道炎，前立腺炎など，排尿終末期なら膀胱炎などが鑑別にあがる．
- 尿失禁では，まず，可逆性の原因（表1）を評価する．可逆性の原因を除外したら，慢性尿失禁の鑑別を行う．尿失禁の Red Flag Signs（血尿，残尿感などの尿路閉塞症状，繰り返す尿路感染症）があれば，泌尿器科，婦人科へ紹介せよ．

疑うべき疾患

よく遭遇する疾患
- 急性膀胱炎
- 急性腎盂腎炎★★
- 尿管結石
- 前立腺肥大症
- 過活動膀胱（OAB）

ときどき遭遇する疾患
- 急性前立腺炎★
- 尿道炎
- 腟炎
- 子宮頸管炎/子宮内膜症
- 亀頭炎
- 性器ヘルペス
- 慢性膀胱炎
- 腎細胞がん★★★
- 尿管がん★★★

稀に遭遇する疾患
- Reiter 症候群/反応性関節炎
- 慢性前立腺炎
- 精巣上体炎
- 膀胱がん★★★
- 膀胱異物
- 膀胱結核

Ⅰ. 症候別診断編

主要疾患スクリプト（頻度順）

疾患名	押さえておきたいポイント
①急性膀胱炎（下部尿路感染症）	●排尿時痛，頻尿，残尿感，ときに白濁尿，血尿などを認める．解剖学的に尿道口と肛門との距離が短い女性に多い． ●女性では，急性発症の尿意切迫感や頻尿，排尿時の内部の灼熱感を訴える．男性では頻尿や尿意切迫感が灼熱感よりも目立つ．膀胱尿管逆流症などの尿路先天奇形，構造的な尿路異常が存在しない限り，細菌性膀胱炎や上部尿路感染症は，若年男性では稀である．高齢男性では，膀胱開口部が前立腺肥大症で狭くなっている場合，感染にしばしば高度の残尿感を伴う． ●女性で排尿痛と頻尿があり，帯下や腟外陰過敏がなければ，急性単純性尿路感染症の可能性は90％以上であるとされている．急性の尿路感染症では，後述の急性腎盂腎炎も含め，原因菌はグラム陰性菌が70％を占め，その半数以上は大腸菌である．
②急性腎盂腎炎（上部尿路感染症）	●生殖可能年齢女性の悪寒戦慄を伴う急性発熱，側腹部痛，CVAの叩打痛が特徴．悪心・嘔吐を呈しうる．膀胱炎症状（排尿時痛，頻尿，尿意切迫感，恥骨上痛）を認めることが多い．高齢者では1/3の患者で発熱がない．
③尿管結石	●腎結石は通常無症状であるが，尿管結石では悪心・嘔吐，冷や汗を伴うほどの強い側腹部痛，一側背部痛をきたし，尿管膀胱移行部結石では排尿時痛，頻尿など膀胱刺激症状をきたす．尿道の鋭い痛みは，結石が通過する際に出現する．男性では，ペニス後面の尿道内に結石を触れることがある．
④前立腺肥大症	●40歳代の20％，70歳代では90％の男性に前立腺肥大症があるといわれており，さまざまな下部尿路症状をきたす．重症度評価には，国際前立腺症状スコア（IPSS）が有用であり，代表的な症状である残尿感，尿終末滴下，尿勢低下，腹圧排尿，頻尿，尿意切迫，夜間頻尿の頻度により評価する． ●尿検査は，他の下部尿路症状をきたす膀胱がん，膀胱結石，尿路感染症，尿道癒着などの除外に役立つ．喫煙者，膀胱刺激症状や血尿があるなど，膀胱がんのハイリスク患者では，尿細胞診も考慮する．一親等に前立腺がん患者がいる場合には，前立腺がんのリスクが増大する．
⑤過活動膀胱（OAB）	●尿意切迫を必須症状とし，通常は頻尿と夜間頻尿を伴う状態と定義され，症状から臨床的に診断される．尿意切迫への不安から外出を控えるようになるなど，QOLに著しい影響を及ぼす． ●発症機序は明確になっていないが，神経疾患に起因する神経因性と神経学的な異常を有さない非神経因性に大別される．過活動膀胱症状スコア（OABSS）は，本症の診断，重症度評価，治療効果判定に用いることができる．

E. 泌尿器・生殖器の症状

疾患名	押さえておきたいポイント
⑥急性前立腺炎	● 頻尿，会陰深部の重い感じや痛み，射精や排便時の痛みに加えて，排尿時の灼熱感を認める．細菌の上行性感染により発症する．尿道カテーテルや膀胱鏡操作が原因となることもある．尿道狭窄，前立腺肥大症，神経因性膀胱などにより排尿障害があると発症リスクが高い． ● 直腸診による前立腺の圧痛が診断の必須条件である．前立腺マッサージは，敗血症の原因となる可能性があり，施行すべきでないとされている．前立腺膿瘍を伴う場合，前立腺に極度の圧痛と熱感，波動性を認める．
⑦尿道炎	● 大部分は性行為感染症であり，原因菌は，*Chlamydia trachomatis*，淋菌が多いが，最近 *Mycoplasma genitalium*，*Ureaplasma* による感染も増加している．解剖学的に尿道が長い男性に圧倒的に多い．尿道痛，排尿時痛が強く，尿道から膿性分泌物を認める場合は淋菌性の可能性が高く，自覚症状が軽度で，尿道からの分泌物が膿性でない場合は非淋菌性尿道炎が疑われ，*Chlamydia trachomatis* による感染が多い．排尿時の鋭い灼熱感があるが，膀胱刺激症状は少ないかまったくないという点で膀胱炎と区別される． ● 女性では，膀胱炎，腟炎，子宮頸管炎，外陰部ヘルペスなどに合併していることが多く，尿道炎単独は稀である．クラミジア，淋菌，単純ヘルペスなどが原因となる．膀胱炎など尿路感染症の診断には中間尿で評価するが，尿道炎では出始めの尿で評価する．
⑧腟炎	● 帯下と瘙痒に加えて，排尿時の外陰部の灼熱感により特徴づけられ，頻尿は認めない．腟鏡診での帯下や紅斑は，感染の確かな徴候である．重度の灼熱感，ヒリヒリ感は単純ヘルペスを示唆する． ● トリコモナス腟炎は，性行為感染症であり，排尿時痛，性交時痛，腟の痛み，緑黄色泡沫状帯下を訴える．腟壁の炎症，子宮頸部の strawberry cervix（赤く腫れた頸部）を認める．多数のパートナー，性行為感染症の既往，コンドームを使わない性交，喫煙，違法薬物などがリスクになる． ● カンジダ腟炎は瘙痒感が強く，排尿時痛，灼熱感，性交時痛，白い粥状・チーズ状帯下を認める．女性の外性器にはカンジダが常在していることが多いが，抗菌薬，ステロイド使用，糖尿病，HIV感染症などがあると発症することがある． ● 萎縮性腟炎は，閉経や卵巣摘出後，婦人科悪性疾患の化学療法や放射線治療後，卵巣形成不全などで，エストロゲンが減少している女性にみられる．
⑨子宮頸管炎/子宮内膜症	● 子宮頸管炎は尿道炎同様，クラミジア，淋菌などによる性行為感染症のことが多い．感染が子宮頸管，卵管を通じて骨盤内に波及し，骨盤内炎症性疾患をきたすことがある．子宮内膜症は，通常，骨盤痛，月経困難，性交時痛，不妊がみられるが，排尿時痛を呈することもある．
⑩性器ヘルペス	● 典型的には，単純ヘルペルウイルスが紅斑の上に弛緩性水疱や浅い潰瘍の集簇をもたらす．それらは強い痛みがあり，灼熱感や外観の悪さを伴う．

Ⅰ. 症候別診断編

疾患名	押さえておきたいポイント
⑪膀胱がん	● 無症候性肉眼的血尿を呈することが多いが，上皮内がんでは，80％で頻尿，排尿時痛などの膀胱刺激症状を呈するとされており，膀胱炎との鑑別が必要である．

解説・診断のアプローチ

　排尿障害は，頻尿，尿意切迫，尿失禁などの刺激症状，および排尿開始遅延，排尿時間延長，間欠性排尿，閉尿などの閉塞症状に分類される．刺激症状のうち最も頻度が高いのは夜間頻尿であり，まず夜間睡眠中の排尿回数を聴取する．その際，多尿による夜間頻尿の可能性を考慮する必要がある．明確な夜間頻尿があれば，膀胱炎や前立腺肥大症などの刺激症状を呈する疾患を鑑別する．夜間頻尿が明確でない場合は，症状が軽微である可能性，または心因性の可能性を考える．

　排尿痛の原因の多くは，膀胱，尿道，前立腺の感染に伴う急性炎症であるが，尿動口周囲の炎症である腟炎，外陰部炎，慢性前立腺炎などが原因となることもある．尿路系悪性腫瘍や腎結石など血塊を生じるような血尿でも排尿痛をきたす．排尿時痛がある場合，その時相を確認する．排尿初期に痛みがある場合は尿道炎，前立腺炎など，排尿終末期に痛みがある場合は膀胱炎などを考える．急性炎症の場合，管腔臓器である膀胱炎では，発熱は認めないが，腎臓，前立腺，精巣上体など実質臓器に感染があると発熱を認める．

　尿失禁は，比較的よく遭遇する主訴であり，男女とも，加齢に伴い有病率は上昇する．まず，可逆性の尿失禁を評価する（表1）．可逆性尿失禁の除外後に，慢性尿失禁（腹圧性，溢流性，切迫性，混合性，機能性）の鑑別を行う．女性は腹圧性，切迫性，過活動性膀胱，男性は溢流，前立腺肥大症の手術に伴う腹圧性尿失禁が多い．尿失禁の

表1　可逆性尿失禁の鑑別疾患（DIAPPERS Mnemonic）

- delirium：せん妄
- infection：急性尿路感染症
- atrophic vaginitis：萎縮性腟炎
- pharmaceuticals：薬剤（降圧薬，NSAIDs，オピオイド，抗うつ薬，パーキンソン病治療薬，睡眠薬，アルコール，抗ヒスタミン薬，抗コリン薬など）
- psychological disorder：精神疾患（うつ病など）
- excessive urine output：尿量増加（高血糖など）
- reduced mobility or reversible urinary retentions：活動域の減少（機能性尿失禁）または可逆性尿閉（薬剤誘発性）
- stool impaction：宿便

（文献2より改変）

E. 泌尿器・生殖器の症状

Red Flag Signs（血尿，残尿感や排尿困難などの尿路閉塞症状，繰り返す尿路感染症など）があれば，泌尿器科，婦人科へ紹介する．

文献

1) Bent S et al：Does this woman have an acute uncomplicated urinary tract infection? JAMA **287**：2701-2710, 2002
2) Resnick NM et al：Management of urinary incontinence in the elderly. N Engl J Med **313**：800-805, 1985

42. 尿が近い，排尿時に痛みや違和感がある，残尿感がある

I. 症候別診断編

E. 泌尿器・生殖器の症状

43 尿が出ない（尿閉・欠尿・無尿）

🩺 Clinical Pearl

- ☛ まずは，腹部身体所見やエコーで尿閉か否か区別せよ．
- ☛ 尿閉ならば，前立腺肥大，尿路感染症，薬剤性を最初に考えよ．
- ☛ 尿閉以外が原因の乏尿ならば，腎前性・腎性・腎後性のどれなのか考えよ．
- ☛ 腎前性と腎性の鑑別のために尿所見を確認せよ．

疑うべき疾患（病態別）

1. 尿閉

下部尿路閉塞
- 前立腺肥大症
- 前立腺がん★★★
- 尿路感染症★
- 尿道狭窄
- 尿路結石
- 膀胱がん★★★
- 便秘
- 薬剤

神経因性膀胱
- 脊髄損傷
- 進行性神経疾患
- 糖尿病性神経障害
- 脳血管障害
- 硬膜外膿瘍★★

2. 尿閉以外

腎前性
- 循環血液量減少（出血，脱水）★★★
- 低血圧（敗血症，心原性ショック，アナフィラキシー）★★★
- 腎血管抵抗上昇（両側性腎動脈閉塞，肝腎症候群）★★
- 薬剤

腎性
- 尿細管間質性（急性尿細管壊死，尿細管間質性腎炎）★★
- 糸球体性（糸球体腎炎，血管炎）★★
- 腎血管性［コレステロール塞栓，播種性血管内凝固症候群（DIC），血栓性微小血管障害症（血栓性血小板減少性紫斑病：TTP/溶血性尿毒症症候群：HUS)]★★★
- 薬剤

192

E. 泌尿器・生殖器の症状

腎後性
- 上部尿路閉塞性病変（後腹膜腫瘍，両側尿管結石）★
- 薬剤

主要疾患スクリプト（頻度順）

疾患名	押さえておきたいポイント
①腎前性高窒素血症（循環血液量減少，低血圧）	● 出血性病変，下痢，水分摂取不良，ショックをきたす疾患，両側腎動脈閉塞，肝腎症候群などがあると，腎血流量が維持できずに老廃物が血中に蓄積する．分子量の小さい尿素のほうがクレアチニンよりも再吸収されやすいため，血中濃度は速く上昇する（BUN/Cre が高値を示す）． ● 治療が遅れると急性尿細管壊死が合併する恐れがある．
②前立腺肥大症・前立腺がん	● 中年以降で慢性経過の排尿障害がある場合には，前立腺肥大の可能性が高い．飲酒や感冒薬内服で誘発されることが多い．直腸診での部分的硬結，辺縁不明瞭，石様硬，可動性不良は前立腺がんを示唆する所見．PSA 4 ng/mL 以上で前立腺がんを考慮するが，早期がんでは基準値内のこともある．
③尿路感染症	● 頻尿・残尿感・排尿時痛などの尿路症状に伴って，尿中白血球が陽性の場合に疑う．特に女性では無症候性に尿中白血球が陽性になることがあるが，この場合にはまずは他疾患を疑うべき．
④薬剤性	● 腎前性・腎性・腎後性のいずれの病態でも起こりうる．腎前性では NSAIDs が多く，稀に ACE 阻害薬や ARB が原因となる．腎性をきたす薬剤としては抗菌薬（アミノグリコシド系，アムホテリシン B），抗がん薬（シスプラチン），免疫抑制薬（シクロスポリン），造影剤が有名であり，稀にキノロン，テトラサイクリン，金製剤も原因となる．ただし，造影剤腎症では非乏尿性となることが多い．腎後性の原因薬剤には下部尿路閉塞をきたすような抗コリン薬，抗ヒスタミン薬，抗パーキンソン病薬，麻薬，エフェドリン薬などがあげられる．
⑤急性尿細管壊死	● 腎性腎不全の原因として最も多い．腎虚血か薬剤に由来することが多いが，その他に多発性骨髄腫で BJ タンパクを産生するタイプでも尿細管閉塞により壊死に至る．
⑥尿細管間質性腎炎	● 間質とは尿細管と尿細管との間の組織のことで，多くの毛細血管が存在している．尿細管間質性病変では，BUN/Cre 上昇の割には尿所見に乏しいことが多い．尿所見では β_2 ミクログロブリンや NAG が増加する．
⑦糸球体腎炎	● 1 g/日以上の蛋白尿は糸球体病変を示唆する．さらに円柱や変形赤血球も伴えば糸球体腎炎を考える．
⑧コレステロール塞栓	● アテローム動脈硬化のある患者がカテーテル操作後に急性に腎不全や皮膚症状（趾先端部の紫斑が典型的）をきたしたときに疑う．診断確定には皮膚生検や腎生検が必要．

I

43. 尿が出ない（尿閉・欠尿・無尿）

193

I. 症候別診断編

疾患名	押さえておきたいポイント
⑨血栓性微小血管障害症（TTP/HUS），播種性血管内凝固症候群（DIC）	●いずれも微小血栓が腎毛細血管を閉塞することで腎不全をきたす．腎障害に加えて，発熱，原因不明の血小板減少，溶血性貧血があるときにはTTP/HUSを疑う．TTP/HUSでは凝固系は基本的に正常であるため，類似症状にもかかわらず凝固異常がある場合にはDICを考える．
⑩両側性腎動脈閉塞	●両側腎動脈に動脈硬化性変化をきたしている腎血管性高血圧の患者では，アンジオテンシンⅡが輸出細動脈を収縮させることでGFRを保っている．このような患者にACE阻害薬やARBを投与すると輸出細動脈が拡張してGFRが低下し，尿閉となりうる．また，心房細動による血栓なども両側性腎動脈閉塞の原因となる．
⑪神経因性膀胱	●過活動型（蓄尿障害）と低活動型（排出障害）に分かれ，過活動型は中枢病変で，低活動型は末梢病変でみられる傾向がある．
⑫便秘	●便塊による物理的圧迫が尿閉の原因になることもあるが，尿閉に便秘が随伴している場合には，まずは神経原性の膀胱直腸障害を検討すべき．

解説・診断アプローチ

　乏尿とは1日尿量が400mL以下の状態のことを指し，100mL/日以下のものを特に無尿と呼ぶ．1日尿量が400mL以下になると，体内の老廃物を排泄しきれずに高窒素血症となる．尿閉とは高度な排尿困難のことであり，膀胱内に尿が緊満しているにもかかわらず排尿できない状態のことをいう．

1. 急性の尿量減少≒急性腎不全

　患者が「尿が出ない」という訴えで来院した場合には，急性の尿量変化である可能性が高い．慢性腎不全のように年余にわたって徐々に減少してくると，気づきにくく主訴にはなりにくいためである．**急性の尿量減少は急性腎不全とほぼ同義**であり，原因は**腎前性・腎性・腎後性**に分けて考えるとよい．

2. 尿閉か否かを区別する

　腎後性腎不全では，腎性・腎前性に比べて尿量低下が著しいため，主訴になりやすい．そのため，「尿が出ない」という主訴の患者の診察では，まずは身体所見やエコーで**膀胱緊満の有無**を確認し，**尿閉か否か**を見分けるのが効率的である．尿閉の場合には**前立腺肥大**が原因として圧倒的に多く，尿路感染症や薬剤性もよく遭遇する．膀胱緊満のない腎後性腎不全の原因としては，後腹膜腫瘍や骨盤内腫瘍，両側尿管結石などによる両側尿管閉塞があげられる．

E. 泌尿器・生殖器の症状

3. 濃縮尿か否か

次に腎前性か腎性かの鑑別となるが，最も重要なのは尿所見である．**腎前性腎不全**では腎臓の濃縮能は保たれているため，腎血流量減少を反映して濃縮尿（Uosm≧500）となる．ナトリウム（Na）再吸収も障害されていないため，尿 Na 濃度は 20 mEq/L 未満であり，ナトリウム排泄分画（FENa）も 1% 未満である．一方，**腎性腎不全**の場合には濃縮能や Na 再吸収能が低下し，等張尿や尿 Na 濃度上昇がみられる．ただし，利尿薬が投与されている場合には FENa ではなく FEUN（Na のかわりに UN を使用）を計算し，FEUN が 30% 未満では腎前性の可能性が高いと判断する．

腎前性腎不全は腎血流量が減少する疾患で生じる．腎血流量は循環血液量減少，低血圧，腎血管抵抗上昇のいずれかの機序で低下する．血圧 80 mmHg 未満になると腎血流量が一定に保てなくなるが，動脈硬化や腎狭窄病変など存在すると血管抵抗が上昇し，より軽度の血圧低下でも腎血流量が保てずに腎機能が低下しうる．

腎性腎不全の原因は，解剖学的に尿細管間質病変，糸球体病変，腎血管病変に分けられる．尿細管と間質は互いに影響を及ぼし合うことが多いため，併せて尿細管間質性病変と呼ばれるようになった．糸球体病変では血尿・蛋白尿を伴うことが多く，赤血球円柱や顆粒円柱，変形赤血球が特徴的である．対して，腎機能低下の割に尿所見に乏しい場合には尿細管間質病変を考える．

4. 服用薬の確認

尿閉・乏尿の原因として忘れてはならないのが**薬剤性**である．腎前性・腎性・腎後性のいずれの病態でも起こりうるうえに，他の尿閉・乏尿の原因疾患と合併していることもあるため，常に念頭に置く必要がある．

5. 予後

予後は原因により異なるが，急性の尿閉・乏尿の場合，腎前性・腎後性では基礎疾患の改善に伴って速やかに尿量ならびに腎機能の回復が見られるが，放置すると腎性腎不全へと移行する．腎性腎不全の場合には回復までに 2 週間程度の時間を要する．

参考文献

1) Thadhani R et al：Acute renal failure. N Engl J Med **334**：1448-1160, 1996

Ⅰ．症候別診断編

E．泌尿器・生殖器の症状

44 尿が多い（多尿）

Clinical Pearl

- 患者が「尿が多い」と訴える場合，尿量自体の問題ではなく，日常生活に支障をきたす排尿回数の増加を指していることが多い．これが頻尿なのか多尿なのかを区別することが鑑別の第一歩である．
- 尿回数の増加が夜間だけの場合や，1回あたりの排尿量が少ない場合，尿の切れが悪い，残尿感の訴えがあるなどの場合は頻尿を指していることが多い．それに対して，1日を通して尿回数が多く，毎回尿量がしっかり出る，口渇，多飲を認めている場合には多尿を指している可能性が高い．

疑うべき疾患

よく遭遇する疾患
- 糖尿病 ★★
- 薬剤性（利尿薬，アルコールなど）★

ときどき遭遇する疾患
- 心因性多飲★

稀に遭遇する疾患
- 中枢性尿崩症★
- 腎性尿崩症★

主要疾患スクリプト（頻度順）

疾患名	押さえておきたいポイント
①糖尿病	● 多尿の原因として最も多い．特に，成人で1型糖尿病を急性に発症する場合，初診時の時点で糖尿病性ケトアシドーシスなど重篤な状態のことがある．
②薬剤	● 利尿薬，アルコールなどがあげられる．
③心因性多飲	● 精神疾患が背景にあることが多い．フェノチアジン系などの抗コリン作用をもつ薬剤が投与されている場合には，副作用としての口渇が原因となる．
④中枢性尿崩症	● 数日の単位で急性発症することが多い．ほとんどが特発性で自己免疫性の機序が疑われている．冷たい飲み物を好むのが特徴である．

196

E. 泌尿器・生殖器の症状

疾患名	押さえておきたいポイント
⑤腎性尿崩症	●低K血症，高Ca血症などを背景とする場合が多い．それらの場合も多尿よりも，低K血症であれば脱力，筋痛，高Ca血症であれば意識障害，倦怠感，食欲不振などの訴えのほうが前面に出やすい印象がある．

解説・診断アプローチ

尿が多い，すなわち多尿は，成人であれば1日3L以上，小児であれば2L/m²以上の尿量と定義される．尿量が多いこと自体は，患者にとって支障をきたす問題ではなく，むしろ尿量が多いために頻回に排尿しなければならず，日中であれば仕事など，夜間であれば睡眠に支障をきたすことが問題となる．

1. 頻尿か多尿か？

疾患頻度としては，多尿をきたす疾患よりも頻尿をきたす疾患のほうが多いため，**患者の尿が多いという訴えが頻尿を指しているのか，実際に尿量が多いのか**を区別する必要がある．たとえば，尿回数の増加が夜間だけの場合や，1回あたりの排尿量が少ない場合，尿の切れが悪い，残尿感などの訴えがあるなどの場合は頻尿を指していることが多い．また，多尿の場合には，体内から喪失する水分が増加することから，その代償として口渇，多飲を認める．

これらの情報は，こちらから積極的に聴取して確認する必要がある．1日を通して尿回数が頻回であり，毎回尿量がしっかり出る，口渇，多飲を認めている場合には多尿を指している可能性が高い．

2. 糖尿病を除外する

多尿の機序としては，浸透圧利尿（糖尿病），薬剤性，心因性多飲，尿崩症（中枢性，腎性）などがあげられる．**圧倒的に頻度が多いのは，糖尿病**である．高血糖による浸透圧利尿から多尿，口渇，多飲をきたす．糖尿病の既往歴がある場合には，診断はむずかしくないが，プライマリ・ケアの場でよく遭遇するのは，健診を受けていない場合や，健診は受けているが，比較的急激に糖尿病を発症した場合である．成人でも1型糖尿病を急激に発症する場合があり，劇症1型糖尿病という概念が提唱されている．1週間前後で発症し，受診時には糖尿病性ケトアシドーシスのような重篤な状態に陥っていることも多い．

3. その他の原因を検討する

薬剤性の多尿としては，利尿薬，アルコールなどがあげられるが，多尿を主訴に受診することは少ない．

その他，**心因性多飲，中枢性尿崩症，腎性尿崩症**があり，この順に

Ⅰ. 症候別診断編

多いとされる. **心因性多飲**は, 精神疾患が背景にあることが多く, フェノチアジン系などの薬剤が投与されている場合には副作用としての口渇が原因となりうる. また, 稀であるが, サルコイドーシスや腫瘍性病変などによる視床下部の口渇中枢の障害でも同様の病態をきたす可能性がある.

　中枢性尿崩症は視床下部からの抗利尿ホルモン (antidiuretic hormone: ADH) の分泌が障害されることにより, 多尿を呈する疾患である. 特発性が約 40% を占め, 自己免疫性の機序の関与が疑われている. その他, 頭部外傷, 手術などを背景とするものがあげられる. 中枢性尿崩症は, 数日の単位で急性に発症してくることが多く, 心因性多飲や腎性尿崩症との鑑別点として重要である.

　腎性尿崩症は, 腎臓の ADH に対する反応不良により多尿をきたす疾患である. 遺伝性のものが有名であるが, 臨床で遭遇するものとしては, 電解質異常 (低カリウム血症, 高カルシウム血症), リチウムの長期投与による副作用などのほうが高頻度である.

　心因性多飲, 中枢性尿崩症, 腎性尿崩症は, 発症様式, 血中 Na 濃度, 血清浸透圧, 尿浸透圧などである程度鑑別可能であるが, 最終的には水制限試験, ADH 負荷試験を施行せざるを得ないこともある.

E. 泌尿器・生殖器の症状

E. 泌尿器・生殖器の症状

45 尿に血が混じる（肉眼的血尿）

Clinical Pearl

- 肉眼的血尿は尿路上皮がんの可能性があるため，たとえ一過性であっても一度は精査を行うべし．
- 有棘赤血球，赤血球円柱，蛋白尿は，糸球体由来の血尿を示唆する所見である．
- 実際には肉眼的血尿ではなく着色尿の可能性もあるため，尿定性検査で確認せよ．

疑うべき疾患（臓器・病態別）

- 尿路感染症★★
- 尿路結石
- 外傷性：運動後，カテーテル処置後など
- 悪性腫瘍★★★：尿路上皮がん（膀胱がん，腎盂尿管がん），腎細胞がん，前立腺がん
- 前立腺肥大症
- 出血性膀胱炎
- 糸球体疾患：溶血性レンサ球菌感染後急性糸球体腎炎，IgA 腎症★★，遺伝性腎炎症候群（Alport 症候群），多発性嚢胞腎
- 腎疾患：腎動静脈奇形，腎梗塞★★★，腎結核
- 特発性腎出血：ナッツクラッカー症候群など
- 子宮内膜症
- 抗凝固薬

主要疾患スクリプト（頻度順）

疾患名	押さえておきたいポイント
①尿路感染症	● 排尿障害や頻尿，尿意切迫，恥骨上の痛みとともに血尿がみられた場合，膀胱炎の可能性を考える．また，膀胱炎症状に発熱や悪寒，側腹部痛，悪心・嘔吐を伴う場合は腎盂腎炎の可能性を考える．尿中白血球と亜硝酸塩の検出は診断に有用.
②尿路結石	● 精巣や大腿に放散する急性発症の側腹部痛で発症する．痛みの程度はかなり強く，有症状時は安静を保つことができず，発汗（脂汗）を伴うことがある．
③膀胱がん	● 最もよくみられる症状は血尿．典型的には肉眼的，無痛性であり，排尿の開始から終わりまで血尿がみられる．血尿を認めない間欠期があるため，診察時にみられなくとも，過去の血尿の有無を確認することが重要．

199

I. 症候別診断編

疾患名	押さえておきたいポイント
④腎細胞がん	● いわゆる古典的3徴（側腹部痛，血尿，腹部腫瘤）がみられることは10%程度とされており，腫瘍が尿管に浸潤した場合に血尿がみられる．最近では健診で偶然発見される腎細胞がんが多数を占めている．
⑤前立腺がん	● 血尿がみられることは非典型的だが，高齢男性にみられる血尿の鑑別疾患として考慮する．
⑥前立腺肥大症	● 手術適応となる前立腺肥大症の中に肉眼的血尿を認めることがある．
⑦出血性膀胱炎	● 担がん患者におけるシクロホスファミドなど薬剤によるものや，アデノウイルスやBKウイルスによる報告例がある．
⑧腎動静脈奇形	● 初発症状が肉眼的血尿となるが，高心拍出性心不全や高血圧がみられることもある．
⑨腎梗塞	● 心房細動，心内膜炎などの基礎疾患を有する患者で，突然発症の側腹部痛を認める場合に考える．半数程度の症例で血尿を認めるが，肉眼的血尿はその10%ほどである．血清LDH上昇は診断の手がかりとなる．
⑩腎結核	● 結核の肺外病変の中でよくみられる．男性に多く，倦怠感とともに排尿障害や肉眼的血尿を訴える．
⑪糸球体腎炎	● 尿沈渣における赤血球円柱が指標となる．直近における上気道感染症後の肉眼的血尿を認めた場合，5日以内ならIgA腎症（syn-pharyngitic hematuria），1～3週間なら溶血性レンサ球菌感染後急性糸球体腎炎の可能性を考える．
⑫特発性腎出血	● 通常の泌尿器科的精査を施行しても原因が特定できないものを総称して呼ぶ．特に，左腎静脈が腹部大動脈とその腹側を走行する上腸間膜動脈との間で圧迫され，左腎静脈内圧の上昇に伴う左腎出血が起こる現象はナッツクラッカー現象（あるいは症候群）と呼ばれる．
⑬子宮内膜症	● 子宮内膜症が尿路に発生することは稀であるが，月経周期に合わせて血尿がみられる場合に本疾患の可能性を考える．
⑭抗凝固薬	● 抗凝固薬使用中における血尿の頻度は，コントロール群と変わらないとされており，およそ1/4でがんが診断されたとの報告がある．他臓器における出血傾向を認めない場合は，血尿の原因となる器質的疾患を検索する必要がある．

解説・診断アプローチ

1. 肉眼的血尿は一過性でも精査する

　肉眼的血尿は，小児や25歳以下の若年者を除くと，泌尿器科疾患による可能性が大部分と考えられる．また，顕微鏡的血尿と比べて肉眼的血尿では尿路上皮がん（膀胱がんや腎盂尿管がん）が発見される可能性がより高いことが知られている．肉眼的血尿がみられた場合は，**たとえ一過性であっても尿路悪性腫瘍の除外目的で精査を行う**ことが推奨される．

2. 尿路上皮がんの危険因子に留意する

尿路上皮がんの危険因子として，喫煙歴，有害物質への曝露，40歳以上（特に65歳以上）の男性，泌尿器科疾患の既往，排尿刺激症状，尿路感染の既往，鎮痛薬常用，骨盤放射線照射歴，シクロホスファミドによる治療歴が知られている．血尿に加え，これらの危険因子が1つでもみられる場合は精査を行うことが推奨される．

参考文献

1) 血尿診断ガイドライン編集委員会：血尿診断ガイドライン2013，ライフサイエンス出版，東京，2013

豆知識〜肉眼的血尿〜

同じ肉眼的血尿でも，鮮紅色なら非糸球体性疾患（出血性膀胱炎，尿路結石，ナッツクラッカー現象，稀に腎尿路系の腫瘍など），褐色なら糸球体性疾患（急性腎炎，慢性腎炎の感染に伴う悪化など）を考えて対応するとよいでしょう．緊急対応が必要な肉眼的血尿には，ヘモグロビン尿（溶血性尿毒症症候群など）とミオグロビン尿（横紋筋融解症など）の2つがあります．肉眼的血尿があり尿潜血が強陽性なのに，尿沈渣赤血球数が少ない場合（50個/毎視野以下）は，ヘモグロビン尿かミオグロビン尿を考えます．

Ⅰ．症候別診断編

E．泌尿器・生殖器の症状

46 不正性器出血

Clinical Pearl

- 患者の受療行動，背景，随伴症状に注意しつつ，適切なタイミングで産婦人科へ紹介せよ．
- 正常月経以外の経腟出血はすべて不正性器出血であり，正常月経を生理学的視点から熟知すべし．年齢による内分泌動態変化にも精通せよ．
- 患者が妊娠を否定しても，確認するまでは妊娠を除外すべからず．
- 凝血塊やナプキンから溢れ出る出血，立ちくらみや失神などは重症出血を検討せよ．経腟出血量が少なくても腹腔内出血を忘れてはならない．
- 患者が性器出血といっても泌尿器，消化器由来の出血を忘れてはならない．

疑うべき疾患

よく遭遇する疾患
- 正常妊娠★★
- 性器以外からの出血★★
- 薬剤性
- 萎縮性腟炎
- 子宮筋腫
- 機能性子宮出血（排卵性出血・無排卵性出血）
- 子宮腟部びらん，子宮頸管ポリープ

ときどき遭遇する疾患
- 流産★★
- 性感染症★★
- 多囊胞性卵巣症候群（PCOS）
- 血小板減少症★★

稀に遭遇する疾患
- 異所性妊娠（子宮外妊娠）★★★
- 卵巣出血★★★
- 婦人科系悪性腫瘍（卵巣腫瘍・子宮体がん・子宮頸がん・腟がん・外陰がん）★★
- 分娩後の遺残物
- 全身疾患に伴う出血★★★
- 子宮内外同時妊娠★★★
- 性的虐待★★

E. 泌尿器・生殖器の症状

主要疾患スクリプト（頻度順）

疾患名	押さえておきたいポイント
①正常妊娠	●妊娠初期に少量の性器出血を認めることは稀ではない．全妊婦の25%に褐色から赤色の血性帯下や出血を認める．
②性器以外からの出血	●患者が性器出血と訴えた場合でも，泌尿器，消化器疾患のことがあるので出血源の鑑別を行う．
③薬剤性	●抗凝固薬，向精神薬，H_2受容体拮抗薬や経口避妊薬などが原因となりうる．向精神薬やH_2受容体拮抗薬は高プロラクチン血症を介して月経不順を起こす．経口避妊薬では，飲み忘れや精神的ストレスで破綻出血をきたすことがある．
④萎縮性腟炎	●老年期では最も高頻度であるが，老年期性器出血の10〜15%で悪性腫瘍など器質的疾患が原因となるので，内診や経腟エコーでの出血源評価が必要となる．
⑤子宮筋腫	●粘膜下筋腫の場合には月経過多の原因となる．35歳以上の女性の30%に発生するので，子宮筋腫以外の出血源が合併している可能性を考慮する．
⑥機能性子宮出血	●機能性子宮出血は不正性器出血の中でも約30%と頻度が高い．思春期や更年期などの卵巣機能移行期に多いため，幼児期や老年期にはほとんどみられない．器質的病変がない出血を機能性出血と呼ぶため，除外診断である．
排卵性出血	●卵胞期，排卵期，黄体期出血に分けられ，それぞれ黄体持続，卵胞未成熟，プロゲステロン分泌不全を原因とする．排卵期出血は排卵直前にエストロゲンがLHサージを経て低下することにより起こる消退出血といわれている．片側性の排卵痛を伴うことがある．
無排卵性出血	●視床下部−下垂体−性腺系のいずれかに原因が存在し，排卵されないためプロゲステロンが分泌されず，エストロゲンのみによる子宮内膜過形成が起こり，破綻出血をきたす．
⑦子宮腟部びらん，子宮頸管ポリープ	●びらんは子宮頸管内の円柱上皮が腟壁へ露出した生理的なものであり，通常は無症状だが性交などの刺激により出血をきたすことがある．出血を繰り返す場合は病理学的検索が必要となる．いずれも腟鏡による視診を要する．
⑧流産	●妊娠初期の自然流産は全妊娠の約10%で起こる．妊娠反応は陽性であり，産婦人科への紹介を要する．
⑨性感染症	●発熱や腹痛を主訴に来院し，帯下の色，臭い，量の変化が症状の中核である．潜伏期を考慮した性交渉歴の聴取が重要であり，直腸診で子宮頸部の他動時圧痛を確認する．骨盤腹膜炎に至った患者のうち15〜30%はFitz-Hugh-Curtis症候群（肝周囲炎）をきたし，右季肋部の深吸気で悪化，Murphy徴候は陽性となる．不妊症の原因となるので婦人科紹介が望ましい．60日以内に性交渉のあったパートナーの治療も重要．

203

Ⅰ. 症候別診断編

疾患名	押さえておきたいポイント
⑩多嚢胞性卵巣症候群（PCOS）	● 高アンドロゲン血症であり，希発月経や無月経となるため，不規則な月経周期となる．多毛，肥満や肥満を合併することが特徴とされるが，わが国では欧米と比較して多毛（23% vs 69%），肥満（20% vs 41%）と頻度が低い．
⑪血小板減少症	● 血小板が減少すると普段より出血量が多くなる．下肢に紫斑を認める．
⑫異所性妊娠（子宮外妊娠）	● 全妊娠の約1%を占め，そのうち95%が卵管妊娠である．性感染症の既往，子宮外妊娠の既往，卵管形成術後などが危険因子となる．典型例では下腹部痛，無月経，不正性器出血を認めるがすべてが揃うのは半分以下である．最も高頻度の卵管妊娠の場合，妊娠5〜6週には悪阻とともに卵管破裂が起こりうる．子宮外妊娠における腹痛は感度97%（陰性尤度比0.2）であり，子宮外妊娠の4%は腹痛を認めない．6週以降で子宮内に胎嚢が確認できない場合は入院加療となることが多い．
⑬卵巣出血	● 腹痛を主訴として総合診療外来を受診することがある．性交渉中や性交渉後，激しい運動直後の発症が特徴であるが，患者は性交渉について訴えないことが多いので注意が必要である．卵巣出血の痛みは左右いずれかの下腹部に限局することが多い．経腹エコーで腹腔内出血の有無を確認する．妊娠反応で子宮外妊娠の否定は必要である．緊急手術になる場合もあるのでバイタルサインに注意する．
⑭婦人科系悪性腫瘍	● CA125は卵巣がんの80%で上昇するが，子宮内膜症，子宮筋腫，炎症，月経でも上昇する．子宮体がんでは閉経前の場合は月経が重くなり，少量の血液を含んだ水様の帯下となる．子宮頸がんは少量の不正性器出血を主訴とし，性交後や月経間の出血を認める．閉経後の性器出血には，10〜15%に子宮内膜増殖症，子宮体がんが存在するといわれている．
⑮分娩後の遺残物	● 人工中絶あるいは自然中絶後の出血の主な原因である．頻度は稀だが総合外来に来院する場合，民間療法など医療機関以外での中絶を行っている場合があるので注意を要する．
⑯全身疾患に伴う出血	● 通常性器出血だけでなく，全身性に出血傾向がみられる．
⑰子宮内外同時妊娠	● 生殖補助医療を受けている場合には，妊娠9週頃までは内外同時妊娠を念頭に置く．妊娠反応陽性で子宮内の胎嚢を確認でき（妊娠週数＝胎嚢mm＋4），生殖補助医療を受けていない場合には，子宮外妊娠の可能性は非常に低い．
⑱性的虐待	● 患者がみずから訴えることは少ないので，患者の訴えがあいまいな場合や付き添い男性が離れずに病歴を話す場合に，性的虐待など社会問題を鑑別する．性的虐待を疑った場合は，妊娠反応検査や緊急避妊，性感染症の評価や治療，メンタルケアを要するため各専門医との連携が必須である．

E. 泌尿器・生殖器の症状

解説・診断アプローチ

1. 病態を把握する

　　不正性器出血の理解には，まず正常月経の理解が必須となる．月経周期は月経初日から数え一周期 25〜38 日である．月経期は 3〜7 日であり通常 2 日目の出血量が最も多い．卵胞期には卵胞から分泌されるエストロゲンにより子宮内膜が増殖する．その後，下垂体から LH サージが起こって排卵し黄体期となり，プロゲステロンの作用により子宮内膜は分泌期となる．黄体期は平均 14 日であり，体温は約 0.3℃ 上昇し高温相となる．エストロゲン，プロゲステロン両者の消退により子宮内膜は落屑し月経期となり低温相となる．わが国の初経は平均 12 歳で閉経は平均 50 歳である．この正常月経に合わない性器出血は分娩，産褥期の出血を除けばすべて不正性器出血と考える．

　　不正性器出血の診断には，年齢による内分泌動態の変化の理解が重要であり，幼児期，思春期（8〜18 歳頃），性成熟期，更年期（45〜55 歳頃），老年期に分けられる．

2. 妊娠を確実に除外する

　　不正性器出血を診る際の第一歩は，**確実に除外されるまでは妊娠を考えること**である．患者は性器出血を月経と表現したり，妊娠の可能性はないと訴えたりするので注意が必要である．尿妊娠検査薬は医家向け（検出感度 25 IU/L）で予定月経前の妊娠 3 週，OTC 薬（検出感度 50 IU/L）では妊娠 4 週には陽性反応を得られることが多い．

3. 時間軸を用いた鑑別診断

　　妊娠反応が陰性であった場合や生殖可能年齢でない場合の原因として**炎症，外傷，腫瘍**があげられる．日の単位で症状が悪化する場合は感染症を疑い，性器出血以外の発熱，腹痛，帯下の異常など随伴症状を聴取する．総合外来を受診することは稀だが，数週から月の単位で性器出血が遷延する場合は**悪性腫瘍**を念頭に婦人科への紹介が必要となる．

参考文献

1) Ramakrishnan K et al：Ectopic pregnancy；forget the "classic presentation" if you want to catch it sooner. J Fam Pract 55：388-395, 2006
2) Lurain JR：Uterine cancer. Novak's Gynecology, 13th ed, Lippincott Williams & Wilkins, Philadelphia, p1143-1197, 2002

Ⅰ. 症候別診断編

E. 泌尿器・生殖器の症状

4-7 帯下の異常

Clinical Pearl

- ☛ 生殖可能年齢では，妊娠の可能性を除外せよ.
- ☛ 感染性を疑う，急性，増悪する帯下に注意せよ.
- ☛ 卵管采で腹腔と交通しているので腹膜炎を合併しやすい.
- ☛ クラミジア感染症は症状，検査で偽陰性が多いので要注意.
- ☛ 1つの性感染症を診断したら他の性感染症の合併を疑え.

疑うべき疾患

よく遭遇する疾患
- 生理的帯下
- 細菌性腟症
- カンジダ腟炎・外陰炎
- トリコモナス腟炎・外陰炎
- 萎縮性腟炎
- 外陰部刺激性皮膚炎
- 妊娠

ときどき遭遇する疾患
- 淋菌・クラミジア感染症★
- 骨盤内炎症性疾患（PID）★★
- 性器ヘルペス★
- 子宮留膿腫★

稀に遭遇する疾患
- 子宮頸がんなど婦人科悪性腫瘍★★
- 直腸腟瘻や膀胱腟瘻など瘻孔形成★★
- 妄想性障害

主要疾患スクリプト（頻度順）

疾患名	押さえておきたいポイント
①生理的帯下	● 排卵期に頸管粘液の分泌量は最大となる．閉経前の女性において4 mL/日までの帯下は正常である．月経前，ストレス下，妊娠中も帯下は増加するが異常帯下の除外が必要となることが多い.

206

E. 泌尿器・生殖器の症状

疾患名	押さえておきたいポイント
②細菌性腟症	●外陰部は視診上正常であり，軽い帯下感が主な症状である．①薄い灰色で均質な帯下，②腟内 pH＞5.0，③アミン臭の検出（採取した分泌物に 10％KOH を加えるとアミン臭—魚臭を生じる），④鏡検での clue cell（生食生標本における大量の球桿菌のついた表皮細胞）の検出，のうち 3 つ以上が陽性の場合疑われ，細菌培養で *Gardnerella vaginalis* や嫌気性菌の検出を伴えば診断は確実となる．
③カンジダ腟炎・外陰炎	●75％の女性が生涯に一度は経験する． ●カンジダに対しては 10％KOH による鏡検，グラム染色が診断に用いられる． ●抗菌薬や経口避妊薬などステロイド治療，HIV 感染症，糖尿病がリスクとなる．強い瘙痒感を伴い，外陰部の発赤，腫脹，ひび割れ，表皮剥離を認める．分泌物は粘稠度が高く，白色で粥状，酒粕状になる．無症候性の腟分泌物培養陽性は常在菌であり治療対象とならない．
④トリコモナス腟炎・外陰炎	●悪臭を伴う泡沫状の帯下と外陰部瘙痒感，灼熱感，排尿時痛などを認める．主として性交で感染し，無症状のことも多い． ●生食生標本の鏡検が診断に用いられる． ●閉経前女性において，細菌性腟症，カンジダ腟炎，外陰炎，トリコモナス腟炎，外陰炎で異常帯下や陰部瘙痒感など腟炎症状をきたした場合の 90％以上を占める．
⑤萎縮性腟炎	●閉経後の女性に多く，エストロゲン欠乏が原因である．腟と外陰部の瘙痒感，性交後の灼熱感や痛みを伴う．高頻度疾患ではあるが，腟鏡診や分泌物の微生物学的検査による除外診断が必要となる．
⑥外陰部刺激性皮膚炎	●腟洗浄，経口避妊薬，殺精子剤，タンポン，トイレットペーパーでの刺激，石けんなどが原因となる．
⑦妊娠	●患者自身が妊娠と気づかず受診していることがある．帯下の変化を聴取した際には妊娠反応検査実施の閾値を低くしておきたい．
⑧淋菌・クラミジア感染症	●子宮頸管から淡黄色あるいは白色の帯下の流出を認めるが，無症候性や軽微な症状のみの場合もあるので注意が必要である． ●潜伏期間は，淋菌は 2〜7 日，クラミジアは 1〜3 週間であり，両者は混合感染することがある．子宮頸部の他動時圧痛を認める．骨盤腹膜炎を介した激しい右上腹部痛を伴う肝周囲炎を Fitz-Hugh-Curtis 症候群と呼び，深吸気時の右季肋部痛や Murphy 徴候陽性を呈する． ●類似の症候を呈する胆道系感染に有効なセフェム系抗菌薬が効かないので，正しい診断が重要である． ●近年淋菌はテトラサイクリンおよびニューキノロン耐性株が80％を超えている．性感染症はパートナーの同時治療が重要である．

Ⅰ. 症候別診断編

疾患名	押さえておきたいポイント
⑨骨盤内炎症性疾患（PID）	●子宮頸部，腟，外陰部の炎症を起こした微生物が，本来無菌の子宮内膜，卵管，付属器，腹腔に感染症を起こした状態の総称である．淋菌，クラミジア感染症以外にもグラム陰性桿菌や嫌気性菌が PID を呈しうる．発熱は 1/2，不正器出血は 1/3 にしか認めず，腹痛や腹膜刺激症状など臨床像が揃いにくいことに注意する．卵管妊娠や不妊症の原因となるため，塗抹，培養，抗原検査など必要な検査を提出したら速やかに診断的治療を行うことが望ましい．原因菌は複数（polymicrobial）となりうるため，嫌気性菌をカバーした広域抗菌薬治療を要する．虫垂炎との鑑別に苦慮することも多い．
⑩性器ヘルペス	●初感染では外陰部粘膜に水疱や有痛性の浅い潰瘍が多発して，インフルエンザ様症状を伴うことがある．発赤して 7 日前後に症状が強く，鼠径部の有痛性リンパ節腫脹を生じることがある．潜伏期間は 2〜10 日間．外陰部から病変が連続する子宮頸管炎では本症を考える．水疱や潰瘍底の擦過物から多核巨細胞を認める．2〜3 週間で自然治癒し，軽症の場合は必ずしも抗ウイルス薬を投与する必要はない．仙骨神経叢を介して髄膜炎や膀胱直腸障害を合併することがある．
⑪子宮留膿腫	●悪臭を伴った帯下を認めたときに鑑別する．子宮頸がんや消化器がんの転移，放射線治療後，萎縮性腟炎による子宮頸管閉鎖，寝たきりによる陰部の汚染が基礎疾患として認められ，破裂すると腹膜炎を呈する．経腹エコーで子宮内腔に不均一な高エコー域を認めたら本症を疑う．治療は子宮内腔ドレナージであり，婦人科への紹介が必要となる．
⑫子宮頸がんなど婦人科悪性腫瘍	●子宮頸がんでは頸管出血が最初の徴候であり，性交後出血を訴えることもある．悪性腫瘍は一般に進行しないと症状がでないため，症状からの早期診断はむずかしく，検査による確認が必要となることが多い．
⑬直腸腟瘻や膀胱腟瘻など瘻孔形成	●排尿や排便に伴う帯下を特徴とするが，患者は気づいていないこともある．直腸がんや Crohn 病，放射線治療，繰り返す腟炎や膀胱炎などを認める場合は精査を要する．
⑭妄想性障害	●性病にかかっているという妄想が適切な医学的評価にもかかわらず持続している場合に鑑別にあげる．患者本人には性病であるという確固たる確信があるため，精神科以外のさまざまな身体科をドクターショッピングしていることが多い．妄想に関連すること以外の日常生活には問題を認めない．

解説・診断アプローチ

1. 病態を把握する

　不正器出血と同様に，帯下異常を主訴に総合診療外来を受診する患者は少なく，発熱，腹痛，腰痛など内科的愁訴を主訴に受診するケースが多い．患者の受療行動や心理的背景，あるいは物理的に産婦

E. 泌尿器・生殖器の症状

人科にアクセスできないなど，社会的背景の評価を推論過程に組み込むことが重要である．

　帯下は外陰，腟，子宮頸管，子宮など性器からの分泌物の総称である．帯下の量，色，臭いや性状が変化した場合や，外陰部瘙痒感，性交時痛，排尿障害，発熱，腹痛，腰痛など随伴症状を伴う場合に精査を要する．帯下異常の鑑別には腟鏡診や分泌物の微生物学的検索が必要となるため，**婦人科的診察**が必要となる．帯下は生理的帯下と病的帯下に分けられ，病的帯下は感染性と非感染性に分けられる．感染性帯下はさらに，性感染症を代表とする vaginitis（腟炎）と，菌交代現象に伴う vaginosis（腟症）に分けられる．vaginitis では他の性感染症との複合感染の検索が必要であり，vaginosis は性交とは無関係に生じる．

2. 急性・増悪する場合は感染症を疑え

　帯下異常が**急性発症**の場合は性感染症を代表とする vaginitis をまず疑う．vaginitis は**排尿時痛**を訴えることが多いが，膀胱炎は排尿終末時の痛みを中心とし頻尿を伴うこと，腟炎は外陰部を尿が通過する際に感じる排尿初期からの痛みであり頻尿を伴わないことが鑑別に有用である．骨盤腹膜炎など膀胱外側の炎症の場合には，膀胱に尿が溜まったときに痛みを訴える場合がある．

　若年者では感染性帯下が高頻度であり，**高齢者では萎縮性腟炎**の頻度が増えるが，社会的な背景の変化に伴い高齢者の感染性帯下も増えてきている．検体採取部位は後腟円蓋部および子宮頸管内の2ヵ所であり，塗抹，培養，淋菌およびクラミジア抗原検査（PCR法など）を提出する．腟分泌物のスワブ採取でも診断精度に差はなかったという報告もあるが，腟鏡が行えない場合は婦人科への紹介を検討することが望ましい．

3. 悪性腫瘍も念頭に

　定期受診のついでの訴えなど慢性の帯下異常では，**悪性腫瘍**に伴う帯下の可能性が上がる．適切にマネジメントしたうえで婦人科への紹介が必要となる．

参考文献

1) Carr PL et al："Shotgun"versus sequential testing. Cost-effectiveness of diagnostic strategies for vaginitis. J Gen Intern Med **20**：793-799, 2005
2) Blake DR et al：Evaluation of vaginal infections in adolescent women：can it be-done without a speculum? Pediatrics **102**：939-944, 1998

Ⅰ. 症候別診断編

F. 手足の症状

48 手足がしびれる（四肢のしびれ，四肢の運動・知覚麻痺）

Clinical Pearl

- 症状の分布から解剖学的にアプローチすることで病態生理の推測が可能である．症状の分布と発症様式を詳しく確認すべし．
- 急性に生じる場合は緊急性が高い可能性があり，注意せよ．
- 主観的な訴えであるため，その意味するところを正しく把握するとともに，安易に"気のせい"とするべからず．

疑うべき疾患

よく遭遇する疾患

1. 中枢神経疾患
   - 脳血管障害★★★
   - 頸椎症性脊髄症/頸椎症性神経根症★
   - 腰部脊柱管狭窄症★
   - 腰椎椎間板ヘルニア
2. 単神経障害（mononeuritis）
   - 物理的障害
   - 手根管症候群★
3. 多発単神経炎（mononeuritis multiplex）
   なし
4. 多発神経炎（polyneuropathy）
   - 糖尿病★
   - アルコール
   - 過換気症候群
   - 薬剤性
5. 分類不能
   - 不安，パニック発作

ときどき遭遇する疾患

1. 中枢神経疾患
   - 多発性硬化症★★
   - 腫瘍による脊髄圧迫★★
   - てんかん発作
   - 横断性脊髄障害★★
   - ビタミン B_{12} 欠乏
2. 単神経障害（mononeuritis）
   - Morton病
   - ガングリオン
3. 多発単神経炎（mononeuritis multiplex）
   - 血管炎症候群★★

F. 手足の症状

4. 多発神経炎（polyneuropathy）
- Guillain–Barré 症候群★★★

5. 分類不能
- 血行障害★★★

稀に遭遇する疾患

1. 中枢神経疾患
- 脊髄空洞症
- 脊髄癆
- Brown–Sequard 症候群

2. 単神経障害（mononeuritis）
- 肘部管症候群/Guyon 管症候群
- 感覚異常性大腿神経痛
- 梨状筋症候群
- 足根管症候群

3. 多発単神経炎（mononeuritis multiplex）
- サルコイドーシス

4. 多発神経炎（polyneuropathy）
- 傍腫瘍症候群★★
- Sjögren 症候群
- 重金属・有機溶剤曝露
- 慢性炎症性脱髄性多発根ニューロパチー★
- アミロイドーシス

5. 分類不能
- 神経叢障害
- 複合性局所疼痛症候群★

主要疾患スクリプト（頻度順）

1. 中枢神経疾患

疾患名	押さえておきたいポイント
①脳血管障害	●突発〜急性に発症する半身全体，あるいは片側の手足・手口足周囲に分布したしびれを呈する.
②頸椎症性脊髄症	●両手のしびれで発症し，手指の巧緻性障害や痙性歩行を伴う.
③頸椎症性神経根症	●デルマトームに一致した上肢のしびれに頸部の運動で悪化する頸部痛を伴う. 頸部神経根圧迫テストが陽性となる.
④腰部脊柱管狭窄症	●前屈で改善する下肢のしびれを生じ，間欠性跛行を伴う. 馬尾型では複数の神経根が障害されるため，両下肢や会陰の広範囲なしびれを生じ，神経根型では支配領域に一致した片側性の症状をきたす.
⑤腰椎椎間板ヘルニア	●神経根への脱出した椎間板による神経根の圧迫で生じ，片側の神経根に一致した領域に後屈で改善するしびれや痛みを生じる.
⑥ビタミンB₁₂欠乏	●下肢の進行性の感覚障害を呈する. 錐体路や後索の障害を伴う.

211

Ⅰ. 症候別診断編

2. 単神経障害（mononeuritis）

疾患名	押さえておきたいポイント
①物理的障害	● 橈骨神経では障害の部位によって，種々の麻痺とともにしびれを生じることがある．
②手根管症候群	● 手の橈側（母指〜中指）のしびれをきたし，夜間〜早朝に悪化する．進行すると母指球の萎縮を生じる．手を振るとしびれが改善する（flick sign）ことが特徴的．phallen テストや tinel 徴候が陽性になる．

3. 多発単神経炎（mononeuritis multiplex）

疾患名	押さえておきたいポイント
①血管炎症候群	● しびれや脱力が非対称性，付加的に手足に生じる．急速に進行すると四肢対称性となるため注意深い病歴聴取が必要．結節性動脈周囲炎や抗好中球細胞質抗体（ANCA）関連血管炎でみられ，多彩な臓器障害や発熱，体重減少を伴う．

4. 多発神経炎（polyneuropathy）

疾患名	押さえておきたいポイント
①糖尿病	● 対称性の靴下・手袋型分布が特徴．振動覚・位置覚より障害され，次いで有痛性の異常感覚や深部腱反射（特にアキレス腱）の減弱・低下をきたす．安静時や夜間にしびれ・痛みが増悪する．
②アルコール	● 対称性の靴下・手袋型神経障害に加え，脳神経障害や膀胱直腸障害をきたすこともある．ビタミン B_1 欠乏またはアルコールの神経毒性により生じる．
③過換気症候群	● 不安感などの精神的症状を背景として生じる発作的な過呼吸に伴い，四肢のしびれ感を訴える．手足の痙攣であるテタニーを伴うことがある．他の症状として呼吸困難感，めまい，胸痛，動悸などを呈する．
④薬剤性	● 抗がん薬によることが多く，末梢神経障害を生じやすい薬剤が知られている．薬剤中止後も症状が進行する coasting effect が知られている．
⑤Guillain-Barré症候群	● 錯感覚に続いて速やかな腱反射消失・筋力低下を生じる．運動神経障害が主体で感覚障害の程度は軽微である．
⑥Sjögren症候群	● 四肢遠位のじんじんとした異常感覚で初発し，発汗障害などの自律神経障害を伴う．多発神経障害の他に多発単神経炎や三叉神経炎をきたすこともある．
⑦アミロイドーシス	● 対称性または非対称性の感覚-運動障害を生じる．巨舌症や蝋様の眼周囲出血斑，肝腫大，うっ血性心不全，下痢などの存在は診断の鍵となる．

F. 手足の症状

5. 分類不能

疾患名	押さえておきたいポイント
①不安，パニック発作	●両手や両足の異常感覚を訴え，注意深く尋ねるとたいてい左右差を伴っている．めまい，焦燥，発汗，ほてり，寒気，息切れ，血圧上昇，腹満感，間欠的な下痢，頻尿，震えなど，多彩な症状をともに訴える．
②血行障害	●動脈硬化やコンパートメント症候群など，種々の原因により生じる．皮膚に明らかな異常が目立たないにもかかわらず，強い疼痛を訴えたり，冷感や蒼白を伴う場合は緊急性が高い病態の可能性がある．
③神経叢障害	●神経根や末梢神経の分布と一致しない，障害された神経叢に対応する上肢・下肢のしびれを生じる．腫瘍の浸潤や出血，膿瘍，糖尿病などで障害される．
④複合性局所疼痛症候群	●身体所見と解離した左右差のある両手あるいは足の激痛で，感覚過敏と発赤・発汗障害などの自律神経障害を伴う点が診断の鍵となる．慢性化すると皮膚萎縮や毛・爪の脱落をきたす．

解説・診断アプローチ

1. しびれはどこに分布しているか？

　しびれは異常感覚（刺激によらず自発的に生じる感覚，じんじん，ピリピリなど），感覚鈍麻（触覚や痛覚の低下），錯感覚（与えられた刺激とは異なる感覚）および麻痺・脱力のいずれかを反映している．大脳から末梢神経に至る経路のいずれかの障害で生じ，鑑別はまず**しびれの部位**から進めていく（**図1**）．

2. 半身の症状

　大脳の障害に由来するしびれは**通常半身に生じる**．視床障害では手口症候群が生じるが，これは視床内部の神経覚局在により説明される．なお，てんかん発作の1つである感覚発作は大脳皮質の限局した部位に生じるため，半身の症状とはならない．

3. 顔面の症状

　脳幹部の障害では**三叉神経由来のしびれ**が多い．三叉神経は第1～3枝に分かれ，おのおのの障害でそれぞれ前額・頬・下顎の異常感覚を生じる．この分布に沿わない顔面の異常感覚でいわゆるタマネギ様の分布となっている場合は延髄～頸髄C2にある脊髄路核障害を疑う．頸椎症や血管障害により生じる．

4. 特定部位より下位全域の症状

　脊髄に由来する感覚障害では，**脊髄障害部位より下位全域**に症状を呈することが特徴である．また触覚の求心路は脊髄両側を上行するため，横断性障害でなければ解離性感覚障害を呈する．脊柱管狭窄症，

213

I. 症候別診断編

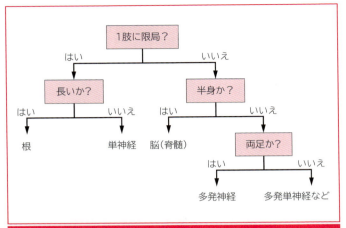

図1 推論の流れ

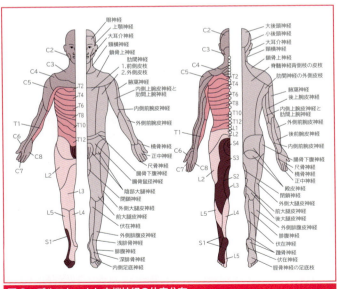

図2 デルマトームと末梢神経の体表分布

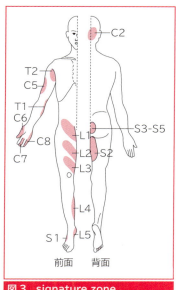

図3　signature zone

脊髄血管障害，腫瘍や血腫による圧迫，多発性硬化症などが原因となり，急性発症では緊急性が高い．

5. デルマトームに沿った症状

　神経根障害では**デルマトームに沿った症状**を呈する（図2）．図3に示す signature zone といわれる部位の症状は，一見末梢神経に由来するようにみえるが，根レベルの障害である点に注意が必要である．上肢であれば頸部神経根圧迫テストを試みる．

6. 末梢神経障害による症状

　末梢神経障害は単神経炎（mononeuritis），多発性単神経炎（mononeuritis multiplex），多発神経障害（polyneuropathy）に分類される．単神経炎はほとんどが絞扼性の障害であり，大腿神経，閉鎖神経の障害は稀である．多発単神経炎は複数の単神経炎が同一の病態により生じるもので，ほとんどが血管炎に由来する．しかし急激に完成すると多発神経障害のようにみえることもあるため，注意深く病歴を聴取する必要がある．多発神経障害は微小循環障害や神経毒性を有する物質の直接曝露により生じ，進行性で末梢より中枢に障害が広がる dying back の様式をとる．進行すると図4のように胸腹部正中にも症状を

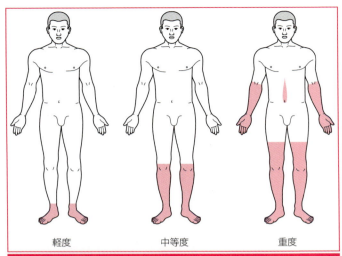

| 軽度 | 中等度 | 重度 |

図4　多発神経障害の症状分布
（文献 1，p308，図 19，2009 より）

呈するため，胸痛・腹痛の鑑別診断にあげる必要がある．

7. その他の原因にも留意する

前述のように神経解剖学的分類で判別できないときは，**皮膚や神経叢，血行障害，心因性の症状**を考える．急性に生じた場合は緊急性の高い器質的疾患の除外とともに，common disease である**パニック発作や不安**についても早期に鑑別を進める．

しびれは主観的な訴えのため，いわゆる感覚障害ではないこともあり，また訴えがしばしば曖昧である．安易に心因性とせず，訴えの内容と分布，発症様式から器質的疾患の可能性を十分検討することが肝要である．

参考文献
1) Smith DS：早わざ外来診断術―疾患スクリプトに基づく診断へのアプローチ，中山書店，東京，2009
2) 長谷川修（編）：しびれ診療を根底から見直そう！ レジデントノート **15**：2013
3) 祖父江元（編）：新しい診断と治療の ABC75/神経 6；末梢神経障害．最新医学（別冊），2012

F. 手足の症状

49 関節が痛い（関節痛）・腫れている

F. 手足の症状

Clinical Pearl

- ☞ 患者の愁訴が真に関節痛なのかを明確にすることから始まる.
- ☞ 関節痛であれば，炎症性か非炎症性かを判断せよ.
- ☞ 炎症性関節炎であれば，①急性か慢性か，②単発性か多発性か，の２つの軸で疾患を絞り込め.
- ☞ 単関節炎であっても多関節炎の初期，急性の症状であっても慢性疾患の初期である可能性は忘れてはいけない.

疑うべき疾患（病態ごとの頻度順）

急性単関節炎

よく遭遇する疾患
- 外傷
- 痛風

ときどき遭遇する疾患
- 偽痛風
- 化膿性関節炎 ★★★
- 淋菌感染症
- 変形性関節症
- 急性多関節炎の初期

稀に遭遇する疾患
- Lyme 病 ★

慢性単関節炎

ときどき遭遇する疾患
- 結核性関節炎 ★
- 非定型抗酸菌症
- 真菌性関節炎

稀に遭遇する疾患
- 腫瘍

急性多関節炎

よく遭遇する疾患
- ウイルス感染症（ヒトパルボ B19，HBV，HCV，風疹，EBV，HIV，ムンプスウイルス，エンテロウイルス，アデノウイルス，コクサッキーウイルス，VZV，HSV，CMV）
- 細菌感染症（淋菌，カンピロバクター，クラミジア，サルモネラ，エルシニア，赤痢）

ときどき遭遇する疾患
- 感染性心内膜炎 ★★★
- 慢性多関節炎の初期

Ⅰ．症候別診断編

稀に遭遇する疾患
●サルコイドーシス★

慢性多関節炎

よく遭遇する疾患
●関節リウマチ

ときどき遭遇する疾患
●SLE
●血清反応陰性脊椎関節症［強直性脊椎炎，乾癬性関節炎，炎症性腸疾患（IBD），反応性関節炎］
●リウマチ性多発筋痛症（PMR）
●多発筋炎（DM）
●皮膚筋炎（PM）
●強皮症
●Sjögren 症候群
●Behçet 病
●Henoch-Schönlein 紫斑病
●結節性多発動脈炎★★
●Wegener 肉芽腫症
●巨細胞性血管炎★

稀に遭遇する疾患
●RS3PE 症候群
●再発性多発軟骨炎
●多発性骨髄腫
●悪性リンパ腫★★
●急性白血病★★
●骨髄異形成症候群

間欠性関節炎

稀に遭遇する疾患
●回帰性リウマチ
●家族性地中海熱

移動性関節炎

よく遭遇する疾患
●ウイルス感染症
●SLE

稀に遭遇する疾患
●サルコイドーシス
●リウマチ熱
●回帰性リウマチ
●淋菌感染症
●Lyme 病★

F. 手足の症状

主要疾患スクリプト（病態別）

疾患名	押さえておきたいポイント
①痛風	●飲酒・過食・薬剤などによる尿酸値の急激な変化を契機に発症する．関節炎は中足趾節関節，足関節，膝関節に好発し，24時間以内にピークに達し，数日～2週以内に軽快する．発作期には39～43％で血清尿酸値が正常を示す．
②化膿性関節炎	●高齢者，糖尿病，関節リウマチ，人工関節患者に発症する．感染経路は血行性，直接侵入（外傷，関節内注射），関節近傍の感染巣（蜂窩織炎など）からの波及である．罹患関節局所は高度の疼痛，発赤，熱感，腫脹を呈する．本疾患が疑われた場合，ただちに関節穿刺を行う必要がある．
③偽痛風	●高齢者に発症する．外傷，手術，薬剤，副甲状腺機能亢進症などが誘因となる．好発部位は膝関節で，次いで手関節，肘関節，足関節に多い．発熱や白血球・CRP上昇を伴う．関節X線では関節軟骨に沿った線状の石灰化を認めることがある．NSAIDsが著効する．
④結核性関節炎	●免疫抑制状態や既存の関節疾患が危険因子となる．発熱などの全身症状は乏しい．好発部位は手関節，大関節，仙腸関節．診断には滑膜培養や関節液培養を行う．
⑤成人ヒトパルボウイルスB19感染症	●小児にみられる平手打ち様顔面紅斑を欠き，関節痛・関節炎，発熱，浮腫などが中核症状となるため，SLEや関節リウマチと誤診されることがある．
⑥関節リウマチ	●慢性多発性対称性関節炎を特徴とし，PIP関節，MCP関節，手関節，中足趾節関節に好発する．朝のこわばりが1時間以上持続することが早期の関節症状の特徴である．約1/3は急性発症し，単関節炎での発症例がある．
⑦全身性エリテマトーデス（SLE）	●対称性の多関節炎は約90％に認められ，しばしば初発症状となる．小関節には変形を認めず，移動性関節炎を呈する場合がある．蝶形紅斑，Raynaud現象，口内炎，漿膜炎など，多彩な症状を呈する．CRPは陰性もしくは低値となることが多い．
⑧強直性脊椎炎	●臥位で悪化し，運動で軽快する腰痛が潜行性に出現する．40歳以下の男性に多い．脊椎炎以外にも仙腸骨関炎を呈する．
⑨反応性関節炎	●消化管や尿路感染症の罹患から4週以内に発症する急性多関節炎である．関節炎は下肢に多く，非対称性で，数日～2週にわたり次々と関節炎が広がる．多くは数週～6ヵ月以内に軽快する．
⑩乾癬性関節炎	●乾癬患者の10～30％に発症する．DIP関節の非対称性関節炎を呈する．指炎や付着部炎を伴うことが多い．皮疹の好発部位は被髪頭部，膝や肘などの四肢伸側，殿部，爪であり，積極的に確認ないと見逃すことがある．また約15％で皮疹に先行して関節炎が出現する．

I

49. 関節が痛い（関節痛・腫れている

I. 症候別診断編

疾患名	押さえておきたいポイント
⑪炎症性腸疾患（IBD）	●関節炎が進行するときには腸疾患自体の活動性が高いことが多く，発熱や腹痛，下痢，血便，粘液便を伴う．関節炎は膝関節や足関節，手関節に好発する．
⑫リウマチ性多発筋痛症（PMR）	●50歳以上に好発する高頻度疾患．両側性に近位筋のこわばり・把握痛，倦怠感・体重減少などの全身症状を伴う．急性から亜急性に発症する．赤沈上昇やCRP上昇を伴う．少量プレドニゾロンで72時間以内に症状が改善する．
⑬回帰性リウマチ	●主に大〜中関節に罹患する．2〜3日で軽快しては，再燃を繰り返すのが特徴である．30〜40％は関節リウマチに移行する．
⑭淋菌性関節炎（播種性淋菌血症）	●性的に活発な若年成人で鑑別にあげる必要がある．発赤を伴った膿疱状の皮膚病変・尿道炎・子宮頸管炎を伴う移動性の多関節炎と腱滑膜炎を認める．

解説・診断アプローチ

しばしば診断に難渋するが，関節症状が不可逆的になる前に，一早く適切な診断と治療介入を行う必要がある．診断のために次のステップを取る．

1. 真に関節痛なのか？

第一に，**真に関節痛なのか**を吟味する．患者が「関節が痛い」と訴えても，必ずしも関節が疼痛の首座であるとは限らない．関節周囲の問題（腱，靱帯，滑液包，筋肉，骨），神経痛，放散痛，Raynaud症状なども「関節の痛み」という愁訴になりうる．関節痛であれば，**疼痛は関節に限局し，自動運動時のみならず他動運動によっても痛みが増強される**．関節外の問題で，拘縮を起こしてなければ，他動運動時に痛みは自動運動時に比べて軽微である．

2. 炎症性か非炎症性か？

第二に，**関節痛が炎症性か非炎症性かを判別する**．持続時間が30分以上の朝のこわばり，夜間に起こる痛みや腫脹，全身症状は**炎症性関節炎**を示唆する．関節の圧痛，発赤，腫脹，熱感も炎症の徴候である．関節炎が明確でなければ，甲状腺機能低下症，甲状腺機能亢進症，副腎機能低下症，副甲状腺機能亢進症，うつ病なども検討する．

3. 単発性か多発性か？　急性か慢性か？

第三に，関節炎が**単発性か多発性か，急性か慢性か**を確認する．**急性単関節炎**では外傷性，結晶性，感染性が原因のほとんどであり，**慢性多関節炎**であればリウマチ膠原病疾患の可能性が高くなる．ただし，多関節炎を呈する疾患の初期像として，**単関節炎**を呈することがありピットフォールになる．

220

F. 手足の症状

4. どのような分布か？

　関節炎の分布も診断に役立つ．**変形性関節症**であれば通常 DIP・PIP 関節を罹患し，MCP 関節はスペアされる．一方，**関節リウマチ**の場合は，PIP・MCP 関節を罹患するが，DIP 関節はスペアされる．関節リウマチ，全身性エリテマトーデス（SLE），リウマチ性多発筋痛症，ウイルス性関節炎などは対称性であるが，乾癬性関節炎，反応性関節炎などは非対称性関節炎を呈する傾向がある．**脊椎炎の有無**も鑑別診断に有用である．たとえば，血清反応陰性脊椎関節症（強直性脊椎炎，乾癬性関節炎，炎症性腸疾患，反応性関節炎）は脊椎を罹患する一方，関節リウマチではきわめて稀である．

5. 経時的広がりはどうか？

　経時的広がり方も診断に寄与する．1〜2箇所の関節炎を数日で繰り返す移動性関節炎では，淋菌，リウマチ熱，回帰性リウマチ，サルコイドーシス，SLE を疑う．数日から1ヵ月で自然軽快しては再燃を繰り返す間欠性関節炎では，結晶性関節炎（痛風，偽痛風），回帰性リウマチ，家族性地中海熱を疑う．

参考文献

1) Mies Richie A et al：Diagnostic approach to polyarticular joint pain. Am Fam Physician **68**：1151-1160, 2003

Ⅰ. 症候別診断編

G. 皮膚の症状

50 かゆい（皮膚瘙痒症）

🩺 Clinical Pearl

- 皮疹が明らかでない瘙痒は，まず皮脂欠乏性皮膚炎を疑うべし．
- 皮脂欠乏性皮膚炎が否定的であれば，全身性疾患，神経疾患，および精神疾患に分けて考えよ．
- 瘙痒のみが初期症状となる疾患も少なくないため，鑑別診断を念頭に置いた病歴聴取，身体診察，検査を行い，必要に応じて経過観察を行う．
- 皮疹を見つけても搔爬による二次性変化の可能性を忘れるべからず．

疑うべき疾患

よく遭遇する疾患
- 皮脂欠乏性皮膚炎
- 慢性腎不全（透析）
- 甲状腺機能障害（亢進症・低下症）

ときどき遭遇する疾患
- 帯状疱疹後の瘙痒
- 糖尿病
- 胆汁うっ滞［原発性胆汁性肝硬変（PBC），薬剤性など］
- 悪性リンパ腫★★
- 白血病

稀に遭遇する疾患
- 鉄欠乏性貧血
- 真性多血症★
- 多発性硬化症（MS）
- brachioradial pruritus
- notalgia paresthetica
- HIV感染症★★
- 精神疾患（強迫性障害，寄生虫妄想，薬物中毒）

主要疾患スクリプト（頻度順）

疾患名	押さえておきたいポイント
①皮脂欠乏性皮膚炎	● 皮脂が少ない小児や高齢者の四肢伸側，腰背部などに好発し，空気が乾燥する秋から冬にかけて増悪しやすい．注意深く観察しなければ微細な鱗屑や上皮のひび割れを見逃しやすい．
②慢性腎不全	● 透析患者の60％が瘙痒を訴え，難治性である．通常は治療中の患者が訴えるが，慢性腎不全に特異的な症状はないため，長期間検診を受けていない症例では血液・尿検査で腎機能を確認する．

222

G. 皮膚の症状

疾患名	押さえておきたいポイント
③甲状腺機能低下症	●慢性経過で倦怠感，体重増加，便秘などの随伴症状を伴うが，初期には特異的な所見がないため常に念頭に置くべき疾患．瘙痒を訴える際には皮脂欠乏性皮膚炎を合併していることが多い．
④甲状腺機能亢進症	●10%に瘙痒を認める．動悸，頻脈，発汗過多，下痢・軟便，体重減少などの随伴症状を伴う．
⑤帯状疱疹後の瘙痒	●帯状疱疹の急性症状が終息した後に，デルマトームに沿った罹患部位に瘙痒を認める．
⑥糖尿病	●3%に瘙痒を認める．口渇，多飲，多尿（夜間尿）を伴う．初期には自覚症状に乏しいため，定期検診を受けていない患者ではスクリーニング検査を行う．
⑦原発性胆汁性肝硬変（PBC）	●皮膚瘙痒感が初発症状であることが多く，中年以降の女性が皮疹のない瘙痒を訴えた場合には，積極的に疑う必要がある．肝胆道系酵素に異常があれば，抗ミトコンドリアM2抗体，腹部エコー検査を確認する．
⑧悪性リンパ腫	●発熱，盗汗，体重減少，リンパ節腫脹などの随伴症状を認める．Hodgkin病では30%がその他の随伴症状に先行して瘙痒を訴える．
⑨鉄欠乏性貧血	●立ちくらみ，易疲労，息切れ，氷食症がみられ，ときに瘙痒を訴える．月経のある女性では高頻度に認める疾患であるが，男性や閉経後女性では出血源検索が必須．
⑩真性多血症	●中高年男性に好発し，瘙痒は入浴後に増悪する．頭痛，ほてり，めまい，耳鳴，高血圧，脾腫などもみられる．
⑪多発性硬化症（MS）	●脊髄後角を含む病変の場合，障害された髄節に一致した，掻いても改善しない耐えがたいかゆみを発作性に繰り返す．時間的・空間的に多発するため，既往を含めて視力障害，運動障害，感覚障害，自律神経障害などの神経症状が存在する．
⑫brachio-radial pruritus	●前腕の背外側近位部に限局した，耐えがたいかゆみを認める．
⑬notalgia pare-sthetica	●中年以降の女性に好発し，T2～6領域の肩甲骨間に限局した激しいかゆみを認める．
⑭HIV感染症	●HIV感染者は好酸球性膿疱性毛嚢炎などの皮膚疾患を伴うが，皮疹なく瘙痒を訴えることがある．

解説・診断アプローチ

　瘙痒が主訴の場合，ほとんどの症例では有症部位に皮疹を認め，その所見に応じて皮膚科的診断を下す．一方，皮疹のない瘙痒では，全身性疾患，神経疾患，精神疾患の可能性を考慮する．ただし，皮脂欠乏性皮膚炎にみられる皮膚乾燥所見は判別困難なことも多いため，外気乾燥との関連（季節性）や皮脂が欠乏しやすい部位（四肢伸側や腰

223

I. 症候別診断編

背部など）を積極的に確認する必要がある．逆に，皮疹を認めても，それが掻爬による二次性変化である可能性も考慮し，皮疹と瘙痒の時間的前後関係を確認する必要がある．

皮疹のない瘙痒において，**有症部位が限局的かつ片側性ならば神経疾患**を考慮する．デルマトーム（214頁，図2）に沿っていれば発症時に神経痛や水疱を伴う皮疹など，帯状疱疹としての所見がなかったかを確認する．掻いても改善しない耐えがたい髄節性のかゆみでは，多発性硬化症などの脊髄病変を疑う．前腕に限局していれば brachioradial pruritus，T2〜6の肩甲骨間に限局していれば notalgia paresthetica を考える．

瘙痒が**両側性**の場合には，**全身性疾患**と**精神疾患**を検討する．全身性疾患では腎疾患，肝疾患，血液疾患，内分泌・代謝疾患，感染症と多岐にわたり，また，瘙痒のみが初期症状となる疾患もあるため，病歴・身体診察に加えて血算，腎機能，肝機能，甲状腺機能，HbA1c，リスクがあれば HIV を含めたスクリーニング検査も必要である．特に，瘙痒を訴える中年女性にわずかでも肝胆道系酵素の異常を認めれば，原発性胆汁性肝硬変の可能性を疑い，必要に応じて抗ミトコンドリア M2 抗体の確認や腹部エコー検査，その後の定期的フォローや専門医への紹介を考慮すべきである．精神疾患を考慮する際，かゆみ自体が二次的に抑うつ症状を引き起こしうるため，寄生虫妄想や強迫観念などの明らかな訴えがない限り，**検査値に異常がないことを根拠に身体疾患を否定しない**よう注意したい．

224

G. 皮膚の症状

G. 皮膚の症状

51 急性の発疹

Clinical Pearl

- 急性発疹症の多くはウイルス感染によるが，細菌，薬剤などが原因のこともある．
- 手掌・足底の皮疹をみたら，梅毒，手足口病，感染性心内膜炎などの菌血症，多形滲出性紅斑，急性 HIV 感染症などを考えよ．

疑うべき疾患

よく遭遇する疾患
- 播種状紅斑丘疹型薬疹，固定薬疹
- 接触性皮膚炎，蕁麻疹，皮脂欠乏性湿疹，虫刺症，異汗性湿疹
- 毛包炎，伝染性膿痂疹，蜂窩織炎，丹毒，白癬
- 伝染性紅斑，突発性発疹，伝染性単核球症，単純ヘルペスウイルス感染症，水痘★，帯状疱疹
- 手足口病，伝染性軟属腫，麻疹，風疹

ときどき遭遇する疾患
- 多形滲出性紅斑，結節性紅斑，ジベルバラ色粃糠疹，光線過敏症
- せつ・よう，溶血性レンサ球菌感染症，猩紅熱
- Gianotti 病，Gianotti-Crosti 症候群，Kaposi 水痘様発疹症★
- 川崎病
- 薬剤性過敏症症候群（DIHS），Stevens-Johnson 症候群（SJS），中毒性表皮壊死剥離症（TEN）★★★

稀に遭遇する疾患
- 急性 HIV 感染症★，菌血症★，疥癬，第 2 期梅毒★

※下線に関しては，第Ⅱ部-A「幼児・小児」の項を参照．

主要疾患スクリプト（頻度順）

疾患名	押さえておきたいポイント
①薬疹	● 斑状疹・丘疹もしくは麻疹様発疹が 80％，5〜10％が蕁麻疹，それ以外では光過敏，固定薬疹がほとんど．薬疹が多いのはペニシリン系抗菌薬，セフェム系抗菌薬，ST 合剤，アロプリノール，抗てんかん薬．固定薬疹はペニシリン系抗菌薬，NSAIDs，アセトアミノフェンで多い．T 細胞介在遅延型（type Ⅳ）薬疹は，投与開始 4〜21 日で出現し，急性発症の広範対称性の皮疹で，中止 2 日以内で最大 1 週間以内に消退する．38.5℃以上の発熱，粘膜症状，水疱，倦怠感が出現したら重症化に注意（STS/TEN）．薬剤中止後も 2 週間以上遷延する場合は，DIHS を考える．

225

Ⅰ. 症候別診断編

疾患名	押さえておきたいポイント
②接触性皮膚炎	● アレルギー性と刺激性があり，後者が80％を占める．職場や家庭環境下のすべてのものが原因となりうる．アレルギー性の原因としてクロム，ニッケルなどの重金属類，漆などの植物の頻度が高い．接触した部位に一致して比較的境界明瞭な浮腫性紅斑，小丘疹，湿潤，痂皮からなる局面を認め，瘙痒を伴う．
③蕁麻疹	● 激しい瘙痒を伴う輪郭のはっきりした皮膚の赤い膨らみであり，中心部は侵されない一過性の移動する膨疹．運動や入浴による，発汗と関連して出現するコリン作動性蕁麻疹では，周囲に紅斑を伴う粟粒大の膨疹を認める．
④皮脂欠乏性湿疹	● 四肢伸側，背部の皮膚が乾燥し，粃糠様落屑を示す．
⑤虫刺症	● 虫に刺された部位に強い瘙痒感を伴う．掻破から二次感染を惹起し，ようや伝染性膿痂疹へ伸展しやすい．
⑥異汗性湿疹	● 激しい瘙痒を伴う小水疱で，手掌，足底，指の側面に出現する．
⑦毛包炎	● 散在性もしくは集簇した毛包一致性の紅斑を伴う膿疱を認める．ブドウ球菌感染症では黄色い痂皮を認める．温泉入浴後の発症であれば緑膿菌の可能性を疑う．
⑧蜂窩織炎	● 急性に拡大傾向にある感染症で，局所の熱感，びまん性紅潮，浮腫を特徴とする．真皮深層から皮下脂肪組織を病変の場とする．丹毒に比較して境界は不明瞭である．発熱，悪寒，リンパ管炎，有痛性のリンパ節腫脹は蜂窩織炎を疑わせる所見．
⑨丹毒	● 真皮のレベルを水平方向に急速に拡大する境界明瞭な浮腫性紅斑を特徴とする．病変部には圧痛，熱感があり，発熱を伴う．
⑩白癬	● 体部白癬は生毛部に生じた白癬で，皮疹は環状に拡大し，活動性のある紅斑性の鱗屑を伴う辺縁をもち，中心治癒傾向を示す．足および手白癬は，足底，趾間，手掌の無毛部の白癬で，足では趾間型，小水疱・鱗屑型，角質増殖型に分けられる．
⑪単純ヘルペスウイルス感染症	● 急性に紅斑状に集簇した水疱が出現する．初感染では一般的に，発熱，倦怠感，筋肉痛などの全身症状を伴う．好発部位は口腔粘膜，口唇の境，外陰部，指があげられる．通常口唇の辺縁で再発を繰り返す．
⑫帯状疱疹	● 皮疹の発症に先行し，片側のデルマトームに沿った疼痛が出現する．初期の病変は紅斑性の小水疱であり，癒合していく．小水疱，水疱，痂皮などいくつかの段階の病変を同時に認めることが特徴．
⑬多形滲出性紅斑	● 単純ヘルペスなどの感染症（約90％），薬剤（10％未満）などに対する免疫アレルギー反応によって発症する．環状紅斑から始まり，遠心性に拡大する．紅斑の辺縁は隆起し，中央は陥凹し，典型的には虹彩状ないし標的状病変となる．皮疹は，四肢伸側の関節部に対称性に多発する．

G. 皮膚の症状

疾患名	押さえておきたいポイント
⑭結節性紅斑	●下腿伸側に好発する紅色もしくは青色の皮下結節で圧痛を伴う．発熱や関節痛などの全身症状をしばしば伴う．レンサ球菌などの上気道炎やエルシニアなどの腸管感染症，結核，Behçet病，サルコイドーシス，炎症性腸疾患などに関連する．
⑮ジベルバラ色粃糠疹	●鱗屑を伴う楕円形のサーモンピンク色の紅斑はその長軸が皮膚割線に一致する．体幹と四肢近位に散在し，手掌にはできない．通常，初発疹と呼ばれる herald patch が存在する．
⑯せつ・よう	●せつは1つの毛包を中心とし，ようは複数の毛包を侵す．黄色ブドウ球菌による感染症である．中心が膿疱化した深在性の赤い病変が大部分は顔面，頸部もしくは殿部にみられる．
⑰猩紅熱	●急性咽頭炎とともに，頸部や体幹上部から紅斑がびまん性に拡大し，毛包一致性の赤い点状丘疹（サンドペーパー様）を伴う．関連症状として，白色イチゴ舌，口蓋の点状出血，口囲蒼白を伴う顔面の紅潮，肘窩の線状に並ぶ点状出血がある．治癒期に手掌，足底の落屑が起こる．
⑱Kaposi水痘様発疹症	●経皮感染によりHSVが既存の皮膚病変上に接種されて，広範囲に小水疱が出現する．基礎疾患として，アトピー性皮膚炎が最も多い．皮疹が集簇し，どの部位の皮疹も同じステージであることが水痘との鑑別点．
⑲急性HIV感染症	●発熱，悪寒，関節痛，咽頭炎，下痢，リンパ節腫脹などとともに無菌性髄膜炎を伴う斑点状丘疹を認める．発疹は手掌，足底を含む頭頸部，胸部，四肢などに出現する．ウイルス曝露から2〜6週後より始まり，2〜3週間続く．曝露歴（輸血，性交渉，針の回し打ち）の正確な時期を聴取することが重要．
⑳疥癬	●ヒゼンダニが原因である．強い瘙痒感と赤い小丘疹を認め，疥癬トンネルとよばれる小さい線状の小水疱が腋窩，手関節屈側，指間，腰と外陰部にみられる．直接接触または布団などの寝具を介して感染するため，家族内感染例や施設内感染例が多い．
㉑第2期梅毒	●斑点状丘疹が第2期梅毒の早期に起こり（バラ疹），続いて丘疹鱗屑性の皮疹が手掌・足底を含む全身にみられる（丘疹性梅毒）．発熱，全身のリンパ節腫脹（肘の内側上顆付近のリンパ節腫脹は特徴的）と4〜8週前の硬性下疳，顔面の環状の斑，脱毛，扁平コンジローマ，口腔内あるいは性器粘膜の無痛性銀灰色びらんは診断の手がかりとなる．

解説・診断アプローチ

　プライマリ・ケア医に受診する患者の37％は，何らかの皮膚疾患がある．そのうち38％は皮膚科医に紹介となり，60％は皮膚科医に紹介せずプライマリ・ケア医が治療しているとされている．感染症，内分泌・代謝疾患，膠原病など，全身疾患と皮膚所見は密接な関係があり，プライマリ・ケア医にとって皮膚疾患は避けて通れない．そのため，疾患の鑑別に重要な皮疹の種類と分布に加えて，詳細な病歴聴取と疾

227

Ⅰ. 症候別診断編

患頻度に重点をおいてアプローチを行う.

プライマリ・ケア医によって診断された皮膚疾患で頻度の高いものは, **皮膚炎**(16.4%), **膿皮症**(13.7%), **疣贅**(8%), **白癬**(5.4%), **類表皮囊胞**(5.1%)で, 皮膚科医よりウイルス感染症や虫刺症をみることが多い. また, 頻度の多い上位 10 位までで 65%, 上位 20 位までで 81.8%を診断でき, 頻度の多い疾患を押さえることで多くの診断ができるようになる.

帯状疱疹は, 皮疹が出現する前には, 疼痛を主訴に内科を受診することが多く, **デルマトームに沿った痛み**であるか, **アロディニアを認めるか**を確認する. 帯状疱疹に典型的でない疼痛であっても, 他疾患の可能性が低い場合には, **疼痛出現してから 1 週間以内に皮疹を認める可能性がある**ことを伝えることが重要である.

プライマリ・ケア医の皮膚疾患の守備範囲は各々によって異なるが, 標準治療が不成功な症例, 診断に疑問の場合には皮膚科医への紹介を考慮する.

参考文献

1) Stern RS et al：Clinical practice；exanthematous drug eruption. N Engl J Med **366**：2492-2506, 2012
2) Lowell BA et al：Dermatology in primary care；prevalence and patient disposition. J Am Acad Dermatol **45**：250-255, 2001
3) Fleischr AB et al：The most common dermatologic problems identified by family physicians, 1990-1994. Fam Med **29**：648-652, 1997

H. 精神の症状

H. 精神の症状

52 うつ症状

🩺 *Clinical Pearl*

- ☞うつ病はプライマリ・ケア医が診断や治療に関わるべき,高頻度疾患である.
- ☞身体症状のみで内科を受診するうつ病患者も多い.その場合,うつ病の治療が身体症状の治療にもなるため,主訴にならない抑うつ状態に対する適切な評価を行う必要がある.
- ☞二次性の抑うつ状態では,身体疾患の治療が抑うつ状態の改善に寄与するため,随伴症状や経過から適切に診断せよ.
- ☞「気分の落ち込み」「楽しみの喪失」の2項目でスクリーニングを行うべし.
- ☞抑うつ状態にある患者では自殺念慮・企図を必ず確認せよ.

疑うべき疾患

よく遭遇する疾患
- 気分障害(うつ病・双極性障害)
- 不安障害

ときどき遭遇する疾患
- 認知症
- 甲状腺機能障害(亢進症・低下症)
- パーキンソン病
- 統合失調症
- 適応障害
- 脳血管障害後(post-stroke depression)
- 悪性腫瘍(膵がん,肺がんなど)★★★
- 睡眠時無呼吸症候群
- 高Ca血症(原発性副甲状腺機能亢進症,悪性腫瘍★★★など)
- 全身性エリテマトーデス(SLE)★★
- 薬剤の副作用(ステロイド,インターフェロンなど)

稀に遭遇する疾患
- 慢性硬膜下血腫★
- 副腎機能不全(ステロイド離脱,下垂体腺腫など)★
- 多発性硬化症(MS)

229

I. 症候別診断編

主要疾患スクリプト（頻度順）

疾患名	押さえておきたいポイント
①気分障害（うつ病・双極性障害）	● 精神疾患の中で最も高頻度な疾患．うつ病では睡眠障害や意欲低下に加えて，罪責感，精神運動制止などが認められる． ● 双極性障害の場合，抗うつ薬による治療開始時または増量時に賦活症候群などを引き起こすリスクがあるため，過度の自尊心や睡眠欲求の減少などの躁病エピソードの確認も行う． ● 自殺率が高いため，希死念慮の有無は必ず確認する．
②不安障害	● 予期不安や広場恐怖を認めるパニック障害や，さまざまな出来事に過剰な不安を抱く全般性不安障害など，抑うつの合併率が高い．
③認知症	● アルツハイマー型認知症の20〜30%に抑うつを合併する．またうつ病は認知症の危険因子でもある．記憶障害，見当識障害の評価に加えて，料理ができるかなど実行障害の有無は自宅での様子を家族から聴取する．
④甲状腺機能障害（亢進症・低下症）	● 機能低下症では慢性的な易疲労感や便秘，体重増加を伴う．機能亢進症においても抑うつ状態を呈し，特に高齢者では食欲不振をきたしうることに注意する．
⑤パーキンソン病	● 非運動症状として，パーキンソン病の約50%に抑うつ症状が認められる．症状の主体が喜びの減退である点が特徴的で，運動症状に先行することもある． ● 左右差のある安静時振戦や固縮の有無を確認する．
⑥統合失調症	● 幻聴や妄想，被注察感などの陽性症状に対し，感情の平坦化やアパシーなどの陰性症状があり，初発症状になりうる．有病率も高く早期治療介入が望ましいため，うつ病に対する治療反応性に乏しい場合や若年者では鑑別する．
⑦適応障害	● 仕事や家庭環境などのストレス因子に適応できず，予測を超えた生活への支障をきたす疾患で，抑うつを随伴する病型がある．ストレスから解放されると症状の改善をみる．
⑧脳血管障害後（post-stroke depression）	● 発症3〜6ヵ月以内の発現が多く，左前頭葉に病変がある場合に多いとされる．ADL回復遅延や認知機能の悪化，死亡率増加など予後にも影響する．
⑨悪性腫瘍（膵がん，肺がんなど）	● 難治がんや慢性疼痛に対する心理的負担によるもの，抗がん薬など治療に関連するもの以外に，悪性腫瘍による異所性ホルモンの影響もあり，腫瘍発見の契機になる場合もある．
⑩睡眠時無呼吸症候群	● 肥満者に多く，日中の眠気，集中力の低下，頭重感を伴う．睡眠の質の低下がうつ病のリスクとなる． ● CPAP療法で抑うつ症状も改善する．

230

H. 精神の症状

疾患名	押さえておきたいポイント
⑪高Ca血症	●原発性副甲状腺機能亢進症，悪性腫瘍など． ●便秘，食欲不振，悪心などの消化器症状，多尿症や尿路結石症などの尿路症状とともに，精神症状をきたす．急性経過や高齢者で症状が出やすい．
⑫全身性エリテマトーデス（SLE）	●若年女性に多く，蝶形紅斑や関節痛など多彩な症状を呈する．半数に抑うつがみられ，治療開始後，他の症状が改善し始めた頃に出現しやすい．妄想や幻覚を伴うこともある．
⑬薬剤の副作用	●ステロイド，インターフェロン，β遮断薬などが原因薬剤となる．
⑭慢性硬膜下血腫	●頭部外傷後，数週して無気力などの症状が出現する．高齢者では軽微な外傷も原因となるため，転倒歴など家族からの病歴聴取が重要である．
⑮副腎機能不全	●ステロイド離脱，下垂体腺腫など． ●食欲不振や悪心などの消化器症状，体重減少を認める．一次性のAddison病では色素沈着が認められるが，二次性では低Na血症などの検査値異常も認めないことがあるため注意が必要．
⑯多発性硬化症（MS）	●多彩な神経症状が時間的・空間的に多発し，増悪・寛解を繰り返す疾患であり，若年女性に多い．経過中にさまざまな精神症状を呈するが，抑うつ症状が最も高頻度である．

解説・診断アプローチ

　わが国における気分障害の患者数は，欧米より有病率は低いものの100万人以上いると報告されており，抑うつ状態を呈する患者の増加は著しい．また若年者のみならず高齢者のうつ病も多いとされる．うつ病患者の80％以上は精神科以外を受診し，プライマリ・ケア医を受診した患者の10％がうつ病の診断基準を満たすとされていることから，プライマリ・ケアの現場でうつ病の患者を診断し，治療を導入することは非常に重要である．

　ただし，抑うつ状態を呈するのは気分障害だけでなく，他の精神疾患，身体的疾患に伴う場合がある．また自殺念慮の強い患者，双極性障害が疑われる患者などは，精神科専門医への紹介が必要であるため，プライマリ・ケア医には適切な判断が求められる．

1. 抑うつ状態の評価

　抑うつ状態を疑った際には，**1ヵ月以上持続する「気分の落ち込み」「楽しみの喪失」の2項目をスクリーニングとして聴取する**．感度が97％と高い質問項目であるため，いずれにも当てはまらない場合にはうつ病の可能性はきわめて低くなる．いずれかに該当する場合には，睡眠障害，気力や集中力の低下，食欲低下や体重減少，罪責感や心気

Ⅰ. 症候別診断編

妄想などの病歴聴取を追加し，DSM-5，ICD-10 の診断基準を満たすか評価する．

2. 原因の評価

抑うつ状態は心理社会的なストレス，喪失体験に続いて起こることが多いため，**症状出現前の環境変化を聴取する**．誘因が明確でない場合，内因性のうつ病の可能性とともに，上記にあげた二次性の抑うつ状態をきたす疾患の鑑別を行う必要があるため，随伴症状の有無や既往歴，内服薬の確認などを行う．

しかし，うつ病患者が気分の落ち込みを主訴に受診することは少なく，身体症状のみを主訴に受診することが多い．これは，抑うつ状態では疼痛など身体症状に対する閾値が低下するためであり，身体症状の訴えに見合わない ADL 障害が認められる場合には，抑うつ状態の合併がないか評価する．逆に慢性疼痛患者や糖尿病，心疾患など慢性疾患患者では，うつ病を合併する割合が多いため，身体症状に対する適切な評価や治療も忘れてはならない．

3. 治療と専門医紹介のタイミング

治療介入にあたっては，セロトニン再取り込み阻害薬（SSRI）などによる薬物療法とともに，休息を取らせるなどの心理教育，環境調整も重要である．自殺念慮や精神運動制止が強いなど重度の抑うつ状態，双極性障害を疑う場合，また治療反応性に乏しい場合には，速やかに精神科専門医へ紹介する．

参考文献

1) Simon GE et al：An international study of the relation between somatic symptoms and depression. N Engl J Med **341**：1329-1335, 1999
2) Arroll B et al：Screening for depression in primary care with two verbally asked questions；cross sectional study. BMJ **327**：1144-1146, 2003
3) 日本精神神経学会（監）：DSM-5 精神疾患の診断・統計マニュアル，医学書院，東京，p155-186，2014
4) 中根允文ほか（訳）：The ICD-10　精神および行動の生涯—DCR 研究用診断基準，医学書院，東京，p87-100，2008

H. 精神の症状

H. 精神の症状

53 睡眠障害（不眠・過眠）

🩺 *Clinical Pearl*

- 睡眠障害は誰もが経験する健康上の問題であるが，安直に「ストレスの
  せい」「歳のせい」と判断せずに，睡眠障害をきたしている原因を常に
  意識して適切な評価をせよ.
- 閉塞型睡眠時無呼吸症候群やナルコレプシーでは，本人が日中の眠気の
  自覚がなく，失神という訴えになるなど，必ずしも日中の眠気が主訴に
  なるわけではないことを肝に銘じるべし.
- 睡眠時随伴症や睡眠関連運動障害では，本人からの病歴聴取には限界が
  あり，同室者からの病歴聴取も重要.

疑うべき疾患

よく遭遇する疾患
- 精神生理性不眠症
- 概日リズム睡眠障害
- 薬物や物質による不眠症・過眠症★

ときどき遭遇する疾患
- 精神疾患による不眠症・過眠症★★★
- 閉塞型睡眠時無呼吸症候群★
- 身体疾患による不眠★★
- 下肢静止不能症候群
- 周期性四肢運動障害

稀に遭遇する疾患
- ナルコレプシー
- 睡眠時遊行症
- 睡眠時驚愕症
- REM睡眠行動障害★

主要疾患スクリプト（頻度順）

疾患名	押さえておきたいポイント
①精神生理性不眠症	● 慢性の不眠症の中でも最も頻度が高い．睡眠に関わる問題の体験などを契機にして，眠ることを過剰に意識するあまり，その過緊張によって不眠を呈する．普段の寝室では寝つけないが，他の場所では眠れるなどの条件化がみられ，神経質な人が陥る傾向がある.

233

Ⅰ. 症候別診断編

疾患名	押さえておきたいポイント
②概日リズム睡眠障害	●睡眠時間はほぼ一定しているが，入眠時刻と覚醒時刻が生活周期と同期しない．内因性と交代制のシフト勤務や海外旅行などの外因性によるものがあり，時間帯域変化症候群，交代勤務睡眠障害，睡眠時相後退症候群，睡眠時相前進症候群などに分類される．
③薬物や物質による不眠症・過眠症	●薬剤，市販薬，嗜好品が原因となる．カフェイン，ニコチン，アンフェタミン，エフェドリン，キサンチン，メチルフェニデートの刺激性薬物は不眠を生じる．抗ヒスタミン薬，三環系抗うつ薬，抗てんかん薬，コデイン類，ドパミン拮抗薬，ベンゾジアゼピンは過眠を生じる．アルコールには鎮静効果があるが，浅睡眠となり，休息が得られない．ベンゾジアゼピンは反張性の不安や不眠を生じる．
④精神疾患による不眠症・過眠症	●気分障害，不安障害，統合失調症など多くの精神疾患により不眠を呈する．その中でもうつ病に注意する．患者は抑うつ気分を訴えずに不眠のみを訴えることがあり，適切な診断を行い早期の加療に繋げることが重要．
⑤閉塞型睡眠時無呼吸症候群	●夜間の低呼吸により低酸素・高二酸化炭素血症を起こし，患者は日中不適切な時間に眠りに落ち，社会的な障害をきたす．また，本人に眠気の自覚がなく失神と間違われることもある．肥満や猪首がリスクとなり，アルコールや鎮静薬は症状を悪化させる．同室者から大きないびきや，呼吸の中断と続発するあえぎ様の吸気に関する情報を聴取する．
⑥身体疾患による不眠	●不眠のみが主訴となることは稀であるが，甲状腺機能亢進症，心不全，慢性閉塞性肺疾患，夜間頻尿などが原因となり，不眠を呈することがある．
⑦下肢静止不能症候群	●ピクピクする，虫が這っているなどの両下肢の不快な異常感覚を自覚し，動かすことによってそれらが軽快する．その異常感覚によって，入眠困難や中途覚醒を呈する．
⑧周期性四肢運動障害	●睡眠中に手足の不随意運動を呈する．入眠直後のnonREM期に起こることが多く，眠りが浅くなったり，中途覚醒することで，熟眠感を得ることができない．
⑨ナルコレプシー	●日中反復する睡眠発作を呈し，覚醒すると目が覚めてさっぱりするが，その後再度の眠気をきたす．大笑いしたり，興奮したりするなどの陽性感情をきっかけに，意識は保たれているが姿勢筋の筋緊張が突然解除される情動脱力発作を認める．また，入眠時幻覚，金縛り，夜間睡眠の浅化による不眠を認めることがある．
⑩睡眠時遊行症	●小児に多いnonREM期の行動異常症．深い睡眠中に突然起き上がり，障害物などの外界の認知は可能であるが，周囲からの刺激での覚醒は困難で，翌朝目覚めたときには症状についての記憶がない．
⑪睡眠時驚愕症	●小児に多いnonREM期の行動異常症．深い睡眠中に突然恐怖の叫び声を上げ，体動を伴うこともある．周囲からの刺激での覚醒は困難で，翌朝目覚めたときには症状についての記憶がない．

H. 精神の症状

疾患名	押さえておきたいポイント
⑫REM睡眠行動障害	●高齢者に多いREM期の行動異常症．REM期にもかかわらず身体の筋緊張が保たれ，夢の内容に一致して暴力的な行動を起こしてしまう．パーキンソン病，レビー小体型認知症，多系統萎縮症に進展していく割合が多い．

解説・診断アプローチ

1. 睡眠の何に問題があるのか？

睡眠障害は大きく分けて不眠と過眠に分かれるが，さらに細かく睡眠の量，質，リズム，覚醒の維持，睡眠時に随伴する異常感覚・異常運動のどれに問題があるのかを評価する必要がある．

閉塞型睡眠時無呼吸症候群やナルコレプシーでは，本人が日中の眠気の自覚がなく，失神という一見睡眠とは無関係な訴えになることもある．また，睡眠時随伴症や睡眠関連運動障害では，本人からの病歴聴取には限界があり，同室者からの病歴聴取も重要である．詳細な医療面接から得られた情報を基に原因疾患を想起しつつスクリーニングの質問を行い，睡眠障害の原因として，**精神疾患による睡眠障害**，**睡眠関連呼吸障害**，**睡眠関連運動障害**，**中枢性過眠症**，**睡眠時随伴症**，**概日リズム睡眠障害**，**その他の不眠症**のどれに分類されるかを検討していく．

2. 精神疾患によるものか？

まずは，生命に危機が及びうるうつ病を始めとした精神疾患による睡眠障害（気分障害，不安障害，統合失調症など）の評価のために，気分の落ち込みや興味の減退などの**抑うつ症状の有無**を確認する．

3. 質問で原因疾患を絞り込む

その後は順に以下のスクリーニングの質問を行い，原因疾患を絞り込んでいく．

①睡眠関連呼吸障害（閉塞型睡眠時無呼吸症候群，中枢性睡眠時無呼吸症候群など）：睡眠中の呼吸停止やいびき，日中の眠気の有無

②睡眠関連運動障害（下肢静止不能症候群，周期性四肢運動障害など）：睡眠に関連した異常感覚・異常運動の有無

③中枢性過眠症（ナルコレプシー，薬物や物質による過眠症など）：十分な睡眠に反して日中の過剰な眠気の有無

④睡眠時随伴症（睡眠時遊行症，睡眠時驚愕症，REM睡眠行動障害など）：睡眠中に叫び声，四肢を動かしたり歩くなどの異常行動の有無

⑤概日リズム睡眠障害（時間帯域変化症候群，交代勤務睡眠障害など）：睡眠の時間帯の異常の有無

Ⅰ. 症候別診断編

　これらのスクリーニングに該当しなかったものを，その他の睡眠障害としてその原因を検討する．

参考文献
1）Judd BG et al：Classification of sleep disorder. UpToDate, 2015

H. 精神の症状

H. 精神の症状

54 幻覚・妄想

Clinical Pearl

☛典型的な精神症状が存在していても，あくまで精神疾患は除外診断である．安易に診断せず，他に器質的原因がないか精査すべし．

☛精神症状をきたす薬剤は多い．内服薬を必ず確認せよ．

疑うべき疾患

よく遭遇する疾患
- 大うつ病・双極性障害（精神症状を伴うもの）
- 統合失調症
- アルコール離脱せん妄
- せん妄
- アルツハイマー型認知症
- レビー小体型認知症
- パーキンソン病
- 甲状腺疾患
- てんかん
- 片頭痛（視覚症状）

ときどき遭遇する疾患
- 単純ヘルペス脳炎★★★
- ナルコレプシー
- Korsakoff 症候群（作話）
- 妄想性障害
- Cushing 症候群
- 肝性脳症★★★
- 尿毒症★★★
- HIV 感染症
- 梅毒
- 傍腫瘍症候群
- 頭部外傷/外傷性脳損傷
- 占拠性病変（腫瘍，嚢腫）
- 産後精神病
- 鎮静薬
- 鎮痛薬（オピオイド系鎮痛剤）
- 抗コリン薬
- 抗てんかん薬
- 抗パーキンソン病薬
- 抗ウイルス薬
- 心血管系薬（ジゴキシン）

I. 症候別診断編

- 副腎皮質ステロイド

稀に遭遇する疾患

- 全身性エリテマトーデス（SLE）（CNS ループス）★★
- 多発性硬化症（MS）
- Lyme 病
- プリオン病★★
- 自己免疫性脳炎★★
- Wilson 病
- Huntington 病
- 抗マラリア薬
- インターフェロン
- カンナビノイド（大麻類）
- 幻覚剤（LSD，ケタミン，マッシュルームなど）
- 吸入剤（トルエン，ブタン，ガソリン）
- 興奮剤（コカイン，アンフェタミン，MDMA）

主要疾患スクリプト（頻度順）

疾患名	押さえておきたいポイント
①大うつ病	●以下の 9 項目中 5 項目以上（ただし，少なくとも 1 項目は①または②であること）が同一の 2 週間に存在し，病前の機能からの変化を認める． ●①ほぼ 1 日中，ほぼ毎日の抑うつ気分，②ほぼ 1 日中，ほぼ毎日の活動における興味，喜びの著しい減退，③食事療法中ではない著しい体重減少あるいは体重増加，またはほぼ毎日の食欲減退あるいは食欲増加，④ほぼ毎日の不眠または睡眠過多，⑤ほぼ毎日の精神運動性焦燥または制止，⑥ほぼ毎日の易疲労性または気力減退，⑦無価値感，または過剰，不適切な罪責感，⑧思考力や集中力の減退，決断困難，⑨反復する希死念慮，自殺企図．
②双極性障害	●気分が異常かつ持続的に高揚し，開放的または易怒的となり，加えて活動，活力が亢進する躁病エピソードとうつ状態を繰り返す． ●明確な躁病エピソードとうつ状態を繰り返す I 型と，社会的・職業的機能に支障をきたすほどではない軽躁病エピソードとうつ状態を繰り返す II 型に分類される．うつ病よりも自殺企図率が高いとされている．
③統合失調症	●青年期の発症が多い（75％が 17〜25 歳で発症）．妄想が奇異なものや，幻聴がその者の行動や思考を逐一説明するか，または 2 つ以上の声が互いに会話しているものであるときは，統合失調症の可能性が高まる．幻視は稀．
④アルコール離脱せん妄	●アルコール離脱症状は断酒後 12〜48 時間で，症状は 5〜7 日間持続する． ●症状の特徴は振戦，頻脈，発汗などの交感神経刺激症状．アルコール依存のスクリーニングとして CAGE が簡便． ●Wernicke 脳症を合併している可能性があり，可能な限りビタミン B_1 の測定や頭部 MRI などを施行する．

238

H. 精神の症状

疾患名	押さえておきたいポイント
⑤せん妄	● せん妄は，急性動揺性の注意と意識の障害である． ● 高齢者に多く，潜在的な脳疾患のある人により多く生じる． ● 直接の原因は，臓器不全による代謝性障害（肝性脳症，尿毒症），電解質異常，薬剤性，感染症，貧血，栄養障害，腫瘍などであり，身体疾患悪化のサインとしてせん妄がみられることが多い．また，環境変化や感覚遮断，睡眠・覚醒リズムの障害，可動制限，ストレスなどはせん妄の誘発・増悪因子となる．
⑥認知症（アルツハイマー型・レビー小体型）	● 認知症の 90％に周辺症状（BPSD）がみられ，妄想や幻覚などが含まれる． ● レビー小体型認知症では具体性を帯びたビビッドな幻視と，著明な症状の動揺性が特徴的で，系統的な妄想や抗精神病薬への過敏性もみられる．
⑦パーキンソン病	● 幻覚・妄想の有病率は 30～60％とされ，罹患期間とともに 5 年未満では 27％，10 年以上では 56％と増加傾向がある．「人が通ったような気がする」といった感覚に始まり，錯覚，幻覚がみられ，見当識障害，混乱，被害妄想，激烈の順に重症化する． ● 一方，多系統萎縮症や進行性核上性麻痺などによるパーキンソニズムでは幻覚の有病率は 7％で低いとされる．
⑧甲状腺疾患	● 甲状腺機能低下症では，幻覚妄想状態の約 25％に幻視が認められ，特に人の顔，姿などが多く錯視に近い性質をもつ．幻聴はほとんどの症例に認められ，半数以上に妄想的な要素を認め被害妄想が多いとされる． ● 橋本脳症は甲状腺に対する自己免疫疾患であるが，血液学的検査で特異的所見に乏しく，診断困難なことが多い．抗 TPO 抗体の感度はほぼ 100％に近く，スクリーニングとして有効．
⑨てんかん	● 強直間代発作や側頭葉てんかん発作に引き続いて朦朧状態が出現し，数分で自然回復するか睡眠に移行するが，ときに数時間にわたり遷延することがある．朦朧状態から回復し，数時間～3 日の意識清明期を経て，急性精神病状態が出現し，情動が亢進して，誇大妄想，宗教妄想，気分変調，騒動行為などをきたす．側頭葉てんかんでは意識の変容，自動症，既視体験や未視感などの複合的な幻覚が生じる．
⑩片頭痛	● 全患者の 20％で前徴を伴い，視覚性前徴として閃輝暗点（輝いたジグザグ模様）がある．
⑪ウイルス性脳炎	● 単純ヘルペス脳炎を含むウイルス性脳炎では，治療の遅れが予後に大きく影響する．急性発症で，発熱や頭痛を伴う場合には頭部 CT 施行後に髄液検査を施行する． ● 疑わしい場合には，検査後に抗ウイルス薬治療を開始する．
⑫ナルコレプシー	● REM 睡眠関連症状として，入眠時幻覚（入眠直後や覚醒直前にみる，現実感を伴い色彩感溢れる鮮明な夢）がある． ● 睡眠発作，情動性脱力発作，睡眠麻痺と併せて 4 大症状の 1 つである．

I. 症候別診断編

疾患名	押さえておきたいポイント
⑬Korsa-koff 症候群	●ビタミン B_1 欠乏による Wernicke 脳症の慢性期症状として，75%が Korsakoff 症候群に移行する．作話傾向が強く妄想との鑑別が必要なこともある． ●Korsakoff 症候群へ移行すると，チアミンの効果は期待できないが，禁酒と栄養補給で作話は徐々に改善するとされる．
⑭CNS ループス	●全 SLE 患者の 25～60%にみられる精神・神経症状で，統合失調症様症状を生じる．
⑮多発性硬化症（MS）	●幻覚，妄想，思考伝播，させられ体験，思考障害など統合失調症に類似の症状を認め，発症年齢も近いことから，統合失調症と鑑別がむずかしいこともある．

解説・診断アプローチ

1. 精神疾患を除外する

　精神疾患は除外疾患である．治療可能な原因を明らかにするためには，**徹底した精神症状の評価や検査の遂行が重要**である．

　医療面接では症状の出現時期，過去の精神疾患の診断・治療を含めた既往，精神疾患の家族歴，薬剤・物質の使用歴を確認することが大切である．思考障害などから自分の症状をうまく説明できないことや，自発的に症状を話さない場合には，精神症状の有無に関して closed question で直接的・具体的に尋ねる．医療面接を通して，訂正困難な考えや奇妙な言動を説明しうる動機や背景を探る．整容や礼節は保たれているか，機嫌や思考プロセス，独語や奇妙な考えの有無，注意力・記憶力なども評価したい．

2. 基本的な検査

　基本的な検査を以下にあげる．

▶**一般検査**：脱水や電解質異常の評価，炎症反応（感染が疑われる場合には培養検査），肝・腎機能，TSH 測定，梅毒・HIV 検査，ビタミン B_{12}，尿検査．

▶**付加的検査**：頭部 CT・MRI，脳波検査，髄液検査，自己免疫抗体検査，ホルモン検査．

参考文献

1) 野村哲志ほか：【進化するパーキンソン病診療】進化するパーキンソン病治療　Unmet needs としての非運動症状とその対策　精神症状．Prog Med **34**：235-239，2014

2) 新谷孝典ほか：【統合失調症様症状をきたす脳神経疾患】橋本脳症・甲状腺機能異常．Schizophrenia Front **12**：21-25，2011

3）北谷雅水ほか：幻覚妄想状態を呈した甲状腺機能低下症の1例．心身医 **53**：1120-1124，2013

4）岸　泰宏：【もう困らない！もう迷わない！精神症状を有する救急患者への対応】身体疾患と精神疾患，精神症状を見極める！　EMERGENCY CARE **23**：129-134，2010

5）Marder S et al：Clinical manifestations, differential diagnosis, and initial management of psychosis in adults. UpToDate, 2016

Ⅰ. 症候別診断編

H. 精神の症状

55 不安・恐怖

〽 Clinical Pearl

☛ 不安障害や恐怖症は，日常診療において，うつ病とともに頻度の高い精神疾患である．適切に疾患を分類し，診断するスキルをつけるべし．

☛ 「精神的なもの」という曖昧なニュアンスを患者に伝えることは，症状の改善を遅らせるだけなので，厳禁．

☛ 受療行動のきっかけは，身体症状による場合が少なくない．このため，バイオ・サイコ・ソーシャルモデルを意識しながら病態を把握せよ．

☛ 身体疾患の疑いがあるときには，必要な検査は後回しにせず，必ず先に除外せよ．診断を曖昧にすることは，患者の不安をあおることになるので，避けるべし．

疑うべき疾患

よく遭遇する疾患
- 不眠症，慢性睡眠不足
- 精神疾患
  - ▶不安障害（全般性不安障害，パニック障害など）
  - ▶うつ病・うつ症状
  - ▶過労
  - ▶認知症
  - ▶恐怖症
  - ▶心的外傷後ストレス障害（PTSD）
  - ▶強迫性障害
  - ▶適応障害
  - ▶統合失調症
  - ▶急性ジストニア，アカシジア
- 甲状腺機能亢進症
- 喘息
- 気胸
- 環境の変化（ICU入院など）

ときどき遭遇する疾患
- 薬剤の副作用
- 嗜好品の過剰摂取，中毒（アルコール, カフェイン, アンフェタミン, 危険ドラッグ）★★★
- 低血糖・インスリノーマ★★★
- 心疾患
  - ▶心不全★★★
  - ▶虚血性心疾患★★★
  - ▶不整脈★

242

H. 精神の症状

稀に遭遇する疾患

- 脳神経疾患
  - ▶てんかん（複雑部分発作）★
  - ▶脳血管障害（脳出血・梗塞）★★★
  - ▶脳腫瘍・脳膿瘍★★★
  - ▶脳炎★★★
- 脳症
  - ▶Wernicke 脳症
  - ▶肝性脳症
- 内分泌疾患
  - ▶褐色細胞腫★★
  - ▶インスリノーマ★★
  - ▶カルチノイド症候群★
- 呼吸器疾患
  - ▶肺塞栓★★

主要疾患スクリプト（頻度順）

疾患名	押さえておきたいポイント
①不眠症・慢性睡眠不足	●交感神経の緊張などにより，焦燥感，不安感が前面にみられることがある. ●睡眠不足の自覚はないことが多いため，具体的な睡眠時間を確認するだけでなく，熟眠感の有無・日中の眠気症状の有無を確認する.
②全般性不安障害	●特定の状況と関連のない不安を 6 ヵ月以上もつ．症状はイライラ感や集中力の低下，睡眠障害（入眠困難）といった精神症状，めまいや頭痛などの神経症状，動悸や血圧上昇，胸痛などの循環器症状，下痢や腹痛や悪心などの消化器症状，息苦しさや喉周辺の違和感などの呼吸器症状，頻尿など. ●患者は小さいことに不安を抱きやすいため，診断に迷いが出るとき，患者・医師間の信頼関係を保つことがむずかしくなることがあるため，器質的疾患の除外診断は後回しにしないよう注意.
③パニック症候群，パニック発作	●4 つ以上の症状が同時に出現する不安発作が，繰り返し起こる．発作は 10 分以内にピークになり，30 分以内に消失する．「外出が怖い，電車・車・飛行機の中にいることが怖い，列に並ぶことが怖い」というような広場恐怖や「発作が起きるかも」という予期不安を伴うことが多い.
④うつ病・うつ状態	●「気分の落ち込み」と「楽しみの喪失」でスクリーニングをする．焦燥感の強いうつ病では，焦りや不安による興奮症状が前面に出るため，うつ病を疑われないことがあるが，スクリーニングを怠らないこと.
⑤過労	●不安や焦燥，興奮の症状が前面に出ることがある．過労の自覚がないことが多いため，具体的な仕事や家庭環境について医療面接で確認する.

I.

55. 不安・恐怖

243

Ⅰ. 症候別診断編

疾患名	押さえておきたいポイント
⑥認知症	●認知症の患者の多くは，不安感を伴う．医療面接でスクリーニングを行う．
⑦恐怖症	●特定の恐怖の対象に接すると，極度の不安や恐怖を感じ，動悸や息苦しさ，震え，発汗，悪心，しびれなどの症状をきたす．このため特定の対象を回避しようと行動する傾向がある． ●社会恐怖（対人恐怖），高所恐怖，閉所恐怖，動物・昆虫恐怖，血液・注射恐怖，雷恐怖，嘔吐恐怖など，多数ある． ●何に対して恐怖を感じるのか，特定の対象について具体的に聴取することが大切． ●治療は，精神科にて行動療法や薬物療法を行う．行動療法では，恐怖の程度が低い状況に少しずつ慣れるようにしていく．
⑧心的外傷後ストレス障害（PTSD）・急性ストレス障害	●生命の危険を感じるような強い精神的なストレスを受けたことが原因で，原因となる状況に似たものをみたり聞いたりしたときに，強い不安や恐怖の反応をみせる． ●PTSDは原因が起きてから1ヵ月以上後にもみられる障害，急性ストレス障害は1ヵ月以内．症状は，覚醒亢進（神経過敏や不眠），再体験（フラッシュバックや悪夢），解離（原因に似た状況に対する回避行動）．解離では，現実感の喪失から記憶を失うこともある．
⑨強迫性障害	●強迫観念を打ち消すために無意味な強迫行動を繰り返す．強迫観念に伴う不安と，自分の行動の不合理さを自覚し，不安や劣等感を抱える．
⑩適応障害	●ある特定のストレスを受け3ヵ月に情緒面・行動面で社会生活に支障をきたすこと．
⑪統合失調症	●罹患率は100人に1人．早期治療が有効であり，早期診断を怠ってはいけない．初期症状のときには，自然な会話の中に，幻覚や妄想が確認できないことがある． ●「周りの人から見られているような気がしないか」「隣りの部屋などから音楽が聞こえてくることはないか」など，マイルドな質問から行うと，もしも統合失調症ではないときにも医師・患者間の信頼関係を損ねることが少ない．
⑫急性ジストニア，アカシジア	●主に精神疾患治療薬の副作用で起きる不随意運動．急性ジストニアは無意識に，頸部など，体をねじる運動をきたす．アカシジアは，じっとしていられない，着座不能の状態．不快な不随意運動のために，患者は強い不安を示す．抗コリン薬が有効．
⑬甲状腺機能亢進症	●動悸，イライラ，頻脈，多汗，体重減少をきたす．
⑭喘息	●喘息発作は，運動時や精神的なストレスにも誘発される．診察時には症状がないことが多いため，発作時の状況の確認や，パニック障害でみられる他の症状の有無などをチェックすることが必要．
⑮気胸	●病気の経験のない人に発症する突然の呼吸困難・胸痛症状は，不安や恐怖感が身体症状の訴えの前面に出ることがあるので注意．

244

疾患名	押さえておきたいポイント
⑯環境の変化	● ICU に入院したり，脳梗塞により突然失語症を患いコミュニケーションがとりづらくなった場合などにも，強い不安や恐怖感を感じることが多い．
⑰薬剤の副作用	● ベンゾジアゼピン，気管支拡張薬，抗パーキンソン病薬（レボドパ），サイロキシン，抗コリン薬，抗ヒスタミン薬（ジフェンヒドラミンなど），シメチジン，ステロイド，ジゴキシン，オピオイド，三環系抗うつ薬などは，興奮や不安，焦燥状態の原因となる．
⑱嗜好品の過剰摂取，中毒	● カフェインやニコチンの過剰摂取．アルコール中毒には CAGE question でスクリーニングする．また，覚醒剤などの麻薬や危険ドラッグの可能性にも注意．
⑲低血糖・インスリノーマ	● 頭痛，悪心，震え，発汗などの低血糖症状が，運動時や空腹時，感冒時に起きる．意識障害で救急外来に運ばれるケースが多い．
⑳虚血性心疾患	● 高齢者の不安症状は，狭心症や心筋梗塞の鑑別は必須．
㉑てんかん（複雑部分発作）	● 自動症や，動作が停止し，目が据わった状態になるなど，精神疾患と誤診されやすい．不安感や恐怖感をもつことがある．
㉒脳血管障害	● 突然の不安や性格の変化がみられた場合，特に高齢者では，慢性硬膜下血腫や脳内出血などの脳血管障害を疑う．
㉓脳腫瘍・脳膿瘍	● 性格の変化が，特に悪化するときには腫瘍性病変を鑑別する．
㉔脳炎	● HSV，EBV，インフルエンザウイルスなど，脳炎により精神症状を起こすと，不安や興奮症状をきたすことがある．
㉕褐色細胞腫	● 副腎のカテコラミン産生腫瘍．発汗・高血圧・頭痛・代謝亢進・高血糖を起こす．精神的に不安定になったり，パニック発作のような症状を起こしたりするため，精神疾患と誤診されることがある．

解説・診断アプローチ

1. うつ病を除外する

　不安や恐怖感は，誰でも経験する症状である．うつ病は頻度の高い疾患であるため，病歴で除外診断を行うこと．抑うつ状態やうつ病は不安障害ら恐怖症にも併発するので，**不安障害や恐怖症が主原因なのか，うつ病が主原因なのかを見極める**こと．

2. 認知症，統合失調症かどうか

　イライラなど不安の精神症状がみられることがある精神疾患の中には，**認知症**や**統合失調症**があり，早期発見に努めたい．認知症では，長谷川式認知症スケールなどをはじめ，簡易のスクリーニング方法を身につけておくこと．統合失調症では，妄想や幻覚が主症状になる以

Ⅰ. 症候別診断編

前に，身体症状や不安感の症状で内科を受診することが少なくない．
早期診断と早期治療が予後を左右するため，疑った場合には**妄想や幻
覚に関する聴取**を行い，スクリーニングをすること．「誰かに見られて
いる感じはありませんか？」「隣りの部屋から音楽が聞こえることは
ありませんか？」という質問は，妄想を伴わない患者に対しても不快
感を与えることが少ないため，スクリーニングの最初に使うとスムー
ズな聴取を行うことができる．

3. 急性・悪化傾向には注意

　不安や恐怖を訴える場合，身体症状としてめまい・ふらつき・頭
痛・胸部不快感・動悸・息苦しさ・悪心・下痢・震えなどを伴うこと
がある．

　急性の不安感や恐怖感を認め，さらに悪化する傾向があるときに
は，**身体疾患をしっかり除外**する．特に高齢者が突然不安になるとき，
心疾患や**脳血管疾患，感染症**を疑うことを忘れないようにしよう．

4. 不安・恐怖の対象を明確に

　不安・恐怖の対象を具体的にできるだけ明確化する医療面接を行う．
　恐怖症・PTSD・強迫性障害・適応障害など，特定の対象に症状を出
す精神疾患の早期診断に役立つ．

参考文献

1) Murtagh J：General Practice, McGraw-Hill Australia Pty Limited, New
South Wales, p1043-1050, 2002

第 II 部
年代別・
性別診療編

A. 幼児・小児／感染症

A. 幼児・小児／
アレルギー・呼吸器の疾患

A. 幼児・小児／その他の疾患

B. 思春期

C. 成人／アレルギー・呼吸器の疾患

C. 成人／循環器の疾患

C. 成人／神経・精神の疾患

C. 成人／消化器の疾患

C. 成人／内分泌・代謝の疾患

C. 成人／腎・泌尿器の疾患

C. 成人／筋・骨格系の疾患

C. 成人／眼の疾患

D. 高齢者

E. 女性

Ⅱ．年代別・性別診療編

A．幼児・小児／感染症

1 小児のかぜ症候群

Clinical Pearl

- 鼻汁（鼻閉），発熱（38.5℃以下が多い）と咳嗽を主とし，大半はウイルスによる．
- 急性中耳炎，急性副鼻腔炎を見逃さないために耳鏡を用いて観察せよ．
- 乳幼児では，急激に喉頭炎（仮性クループ），炎細気管支炎や気管支炎・肺炎など重症化することがある．
- 頸部リンパ節腫脹があれば，川崎病，伝染性単核球症，溶血性レンサ球菌感染症，壊死性リンパ節炎などを疑うべし．
- 流涎，嚥下困難があれば咽後膿瘍，喉頭蓋炎を疑うべし．

診断

- 診断は臨床症状によるが，迅速診断を用いて除外診断を行う．
- 軟口蓋から口蓋扁桃が発赤していればA群β溶血性レンサ球菌感染症の有無を確認する．
- かぜ症候群の発症時期により，ウイルスが推測されることがある（臨床病名）．

春：ライノウイルス（鼻かぜ，喘息発作の原因），パラインフルエンザウイルス（喉頭炎，気管支炎・肺炎）

夏：エンテロウイルスウイルス（夏かぜ），アデノウイルス（咽頭扁桃炎，咽頭結膜熱）

秋：ライノウイルス，パラインフルエンザウイルス，RSウイルス（細気管支炎，気管支炎・肺炎）

冬：RSウイルス，インフルエンザウイルス

対処法

- 特異的な治療法はなく対症療法となる．

▶発熱：アセトアミノフェン（カロナール®）1回10 mg/kg，頓服，6時間以上あける．錠剤服用可能ならば200 mg錠/300 mg錠を体重を勘案して処方する．

▶鼻汁：基本的には抗ヒスタミン薬は投与せず，粘性鼻汁にはカルボシステイン（ムコダイン®）シロップ・DS，1回10 mg/kg，1日3回内服

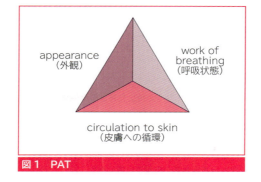

図1 PAT

1. 患者・家族への説明
- 子どもは繰り返しかぜ症候群に感染し,免疫を獲得し大人になる.また,集団生活をしている乳幼児は頻回に罹患し保護者を悩ませるが,子どもの健康状態を第一に考え,集団生活への復帰は食欲があり,ぐっすり寝られ,元気が戻ってからにする.

2. ぜひ実行したい予防法
- 規則正しい生活リズムとバランスのとれた食事,手洗いうがいと受動喫煙の防止.

3. こんなときは専門医へ
- 喘鳴を伴い多呼吸,SpO_2低下を認める場合には,入院可能な専門施設へ紹介する.
- pediatric assessment triangle(PAT)を参考にする(図1).

豆知識〜生後3ヵ月未満の発熱〜

　生後3ヵ月未満のお子さんが発熱で受診した際には,他の年齢層よりも重症感染症のリスクが高いことに注意が必要です.家族内感染の有無も確認したうえで,活気はあるか,啼泣は強いか,機嫌はよいか,哺乳は良好か,これらの質問に1つでもひっかかる場合には迷わず検査を行ったほうがよいでしょう.Rochester Criteria,Philadelphia Criteria,Boston Criteriaなどで Low risk 基準が示されているため,確認しておきましょう.

Ⅱ．年代別・性別診療編

A．幼児・小児／感染症

2 小児のインフルエンザ

Clinical Pearl

- ☛潜伏期 1～3 日，悪寒を伴う急激な発熱と全身倦怠，関節痛，筋肉痛，鼻汁，咳嗽などで発症する．
- ☛乳幼児では発症初期に脳症（けいれん，意識障害）を起こすことがあるので注意せよ．
- ☛年長児から学童では異常言動や異常行動がみられることがあり，治療の有無にかかわらず保護者の監視下に置くべし．
- ☛熱性けいれんを起こすことが多く，学童でも認められる．

診断

- ●臨床症状と迅速検査による．流行の始まりを把握をするため迅速診断を実施し，流行期には子どもの周囲での発生状況と臨床症状を優先して診断する．

対処法

- ●**抗インフルエンザ薬**：オセルタミビル（タミフル®），ザナミビル（リレンザ®），ラニナミビル（イナビル®），ペラミビル（ラピアクタ®）を投与する場合は，発症 48 時間以内に投与する．日本小児科学会「2013/2014 シーズンのインフルエンザ治療方針」を参照する．

- ▶**幼児**：オセルタミビル（タミフル®）DS，1 回 2 mg/kg，1 日 2 回，5 日間（10 歳代は投与を避ける）
- ▶**学童以上**：ザナミビル（リレンザ®）1 回 10 mg（2 ブリスタ），1 日 2 回吸入，5 日間，またはラニナミビル（イナビル®）10 歳未満 20 mg（1 キット），10 歳以上 40 mg（2 キット）1 回吸入
- ▶**重症例**：ペラミビル（ラピアクタ®）点滴静注液 10 mg/kg，1 日 1 回，15 分以上かけ点滴静注（1 回量最大 600 mg まで，症状に応じて連日投与可能）
- ▶**抗ウイルス薬以外**：麻黄湯 1 回 0.05 g/kg，1 日 3 回，病初期に使用
- ▶**発熱**：アセトアミノフェン（カロナール®）1 回 10 mg/kg，頓用，できるだけ使用は控えるよう説明する．錠剤服用可能ならば 200 mg 錠/300 mg 錠を体重を勘案して処方する．

A. 幼児・小児／感染症

1. 患者・家族への説明
- 集団生活の復帰は，発症翌日から 5 日を経過し，未就学児は解熱翌日から 3 日，学童は 2 日を経過していること．

2. ぜひ実行したい予防法
- インフルエンザワクチン接種を未就学児，複雑型熱性けいれん既往者や気管支喘息など慢性疾患を有する子どもに勧める．

3. こんなときは専門医へ
- 熱性けいれん後 1 時間経過しても朦朧状態が続くときは，脳症の初期を疑い入院可能な施設へ紹介する．

参考文献
1) 日本小児科学会インフルエンザ対策ワーキンググループ：2013/2014 シーズンのインフルエンザ治療方針，2014
   http://www.jpeds.or.jp/uploads/files/2013_2014_influenza_all.pdf

---

診察・診療のコツ～子どもを褒めよう～

　診察や予防接種の際にはできるだけ子どもの気持ちを受容し，少しでもできれば褒めるようにしています．鼻がかめれば「お兄さんになったね」「お姉さんになったね」，泣けば「悲しかったね」「痛かったね」と共感し「頑張ったね」「強かったね」と褒めています．採血や迅速診断の検査では苦痛を与えるので，「つらかったね」といって，帰るときには「頑張ったね」と声をかけています．口を開けない子，診察を嫌がる子には少しでも協力してくれれば「できたね」と褒めるよう心がけています．

Ⅱ．年代別・性別診療編

A．幼児・小児／感染症

3 麻疹（はしか）

Clinical Pearl

- ☛発疹出現前のカタル期に現れる，臼歯対側頬粘膜上のKoplik斑を見極めよ．
- ☛典型的な麻疹の発疹を記憶せよ．
- ☛接触，飛沫だけでなく空気（飛沫核）感染すると知れ．
- ☛臨床的に麻疹を疑えば，5類感染症として必ず保健所に届けよ．

診断

- ●**好発年齢**：麻疹ワクチン未接種の1歳未満，ワクチン1回接種の20〜40歳代．
- ●**身体所見**：眼球結膜充血，眼脂付着，咽頭発赤，（発疹期前の）Koplik斑，全身にみられる拡大癒合する紅色の小丘疹，小斑状疹（健常皮膚面は必ず残る），回復期には発疹は褐色調の色素沈着となる．
- ●**検査所見**：麻疹PCR陽性，PCR陰性の場合は麻疹EIA-IgM陽性ないしペア血清で麻疹EIA-IgGの陽性化（陰性から陽性へ）を確認する．

対処法

- ●特異的な治療はなく対症療法となる．
- ●解熱薬はアセトアミノフェンが主体．

▶**発熱時（38.5℃以上）**：アセトアミノフェン（カロナール®）1回10〜20 mg/kg，頓服，1日3回まで内服可

- ●症状に応じて，鎮咳去痰薬，気管支拡張薬などを投与．

▶**鎮咳薬・去痰薬**：チペピジン（アスベリン®）散，1〜2 mg/kg，1日3回分服，あるいはカルボシステイン（ムコダイン®）DS，1回10 mg/kg，1日3回

▶**気管支拡張薬**：ツロブテロール（ホクナリン®）DS，1回0.02 mg/kg，1日2回

- ●脱水徴候があれば輸液を行う．
- ●肺炎，中耳炎の合併を見逃さず，二次性細菌性感染症の合併を疑え

252

A．幼児・小児／感染症

ば抗菌薬を使用する．

1．患者・家族への説明

● 消耗性疾患ではあるが，合併症の有無に注意すれば通常予後良好な疾患である．

2．ぜひ実行したい予防法

● 1歳になれば，また就学まで1年を切れば，可能な限り速やかに麻疹・風疹混合ワクチンを接種する．
● 麻疹に免疫がない者が麻疹患者と接触した場合，接触後72時間以内に麻疹を含むワクチンを接種すれば，発症防止ないし軽症化が期待できる．
● 入院外来を問わず麻疹が疑われる患者は，可能な限り陰圧個室に収容し，医療従事者は麻疹が否定されるまで，接触・飛沫・空気予防策を講じる．

3．こんなときは専門医へ

● 患者が消耗し入院が必要な場合は，陰圧病床をもつ医療機関へ紹介する．

参考文献

1）日本小児科学会予防接種・感染症対策委員会：学校，幼稚園，保育所において予防すべき感染症の解説，2015年7月改訂版
http://www.jpeds.or.jp/uploads/files/yobo_kansensho20150726.pdf
2）国立感染症研究所：麻疹とは
http://www.nih.go.jp/niid/ja/kansennohanashi/518-measles.html

---

Topics〜輸入麻疹にご注意を〜

　2013年から2014年にかけて，海外で感染し，わが国に持ち込まれた輸入麻疹症例が各地で報告されました．特にフィリピンからの持ち込みが多く，その遺伝子型は今まで報告のなかったB3型でした．京都府内でもスリランカから帰国した家族が同様のB3型の麻疹を発症し，医療機関や近隣でワクチン未接種者に広がり，感染が拡大しました．海外渡航に当たっては，事前に麻疹ワクチン接種を行い，麻疹の免疫を確実にしたいものです．

Ⅱ．年代別・性別診療編

A．幼児・小児／感染症

4 風疹

〽 *Clinical Pearl*

- ☛ 風疹を疑えば必ず後頸部，後頭部，耳介後部のリンパ節腫大を探せ．
- ☛ 麻疹と異なり，発疹の基本は粟粒大の細かい紅色丘斑疹で散在性．
- ☛ 発疹の出現密度が高いと癒合しているように見えることがあり，注意せよ．
- ☛ 成人が罹患すると消耗し，妊娠初期の罹患では先天性風疹症候群の危険性も．
- ☛ 臨床的に風疹を疑えば，5類感染症として必ず保健所に届けよ．

診断

- ● **好発年齢**：風疹ワクチン未接種の乳幼児，ワクチン1回接種の20〜40歳代．
- ● **身体所見**：後頸部，後頭部，耳介後部のリンパ節腫大，全身性散在性で紅色粟粒大の丘斑疹，眼脂のない眼球結膜充血．先天性風疹症候群患児では，白内障・先天性心疾患・難聴の3主徴．
- ● **検査所見**：風疹 EIA-IgM 陽性ないしペア血清で風疹 EIA-IgG の陽性化（陰性から陽性へ）を確認する．風疹 PCR 陽性．

対処法

- ● 特異的な治療はなく対症療法となる．
- ● 解熱薬はアセトアミノフェンが主体．

▶ **発熱時（38.5℃以上）**：アセトアミノフェン（カロナール®）1回10〜20 mg/kg，頓服，1日3回まで内服可

- ● 脱水徴候があれば輸液を行う．

1. 患者・家族への説明

- ● 小児の場合，さほど消耗せず通常予後良好な疾患である．血小板減少性紫斑病の発症に注意する．

2. ぜひ実行したい予防法

- ● 1歳になれば，また就学まで1年を切れば，可能な限り速やかに麻疹・風疹混合ワクチンを接種する．
- ● 風疹が疑われる患者は，可能な限り個室で対応し，外科用マスク，

A. 幼児・小児／感染症

手袋，エプロン着用で診療する．

3. こんなときは専門医へ

● 麻疹，風疹あるいはその他の発疹性疾患の鑑別が必要なときには，
紹介する．

参考文献

1）日本小児科学会予防接種・感染症対策委員会：学校，幼稚園，保育所に
おいて予防すべき感染症の解説，2015年7月改訂版
http://www.jpeds.or.jp/uploads/files/yobo_kansensho20150726.pdf

2）国立感染症研究所：風疹とは
http://www.nih.go.jp/niid/ja/kansennohanashi/430-rubella-intro.html

---

診察・診療のコツ～内服薬のアドヒアランスを高める～

　子どもに処方した薬が期待どおりに内服できているかどうかは，いつ
も心配になります．最近では「とても美味しい！」と評判のよいシロッ
プ剤（抗ヒスタミン薬）が登場しましたので，「飲みすぎにご注意を！」
と家庭での薬の管理の注意喚起をする場面もあります．しかしながら，
味・舌触りにさまざまな工夫を凝らしても，内服を補助するゼリーを
使っても，子どもへの内服薬のアドヒアランスを高めて維持するのは至
難の業です．

　「味覚」以外にも，「時間」「回数」への対策も重要です．慣例となって
いる「食後」投与の指示は，「食事を食べられなかったから」「満腹になっ
て嫌がったから」という理由でスルーされてしまいがちです．また，集
団保育・園/学校のために昼食前の内服が困難になることも頻繁に遭遇し
ます．内服回数が1日1回あるいは1日2回の薬を応用したり，従来1
日3回投与とされていながら，1日2回投与でも有効性が証明されてい
る抗菌薬を使用したりすることも，アドヒアランスを高めるために有用
です．

255

Ⅱ. 年代別・性別診療編

A. 幼児・小児／感染症

5 水痘（水疱瘡）

Clinical Pearl

- ☛ 水痘の皮疹は，水疱，丘疹，斑状疹，痂皮が混在する.
- ☛ 水疱，丘疹などの皮疹の周囲が発赤する.
- ☛ 四肢体幹に典型的皮疹がないならば，有髪部も探せ.
- ☛ 皮疹がすべて痂皮化すれば，感染性は消失する.

診断

- ●**好発年齢**：ワクチン未接種の乳幼児.
- ●**身体所見**：頭部，四肢体幹に広がる水疱，丘疹，斑状疹，痂皮が散在性に混在，咽頭を中心に口腔粘膜に小水疱，アフタ（おおむね臨床診断可能）.
- ●**検査所見**：水痘 EIA-IgM 陽性ないしペア血清で水痘 EIA-IgG の陽性化（陰性から陽性へ）を確認する.

対処法

- ●わが国では，免疫健常小児に対し年齢を問わずアシクロビルを経口投与することが多い.

▶皮疹発現 48 時間以内ならばアシクロビル（ゾビラックス®）1 回 20 mg/kg，1 日 4 回，5 日間内服

- ●米国小児科学会は，免疫健常小児に対しアシクロビルのルーチンの経口投与は推奨していない. 中等症から重症の水痘になるリスクが高い免疫健常小児（13 歳以上のワクチン未接種者，皮膚や肺の慢性疾患患者，サリチル酸製剤による長期治療患者，ステロイド使用患者など）では考慮すべきとしている.
- ●**上記以外の治療**：解熱薬はアセトアミノフェンが主体. Reye 症候群発症のリスクを回避するためアスピリンは使用しない.

1. 患者・家族への説明

- ● 12 歳以下の免疫健常者では，通常予後良好な疾患である.

2. ぜひ実行したい予防法

- ● 1 歳になれば，可能な限り速やかに，水痘ワクチンを接種する. 2014 年 10 月より 2 回の定期接種となる.

256

A. 幼児・小児／感染症

- 水痘に免疫のない者が水痘患者と接触した場合，接触後72時間以内に水痘ワクチンを接種すれば，発症防止ないし軽症化が期待できる．
- 入院外来を問わず水痘が疑われる患者は，可能な限り陰圧個室に収容し接触・飛沫・空気予防策を講ずる．

3. こんなときは専門医へ

- 重症水痘で入院が必要な場合は，陰圧病床をもつ医療機関へ紹介する．

参考文献

1) 日本小児科学会予防接種・感染症対策委員会：学校，幼稚園，保育所において予防すべき感染症の解説，2015年7月改訂版
http://www.jpeds.or.jp/uploads/files/yobo_kansensho20150726.pdf

2) 国立感染症研究所：水痘とは
http://www.nih.go.jp/niid/ja/kansennohanashi/418-varicella-intro.html

Ⅱ．年代別・性別診療編

A．幼児・小児／感染症

6 流行性耳下腺炎（おたふくかぜ・ムンプス）

🩺 Clinical Pearl

- ☛ 耳下腺腫脹の触診は，耳介を中心に耳下部を挟む形で行え．
- ☛ 化膿性耳下腺炎，反復性耳下腺炎などを鑑別せよ．
- ☛ エンテロウイルス，パラインフルエンザウイルスも耳下腺炎の原因となる．
- ☛ ムンプスを確実に診断するには，抗体検査が必須である．
- ☛ 腫脹が続いても発症から5日程度経てば，感染力はなくなる．

診断

- ●**好発年齢**：ワクチン未接種の乳幼児．
- ●**身体所見**：両側ないし片側の耳下腺腫脹・顎下腺腫脹と圧痛．
- ●**検査所見**：ムンプス EIA-IgM 陽性ないしペア血清でムンプス EIA-IgG の陽性化（陰性から陽性へ）を確認する．

対処法

- ●特異的な治療はなく対症療法となる．
- ●解熱鎮痛薬はアセトアミノフェンが主体．

▶**発熱時（38.5℃以上）または疼痛時**：アセトアミノフェン（カロナール®）1回10〜20 mg/kg，頓服，1日3回まで内服可

- ●脱水徴候があれば，輸液を行う．

1．患者・家族への説明

- ●通常予後良好な疾患である．発症後5日経過し全身状態良好ならば，唾液腺の腫脹が続いていても集団生活への復帰は可能．
- ●腹痛，嘔吐などの消化器症状を伴えばムンプス膵炎，経過中ないし回復後に急な発熱，頭痛，悪心・嘔吐を伴えば，ムンプス髄膜炎を疑う．稀に生ずる難聴にも注意する．
- ●男性でムンプス精巣炎を発症しても，男性不妊にはならない．

2．ぜひ実行したい予防法

- ●任意接種ではあるが，1歳になれば可能な限り速やかにおたふくかぜワクチンを接種する．可能ならば4歳以降で2回目も接種する．
- ●ムンプスが疑われる患者は個室収容し，接触・飛沫予防策を講ずる．

A. 幼児・小児／感染症

3. こんなときは専門医へ

●ムンプス膵炎，ムンプス髄膜炎が疑われるときは入院加療を念頭に紹介する.

参考文献

1) 日本小児科学会予防接種・感染症対策委員会：学校，幼稚園，保育所において予防すべき感染症の解説，2015 年 7 月改訂版
   http://www.jpeds.or.jp/uploads/files/yobo_kansensho20150726.pdf
2) 国立感染症研究所：流行性耳下腺炎（ムンプス，おたふくかぜ）
   http://www.nih.go.jp/niid/ja/kansennohanashi/529-mumps.html

Ⅱ．年代別・性別診療編

A．幼児・小児／感染症

7 伝染性紅斑（りんご病）

Clinical Pearl

- ☛感染後約1週間で発熱，数日して"リンゴのほっぺ"が出現，さらに数日で体幹から四肢に淡い網目状の紅斑が広がる．
- ☛家族内感染に注意せよ［発生率は50％近い（飛沫感染）］．
- ☛妊婦が本症に罹患すると，流産・胎児水腫が起こる危険性がある．
- ☛大人に感染すると関節症状が目立つ．

診断

- ●**好発年齢**：2〜12歳の小児，特に学童に好発．
- ●**身体所見**：顔面の頬部にやや盛り上がった紅斑を認め（"りんご病"と呼ばれる），2〜3日後に四肢にも紅斑が出現する．
- ●**検査所見**
  - ▶一過性に赤血球が減少，網状赤血球が増加する（ウイルスが骨髄の赤芽球系細胞の中で増殖するため，赤血球は寿命が長いので，基礎疾患をもたない者では顕性の貧血にはならない）．
  - ▶パルボウイルスB19 IgM抗体陽性（定型例には不要）．

対処法

- ●特異的な治療法はなく対症療法となる．

▶アセトアミノフェン（ピリナジン®）1回10 mg/kg，頓服，6時間ごと

1．患者・家族への説明
- ●通常は予後良好であることを説明する．

2．ぜひ実行したい予防法
- ●手洗い・うがい（※ワクチンはない）．

3．こんなときは専門医へ
- ●溶血性貧血患者では急速に貧血が進行する場合（aplastic crisis）があり，このような場合には専門施設に移送する．

参考文献
1）国立感染症研究所：伝染性紅斑（ヒトパルボウイルスB19感染症）．IASR**37**（1）：1-3，2016

A. 幼児・小児／感染症

8 伝染性単核球症

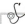 *Clinical Pearl*

- 大部分は Epstein-Barr virus（EBV）が原因であり，発熱，咽頭扁桃炎，頸部リンパ節腫脹，肝脾腫大，異型リンパ球増加，疲労感が特徴である．ときに疲労感が長期間（数週間〜数ヵ月）続くことがあるので注意せよ．
- アンピシリン内服により約80％で薬疹を起こすので，使用は避けるべし．
- 脾破裂および神経疾患，血液疾患などを含む重篤な合併症が，ときに起こりうる．
- 無症候性にウイルスを排出している EBV 既感染者とのキスによって，非感染者に感染する頻度が高い（kissing disease といわれる）．
- 伝染性単核球症であっても，溶血性レンサ球菌保菌のために溶血性レンサ球菌迅速検査が陽性となることがあり注意せよ．

診断

- **好発年齢**：思春期から20歳代に好発．乳幼児は不顕性感染になりやすい．
- **身体所見**：発熱（1〜2週持続），頸部リンパ節腫脹（後頸部含む），扁桃腺炎（偽膜形成），肝脾腫大．眼瞼浮腫の合併も多い（むくんだ顔になりやすい）．
- **検査所見**
  ▶ 異型リンパ球の増加が特徴的であり，ときに白血球分画の80％程度を占めることもある．
  ▶ 肝合併症にはアミノトランスフェラーゼ値の上昇（通常は3〜4週間で正常に戻る）があるが，症例の約95％に起こる．
  ▶ 確定診断には，急性期と4〜6週後の回復期，必要ならばさらに数ヵ月後の複数の血清を用いて結果を判断すべきである．

対処法

- 特異的な治療法はなく安静，水分摂取，解熱薬などの対症療法が基本となる．抗菌薬投与の必要はない．

Ⅱ. 年代別・性別診療編

1. 患者・家族への説明
- 通常は予後良好であることを説明する.

2. ぜひ実行したい予防法
- ワクチンもないため, 特になし.

3. こんなときは専門医へ
- 10〜14 日以上, 発熱が持続する場合.
- 神経系合併症（脳炎, 急性片麻痺, Guillain-Barré 症候群など）や血球貪食症候群などが疑われるとき.
- 消耗が激しい場合.

A. 幼児・小児／感染症

A. 幼児・小児／感染症

9 手足口病

Clinical Pearl

- ☞手，足に小水疱，斑丘疹，口内に粘膜疹が出現する．ときに，下腿，膝，殿部にも発疹がみられる．発熱は少ない（10％以下）．口内疹の痛みで摂食不良になることがある．大部分は，数日の経過で軽快する．
- ☞髄膜炎，脳幹脳炎，ポリオ様麻痺，心筋炎などの重症合併症に注意せよ．
- ☞成人が罹患すると，足の発疹の痛みで歩行に支障をきたすことがある．
- ☞罹患後 1～2 ヵ月以内に，手足の爪の変形，脱落がみられることがある．

診断

- ●**病因**：主にコクサッキー A16（Cox A16），エンテロウイルス 71 型（EV 71）．
- ●**好発年齢**：乳幼児に多いが，学童，成人にも感染する．
- ●**好発時期**：夏季に多いが，秋～初冬に流行することもある．
- ●**身体所見**：手掌，足底，膝，殿部などに，小水疱，赤い斑丘疹，舌，口蓋，歯肉などに粘膜疹，潰瘍が散在．
- ●脳幹脳炎による死亡例もあり，重篤な合併症に注意する（EV 71 が多い）．

対処法

- ●特異的な治療法はなく，対症療法となる．

▶**発熱や疼痛時**：アセトアミノフェン（カロナール®）1 回 10 mg/kg，頓服，6 時間ごと

1. 患者・家族への説明

- ●通常は予後良好であるが，稀に重篤化することがあるので注意を要する．口内痛がある場合，酸っぱいものは避ける．

2. ぜひ実行したい予防法

- ●糞便への排泄は発症から数週間持続する．おむつ交換時には十分注意する．

3. 登園・登校の基準

- ●全身状態が良好であれば，出席停止ではないが，食事がとれるようになってから登園・登校させることが望ましい．

263

Ⅱ. 年代別・性別診療編

4. こんなときは専門医へ

● 高熱が続く，けいれん，脱水でぐったりしているときなど，専門医受診を考慮する．

参考文献

1) 細谷光亮：エンテロウイルス，日常診療に役立つ小児感染症マニュアル2012，日本小児感染症学会（編），東京医学社，東京，p472-481，2012

2) Kimberlin DW（ed）：Enterovirus（Nonpoliovirus）. Red book：2015 Report of the Committee on Infectious Diseases, 30th ed, American Academy of Pediatrics, Illinois, p333-336, 2015

A. 幼児・小児／感染症

A. 幼児・小児／感染症

10 ヘルパンギーナ

Clinical Pearl

☞急な高熱で発症．咽頭の口蓋弓部に水疱や潰瘍を形成し，咽頭痛，食欲減退，流涎がみられる．発熱が2～3日続き，数日の経過で軽快する．

☞経過中，手足に発疹が出現して手足口病，歯肉の発赤腫脹が出現してヘルペス性歯肉口内炎と判明することがあるので注意せよ．

☞水分摂取不良による脱水に注意せよ．

診断

● **病因**：コクサッキーA群ウイルス．
● **好発年齢**：乳幼児に多い（5歳以下が約90％）．
● **好発時期**：夏季に多い（7月がピーク）．
● **潜伏期**：通常3～6日．
● **感染経路**：糞口，飛沫感染．
● **身体所見**：咽頭の口蓋弓部に，数個から十数個，孤立性の水疱や潰瘍がみられる．

対処法

● 特異的な治療法はなく対症療法となる．

▶ **発熱や咽頭痛時**：アセトアミノフェン（カロナール®）1回10 mg/kg，頓服，6時間ごと

1. 患者・家族への説明
● 通常は予後良好であると説明する．
● 食事や水分は酸っぱいものを避ける（プリン，ゼリー，アイスクリーム，おじや，豆腐，乳幼児用イオン飲料，牛乳，麦茶，味噌汁，冷めたスープなどがよい）．

2. ぜひ実行したい予防法
● 手洗い・うがい．
● 糞便への排泄は発症から数週間持続する．おむつ交換時には十分注意する．

3. 登園・登校の基準
● 下熱し，咽頭痛がなくなり，食事がとれるようになってから登園・

Ⅱ. 年代別・性別診療編

　登校させる.

4. こんなときは専門医へ

● 高熱が続く，脱水でぐったりしているときなど，専門医受診を考慮する.

参考文献

1) 細谷光亮：エンテロウイルス. 日常診療に役立つ小児感染症マニュアル2012，日本小児感染症学会（編），東京医学社，東京，p472-481，2012

2) Kimberlin DW（ed）：Enterovirus（Nonpoliovirus）. Red book：2015 Report of the Committee on Infectious Diseases, 30th ed, American Academy of Pediatrics, Illinois, p333-336, 2015

診察・診療のコツ〜熱型表を活用しよう〜

　筆者は，発熱の患者さんに熱型表記載を依頼しています. 次回受診時，突発性発疹やインフルエンザ，アデノウイルス，RSウイルス，ヒトメタニューモウイルス，マイコプラズマ感染症などの場合，典型的な発熱パターン例と比べて，「これが二峰性発熱です」「あと2日くらいで下熱するはずです」などと説明でき，便利です.

　予想どおりの熱型にならない場合，原因を考えます. ときに，"今後，大体このような熱型になるはず"と鉛筆書きすると，その後，"先生の書いたとおりでした"と驚かれることもあります.

A. 幼児・小児／感染症

11 咽頭結膜熱（プール熱）

Clinical Pearl

☞主にアデノウイルス3型（他に2, 4, 7, 11, 14型）による，咽頭炎，結膜炎を主とするウイルス感染症で，ときに胃腸炎症状を呈する．稀であるが肺炎，肝炎，膵炎，脳炎などを起こすことがある．

☞急飛沫感染，接触感染で伝搬し，潜伏期間が5〜7日，有症状期間が3〜5日とされるが，症状消失後も約1ヵ月間にわたり，尿，便中にウイルスが排泄される．

☞夏季に多い感染症だが，最近では春と秋にも小規模な流行がある．

☞アデノウイルスは，エタノール，イソプロパノール，逆性石けんに抵抗性で，消毒には煮沸，次亜塩素酸ソーダが有効である．

診断

● **好発年齢**：免疫のない幼小児に好発する．多くは学童期までに罹患する．

● **身体所見**：発熱で発症し，頭痛，咽頭痛，結膜充血，眼痛，羞明，眼脂を訴える．頸部のリンパ節の腫脹，下痢などの胃腸炎症状，出血性膀胱炎などの合併もある．

● **検査所見**：血液検査では，他のウイルス感染と比べ，CRPの中等度上昇，白血球増多がみられることが多く，細菌感染との鑑別が必要なことも多い．

● 確定診断には，患者の鼻汁，唾液，喀痰，糞便，尿からのウイルス分離，PCR法による遺伝子診断が必要であるが，ウイルス抗原の検出できる迅速診断がある．

対処法

● 特異的な治療法はなく，対症療法が中心となる．

▶ **発熱，咽頭痛，頭痛に対して**：アセトアミノフェン（カロナール®錠100 mg，カロナール® 0.1%散，アルピニー®坐剤50 mg，100 mg，200 mg）1回10 mg/kg，頓用，6時間ごと

1. 患者・家族への説明

● 学校保健法では，第2種伝染病に位置づけられ，主様症状が消退し

267

Ⅱ. 年代別・性別診療編

た後，2日を経過するまで出席停止とされている．

2. ぜひ実行したい予防法

- 感染者との密接な接触を避ける，流行時にうがいや手指の消毒を励行することなど．特にプールに入る前後のシャワー，タオルの貸借をしない．

3. こんなときは専門医へ

- 眼症状がひどく，眼痛，羞明が激しい場合には眼科紹介が必要．心肺機能，免疫能の悪い場合には，重篤になる場合があるので注意が必要である．

参考文献

1）国立感染症研究所感染症疫学センター：咽頭結膜炎とは
   http://www.nih.go.jp/niid/ja/kansennohanashi/323-pcf-intro.html

A. 幼児・小児／感染症

12 突発性発疹

A. 幼児・小児／感染症

🩺 *Clinical Pearl*

- ☛ 発熱初期に熱性けいれんを合併することがあるが，予後は良好である．稀に脳炎，脳症，血小板減少性紫斑病を合併することがある．
- ☛ 原因ウイルスは，ヒトヘルペスウイルス6と7で，2～3歳頃までにほとんどの小児が抗体陽性となることから，20～40%の不顕性感染があると考えられている．
- ☛ 両ウイルスとも初感染の場合，潜伏期間は約10日で発症し，その後は潜伏感染状態となり断続的に唾液中から排泄される．

診断

- ● **好発年齢**：ほとんどの児が，生後5ヵ月から2歳までに罹患する．
- ● **身体所見**：38℃以上の発熱が3日ほど続き，解熱とともに体幹を中心に斑状の紅斑が数日間出現する．発疹は四肢には少ない．下痢，大泉門膨隆，リンパ節腫脹を伴うことがある．
- ● 病初期に口蓋垂の根元に粟粒大の紅色の隆起（永山斑）が認められれば臨床診断されるが，多くは臨床経過をもって診断に至る．
- ● 発熱初期に熱性けいれんを起こすことがしばしばある．大泉門膨隆を伴う場合もあり，脳炎・脳症などとの鑑別が必要となる．

対処法

- ● 通常は予後良好のため，対症療法にて経過観察する．特に乳児では発熱に比して，全身状態がよいので解熱薬も必要とせずに経過する．

1. 患者・家族への説明

- ● 生後5ヵ月以降で，生まれて初めての発熱である場合が多く，保護者が強く心配して，医療機関に受診することが多い．予後が良好だが，発熱が3日間続くこと，解熱後に発疹がでなければ診断ができないこと，解熱後数日間は機嫌が悪くなることを伝え，けいれんや脱水症状に注意して安静を保つように説明する．

2. ぜひ実行したい予防法

- ● 母親からの移行抗体がなくなると，多くは家族などの唾液中に排泄されたウイルスに感染して発症するため，特別な予防法はない．

II. 年代別・性別診療編

3. こんなときは専門医へ

● けいれんが15分以上続いたり，けいれんが頓挫した後も意識障害を
伴う場合は，脳炎，脳症が疑われるため，高次機能の医療機関に紹
介する．

参考文献

1) 国立感染症研究所感染症情報センター：突発性発疹とは
http://www.nih.go.jp/niid/ja/kansennohanashi/532-exanthen-subitun.
html

A. 幼児・小児／感染症

A. 幼児・小児／感染症

13 伝染性膿痂疹（とびひ）

Clinical Pearl

- ☛ダメージを受けた皮膚（あせも・虫刺され・湿疹・擦掻傷など）に黄色ブドウ球菌やA群溶血性レンサ球菌が感染して水疱・痂皮を形成する.
- ☛従来は「夏の風物詩」であったが，地球の温暖化や住宅の気密性の向上のため通年性の疾患となっている.
- ☛治療は，抗菌薬の内服ならびに外用療法が主体となる. かゆみに対しては抗ヒスタミン薬を併用することもある.
- ☛適切な治療であれば3〜4日で軽快あるいは軽快傾向を呈する. 病変部位が平坦になるまで治療を続けることが肝要である.

診断

- ●**身体所見**：水疱と痂皮の混在，強い瘙痒感を認める. 頭皮・耳介後部・膝関節後部・外陰部の病変を見逃しやすい.
- ●**鑑別診断**：ブドウ球菌性熱傷様皮膚症候群（staphylococcal scalded skin syndrome：SSSS）. Nikolsky現象，口の周りの発赤と放射状のしわ，皮膚の知覚過敏などが特徴である.
- ●**検査所見**：水疱内容液の培養. MRSAが検出された場合は，ホスホマイシンあるいはファロペネムを第一選択薬とする.

対処法

- ●対症療法を行う.
- ▶**経口薬**：セフジニル（セフゾン®）細粒小児用，1日10 mg/kg，3回分服，毎食前
- ▶**外用薬**：ナジフロキサシン（アクアチム®）軟膏，1日3回塗布
- ●表1に伝染性膿痂疹に対する外用抗菌薬を示す.

1. 患者・家族への説明

- ●予後は良好ながら，家庭環境・生活習慣により反復することを説明する.

2. ぜひ実行したい予防法

- ●**スキンケア**：石けんを使って皮膚を清潔に保つ.
- ●**爪のケア**：短く切る.

271

Ⅱ. 年代別・性別診療編

表1 伝染性膿痂疹に対する外用抗菌薬

一般名	商品名，剤形，規格	用量*³
オキシテトラサイクリン	テラマイシン® 軟膏（ポリミキシンB含有）（25g）	1日1〜数回
クロラムフェニコール	クロロマイセチン® 軟膏2%（25g）	1日1〜数回
スルファジアジン	テラジア® パスタ5%（5g）	1日1〜数回
テトラサイクリン	アクロマイシン® 軟膏3%（5g, 25g）	1日1〜数回
ナジフロキサシン*¹	アクアチム® 軟膏1%（10g）・クリーム1%（10g） ナジフロキサシンクリーム1%「トーワ」（10g）など	1日2回
フシジン酸	フシジンレオ® 軟膏2%（10g）	1日数回
ゲンタマイシン*²	ゲンタシン® 軟膏0.1%（10g）・クリーム0.1%（10g） ゲンタマイシン軟膏0.1%「イワキ」（10g）など	1日1〜数回

*¹ 乳幼児に対する安全性未確立.
*² ゲンタマイシンはMRSAのみならずほとんどのMSSAに耐性があり使用を勧められない.
*³ 薄く塗るだけで十分である.
バシトラシン（バラマイシン® 軟膏）は小児に対する安全性未確立のためあげていない.

3. こんなときは専門医へ

● 3〜4日経過しても軽快傾向を認めない場合，SSSSの疑いがある場合は速やかに専門施設を紹介する.

参考文献
1) 佐々木りか子：乳幼児によくみられる皮膚疾患の治療とスキンケア．乳幼児を診る―根拠に基づく育児支援，田原卓浩（総編集），p176-181，中山書店，東京，2015
2) 橋本剛太郎：伝染性膿痂疹（とびひ）．直伝 小児の薬の選び方・使い方，第4版，横田俊平ほか（編），p319-321，南山堂，東京，2015
3) 高原正和ほか：伝染性膿痂疹・ブドウ球菌熱傷様皮膚症候群．小児科診療ガイドライン―最新の診療指針，第3版，五十嵐 隆（編），p168-170，総合医学社，東京，2016
4) 田原卓浩：伝染性膿痂疹．小児科外来―薬の処方プラクティス，田原卓浩（総編集），p133-135，中山書店，東京，2017

A. 幼児・小児／感染症

14 伝染性軟属腫（水いぼ）

A. 幼児・小児／感染症

Clinical Pearl

- 伝染性軟属腫ウイルス（molluscum contagiosum virus：MCV）による感染症（良性皮膚腫瘍）で乳幼児に好発する.
- MCV は毛包や乾燥した皮膚の亀裂から侵入して上皮細胞に感染する.
- 患部の掻破による自家接種，プールで使用する器具（ビート板・浮き輪）やタオル・衣類を介した間接的な接触で感染が拡大する.
- 治療には，瘙痒感軽減，摘除（内容圧出法），硝酸銀塗布，ケミカルピーリングがあるが，それぞれに一長一短がある.

診断

- **好発年齢**：乳幼児.
- **身体所見**：孤立した真珠様のドーム状の丘疹で表面は光沢を帯びる. しばしば中央に窪み［中心臍窩（デレ）］があることを確認する. 通常かゆみは伴わないが，乾燥肌やアトピー性皮膚炎を伴うとかゆみが強く，拡がりやすい.
- **鑑別診断**：尋常性疣贅（いぼ）の表面は白色でカリフラワー様である. 幼児期以降に好発して難治化することもしばしばである.
- **検査所見**：肉眼診断が主であり，プライマリ・ケアの現場では組織病理検査や内容物の鏡検は行わない.

対処法

- 基本的には自然消退する丘疹であるが，長期になるため皮膚科的対処が講じられることがある（表1）.
- **摘除（内容圧出法）**：周囲の皮膚を十二分に伸展させて，ピンセット（トラコーマ鑷子，Ziegler 鑷子）でつまみ取る. 痛みを伴うためあらかじめリドカイン（ペンレス®）テープ剤を貼付することもある.
- **硝酸銀塗布**：40％硝酸銀（一級硝酸銀4g＋蒸留水6g）を丘疹の頂点に塗布する. 乾燥させることが肝要で，周囲に液が付着すると黒色部位が拡がる. 約1週間を要する.
- **ケミカルピーリング**：天然ケミカルピーリング製剤を丘疹それぞれに綿棒で塗布し，数分後に洗い流す. 約1週間を要する.

Ⅱ．年代別・性別診療編

表1　治療法の比較

	摘除法	硝酸銀法	硝酸銀ペースト
数	少数なら可	多数でも可	多数でも可
疼痛	強い	軽度	軽度
確実性	確実	確実	確実
摘除所要時間	短い	約1週間	約1週間
合併症	出血	周囲の火傷	少ない

1. 患者・家族への説明
●予後良好であることを説明する．登園・登校の妨げにはならない．ただし，プールでのビート板・浮き輪の共用は避ける．

2. ぜひ実行したい予防法
●乾燥肌・アトピー性皮膚炎が存在していると難治であり，また再発しやすい．皮膚の乾燥を防ぐための外用療法を徹底することが重要である．爪は短く切る．

3. こんなときは専門医へ
●数が多い場合，搔破により感染症合併した場合には専門施設を紹介する．

参考文献
1) 藤田　位：伝染性軟属腫（水いぼ）．直伝 小児の薬の選び方・使い方，第4版，横田俊平ほか（編），p322-323，南山堂，東京，2015
2) 田中秀朋：アタマジラミ，疣贅．小児科外来─薬の処方プラクティス，田原卓浩（総編集），p169-172，中山書店，東京，2017
3) 三石　剛：伝染性軟属腫，尋常性疣贅．小児内科 **48**：552-558，2016

A. 幼児・小児／感染症

A. 幼児・小児／感染症

15 百日咳

🩺 *Clinical Pearl*

- ☛「咳が長く続く」と思ったら，まず百日咳を念頭に置いて対応する．
- ☛ 生後3ヵ月未満では，連続性咳がなく咳一発で窒息様になることがある．
- ☛ 2007年頃から青年・成人患者が増え始め，主な感染源となっている．
- ☛ 定期ワクチン接種は本疾患発症の予防や軽症化のため，役立っている．
- ☛ 独特の咳発作の様子は，患者または動画教材から視聴覚的に学習する．

診断

- ● **好発年齢**：すべての年齢で発症するが，乳児では重症化しやすい．2007年の医学生間での流行は，伝染病危機管理のよい教訓となった．
- ● **身体所見**：痙咳や肺炎合併がなければ，全身状態や胸部聴診所見はほぼ正常である．顔面の点状出血は咳がひどかったことを疑わせる．
- ● **臨床診断**：問診情報や診察時に5～10回の連続性咳発作（staccato）があり，ひどいときは吸気相でヒューヒュー音（whoop）が聞かれる．
- ● **検査所見**：白血球数著増（15,000以上，リンパ球70%以上）は参考になる．咳発作がひどい場合は入院ケアとなり，細菌（痰や後鼻腔液から分離）や，免疫学的検査が行われる．

対処法

- ● **薬物療法**

①エリスロマイシン（エリスロシン®）1日25～50 mg/kg，4～6回分服，14日間
②クラリスロマイシン（クラリス®）1日10～15 mg/kg，2～3回分服，7日間
注意点：①②では併用できない薬剤があり，②は新生児に対する安全性が未確立．二次感染への対応も大切．

- ● **呼吸危機状態への備え**：特に3ヵ月未満児では，突然死様の結末も考えられる．それ以上の月齢の児でも痙咳状態が予測される場合は入院観察が必要．病棟ではモニター監視や酸素吸入，人工呼吸装置などの備えがいる．

275

Ⅱ. 年代別・性別診療編

●**休学・休職期間**：5日間の抗菌薬治療完了まで，無投与の場合21日間.

1. 患者・家族への説明
●幼少児の場合，夜間，特に深夜のひどい発作性咳（痙咳）を動画に記録して，診察医に見せる.

2. ぜひ実行したい予防法
●定期予防接種を受ける，マスクの着用，休学/休職期間の厳守.

3. こんなときは専門医へ
●ワクチン接種済みで咳がひどい，また夜間の咳込みがひどい場合は，クループや軌道異物を疑い専門医に移送する.

参考文献
1）内山 聖（監）：標準小児科学，第8版，医学書院，東京，p353，2013
2）豊原清臣ほか（監）：開業医の外来小児科学，第6版，南山堂，東京，p252，2013

経験談〜百日咳ワクチン未接種で罹患死亡した症例〜

ワクチン未接種で死亡した1歳女児は，無呼吸を反復する状態で白血球数は6万（リンパ球74%）から16万へと増多していました．ワクチン接種済みの兄と姉は抗体価上昇がみられましたが，大事に至らずに済みました（表1）．予防接種の大切さを再認識させられる出来事でした.

また，二次救急現場で経験した複数の百日咳様症候群における外来死亡例については，プライマリ・ケア医の夜間咳増悪に対する無理解や誤搬送に困惑しました.

表1 百日咳の同胞3例（1979年）
①7歳女児（予防接種済），②4歳男児（同済），③1歳女児（同未接種，死亡）

6月1日（発症）		14日	21日	28日	百日咳抗体価	
					ワクチン株	流行株
①	WBC	14,700	7,800		5,120<	5,120
	リンパ球(%)	78	60		治癒	
②	WBC	33,800	24,300	13,400	80	5,120
	リンパ球(%)	72	86	71	治癒	
③	WBC	63,200	135,100	166,700	0	0
	リンパ球(%)	74	45	39	死亡	

A. 幼児・小児／感染症

A. 幼児・小児／感染症

16 熱性けいれん

🩺 *Clinical Pearl*

☞乳幼児期に最も多いけいれん性疾患である.

☞特異な検査所見はなく, 基本は除外診断である.

☞熱性けいれんから, てんかんに進展する例は少ない.

診断

●**定義**：通常38℃以上の発熱に伴い, 全身のけいれん発作（一部は非けいれん性発作）を生じる疾患で, 中枢神経感染症や代謝異常など他の原因を認めないものを指す.

●**病型分類**：以下の3項目のうち1つ以上を有するものを「複雑型熱性けいれん」, 該当しないものを「単純型熱性けいれん」という.

▶部分または焦点性発作
▶15分以上遷延する発作
▶一発熱期間内（通常24時間）に複数回反復する発作

●**熱性けいれん再発因子とてんかん発症関連因子（Ep因子）**

① 再発率は約30%だが, 以下の場合は50%超となる.
　　▶両親どちらかの家族歴
　　▶生後1歳未満発症
② てんかん発症関連因子（Ep因子）として下記2～3因子をもつものは再発率が約10%とされ, 特に複雑型熱性けいれんが重要である.
　　▶発症前の神経学的異常
　　▶両親, 同胞のてんかん
　　▶複雑型熱性けいれん
　　▶短時間の発熱発作間隔

対処法

●**ジアゼパム坐剤間欠投与**：複雑型熱性けいれん（特に遷延型）や熱性けいれん再発因子を複数個もつものに対して, 最終発作から1～2年間または生後4～5歳まで行う.

Ⅱ. 年代別・性別診療編

▶ 37.5℃を目安にジアゼパム（ダイアップ®）坐剤，1回 0.4〜0.5 mg/kg（最大 10 mg）を挿肛し，8 時間後に発熱が持続していれば同量を追加

1. 患者・家族への説明
- 発熱対策と個別に病型分類を行い，予後良好な疾患であることを説明し，保護者に安心してもらう．

2. こんなときは専門医へ
- けいれんが 15 分以上遷延する発作，あるいは 5 分以上続き，抗てんかん薬などの薬物投与が必要な場合．
- 焦点性の発作や同一発熱機会内で複数回群発する場合．
- 髄膜刺激症状や発作後の意識障害が 30 分以上遷延して中枢神経系の感染症が疑われる場合．
- 全身状態が不良または脱水症状がある場合など．
- ただし，地域の医療状況や保護者の不安な心理状態を考慮して柔軟な対応を行う．

参考文献
1) 福山幸夫：熱性けいれんの指導ガイドライン．小児臨 **49**：207-215，1996
2) 日本小児神経学会（監），熱性けいれん診療ガイドライン策定委員会（編）：熱性けいれん診療ガイドライン 2015，診断と治療社，東京，2015

Topics〜熱性けいれんを既往にもつ小児に対する予防接種（熱性けいれん診療ガイドライン 2015 より）〜

　1994 年の予防接種法改正により，最終発作からワクチン接種までの観察期間（1 年間）が撤廃され，熱性けいれん既往児においてもより積極的に予防接種が勧奨されています．

　すなわち，個別にワクチンの有用性と副反応およびその具体的対策を事前に説明し，保護者に同意を得たうえで，「すべて現行のワクチンは速やかに接種可能」としました．また鑑別診断のため，接種まで一定の経過観察期間が必要な初回発作の場合でも，長くて 2〜3 ヵ月間に留めるとしています．

A. 幼児・小児／感染症

A. 幼児・小児／感染症

17 細菌性髄膜炎

🩺 *Clinical Pearl*

- ☛ 髄膜炎の3徴候（発熱，意識障害，項部硬直）がすべて揃うとは限らない．
- ☛ 特に新生児・3ヵ月未満の早期乳児では症状が非特異的であるため，熱源不明の場合には髄膜炎を考慮すべし．
- ☛ 初期には検査値異常が軽微であることがあり，症状・所見から疑うことを優先すべし．
- ☛ 転帰が急速である．速やかに経験的抗菌薬治療を開始せよ．

診断

- ● **主な原因菌**
  - ▶ 生後4ヵ月未満：B群溶血性レンサ球菌，大腸菌，リステリア，肺炎球菌，インフルエンザ菌．
  - ▶ 4ヵ月以降：肺炎球菌，インフルエンザ菌．
- ● **症状**：発熱，けいれん，意識障害，嘔吐，頭痛など．乳児では not doing well，顔色不良，活気不良，哺乳不良，呻吟などの症状に注意が必要．
- ● **身体所見**：髄膜刺激徴候（脱水時は目立たず，補液後に明らかになることがある）．
- ● **検査所見**
  - ▶ 血液培養検査（2セット）を抗菌薬投与前に必ず行う．
  - ▶ 髄液検査も必須である．全身状態が悪いときは，状態を改善させてから行う（抗菌薬投与を優先する）．
  - ▶ 血液検査：白血球増多，血清CRP上昇．
  - ▶ 髄液検査：圧上昇，多核球優位の細胞数増多，蛋白濃度上昇，糖低下．
  - ▶ 髄液塗抹，血液・髄液培養検査での菌検出．

対処法

- ● ただちに，経験的抗菌薬治療を開始する．

279

Ⅱ．年代別・性別診療編

> ▶**新生児（日齢 0〜7）**：アンピシリン（ビクシリン®）1 日 150 mg/kg，
> 3 回分服＋セフォタキシム（クラフォラン®）1 日 100〜150 mg/kg，
> 2〜3 回分服
> ▶**新生児（日齢 8〜28）**：アンピシリン（ビクシリン®）1 日 200 mg/kg，
> 3〜4 回分服＋セフォタキシム（クラフォラン®）1 日 150〜200 mg/
> kg，3〜4 回分服
> ▶**生後 1〜4 ヵ月未満**：セフォタキシム（クラフォラン®）1 日 200〜300
> mg/kg，3〜4 回分服，またはセフトリアキソン（ロセフィン®）1 日
> 80〜120 mg/kg，1〜2 回分服＋パニペネム・ベタミプロン配合（カル
> ベニン®）1 日 100〜160 mg/kg，3〜4 回分服，またはメロペネム（メ
> ロペン®）1 日 120 mg/kg，3 回分服
> ※効果が十分でない場合はバンコマイシン（塩酸バンコマイシン®）1 日 40〜
> 60 mg/kg，3〜4 回分服を追加（血清トラフ値を 15〜20 μg/mL に維持）
> ▶**生後 4 ヵ月〜16 歳未満**：セフォタキシム（クラフォラン®）1 日 200〜
> 300 mg/kg，3〜4 回分服，またはセフトリアキソン（ロセフィン®）1
> 日 80〜120 mg/kg，1〜2 回分服＋パニペネム・ベタミプロン配合（カ
> ルベニン®）1 日 100〜160 mg/kg，3〜4 回分服，またはメロペネム
> （メロペン®）1 日 120 mg/kg，3 回分服
> ※効果が十分でない場合はバンコマイシン（塩酸バンコマイシン®）1 日 60 mg/
> kg，3〜4 回分服を追加（血清トラフ値を 15〜20 μg/mL に維持）

- 抗菌薬投与前のステロイド薬の投与は，*H. influenzae* 髄膜炎で有効
  性が確立されている．

1．患者・家族への説明

- 治療期間や予後は原因菌により異なる．

2．ぜひ実行したい予防法

- Hib ワクチン，肺炎球菌ワクチンが 2013 年 4 月から定期接種化され
  た．生後 2 ヵ月からの予防接種を推奨する．

3．こんなときは専門医へ

- 発熱に伴い髄膜刺激症状（けいれん，意識障害，嘔吐など）や哺乳
  不良，呻吟を認める場合．

参考文献

1）日本神経学会ほか（監）：細菌性髄膜炎診療ガイドライン 2014，南江堂，
東京，2014

A. 幼児・小児／感染症

A. 幼児・小児／感染症

18 RS ウイルス感染症

🩺 *Clinical Pearl*

☛ 2 歳までに 1 度は罹患し（1 歳までに 50〜70%），生涯にわたり再感染を繰り返す common disease.
☛ 初感染の約 30% は細気管支炎 and/or 肺炎へ進展する.
☛ 12 週未満の乳児は即紹介すべし.
☛ 胸部 X 線写真や血液検査は診断に不要.

診断

● **好発年齢**：2 歳未満.
● **身体所見**：発熱と咳・鼻汁より始まり，喘鳴を伴う努力呼吸（多呼吸・陥没呼吸など）がある.
● 流行時期（一般に 10〜3 月，地域差がある）かどうか，潜伏期間（4〜6 日）を確認する.
● **罹患期間**：8〜15 日.
● **検査所見**：イムノクロマト法による迅速検査キットがある. 特異度は高いが，感度はウイルス量により変化する（偽陰性率は高い）.
保険適用は，①1 歳未満の乳児，②パリビズマブ製剤*の適用となる児，③入院患者.

対処法

● パリビズマブ製剤*の投与による予防以外，特別な治療はない.
● 水分補給と呼吸管理（経皮酸素モニター）が主.
● ステロイド・抗ロイコトリエン薬・気管支拡張薬の有用性は議論が分かれている.

1. ぜひ実行したい予防法

● 上気道炎症状のある大人のマスクと手洗い（年長者の再感染では軽

---

*パリビズマブ（シナジス®：RS ウイルスの表面蛋白に対するモノクローナル抗体製剤）投与適応者が悪化リスクをもつ児となる.
① 早産児（在胎期間が 28 週以下の 1 歳以下，29〜35 週の 6 生月以下の乳児）
② 慢性肺疾患・血行動態に異常がある先天性心疾患・免疫不全症・ダウン症候群の 2 歳以下の子ども
ワクチンとの相互作用はなく，流行期間中の 1 ヵ月に 1 回投与する.

281

Ⅱ. 年代別・性別診療編

症化することから，家族や集団生活施設での流行を抑制することは困難な場合が多い）．

● タバコによる受動喫煙を避ける．
● 母乳栄養を推進する．

2. 登園・登校の基準

● 咳などの症状が安定した後，全身状態のよい者は登校（園）可能．

3. こんなときは専門医へ

● 12週未満の乳児．
● SaO_2の低下（95％以下）がある（90％以下は入院加療を考慮）．
● 哺乳力低下による脱水がある．
● 無呼吸発作がある．

参考文献

1) 国立感染症研究所感染症情報センター：RSウイルスとは
http://www.nih.go.jp/niid/ja/kansennohanashi/317-rs-intro.html
2) 岡部信彦（監）：RSウイルス．最新感染症ガイド R-Book 2015（Red Book 2015 30th edition 日本語版），日本小児医事出版社，東京，p667-676, 2016

A. 幼児・小児／アレルギー・呼吸器の疾患

A. 幼児・小児／アレルギー・呼吸器の疾患
19 アトピー性皮膚炎

Clinical Pearl

☛慢性疾患であり，初診で診断をつけるべからず．
☛1〜2週間程度の短期間でよくなれば，アトピー性皮膚炎ではない．
☛2歳以上での食物アレルギーによるアトピー性皮膚炎は稀である．
☛原因検索のために特異的 IgE の血液検査をするべからず（陽性＝原因とはいえない）．
☛非ステロイド抗炎症薬（NSAIDs）は使用するべからず（接触性皮膚炎を起こす）．

診断

● 以下の3項目があること．

① 瘙痒（かゆみ）がある．
② 特徴的な皮疹（急性期は湿潤した紅斑性丘疹，慢性期は苔癬化病変）と分布（主に四肢関節部に湿疹病変が左右対称に分布するが，年齢で異なる）．
  ▶乳児期：頭・顔に始まり，体幹・四肢に下降する
  ▶幼小児期：頸部・四肢関節部
  ▶思春期・成人期：上半身に多い
③ 慢性・反復性の経過をとる（乳児では2ヵ月以上，幼児・学童では6ヵ月以上を慢性とする）．
＋多くはアレルギー疾患の家族歴・既往症などのアトピー素因をもっている．

対処法

● 速やかにステロイド軟膏で炎症をなくす治療が基本．
● ステロイド軟膏は，顔面へは mild クラス（キンダベート®），他の部位へは strong クラス（リンデロン V®）までを使用．
● 悪化因子を取り除く（乾燥・汗・搔破・物理的な刺激・汚れ・ダニ・ペットなど）．
● 保湿・保護剤でスキンバリアを維持する．
● 内服によるかゆみのコントロールには，第二世代の抗ヒスタミン薬あるいは抗アレルギー薬を使用する（第一世代抗ヒスタミン薬はけ

283

Ⅱ．年代別・性別診療編

いれん誘発の可能性がある）．

1. こんなときは専門医へ

- 治療開始後も 2 週間以上改善がない．
- 顔面に very strong クラス以上のステロイド軟膏を使う必要がある．
- 明らかな食物の関与があり，食物制限が必要となる．
- 合併症がある（Kaposi 水痘様発疹症・伝染性膿痂疹など）．

参考文献

1）日本皮膚科学会アトピー性皮膚炎診療ガイドライン作成委員会：アトピー性皮膚炎ガイドライン 2016 年版．日皮会誌 **126**：121-155，2016

A. 幼児・小児／アレルギー・呼吸器の疾患

20 蕁麻疹

A. 幼児・小児／アレルギー・呼吸器の疾患

Clinical Pearl

☛ 紅斑を伴う一過性, 限局性の皮膚の浮腫が病的に出現する疾患である.

☛ 原因特定がむずかしいことが多い.

☛ 呼吸困難, 血圧低下など多臓器の症状を認めた際は, アナフィラキシーショックを疑うべし.

☛ 一部に長期にわたる症例が存在すること, その場合は治療期間も長期化することを認識せよ.

診断

● **分類**:「蕁麻疹診療ガイドライン」(2011年) で4グループ16病型に分類された. 広島大学皮膚科より15歳未満の小児蕁麻疹患者の病型分類の報告がなされているが, 慢性蕁麻疹が40%と最も多く, 次に急性蕁麻疹が23.7%と多く, アレルギー性蕁麻疹, 食物依存性運動誘発性アナフィラキシーが各々10.5%という結果であった. 食物依存性運動誘発アナフィラキシーは, 特定の食物の摂取後2～3時間以内の運動負荷を契機にアナフィラキシーを起こす疾患で, 10歳代の報告が多い.

● **鑑別診断**: 前述したものの他に蕁麻疹関連疾患とされる蕁麻疹用血管炎, 色素性蕁麻疹, Schnitzler 症候群, クリオピリン関連周期熱症候群なども重要である.

● **身体所見**: かゆみを伴う紅斑を伴う皮膚の浮腫が発症し, 24時間以内に消えることが確認できれば, ほぼ蕁麻疹と考えてよい.

● **検査所見**: 外来抗原が原因と疑われるときは, I型アレルギー検査を行う (血清 IgE 値, 特異的 IgE 抗体など) が, 特異的 IgE 抗体が陽性でも必ずしも接取により症状が出現するとは限らない. また特異的 IgE 抗体が陰性でも, 外来抗原が原因である場合があることを覚えておく必要がある. 食物や薬剤では経口負荷試験が有用だが, ショックの危険があるため, 検査の施行には準備が必要 (通常入院で行う).

● **病歴聴取のポイント**: 呼吸困難, 嘔吐・下痢, 血圧低下など皮膚以外の症状がないか, 蕁麻疹が局所的か全身か, 症状は増悪傾向か改善傾向か.

285

Ⅱ．年代別・性別診療編

対処法

●抗ヒスタミン薬を数日内服し症状が消失・軽快すれば，予防的内服期間として急性蕁麻疹ならば数日～1週間内服を追加（病悩期間が長い場合はそれに応じ予防内服期間も1～2ヵ月と長くする）し，その後漸減・中止を検討する．抗ヒスタミン薬は，眠気の少ない第二世代以降の処方が主である．症状が強い場合は抗ヒスタミン薬を静注する．アナフィラキシーではアドレナリン筋注または皮下注を行う（0.01 mg/kg）．血管性浮腫を伴う場合はステロイド薬の内服や静注を行う．

①エピナスチン（アレジオン®）DS，1日1回0.5 mg/kg
なお年齢によって適宜増減する．年齢別の標準投与量に関しては表1を参照．
②オロパタジン（アレロック®）顆粒，2歳以上7歳未満は1回2.5 mg，1日2回，7歳以上は1回5 mg，1日2回
①②いずれかを処方．

1. 患者・家族への説明

●原因が不明なときは，症状に応じた対応を伝え，原因が明らかであれば原因の回避について説明する．特異的IgE抗体の関与が疑われる場合は後日の検査を勧める．規則正しい生活，十分な睡眠の確保を指導する．

2. 鑑別診断

●多形滲出性紅斑，結節性紅斑，アトピー性皮膚炎など．

3. こんなときは専門医へ

●蕁麻疹に呼吸困難や血圧低下など多臓器にわたる症状を認めた際には，アナフィラキシーショックを考え，救急対応が可能な施設へ迅速に紹介する必要がある．原因検索のための検査の中にはショックへの対応を考え入院で行うことが好ましいものもあるため，検査の必要性があると判断した場合には，小児科・皮膚科へ紹介する必要がある．また，前述の蕁麻疹関連疾患を疑った際にも，全身検索が必要となるため専門医への紹介を考慮する．

表1　エピナスチンの年齢別標準投与量

年齢	標準体重	用量
3歳以上7歳未満	14 kg以上24 kg未満	エピナスチンとして10 mg
7歳以上	24 kg以上	エピナスチンとして20 mg

A. 幼児・小児／アレルギー・呼吸器の疾患

参考文献

1) 秀　道広：小児の蕁麻疹における抗ヒスタミン薬の使い方．日小児皮会誌 **28**：145-151，2009
2) 秀　道広ほか：蕁麻疹診療ガイドライン．日皮会誌 **121**：1339-1388，2011
3) 平郡真記子ほか：アレルギー疾患―蕁麻疹．小児疾患診療のための病態生理 2，第 5 版，小児内科 **47**（増刊）：799-804，2015
4) 石黒直子：蕁麻疹―血管性浮腫を含めて．子どもの皮膚を診る，小児内科 **48**：479-483，2016
5) 明石真幸：よくみられる症状・症候への対症療法―急性蕁麻疹．小児の治療指針，小児科診療 **77**（増刊）：27-28，2014
6) 平郡隆明ほか：アレルギー疾患 Q&A2011．じんま疹 Q&A　じんま疹の診断について教えてください．小児科診療 **74**：2011-2014，2011

Ⅱ．年代別・性別診療編

A．幼児・小児／アレルギー・呼吸器の疾患

21 小児喘息

🩺 *Clinical Pearl*

- ☞「喘鳴＝喘息」ではない！　乳幼児には喘鳴をきたす疾患が多く，鑑別が重要．
- ☞「息苦しさ」を訴えられない小児は，食欲，睡眠，活動度と身体診察を併せて重症度を評価せよ．
- ☞ 家族内禁煙，掃除など家庭環境の整備が治療において重要である．

診断

- ● **定義**：発作性，反復性に起こる気道狭窄により，喘鳴や呼気延長，呼吸困難を繰り返す疾患．

- ● **好発年齢**：小児喘息の有病率は，小学校低学年 13％，中学生 9.6％，高校生 8.3％．乳児期の喘鳴疾患には，喘息に移行するものの他に，一過性初期喘鳴群がある．一過性初期喘鳴群は 2〜3 歳を境に次第に喘鳴の頻度が減少していく．

- ● **身体所見**：通常，努力呼吸を伴う喘鳴がある．呼吸困難を言葉で伝えられない乳幼児では，歩けない，話せない，食べない，眠れない，興奮するなども呼吸状態悪化のサインである．喘鳴の大きさはある程度までは重症度を反映するが，重症発作では呼吸音が減弱する．鼻翼呼吸，呻吟，中枢性チアノーゼ（唇や舌）は強い発作のサインである．

- ● **鑑別診断**：2〜3 歳まではウイルス感染による喘鳴が多い．RS ウイルスがその代表．乳児喘息の診断の目安は，1 年に 3 回以上喘鳴を繰り返すこととするが，真の喘息児以外も治療対象になるのを避けられない．

対処法

※詳細は文献 1 を参照．

- ● 気道を確保し，$SpO_2 \geqq 95％$ を目指して酸素投与する（β刺激薬吸入に伴う換気血流不均衡による低酸素を予防する意味もある）．
- ● 大発作あるいは中発作で治療反応不十分ならば，入院を考慮し紹介する．
- ● β刺激薬吸入．

A. 幼児・小児／アレルギー・呼吸器の疾患

▶サルブタモール（ベネトリン®）or プロカテロール（メプチン®）吸入液，20 分間隔で 1～3 回，乳幼児は 1 回 0.1～0.3 mL，学童以上は 1 回 0.3～0.5 mL に生理食塩液 2 mL あるいはクロモグリク酸（インタール®）吸入液 1 A

- β 刺激薬吸入で反応不十分なときは，ステロイド全身投与（経口あるいは静注）.

1. こんなときは専門医へ
- 当初から大発作である場合.
- 外来で追加治療を含む治療を 2 時間行って，なお反応良好（喘鳴消失，呼吸数正常化）とならない場合.
- 外来治療中に悪化がみられた場合.
- 肺炎，無気肺，縦隔気腫，皮下気腫などの合併症がある場合.

参考文献
1) 日本小児アレルギー学会：小児気管支喘息治療・管理ハンドブック 2013，協和企画，東京，p1，p9，2013

Ⅱ．年代別・性別診療編

A．幼児・小児／アレルギー・呼吸器の疾患

22 クループ症候群

Clinical Pearl

- 声門・声門下部の炎症による「犬吠様咳嗽，嗄声，吸気時の stridor」を特徴とするウイルス感染症．1〜3日間前からの感冒症状（鼻水，咳，発熱）が先行することが多い．発熱は微熱から高熱までさまざま．
- 症状から臨床診断してよいが，喉頭蓋炎と気道異物は必ず除外せよ．
- デキサメタゾン（デカドロン®）が特効薬である．

診断

- **好発年齢**：3ヵ月から3歳の小児．乳幼児に多い．
- **身体所見**：「犬が吠えるような咳」「オットセイが鳴くような咳」があれば診断可能．夜間や明け方に症状が強くなり，日中は軽度であることが多い．特徴的な咳のみで，意識清明で呼吸音減弱を認めず，安静時に stridor がなく大きく泣いたときのみに stridor を聴取する症例は軽症である．重症化していくと，安静時の stridor→呼吸音低下，陥没呼吸→チアノーゼ，低酸素血症となる．低酸素血症，sniffing position は最重症を示すので気道管理ができるところに紹介．
- **検査所見**：通常不要．頸部X線写真前後像で，steeple sign を認めることがある．
- **鑑別診断**：よだれが多く咳が強くないがぐったりしていれば喉頭蓋炎を考える．犬吠様咳嗽があり発熱がなく，夜間ではなく活動中に突然発症すれば気道異物を考える．クループの原因ウイルスはパラインフルエンザウイルスが最多であるが，麻疹を鑑別から外さない．

対処法

- 気道確保の準備，必要があれば酸素投与．重症例では咽頭診察が気道閉塞を悪化することがあるので，診察より気道確保を優先する．
- デキサメタゾンが入院率の減少，入院期間の短縮に効果がある．

▶**軽症**：デキサメタゾン（デカドロン®）1回0.15〜0.6 mg/kg，単回投与（経口，筋注，静注いずれでもよい）

▶**中等症〜重症**：デキサメタゾン投与に加えて，エピネフリン（ボスミン®）1回1 mL［海外では1回0.5 mL/kg（最大5 mL）］＋生理食塩液1 mL（吸入）

A. 幼児・小児／アレルギー・呼吸器の疾患

- 抗菌薬は不要.
- ボスミン®吸入から時間をあけて評価し, 呼吸状態が軽症以下に改善し, 経口摂取できていれば帰宅可能.

1. こんなときは専門医へ

- 重症例(安静時にも stridor を聴取する, 低酸素血症がある, 意識障害がある).
- ステロイド投与と吸入をしても改善しないとき [細菌感染(喉頭蓋炎, 細菌性気管炎)や, 気道異物の可能性がある].
- 家族が重症化のサインを評価して, 対処できないと考えられるとき.

参考文献

1) Zoorob R et al : Croup ; an overview. Am Fam Physician **83** : 1067-1073, 2011

Ⅱ. 年代別・性別診療編

A. 幼児・小児／アレルギー・呼吸器の疾患

23 急性扁桃炎

Clinical Pearl

- 小児の急性扁桃炎はＡ群β溶血性レンサ球菌感染症（以下，溶連菌）を治療対象と心得よ.
- 溶連菌は咽頭所見で一発診断できることがある.
- 「喉が痛い」と訴える除外すべき疾患には，喉頭蓋炎，咽後膿瘍，扁桃周囲膿瘍などがある.
- 急性扁桃炎の外来治療にセフェム系抗菌薬は原則不要.

診断

- **定義**：口蓋扁桃に発赤，白苔，腫脹などがあるもの.
- **病原体**：咽頭炎の原因の多くがウイルス感染とされる. 咽頭痛を訴える小児の15〜30％程度が溶連菌感染である. 扁桃炎を起こす溶連菌以外の細菌感染を治療すべきという明確な根拠はない.
- **好発年齢**：溶連菌の好発年齢は3歳以上であるが，3歳未満にもみられる.
- **病歴と身体所見**：鼻汁，咳嗽が主訴になるときに溶連菌の頻度は少ない. 成人では咽頭痛が主訴になることが多いが，訴えられない子どもでは，咽頭所見で診断可能なことがある.「軟口蓋・口蓋垂を中心とする点状出血」「軟口蓋を中心にする "燃えるような" 咽頭発赤」の2つは特異度が高い. 年長児では「軟口蓋の小濾胞形成」も重要である. 扁桃の滲出物，頸部リンパ節腫脹の診断的価値は高くない. 咽頭痛を訴えるが特徴的な咽頭所見がない小児では，modified Centor score を使ってもよい. 突然の高熱で発症することもあるが，微熱のことも多い. サンドペーパー様の皮疹で受診することもあり特異度が高い. 腹痛を伴うケースも散見される.
- **検査所見**：咽頭ぬぐい液による迅速検査［特異度は高い（90〜95％）が，感度は比較的低い（85％前後）］.
- **鑑別診断**：喉頭蓋炎（よだれ＋咳がない），咽後膿瘍扁桃（斜頸＋リンパ節腫脹），周囲膿瘍（よだれ＋リンパ節腫脹＋口蓋垂変位）.

対処法

- **溶連菌の内服抗菌薬治療（リウマチ熱予防のため10日間投与）**

A. 幼児・小児／アレルギー・呼吸器の疾患

①ベンジルペニシリンベンザチン（バイシリン®G）顆粒，1日3～5万単位/kg，3回分服
②アモキシシリン（サワシリン®）細粒，1日50 mg/kg，1～2回分服
①②いずれかを処方．

1. こんなときは専門医へ

●喉頭蓋炎，咽後膿瘍，扁桃周囲膿瘍が疑われる場合は速やかに紹介．

参考文献

1) Shulman ST et al：Clinical practice guideline for the diagnosis and management of group a streptococcal pharyngitis；2012 update by the Infectious Diseases Society of America. Clin Infect Dis **55**：e86-102, 2012

私の工夫～総合診療医として成長し続けるために～

総合診療医として成長し続けるためには，「総合診療医でありたい」という明確なビジョンと「専門医から学ぶ」というコミュニケーション能力と「自分は何も知らない」という謙虚さが自分自身の中に必要であると思っています．そして「ともに成長し続ける仲間」が周りにいて初めて，総合診療医であり続けられるのではないでしょうか．筆者は「HAPPY（子どもの病歴と身体診察を学ぶワークショップ）」などワークショップを主宰することを通して，専門家の最新の意見を取り入れ，ともに学ぶ仲間を増やしています．これからも終わりなき旅を楽しみたいと思います．

Ⅱ. 年代別・性別診療編

A. 幼児・小児／その他の疾患

24 急性脳炎・脳症

Clinical Pearl

- 乳幼児期に多くはウイルス感染症の経過中または続発して意識障害，けいれん，異常行動などを主徴とする.
- わが国ではインフルエンザ，突発性発疹やロタウイルス感染に伴う乳幼児の脳症が多い.
- 感染病原体と臨床病理学的分類は一対一対応していない.

診断

- ●ウイルスが直接脳内に侵入して生じる「脳炎」と感染症や他の薬物・毒物に曝露後，宿主の免疫機序により生じる「脳症」があるが，臨床上は重なる部分も多い.
- **身体所見**：意識障害が最も重要. 通常，傾眠またはせん妄以上の意識障害が半日〜1日以上持続する場合が多い.
- ●**検査所見**：急性期頭部画像所見，特に脳MRI所見が有用. その特徴から病態と関連した治療法や予後予測などが試みられている.
  - ① T2強調・FLAIR画像で高信号：部位特性はなく，血管性の浮腫. 急性散在性脱髄性脳炎などで予後は比較的よい.
  - ② 拡散強調画像で皮質下白質に樹枝状高信号：けいれん重積を呈し，皮質病変を合併する例は重篤で予後は不良.
  - ③ 拡散強調画像で脳梁膨大部に高信号：一過性熱せん妄をきたすが，予後はおおむね良好.

対処法

- ●個々の疾患治療だけでなく，全身的管理も重要.
- ●**抗ウイルス薬**：単純ヘルペス感染に対するアシクロビル，インフルエンザに対するノイラミニダーゼ阻害薬など.
- ●**免疫療法**：サイトカイン過剰症に適応がある. ステロイド，パルス療法，γグロブリン療法，血漿交換など.
- ●**支持療法**：輸液，酸素投与，抗脳浮腫薬，抗てんかん薬（脳波モニターが望ましい），播種性血管内凝固症候群（DIC），多臓器不全（MOF）の予防.

A. 幼児・小児／その他の疾患

1. こんなときは専門医へ

- 明らかな意識障害（JCS 20 以上）がみられる場合，あるいは軽度の意識障害（JCS 3〜10 程度）でも数時間以上持続し回復が遅延する場合．
- 複雑型熱性けいれん（焦点性発作の要素・遷延発作・同一発熱機会内の複数発作，3 項目の 1 つ以上該当）や単純型熱性けいれんでも意識障害が遷延（1 時間以上）する場合．
- 片麻痺や異常言動が遷延持続または悪化する場合（おおむね 1 時間以上）．
- 高熱や全身状態，呼吸循環状態が不良，または脱水症状が著明である場合など．

参考文献

1) 森島恒雄ほか：インフルエンザ脳症ガイドライン改訂版. 小児臨 **62**：2483-2528，2009
2) 日本小児神経学会（監）：小児急性脳症診療ガイドライン 2016，診断と治療社，東京，2016

Ⅱ．年代別・性別診療編

A．幼児・小児／その他の疾患

25 急性腸炎

🩺 Clinical Pearl

【ウイルス性腸炎】
- 小児科の日常診療のなかで，最もよく診る疾患の1つである．
- ロタウイルス，ノロウイルス，アデノウイルス，サポウイルスなどが代表的である．
- 晩秋から冬季に流行し，感染力が強いためしばしば保育施設での集団感染や院内感染の原因となる．

【細菌性腸炎】
- 夏季に多く，サルモネラ菌とカンピロバクター菌の頻度が高く，菌血症の合併に注意せよ．
- 汚染食物で腸管感染する感染型（サルモネラ菌，カンピロバクター菌，エルシニア菌など），食物に付着した細菌が増殖して産生した毒素を摂取して発症する毒素型（ブドウ球菌，セレウス菌，ボツリヌス菌など），腸管内で増殖した細菌の産生する毒素による生体内毒素型（腸管出血性大腸菌など）に分けられる．

診断

- **診断**：医療面接（周囲の流行状況，食事歴，海外渡航歴），臨床症状，微生物学的同定検査などによりなされる．
- **身体所見**
  - ▶ウイルス性腸炎では，悪心・嘔吐，下痢などの上部消化管症状をきたす．
  - ▶細菌性腸炎では腹痛や粘液便の頻度が多く，ときに血液が混入することもある．
  - ▶嘔吐，下痢により重度の脱水をきたすと意識障害，けいれん，毛細血管再充満時間（CRT）の延長などを認めることがある．
- **検査所見**
  - ▶ロタ，ノロ，アデノウイルスは迅速便中ウイルス抗原検査が可能である．流行の実証，入院前・中における隔離判断などに利用される．
  - ▶ノロウイルス抗原検査の保険適用は，3歳未満と65歳以上．
  - ▶細菌性腸炎では白血球数やCRP値の上昇が認められる．また病原

296

A. 幼児・小児／その他の疾患

同定のため便培養，血液培養，特異抗原検査（ベロトキシン，CDトキシン）が利用される．

対処法

- 感染性腸炎では一般的に自然治癒傾向が強いが，特に年少児では嘔吐や下痢により脱水に陥りやすい．
- 最も重要な治療は水分補給である．経口摂取困難な場合には輸液を行う．
- 細菌性腸炎では，抗菌薬投与は必ずしも必要としないが，サルモネラ菌血症や法定伝染病を疑う場合は支持的に使用してもよい．
- ベコトキシン陽性腸管出血性大腸菌感染症では溶血性尿毒症症候群を合併することがあり，血圧，ヘモグロビン，血小板数，尿量，血尿の有無など詳細に経過観察を行う必要がある．

1. ぜひ実行したい予防法

- ロタ，ノロウイルスには次亜塩素酸による消毒が有効である．
- 流水による手洗いは発生や二次感染の予防に重要である．
- ロタワクチンは，ロタウイルスによる嘔吐下痢症の予防や軽症化に寄与し，点滴や入院が必要となる重症例を約90％減少させる．

2. こんなときは専門医へ

- **ウイルス性腸炎後に下痢が遷延する場合**：二次性乳糖不耐症を疑う．一時的に無乳糖ミルクを与えたり，母乳栄養児では乳糖分解酵素薬の内服を行う．
- **イチゴジャム状の粘血便をみた場合**：ウイルス性腸炎などの先行感染後に腸重積症を発症することがある．可及的速やかな整復術が必要である．

参考文献

1) 柏木保代：ウイルス性胃腸炎．小児栄養消化器肝臓病学，日本小児栄養消化器肝臓学会（編），診断と治療社，東京，p240-243，2014
2) 田尻　仁：細菌性腸炎．小児栄養消化器肝臓病学，日本小児栄養消化器肝臓学会（編），診断と治療社，東京，p244-247，2014

Ⅱ．年代別・性別診療編

A．幼児・小児／その他の疾患

26 正常な発達のみかた

🩺 *Clinical Pearl*

- ☛医療面接や母子手帳で，発達障害の危険因子（家族歴，在胎週数・出生体重・新生児仮死の有無，髄膜炎・脳炎の既往など）をあらかじめ確認せよ．
- ☛円滑な評価のため，児の発達につきあらかじめ保護者へのアンケートを診察前に行うべし．
- ☛早期産児の場合，1歳半頃までは修正月齢を基準とする．

発達評価

- **●年齢**：乳児期（1ヵ月・3〜4ヵ月・6〜7ヵ月・9〜10ヵ月），1〜1歳半，2〜3歳，4〜5歳.
- **●評価項目**：大きく3つの各要素を評価する（表1）．具体的には，健診のために各自治体が作成している問診票（年齢は自治体ごとに指定）が利用できる．その他，母子手帳や日本版デンバー式発達スクリーニング検査，遠城寺式乳幼児分析的発達検査（図1）などを用い，チェックする．

対処法

- ●評価・結果を説明する際は，子どもの発達評価は親の子育ての評価

表1　発達評価の項目

1. 運動（粗大/微細）：特別な場合を除き知的発達と比例するため優先的評価項目である．粗大運動は座位，立位，歩行など平衡感覚・筋力を要する運動で，その発達は頭側から下肢へ進行し，それに伴う原始反射の消失や新たに獲得する反射の出現がチェックポイントとなる．
　a）非対称性緊張性頸反射やMoro反射の消失＝寝返りや手で物をつかめる：5〜6ヵ月
　b）側方パラシュート反射の出現＝座位が可能：6〜7ヵ月
　c）前方パラシュート反射の出現＝這い這いが可能：8〜10ヵ月
　d）足底把握反射の消失＝立位が可能：10〜12ヵ月
　e）ホッピング反射＝歩行可能：10ヵ月〜1歳半
　微細運動は，おもに手指の運動のことで，4ヵ月頃に手の認知から始まり，6ヵ月頃には顔に掛けた布を自分でとるなど，目と手の協調運動へと進む．
2. 社会性：基本的習慣と対人関係
3. 言語：発語と言語理解

図1 遠城寺式乳幼児分析的発達検査

年:月	移動運動	手の運動	基本的習慣	対人関係	発語	言語理解
4:8	スキップができる	紙飛行機を自分で折る	ひとりで着衣ができる	砂場で二人以上で協力して一つの山を作る	文章の復唱(2/3)「子供が二人ブランコに乗ってあそんでいます」「きれいな花が咲いているので，みんなでみにいきました」	左右がわかる
4:4	ブランコに立ちのりしてこぐ	はずむボールをとる	信号を見て正しく道路をわたる	ジャンケンで勝負をきめる	両数復唱(2/3) 5-2-4-9 / 6-8-3-5 / 7-3-2-8	数の概念がわかる（5まで）
4:0	片足数歩とぶ	紙を直線にそって切る	入浴時，ある程度自分で体を洗う	両親にことわって友達の家に遊びに行く	両親の姓名，住所を言う	用途による物の指示（5/5）(本，鉛筆，時計，靴，電車)
3:8	幅とび（両足をそろえて前にとぶ）	十字を書く	鼻をかむ	友達と順番を使う（ブランコなど）	文章の復唱(2/3)「お母さん，本を読んでください」「きのうお人形を買ってもらいました」	数の概念がわかる（3まで）
3:4	でんぐりがえしをする	ボタンをはめる	顔をひとりで洗う	「こうしていい？」と許可を求める	同年齢の子供と会話ができる	高い，低いがわかる
3:0	片足で2～3秒立つ	はさみを使って紙を切る	上着を自分で脱ぐ	ままごとで役を演じることができる	二語文の復唱(2/3)「小さな人形，赤い靴下」「よくわらうお嬢さん」	赤，青，黄，緑がわかる（4/4）
2:9	立ったままでくるっとまわる	まねて○をかく	靴をひとりではく	年下の子供の世話をやきたがる	二数復唱の復唱(2/3) 5-8 / 6-2 / 3-9	長い，短いがわかる
2:6	足を交互に出して階段をあがる	まねて直線を引く	こぼさないでひとりで食べる	友達とけんかをすると言いつけにくる	自分の名を言う	大きい，小さいがわかる
2:3	両足でぴょんぴょん跳ぶ	鉄棒などに両手でぶらさがる	ひとりでパンツをはく	電話ごっこをする	「きれいね」「おいしいね」などの表現ができる	鼻，眼，髪，歯，手，足，爪を指示する(4/6)
2:0	ボールを前にける	積み木を二つ以上ならべる	排尿を予告する	親から離れて遊ぶ	二語文を話す（「わんわんきた」など）	「もうひとつ」「もうすこし」がわかる
1:9	ひとりで一段ごとに足をそろえながら階段をあがる	鉛筆でぐるぐるまるをかく	ストローで飲む	友達と手をつなぐ	絵本を見て三つの名の名前を言う	目，口，耳，手，足，腹を指示する(4/6)
1:6	走る	コップからコップへ水をうつす	パンツをはかせると両足をひろげる	困難なことに出会うと助けを求める	絵本を見て一つの物の名前を言う	絵本を見せてもらいたがる
1:4	靴をはいて歩く	積木を二つ重ねる	自分の口もとをひとりでふこうとする	簡単な手伝いをする	3語言える	簡単な命令を実行する（「新聞を持ってらっしゃい」など）
1:2	2～3歩あるく	コップの中の小粒をとり出そうとする	お菓子のつつみ紙をとって食べる	ほめられると同じ動作をくりかえす	2語言える	要求を理解する(3/3)「おいで，ちょうだい，ねんね」
1:0	座った位置から立ちあがる	なぐり書きをする	さじで食べようとする	父や母の挙動をまねる	ことばを1～2語，正しくまねる	要求を理解する(1/3)「おいで，ちょうだい，ねんね」
0:11	つたい歩きをする	おもちゃの車を手で走らせる	コップを自分で持って飲む	人見知りをする	音声をまねようとする	「バイバイ」や「さようなら」のことばに反応する
0:10	つかまって立ちあがる	びんのふたを，あけたりしめたりする	泣かずに欲求を示す	身ぶりをまねる（オツムテンテンなど）	さかんにおしゃべりをする（嗜語）	「いけません」と言うと，ちょっと手をひっこめる
0:9	ものにつかまって立っている	おもちゃのたいこをたたく	コップなどを両手で口に持っていく	おもちゃをとられると不快を示す	タ，ダ，チャなどの音がでだす	
0:8	ひとりで座って遊ぶ	親指と人さし指でつかもうとする	顔をふこうとするといやがる	鏡を見て笑いかけたり話しかけたりする	マ，パ，バなどの音声が出る	
0:7	腹ばいで体をまわす	おもちゃを一方の手から他方の手に持ちかえる	コップから飲む	親しみと怒った顔がわかる	おもちゃなどに向かって声を出す	母の話し方で感情をききわける（禁止など）
0:6	寝がえりをする	手を出してものをつかむ	ビスケットなどを自分で食べる	鏡に映った自分の顔に反応する	人に向かって声を出す	
0:5	横向きに寝かせると寝がえりをする	ガラガラを振る	おもちゃを見ると動きが活発になる	人を見ると笑いかける	キャーキャーいう	母の声と他の人の声をききわける
0:4	首がすわる	おもちゃをつかんでいる	さじから飲むことができる	あやされると声を出して笑う	声を出して笑う	
0:3	あおむけにして体をおこしたとき頭を保つ	頬にふれたものを取ろうとして手を動かす	顔に布をかけられて不快を示す	人の声がする方に向く	泣かずに声を出す（アー，ウァ，など）	人の声で泣きやむ
0:2	腹ばいで頭をちょっとあげる	手を口に持っていってしゃぶる	満腹になると乳首を舌でおし出したり顔をそむけたりする	人の顔をじいっと見つめる	いろいろな声を出す	人の声でしずまる
0:1	あおむけでときどき左右に首の向きをかえる	手にふれたものをつかむ	空腹時に抱き起こすと顔を乳の方に向けてほしがる	泣いているとき抱きあげるとしずまる	元気な声で泣く	大きな音に反応する
0:0	移動運動	手の運動	基本的習慣	対人関係	発語	言語理解
(年:月)	運動		社会性		言語	

ではないことや発達には個々に大きなバリエーションがあることなどを前提とし，遅れの疑いや弱い面などの指摘事項がある場合には，それに対する支援や経過観察をどのよう行っていくかについてアドバイス・マネジメント（専門医への紹介など）する姿勢（保護者への配慮）が必要となる．

Ⅱ. 年代別・性別診療編

1. こんなときは専門医へ

● 各発達項目に明らかな異常がある場合は，専門医へ紹介する．

参考文献

1) 福岡地区小児科医会乳幼児保健委員会（編）：乳幼児健診マニュアル，第5版，医学書院，東京，2015

A. 幼児・小児／その他の疾患

A. 幼児・小児／その他の疾患

27 成長・発達の障害

🩺 *Clinical Pearl*

☛ 症状は幼少期から認められる.
☛ 症状が社会的・学業的・職業機能を損ねている.
☛ DSM-5の診断基準以降は, アスペルガー症候群の病名はなくなり自閉症スペクトラム（autism spectrum disorder：ASD）にまとめられた.

診断

● 注意欠陥・多動性障害（attention deficit hyperactivity disorder：ADHD）の症状は幼児期から認められるようになり, 小学校入学以後に診断される. 診断はDSM-5（米国精神医学会の診断基準）（表1）を用いて行う. 不注意の項目が9つあり, そのうち6項目, また多動・衝動性の9項目中6項目を満たせば診断される. 17歳以降の場合は5項目以上とされる.

● 不注意症状は細かい注意ができなかったり, 人の話をきちんと聞けなかったりする. 指示に従わず, 課題や活動を忘れがちで整理整頓ができない. また精神的努力の必要な課題を避けるなどの症状をいう.

● 多動性/衝動性は, 着席中に, そわそわした動きをしたり, 着席しなければならないときに離席したりする. また, 不適切な状況で走り回ったりよじ登ったりする. 静かに遊んだり余暇をすごしたりすることができない. 衝動に駆られて, じっとしていることができない. しゃべりすぎる. 順番が待てず, 他の人の邪魔をするなどの症状がみられる.

● 自閉症スペクトラム（ASD）の診断もDSM-5を用いて行う. 次のA〜Dのすべてを満たす必要がある.

A：社会的コミュニケーションおよび相互関係における持続的障害.
B：限定された反復する様式の行動, 興味, 活動.
C：症状は発達早期の段階で必ず出現するが, 後になって明らかになるものもある.
D：症状は社会や職業, その他の重要な機能に重大な障害を引き起こしている.

301

Ⅱ．年代別・性別診療編

表1　ADHDの診断基準

A．（1）および/または（2）によって特徴づけられる，不注意および/または多動性−
衝動性の持続的な様式で，機能または発達の妨げとなっているもの：

（1）**不注意**：以下の症状のうち6つ（またはそれ以上）が少なくとも6ヵ月持
続したことがあり，その程度は発達の水準に不相応で，社会的および学業
的/職業的活動に直接，悪影響を及ぼすほどである：

注：それらの症状は，単なる反抗的行動，挑戦，敵意の表れではなく，課題
や指示を理解できないことでもない．青年期後期および成人（17歳以上）
では，少なくとも5つ以上の症状が必要である．

（a）学業，仕事，または他の活動中に，しばしば綿密に注意することができ
ない，または不注意な間違いをする（例：細部を見過ごしたり，見逃し
てしまう，作業が不正確である）．

（b）課題または遊びの活動中に，しばしば注意を持続することが困難であ
る（例：講義，会話，または長時間の読書に集中し続けることが難し
い）．

（c）直接話しかけられたときに，しばしば聞いていないように見える（例：
明らかな注意を逸らすものがない状況でさえ，心がどこか他所にある
ように見える）．

（d）しばしば指示に従えず，学業，用事，職場での義務をやり遂げることが
できない（例：課題を始めるがすぐに集中できなくなる，また容易に脱
線する）．

（e）課題や活動を順序立てることがしばしば困難である（例：一連の課題を
遂行することが難しい，資料や持ち物を整理しておくことが難しい，作
業が乱雑でまとまりがない，時間の管理が苦手，締め切りを守れない）．

（f）精神的努力の持続を要する課題（例：学業や宿題，青年期後期および成
人では報告書の作成，書類に漏れなく記入すること，長い文書を見直す
こと）に従事することをしばしば避ける，嫌う，またはいやいや行う．

（g）課題や活動に必要なもの（例：学校教材，鉛筆，本，道具，財布，鍵，
書類，眼鏡，携帯電話）をしばしばなくしてしまう．

（h）しばしば外的な刺激（青年期後期および成人では無関係な考えも含まれ
る）によってすぐ気が散ってしまう．

（i）しばしば日々の活動（例：用事を足すこと，お使いをすること，青年期
後期および成人では，電話を折り返しかけること，お金の支払い，会合
の約束を守ること）で忘れっぽい．

（2）**多動性および衝動性**：以下の症状のうち6つ（またはそれ以上）が少なく
とも6ヵ月持続したことがあり，その程度は発達の水準に不相応で，社会
的および学業的/職業的活動に直接，悪影響を及ぼすほどである：

注：それらの症状は，単なる反抗的態度，挑戦，敵意などの表れではなく，
課題や指示を理解できないことでもない．青年期後期および成人（17歳以
上）では，少なくとも5つ以上の症状が必要である．

（a）しばしば手足をそわそわ動かしたりトントン叩いたりする，またはい
すの上でもじもじする．

（b）席についていることが求められる場面でしばしば席を離れる（例：教
室，職場，その他の作業場所で，またはそこにとどまることを要求され
る他の場面で，自分の場所を離れる）．

（c）不適切な状況でしばしば走り回ったり高い所へ登ったりする（**注**：青年
または成人では，落ち着かない感じのみに限られるかもしれない）．

（続く）

A．幼児・小児／その他の疾患

（続き）

(d) 静かに遊んだり余暇活動につくことがしばしばできない．
(e) しばしば"じっとしていない"，またはまるで"エンジンで動かされているように"行動する（例：レストランや会議に長時間とどまることができないかまたは不快に感じる；他の人達には，落ち着かないとか，一緒にいることが困難と感じられるかもしれない）．
(f) しばしばしゃべりすぎる．
(g) しばしば質問が終わる前に出し抜いて答え始めてしまう（例：他の人達の言葉の続きを言ってしまう；会話で自分の番を待つことができない）．
(h) しばしば自分の順番を待つことが困難である（例：列に並んでいるとき）．
(i) しばしば他人を妨害し，邪魔する（例：会話，ゲーム，または活動に干渉する；相手に聞かずにまたは許可を得ずに他人の物を使い始めるかもしれない；青年または成人では，他人のしていることに口出ししたり，横取りすることがあるかもしれない）．

B．不注意または多動性−衝動性の症状のうちいくつかが 12 歳になる前から存在していた．
C．不注意または多動性−衝動性の症状のうちいくつかが 2 つ以上の状況(例：家庭，学校，職場；友人や親戚といるとき；その他の活動中) において存在する．
D．これらの症状が，社会的，学業的，または職業的機能を損なわせている，またはその質を低下させているという明確な証拠がある．
E．その症状は，統合失調症，または他の精神病性障害の経過中にのみ起こるものではなく，他の精神疾患（例：気分障害，不安症，解離症，パーソナリティ障害，物質中毒または離脱）ではうまく説明されない．

（文献 1 より改変）

対処法

● ADHD に対しては薬物療法とソーシャル・スキル・トレーニングを行う．認可されている薬はコンサータ® とストラテラ® である．
● ASD に対しては，対症療法と行動療法を利用した療育が行われる．

①メチルフェニデート（コンサータ®）錠
　　初回用量：1 日 18 mg
　　維持用量：1 日 18〜45 mg
　　最大用量：1 日 54 mg（成人は 1 日 72 mg まで使用可）
②アトモキセチン（ストラテラ®）カプセル
　　初回用量：1 回 0.25 mg/kg，1 日 2 回，その後漸増
　　維持用量：1 日 1.2〜1.8 mg/kg
　　最大常用：1 日 1.8 mg/kg または 1 日 120 mg
①②いずれかを処方．

1．患者・家族への説明

● ADHD では自尊感情を高めるように常に褒めることを続ける．そし

Ⅱ．年代別・性別診療編

て治療の目標としては患児が大人になったときに幸せだと感じることと説明する．
● ASD では一つ一つのスキルを身につけるように療育を続けること．また，集団での行動よりもストレスを回避することを主に考えるべきであると説明する．

2. こんなときは専門医へ

● ADHD も ASD も二次障害で困りだしたら紹介すべきと考えられる．

参考文献

1) 髙橋三郎ほか（監訳）：DSM-5 精神疾患の診断・統計マニュアル，医学書院，東京，2014
2) 斉藤万比古ほか（編）：注意欠如・多動性障害—ADHD—の診断・治療ガイドライン，第 3 版，じほう，東京，2008

B. 思春期

1 起立性調節障害

B. 思春期

🩺 *Clinical Pearl*

☛最初から自律神経失調症，気分障害，詐病などと決めつけてはいけない．器質的疾患の鑑別が重要（稀ではあるが，貧血，不整脈，脳腫瘍，甲状腺機能低下症，甲状腺機能亢進症などの症状のことがある）．

☛不登校を伴っている場合，怠けからなどと先入観で診断するべからず．

☛発達障害を伴っている場合は，心理社会的ストレス耐性が低い傾向があり，心身症の発症頻度が増すので，注意せよ．

☛起立負荷試験は，自律神経機能不全が強く出現する午前中に行う．

☛起立負荷試験中は，看護師が常に患児のそばにいて，目を離さない［血圧低下や洞停止（サイヌスアレスト）などで失神により転倒し，頭部打撲などの危険があるため］.

診断

● **好発年齢**：小学校高学年から中学校・高校（思春期）.

● **身体所見**：朝起きられない，午前中調子が悪い，頭痛，立ちくらみ，悪心，動悸，息切れ，顔色不良，食欲不振，腹痛，全身倦怠感，乗り物酔い．

● **検査所見**：血液検査で貧血，肝機能，腎機能，甲状腺ホルモンレベル，尿検査，安静心電図，頭部 MRI，頭部 CT，脳波検査などに異常はみられず，起立負荷試験で異常を認める.

● **診断**

▶症状から起立性調節障害（orthosatic disregulation：OD）を疑う．

▶起立性調節障害旧診断基準（**表 1**）の聴取を行う．

▶3つ以上の項目が当てはまるか，2つでも強く起立性調節障害を疑う場合には，起立性調節障害の発症や増悪に心理社会的要因の関与が強いかどうかの聴取（**表 2**）を行う．

① 器質的疾患が考えにくく，経過が短く，症状が重症でない場合には，安静時心電図を実施し，正常心電図もしくは，負荷可能な心電図異常であれば，引き続き新起立負荷試験（**表 3**）を実施し，起立性調節障害のサブタイプの診断（**表 6**）を行う．

② 経過が長く，器質的疾患の鑑別が必要な場合には，器質的疾患の検索（血液検査，心電図，経過および症状の強さを考慮し頭

305

Ⅱ．年代別・性別診療編

表1　起立性調節障害旧診断基準

大症状	A．立ちくらみ，あるいはめまいを起こしやすい B．立っていると気持ちが悪くなる，ひどくなると倒れる C．入浴時あるいは嫌なことを見聞きすると気持ちが悪くなる D．少し動くと動悸や息切れがする E．朝なかなか起きれず午前中調子が悪い
小症状	a．顔色が青白い b．食欲不振 c．臍疝痛をときどき訴える d．倦怠あるいは疲れやすい e．頭痛 f．乗り物に酔いやすい

（文献1より）

表2　心身症としての起立性調節障害診断チェックリスト

1．学校を休むと症状が軽減する
2．身体症状が再発再燃を繰り返す
3．気にかかっていることがあると症状が増悪する
4．1日のうちでも身体症状の程度が変化する
5．身体的訴えが2つ以上にわたる
6．日によって身体症状が次から次へと変化する

以上のうち，4項目以上が週1〜2回以上みられる場合，心理社会的関与ありと診断する．
（文献1より）

表3　新起立負荷試験の手順

1．安静臥位10分間を保つ，その間に，血圧計を右上腕にセットする．可能な限り，四肢誘導心電図を装着する．
2．安静臥位10分が経過した後，聴診法により，収縮期/拡張期血圧を3回測定し，中間値の収縮期血圧を決定する．さらに脈拍を測定する．
3．血圧計のカフに送気し収縮期血圧（中間値）にする．コッヘルで血圧計のゴム管をクリップし，空気が抜けないようにする．
4．聴診器を腕に当てたまま（あるいはテープで固定する），ストップウォッチをスタートさせ，同時に患者を起立させる．（このときに，聴診器は耳に当てておく）．
5．コロトコフ音がいったん聞こえなくなるが，再び聞こえ始めた時点でストップウォッチを止める．ストップウォッチの示した時間（秒）を記録し，これが回復時間となる．
6．コッフェルを外してエアーを開放する．
7．起立後，1，3，5，7，10分における収縮期/拡張期血圧，脈拍を測定する．

（文献1より）

表4　起立性調節障害の治療

1．説明・説得療法（起立性調節障害の病態，発症機序などについて説明し，理解を促す）
2．非薬物療法（生活指導，運動療法，食事療法など）
3．学校への指導と連携（病状の説明と対処法の指導）
4．薬物療法
5．環境調整療法（教師，友達，家庭などからのストレス要因の改善）
6．心理・精神療法（カウンセリング，支持的精神療法など）

（文献1より）

B. 思春期

蓋内病変の有無の検索）を行い，器質的疾患が除外された後に，新起立負荷試験を行い起立性調節障害のサブタイプの診断を行う．

対処法

● サブタイプと身体的重症度（表5）と心理社会的因子の関与の有無およびその程度により，治療（表4，表6）を組み合わせて行う．

1. 家族・学校への説明

● 家族や学校に起立性調節障害という身体疾患であり，その発症機序，増悪機序など病態をわかりやすく説明し，怠けや仮病からの不定愁訴ではないことを十分に理解してもらう．そのうえで，サブタイプや重症度，心理社会的因子の関与の有無により薬物療法とカウンセリングや環境調整療法などの心理社会的治療を行う．

2. こんなときは専門医へ

● 表6による治療を行い，4週間で改善しない場合は，小児心身医学会認定医か起立性調節障害専門医へコンサルトする．

● 不定愁訴が改善しない場合には，身体表現性障害や不安障害を考慮し，心の診療に造詣の深い小児科医や精神科医にコンサルトする．

● 診療初期および治療中に，抑うつ状態やひきこもりや家庭内暴力，自傷行為，反社会的行動，人や動物への虐待行動，強迫性症状などが出現する場合には，精神疾患を考慮する必要があるので，速やかに精神科医へコンサルトするか精神科への紹介を考慮する．

表5 身体的重症度

	軽 症	中等症	重 症
起立直後性低血圧（INOH）	軽症型（血圧が回復するタイプ）		重症型
体位性頻脈症候群（POTS）	起立時心拍≧115 or 心拍増加≧35		起立時心拍≧125 or 心拍数増加≧45
血管迷走神経性失神（VVS）	INOH または，POTS を伴わない		INOH またはPOTS を伴う
症状や日常生活状況	ときに症状があるが日常生活，学校生活への影響は少ない	午前中に症状が強く，しばしば日常生活に支障があり，週に1〜2回遅刻や欠席がみられる	強い症状のため，ほとんど毎日，日常生活，学校生活に支障をきたす

注：遷延性起立性低血圧の重症度を判定できる基準はまだない．
（文献1より）

Ⅱ．年代別・性別診療編

表6　起立性調節障害のサブタイプと治療

サブタイプ	特徴	薬物療法
起立直後性低血圧（INOH）	● 起立直後に強い血圧低下および血圧回復遅延が認められる．非侵襲的連続血圧測定装置で求めた起立後血圧回復時間≧25秒または血圧回復時間≧20秒かつ起立直後平均血圧低下≧60% ● 軽症型：起立中に血圧は徐々に回復する ● 重症型：起立後3～7分に収縮期血圧が臥位時の15%以上を持続する	● ミトドリン（メトリジン®）錠，1回2mg，1日2回（起床時・夕食後） ● アメジウム（リズミック®）錠，1日1回1mgまたは2mg（起床時） ● ジヒドロエルゴタミン（ジヒデルゴット®）錠，1回1mg，1日2回（起床時・昼食後） （※上記いずれかを処方）
遷延性起立性低血圧	● 起立直後の血圧心拍は正常であるが，起立3～10分を経過して収縮期血圧が臥位時の15%以上または20mmHg以上低下する	
体位性頻脈症候群（POTS）	● 起立中に血圧低下を伴わず，著しい心拍増加を認める ● 起立3分以降心拍数異常115/分または，心拍増加≧35/分	● ミトドリン（メトリジン®）錠，1回2mg，1日2回（起床時・夕食後） ● プロプラノロール（インデラル®）錠，1日1回10mg（起床時），気管支喘息には禁忌 （※上記いずれかを処方）
血管迷走神経性失神（VVS）	● 起立中に突然に収縮期と拡張期の血圧低下ならびに起立失調症状が出現し，意識低下や意識消失発作を生ずる	● 起立直後性低血圧や体位性頻脈症候群が基礎にあり，神経調節性失神を生ずる場合は，そのサブタイプの治療に従う
サブタイプに関係なく		● 漢方薬（半夏白朮天麻湯，補中益気湯，小建中湯，真武湯，苓桂朮甘湯など）

薬用量は，年齢および重症度と体調を考慮して調節する．
（文献1より）

参考文献

1) 日本小児心身医学会（編）：Ⅱ小児起立性調節障害診断・治療ガイドライン．小児心身医学会ガイドライン集―日常診療に生かす5つのガイドライン，第2版，南江堂，東京，p26-85，2015

2) 五十嵐隆（総監），田中英高（編）：子どもの不定愁訴Q&A 35倍よくわかる！小児心身医学会ガイドライン．小児科学レクチャー4（1），2014

3) 五十嵐隆（総編），田中英高（専門編）：小児科臨床ピクシス13，起立性

B. 思春期

調節障害，中山書店，東京，2010
4）石谷暢男：【小児疾患診療のための病態生理3 改訂第5版】起立性調節障害．小児内科 **48**（増刊）：847-854，2016

豆知識～どこまで聞いていいのか？～

　総合診療科学生実習で心理社会的背景の聞き方に関し，医学生からよく「どこまで聞いていいのか？」と尋ねられます．その際には「診察室は日常会話の場とは異なり，特別な場なので，プライベートなことも（患者さんに抵抗がなければ）詳しく聞いてみてはどうでしょうか」と答えています．たとえば，心理社会的問題が予想され，離婚歴のある患者の場合，離婚の原因に関して聞いてみると素直に答えてくれる場合がほとんどです．診察室でこそ言える内容も多いので，日常で聞きにくいことも聞いてみると，背景要因に関して思わぬ情報が得られるのではないでしょうか．

Ⅱ．年代別・性別診療編

B．思春期

2 片頭痛

Clinical Pearl

- 診断基準（表1）を念頭に置き，丁寧な医療面接をする．
- 侵襲のある検査は最小限に留める．
- 自律神経失調症状がないか尋ねる．
- 前徴症状をチェックする．
- 両親，兄弟姉妹の幼小児期から思春期の頭痛歴を尋ねる．
- 長期に及ぶ場合は，頭痛を，心の葛藤の表現（身体言語）として考え，生活習慣，環境要因を考慮し，カウンセリングを行う．

診断

- 小児の片頭痛罹患率は4〜5％と成人の8.4％の約半分である．
- 小児頭痛外来受診患者の77.8％が片頭痛である．
- 42％の症例で起立性調節障害を伴い，起立性調節障害の約70％に頭痛を伴っている．
- 小児の慢性反復性頭痛の多くは，片頭痛である．
- 片頭痛は家族性に起こることが多い．
- 母親が片頭痛に罹患していると，子どもの片頭痛罹患率は約50％である．

表1　前徴のない片頭痛の診断基準

A．B〜D を満たす発作が 5 回以上ある
B．頭痛発作の持続時間は 4〜72 時間（未治療もしくは治療が無効の場合）
　　小児あるいは青年（18 歳未満）では，片頭痛発作の持続期間は，2〜72 時間としてよいかもしれない
C．頭痛は以下の 4 つの特徴の少なくとも 2 項目を満たす
　　1．片側性［10 歳未満では両側性であることが多い（前頭部・側頭部）］
　　2．拍動性
　　3．中等度〜重度の頭痛
　　4．日常的な動作（歩行や階段昇降など）により，頭痛が増悪するあるいは頭痛のために日常的な動作を避ける
D．頭痛発作中に少なくとも以下の 1 項目を満たす
　　1．悪心（吐き気）または嘔吐（あるいはその両方）
　　2．光過敏および音過敏
E．他に最適な ICHD-3 の診断がない

（文献 1 より）

B. 思春期

対処法

- ●片頭痛により，日常生活に支障をきたしている場合には，頓挫薬や予防薬などの薬物療法を行う．
- ●片頭痛発作の軽症例には，アセトアミノフェンやイブプロフェンを使用する．
- ●片頭痛による嘔吐・悪心の予防と治療に対しドンペリドン（ナウゼリン®）やメトクロプラミド（プリンペラン®）の併用（鎮痛薬の吸収促進効果あり）を考慮する．
- ●中等症以上で，てんかんや心疾患のない場合には，トリプタン製剤を，体重40 kg以上かつ12歳以上で成人量を，25〜40 kgかつ12歳未満では，成人量の半量を投与する（小児では保険適用がないので，注意が必要である）．

▶トリプタン製剤は，頭痛が始まったら速やかに内服する（前徴期に服用しても効果は期待できない）．
▶表2に急性期薬物療法，表3に予防的薬物療法を示す．
▶片頭痛発作が月に2回以上，あるいは6日以上ある場合に予防薬を検討する．

表2　片頭痛の急性期薬物療法

一般名	商品名	小児投与量	成人投与量
アセトアミノフェン	カロナール末・細粒・錠	●1回10〜15 mg/kg，4〜6時間ごとに投与可 ●1日60 mg/kgを超えない ●成人の1日投与量1,500 mgを超えない	●1回500 mg，1日1500 mgまで
イブプロフェン	ブルフェン錠	●5歳以上が対象 ●5 mg/kg，1日2回，8時間以上あける ●成人の1日投与量600 mgを超えない	●1回200 mg，1日600 mgまで ●8時間あける
スマトリプタン	イミグラン点鼻薬	●推奨は12歳以上，6歳以上で使用可	●1日40 mg ●1回20 mgを2時間以上あけて1日2回
リザトリプタン	マクサルト錠	●12歳以上（プラプロノールとの併用は禁忌） ●体重20〜39 kg：5 mg（成人量の半量） ●体重40 kg以上：10 mg（成人量）	●1回20 mg ●1回10 mgを1日2回まで，2時間以上あける
エレトリプタン	レルパックス錠	●成人で1回20 mg，2時間以上あける	●成人も1日40 mgまで ●1回20 mgを2時間以上あける

注：小児投与量は，成人投与量を超えないこと．スマトリプタンやリザトリプタンは小児では適応外使用となる．エレトリプタンは12〜17歳の小児片頭痛患者の二重盲検試験でプラセボに対し有意な効果はないが，内服後24時間の頭痛の再燃の減少には有意差を認めた．薬用量は，年齢および重症度と体調を考慮して調節する．

311

Ⅱ. 年代別・性別診療編

表3　片頭痛の予防的薬物療法

薬剤名	商品名	小児投与量（初期量）	最大量
シプロヘプタジン	ペリアクチン錠	1日1回0.1 mg/kg（就寝前），最大1日1回4 mg（就寝前）	1回0.1 mg/kg，1日2回（朝・就寝前），最大1回4 mg，1日2回（朝・就寝前）
バルプロ酸（徐放剤）	デパケンR錠，セレニカR錠	1日1回5 mg/kg（就寝前）	1回15 mg/kg，1日2回（朝・夕食後）
アミトリプチリン	トリプタノール錠	1日1回0.25 mg/kg（就寝前），最大1日1回10 mg（就寝前）	1日1 mg/kg（増量する場合は徐々に行う），最大10 mg/日
プロプラノロール	インデラル錠	1日1回10 mg（就寝前）	1日1～2 mg/kg，3回分服
ロメリジン	ミグシス錠，テラナス錠	思春期以降で1回5 mg，1日2回	1回10 mg，1日2回

シプロヘプタジンは，眠気や食欲増進に注意.
バルプロ酸は，多剤が無効なケースで，脳波上てんかん波がある片頭痛に使用.
プロプラノロールは，喘息患者への使用や，リザトリプタンとの併用は禁忌.
ロメリジンは小児に対する安全性の確認が確認できていないので注意.
薬用量は，年齢および重症度と体調を考慮して調節する.

- エビデンスが確立しているのは，12歳以上のスマトリプタン点鼻のみである（有効率は75～80％）.
- ナツシロギク（フィーバーフュー）などのハーブ（子宮収縮作用があるので妊婦は使用しない），ビタミンB_2（リボフラビン）を多く含む食品（納豆，レバー，ウナギ，牛乳・ヨーグルトなどの乳製品，ホウレンソウなどの葉菜類など）やマグネシウムを多く含む食品（大豆製品，ゴマ・アーモンドなどのナッツ類，ヒジキなどの海藻類，緑黄色野菜など）による食品も予防効果が認められている.

1. ぜひ実行したい予防法

- 頭痛発作を起こす誘因を避け，規則正しい睡眠や食事などの環境調整やストレス対策を行う.
- 日常的に，ストレスをため込まないようストレス解消を行う.
- ストレス耐性を下げるような過労や睡眠不足などの生活習慣を改善し，規則正しい生活を行う.
- 騒音や光やにおいなどの刺激を避け，過度の緊張に陥らない.
- 視覚野の過敏性を増悪させる可能性があるので，スマートフォンやゲーム機器によるブルーライトへの過剰な曝露は避ける.
- 急激なストレスからの解放時にも，片頭痛が出現する.
- 頭痛体操（日本頭痛学会のホームページを参照）.

B. 思春期

2. こんなときは専門医へ

- トリプタン製剤の使用経験の少ない場合には，日本頭痛学会の専門医などトリプタン製剤の造詣の深い医師へコンサルトするか，紹介をする.
- 非薬物療法や薬物療法を行っても，日常生活の改善がみられないときや，頭痛以外の症状（嘔吐など）が強くなり，器質的疾患が疑われる場合や食欲不振で体重減少が認められるときなどは，早めに専門医を紹介することが大切である.
- 不登校やひきこもりとなり，精神疾患の併存を疑ったり，家族関係に問題が生じカウンセリングが必要になったり，精神科疾患の疑われる場合には，速やかに専門医を紹介することが必要である.

参考文献

1) 日本頭痛学会・国際頭痛分類委員会（訳）：国際頭痛分類，第3版beta版，医学書院，東京，2014
2) 日本小児心身医学会（編）：くり返す子どもの痛みの理解と対応ガイドライン，C頭痛編．小児心身医学会ガイドライン集―日常診療に活かす5つのガイドライン，第2版，南江堂，東京，p264-285，2015
3) 安嶋英裕：心身医学的側面からみた子どもの頭痛．日児誌 **115**：1736-1743，2011
4) 石谷暢男：小児科における頭痛の症例．治療学 **36**：773-778，2002
5) 慢性頭痛の診療ガイドライン作成委員会（編）：小児の頭痛．慢性頭痛の診療ガイドライン2013，医学書院，東京，p272-289，2013
6) 桑原健太郎：片頭痛．小児科外来 薬の処方プラクティス，田原卓浩（総編集），宮田章子（専門編集），中山書店，東京，p102-105，2017
7) 清水俊彦：【小児疾患診療のための病態生理3 改訂第5版】片頭痛．小児内科 **48**（増刊）：415-419，2016

Ⅱ．年代別・性別診療編

B．思春期

3 過敏性腸症候群

Clinical Pearl

- ☛器質的疾患が認められないにもかかわらず，腹部症状と便通異常が慢性的に起こる疾患である．
- ☛多くはプライマリ・ケア医を受診し，仕事を休む原因として，かぜの次に多い．
- ☛感情的なストレスや食事が影響している．
- ☛消化管以外の症状など幅広い症状を訴えることがある．

診断

- ●**好発年齢**：思春期から青年期の若い世代に最も多く認められる．
- ●**男女比**：2：1で女性に多い．
- ●**診断**：Rome Ⅲ診断基準（表1）が国際的にも最も使われている．診断を進めるうえで，類似する症状を呈する炎症性腸疾患，悪性腫瘍の除外を前提とする．
- ●身体所見および一般的に行われる検査所見で有意なものは認められないが，診断を進めるうえで下記症状・検査所見が認められた場合は他の疾患が疑われるため，精査を行う必要がある．

▶消化管出血
▶夜間の腹痛，増悪する腹痛
▶体重減少
▶貧血，炎症マーカーの上昇，電解質異常

表1 RomeⅢ診断基準

最近3ヵ月間，月に少なくとも3日以上にわたって腹痛あるいは腹部不快感が繰り返し起こり，次の項目のうち2項目以上がある．
- ●排便によって症状が軽減する
- ●発症時に排便回数の変化がある
- ●発症時に便の性状の変化がある

※少なくとも6ヵ月以上前から症状があり，最近3ヵ月間上記の基準を満たしていること
※腹部不快感は，痛みとは表現されない不快な感覚をいう．
　病態生理学的研究や臨床研究に際しては，週に少なくとも2日以上の腹痛あるいは腹部不快感があるものを適格症例とする．

（文献1より）

B. 思春期

対処法

- **治療初期に重要となる点**：症状が軽く，間欠的でQOLの低下を伴っていない患者に対しては薬の治療よりもライフスタイルの調整，食事スタイルの調整が勧められる．
- 初期治療によっても改善せず，QOLにも影響している場合は補助的に薬物療法を考慮する．高分子重合体，セロトニン3受容体拮抗薬，消化管運動調節薬，乳酸菌製剤，下剤，抗コリン薬の他，抗うつ薬，抗不安薬，漢方も効果がある．

▶ポリカルボフィル（コロネル®，ポリフル®）錠，1回500〜1,000 mg，1日3回（毎食後）
▶漢方内服ができる場合
　便秘・下痢交代型：桂枝加芍薬湯　1回1包，1日3回（毎食前）
　下痢型：半夏瀉心湯　1回1包，1日3回（毎食前）

1. 患者・家族への説明

- 予後良好であることを説明する．
- **全体を通して重要な点**：医師患者関係の構築と継続的なケア．治療を行う場合，悪性疾患のリスクを高めることはなく，慢性疾患であることを伝えることが重要である．

2. こんなときは専門医へ

- 症状が長引いている場合には心理療法（簡易精神療法，弛緩法，認知行動療法，絶食療法，催眠療法など）も効果があるため，専門医への紹介も検討が必要である．

参考文献

1) 福土　審ほか（監訳）：ROME Ⅲ日本語版，協和企画，東京，p304-317，2008
2) Schuster MM：Diagnostic evaluation of the irritable bowel syndrome. Gastroenterol Clin North Am **20**：269, 1991
3) Miwa H et al：Patient Prefer Adherence **2**：143-147, 2008
4) 平塚秀雄：過敏性腸症候群．腹痛診療ナビ，神保勝一（編），日本医事新報社，東京，p135-136，2008
5) American College of Gastroenterology Task Force on Irritable Bowel Syndrome et al：An evidence-based position statement on the management of irritable bowel syndrome. Am J Gastroenterol **104**（Suppl 1）：S1, 2009

B. 思春期

4 貧血

 Clinical Pearl

- 思春期における貧血は，①思春期特異的な要因，つまり急激な身体発育，女児における月経発来による失血，ダイエットをはじめとする不適切な食事摂取や消化器疾患，過剰な運動による消耗などの要因で起こる場合，②先天性の要因で発生する貧血が看過されていて思春期になって顕性化する場合，③年齢非特異的と考えられる場合が混在していると考えられる．
- 思春期の貧血は，思春期に特異的な状況を加味し，身体発育の評価，学校などでの運動強度，食事摂取量などの総合的な情報が重要となる反面，先天性の原因による貧血が判明する場合や重篤な症状の部分症状であることなどを考慮に入れて診断・治療せよ．

診断

- 明確な思春期の貧血の定義はないようであるが，WHOの基準から，男15歳未満12 g/dL，15歳以上13 g/dL，女児12 g/dLより高値であれば，貧血はないと判断してよい．

思春期特異的と考えられる要因による貧血

- 急激な身体発育や，月経過多，不適切な食事摂取・慢性・急性の消化器疾患による貧血は，鉄欠乏性貧血の可能性が高い．
- 小球性低色素性貧血を伴う貧血の場合，病歴の確認（成長スパートの確認，月経の具合（間隔，持続日数，経血量）の確認，食事量・食事内容，やせ願望の有無，運動の強度と頻度など，下痢血便など消化器症状を聴取する．
- 身長の経過，体重減少の有無，貧血の進行の有無などを確認し，原因の鑑別診断をはかる．
- 消化管の器質的疾患（胃潰瘍，炎症性腸疾患，腫瘍など）を含めて鑑別診断を行いながら，治療を開始することが多いと考えられるが，特に慢性の消化器疾患の背景に精神的な要因の影響も強い場合が少なくなく，複数の要因が関与している場合も想定して，診療を行う必要がある．
- 活動性の増加に起因する貧血も考慮する必要がある．"スポーツ貧

血"と呼ぶ場合もある．基本は，特に足の裏に対する衝撃で赤血球が破砕される溶血性貧血である（march hemoglobinuria：機械的な刺激による溶血性貧血）．運動のやりすぎ＋食事からの鉄摂取不足による鉄欠乏性貧血も広義のスポーツ貧血として扱われることもある．

●思春期にはさらに起立性低血圧・起立性調節障害による立ちくらみなどで貧血の症状が修飾される場合があり，貧血の鑑別診断をとして考慮すると同時に，貧血の治療にあたっても併存の可能性を念頭に置いて診療を行う必要がある．

先天性の要因による貧血

●遺伝性球状赤血球症，先天性の溶血性貧血も思春期に明らかになる場合もあり，パルボウイルス B19 の感染に伴う aplastic crisis を契機に診断される場合もある．前述の思春期の種々の要因が加わって比較的軽症の貧血が顕性化する場合もある．

●Fanconi 貧血は，日本人には稀な疾患であるが DNA 修復に関する遺伝子異常に基づく進行性の貧血を認める．

●7〜10 歳頃から顕性の貧血を認めることが多いとされている．

●成長障害・奇形を合併する場合の精査で見つかる場合もある．

●骨髄異形成症候群，急性骨髄性白血病を続発する場合もある．

●原因不明の進行性貧血の鑑別のため，念頭に置くべき疾患である．

年齢非特異的な貧血

●骨髄の占拠性病変による貧血（白血病，腫瘍の骨髄転移，骨髄異形成症候群など），自己免疫機序による貧血，感染症や炎症性疾患に伴う血球貪食症候群など破壊の亢進，再生不良性貧血の部分症状である場合などが考えられる．

●前述の思春期特異的な貧血とは発生頻度に差はあるが，速やかに診断治療を要する状態が多く，進行性・重症・他の血球成分の異常を伴う貧血の場合は早急に診断確定を要する．

●多くは赤血球のみではなく　血小板の産生の低下，破壊亢進による血小板減少を伴っていることが多い．

●多くの場合症状の出現は急性で，血小板減少のほうが顕性で出血傾向を伴うことが多いと考えられる．

Ⅱ. 年代別・性別診療編

B. 思春期

5 思春期のメンタルヘルス（気分障害・摂食障害・過換気症候群など）

Clinical Pearl

- 思春期のメカニズムは完全に解明されたとは言いがたいが，GABA ニューロンの活動性の変化が，性腺機能の変化，思春期における精神症状の不安定性などを説明しうる機序として報告されている．
- 抗不安ホルモン（プロゲステロンなど）の不安定性が精神状態を修飾すると考えられている．加えて，多様な社会的要因に影響されるのが思春期であると考えられる．
- DSM-5における変更点を明確にせよ．
- 発達障害などの成育歴既往歴の把握，学校・部活における人間関係を把握せよ．
- 特別支援教育コーディネーター，スクールソーシャルワーカー，スクールカウンセラー，児童相談所，精神科との連携を十分にはかり，社会的資源を活用しながら診療にあたるべし．

発達障害との関連

- 小児期からの発達障害（自閉症スペクトラム，注意欠陥・多動性障害，軽度知的障害）の認識が進んでおり，就学前から対応が行われていることが多いが，十分な効果が得られているとは限らず，問題を抱えたまま思春期になる症例も少なくない．学校生活で明らかになるはずの学習障害（計算障害，読字障害，書字障害）などに気づかれず，苦しんでいる場合もある．
- 反抗期，キレやすいなどで語られていた思春期の行動の問題も，発達障害などの認知と理解が進んでくるにつれて，成育環境の問題というより，発達障害（自閉症スペクトラムや注意欠陥・多動性障害）の二次障害（行為障害，反抗挑戦障害）などの可能性が考えられるようになった．問題行動のうち一部は発達障害の二次障害と考えたほうがよい場合もある．

学校との関連

- 思春期のメンタルヘルスは学校との関係が重要である．不登校は普遍的低年齢化しており，早急な対策が必要である．学習障害，自閉症スペクトラムの関与を考えたほうがよい場合や，知的能力を再検

討しなければならない場合もある．適切な教育環境の導入や，学校での人間関係の改善が必要な場合も多く，学校外の支援施設も重要な役割を示す．医療機関は，身体的疾患（甲状腺疾患など）の合併や，精神疾患の症状であることもあり，できれば関わっておいたほうがよいと考えられるが，引きこもりの状態の場合は関与すら困難である．スクール・ソーシャル・ワーカーが不登校のケースに関わる例が増えてきており，社会的な対応の進化が期待される．

- いじめも含めた，学校での人間関係の問題は，不幸な事例の社会問題化を契機として，学校でも対策が徹底されるようになった．極端ないじめは発見され対処が進んでいる．一方，いじめ全般に関する問題点は，複雑になってきており，インターネット，ソーシャルネットワーク・サービスを介したいじめなど，対処の方法を模索しなければならないものもある．

- インターネットを含むメディアと子どもの関係は，21世紀初頭に始まったテレビに子育てをさせないという提言から，いかにスマートフォンやインターネットと付き合うかという時代になってきている．積極的な情報の共有，アップデートが必要になっていると考えられる．

- 学校での種々の活動，部活などがいじめ・不登校・適応障害の原因になる場合も少なくない．指導者との相性，先輩・後輩との縦社会への適応が困難な場合もある．

精神科的疾患など

- 思春期は，統合失調症および類縁状態，双極性障害（躁うつ病）や抑うつ障害などの症状が明らかになる場合も考慮しなければならない．幻覚，妄想などを認める急性期の症状は統合失調症の可能性も考慮に入れ，精神科・児童精神科との連携を密にして関わる必要がある．

- 自殺企図，パニックを繰り返す場合なども十分な連携のもと診療を行う必要がある．

- 性同一性障害の認識が進み，専門外来を設置している病院も認められる．本人の気持ちに寄り添うことや継続的な支援が受けられるような体制づくりが必要である．

器質的疾患の可能性

- メンタルな面のみではなく，中枢神経系疾患，精神的要因により増悪する疾患の存在を見逃さないようにする．脳波異常や脳腫瘍・脳変性疾患などの鑑別，過敏性腸症候群や炎症性腸疾患に対する対処などは重要である．

Ⅱ. 年代別・性別診療編

C. 成人／アレルギー・呼吸器の疾患

1 かぜ症候群

🩺 *Clinical Pearl*

- ☛ かぜ症状を訴える患者から，ウイルス感染症としての「かぜ症候群」と，「抗菌薬が必要な病態」「かぜの仮面を被った重篤な病態・合併症」を鑑別する.
- ☛ 患者の解釈モデルを踏まえて一般療法，薬物療法を行う.
- ☛ 受診機会を活かして予防・健康増進の観点から適切な介入を行う.

診断（表1）

- かぜ症候群は，普通感冒，急性上気道炎などと同義語で，原因のほとんどはウイルスで通常は自然治癒する.
- かぜ症候群の臨床病型として，「気管支炎型」（咳嗽が主体），「鼻炎型」（鼻汁が主体），「咽頭炎型」（咽頭痛が主体），「その他」と理解しておくと鑑別診断に有用で，咳嗽，鼻汁，咽頭痛を同時に認める「混合型」では，本症という診断が比較的容易となる.

1. 抗菌薬が必要な病態

- かぜ症候群の臨床病型ごとに，各種の細菌感染症を鑑別する. ただし，細菌感染症であっても抗菌薬の投与には吟味を要し，たとえば「鼻炎型」で鑑別を要する急性細菌性副鼻腔炎や，「咽頭炎型」で鑑別を要する細菌性扁桃炎に対する抗菌薬の適応は限られる. また，「気管支炎型」では病因が一部の病原体（マイコプラズマ，肺炎クラミジア，百日咳）では抗菌薬の適応が有り得るが，急性細菌性気管支炎に対する抗菌薬投与の基準に定説はない. なお，抗菌薬による「本症自体の罹病期間の短縮」「二次性の細菌合併症の予防」に対する有効性は明らかではない.

2. かぜの仮面を被った重篤な病態・合併症

- 患者の"かぜをひいた"という訴えを鵜呑みにせず，稀であるが逃すと重篤な転帰をとりうる病態・合併症を除外する. これには，医療面接や身体所見，特に年齢，基礎疾患，臨床経過，重症度（全身状態）を重視する.
- 年齢は，高齢者では軽いかぜ症状や倦怠感・食欲不振であっても，肺炎，尿路感染症，胆道感染症，蜂窩織炎などが有りうるので留意する.

C．成人／アレルギー・呼吸器の疾患

表1　かぜ症候群の鑑別診断

臨床症状	鑑別を要する疾患	鑑別のポイント
咳嗽・喀痰（気管支炎型）	肺炎	発熱，呼吸器疾患・糖尿病・心不全の既往，寝汗，心拍数 100/分以上，呼吸数 24/分以上（SpO_2 は保たれていることもあり注意），聴診所見
	気管支喘息	既往歴，喘鳴
	誤嚥	（虚弱）高齢者，脳梗塞，認知症，神経難病などの既往歴，食事時のむせ
鼻汁（鼻炎型）	アレルギー性鼻炎	水様鼻汁，季節性，眼症状
	急性細菌性副鼻腔炎	片側性の頬部疼痛，上歯の疼痛，感冒後の膿性鼻汁
咽頭痛（咽頭炎型）	化膿性（細菌性）扁桃炎（溶血性レンサ球菌など）	38℃以上の発熱，滲出性扁桃炎，白苔の付着，圧痛を伴う前頸部リンパ節腫脹，咳がない
	扁桃周囲膿瘍，咽後膿瘍	開口障害
	急性喉頭蓋炎	全身状態不良，流涎
微熱，倦怠感	肝炎，心内膜炎	遷延した際に血液検査（培養を含む）施行
高熱，全身痛，腰痛，関節痛	インフルエンザ	流行状況，インフルエンザ迅速診断キット（検査特性に留意）
	尿路感染症（腎盂腎炎）	CVA (costovertebral angle) tenderness
	心筋炎	全身状態不良，胸痛，心不全症状
下痢	細菌性胃腸炎	血便，海外渡航歴
頭痛	髄膜炎	感度が比較的高い身体所見（neck flexion test, head jolt accentuation）
発疹	中毒疹，各種発疹性疾患（麻疹，風疹など）	接触歴，ワクチン歴
関節炎，浮腫（手指の腫脹）	伝染性紅斑	子どもとの接触歴

- 基礎疾患として呼吸器疾患，糖尿病などを有する場合には，かぜ症状が前景にたつ肺炎などの可能性を常に考慮する．
- 臨床経過は，「かぜ症候群では咳嗽は遷延することがある」など典型的な経過を踏まえ，非典型的な経過や症状持続を認めれば，特異的な症状・所見がなくてもスクリーニング検査（血液・尿・胸部X線

321

Ⅱ. 年代別・性別診療編

など）を考慮する．

● 重症度（全身状態）が不良の際は，非特異的な症状・所見であっても，頻度が高い感染症，特に肺炎や尿路感染症を常に考慮するとともに，稀な喉頭蓋炎や心筋炎も念頭に置く．

対処法

1. 一般療法

● さまざまな民間療法が行われているが，闇雲に否定せず患者の価値観に配慮して説明する．保湿，ビタミン，咳嗽に対する蜂蜜など，一定の効果が有り得る一般療法について患者に尋ねられれば，ある程度肯定的に接してよいであろう．一方，絶対安静，入浴不可など明らかな根拠のない一般療法を強く指導することは避ける．

2. 対症療法

● 有効性が明らかな対症療法は限られており，その事実を踏まえ，患者にとって不快な自覚症状に対して処方する．説明により対症療法を希望しない患者もいる．薬剤の副作用防止，医療経済的な観点から過剰な薬物介入は慎み，投薬する際は，単剤，短期，十分量，局所療法を原則とし，総合感冒薬は避けるべきである．漢方薬が有効なこともあるが，証や経過を踏まえないと副作用が有り得ることや，コスト面を考慮する．

● 現実には「点滴をして欲しい」「"抗生物質"を出してください」など患者から薬剤投与を求められることがあるが，これらが本症に対する対症療法や原因療法であると誤解していることもあるので，説明したうえで患者の受診理由や薬剤に対する価値観も踏まえ対応する．

3. 患者・家族への説明

●「原因はウイルスで細菌ではなく，基本的に自然に治癒します．つらい症状に対して薬の処方が可能ですが，無理に使用する必要はなく必要最低限とします．治療は十分な睡眠，栄養，休息が基本で，入浴も構いませんが疲れないようにして湯冷めに注意してください．症状が続いたり，悪化すれば，薬の変更やかぜに似た何らかの病気も念のために検討することがありますので再来されてください．また，他の方へ移さないよう，手洗い，マスクを励行してください（さらに，解釈モデルに配慮した説明を行う）」

4. ぜひ実行したい予防法

● 十分な睡眠，栄養，手洗いに加えて，適宜マスクの使用を勧める．

C. 成人／アレルギー・呼吸器の疾患

5. こんなときは専門医へ

● 診療を行う場でどのくらいの臨床検査が可能であるかによるが，「かぜの仮面を被った重篤な病態・合併症」が疑われるとき，非典型的な経過，症状持続の際に考慮する．

参考文献
1) 田坂佳千：症例と Q&A で学ぶかぜ症候群の診療；ガイドラインをめぐって．今月の治療 **13**：1217-1221，2006

診察・診療のコツ～かぜの受診機会を活かした適切な介入～

　かぜのときくらいしか医師と接しない人は多くいます．そのため総合診療医は，かぜ診療とは「基礎疾患がなく定期通院をしていない」「普段は仕事で健診・検診なども受けていない」健康な住民と医療機関で直接接する貴重な機会と捉え，可能な範囲で予防・健康増進に関するさまざまな介入を行うべきです．

　どのような介入を行うかは，患者背景やライフステージ，とりわけ年齢・性別によって異なります．たとえば，禁煙，節酒，予防接種，健診・検診の啓発，高齢者の運転などヘルスプロモーションについて話題の提供をしましょう．肝要なのは，それを「押しつけがましくなく」行うことと，「何かあったら，また診てもらいに行こう」と，かぜで受診した医療機関を有事に頭に浮かべてもらえるようにすることです．

Ⅱ．年代別・性別診療編

C．成人／アレルギー・呼吸器の疾患

2 肺炎

🩺 *Clinical Pearl*

☛ 肺炎は common disease だが診断はむずかしい．総合判断を要する．
- 発熱・咳嗽・喀痰のない肺炎も存在する．
- 視診で非対称呼吸，打診で濁音，聴診でヤギ音を見つける．
- 胸部 X 線で見つからない肺炎もある．

☛ 病歴や微生物検査から原因菌の推定・確定に努めるべし．

診断

● 症状
▶ 呼吸器症状：咳嗽・喀痰・呼吸困難．
▶ 全身症状：発熱・悪寒・寝汗・筋肉痛．
▶ いずれも十分な感度はない．咽頭痛・鼻汁・結膜炎を認める場合は，肺炎以外の可能性が高い．肺炎の 20％前後は咳嗽や喀痰を認めない．

● 身体所見
▶ バイタルサイン：頻呼吸，頻脈，発熱．
▶ 視診：左右非対称な呼吸．
▶ 打診：濁音．
▶ 聴診：呼吸音減弱，ラ音，気管支呼吸音，いびき音，ヤギ音．
▶ 濁音やヤギ音の感度は低いが，特異度は高い．

● 血液検査
▶ 特異的マーカー：なし．
▶ 全身性炎症マーカー：白血球，プロカルシトニン（PCT），CRP．
▶ 下気道感染症が疑われた患者では，PCT や CRP の上昇は肺炎の診断に有用であるが，これらのマーカーは非特異的であることを忘れない．

● 画像検査
▶ 胸部 X 線：感度・特異度ともに優れるが，特に初期の肺炎では胸部 X 線写真の異常を認めず，治療中に陰影が顕在化することもある．
▶ 胸部 CT：病変の有無以外に，空洞形成や膿胸の合併の有無なども評価できる．

C．成人／アレルギー・呼吸器の疾患

表1	細菌性肺炎と異型肺炎の違い
細菌性肺炎	●原因菌：主に *Streptococcus pneumoniae*（肺炎球菌），*Haemophilus influenzae*（インフルエンザ桿菌），*Staphylococcus aureus*（黄色ブドウ球菌），*Moraxella catarrhalis*，レジオネラ属菌（※本項では異型肺炎として扱わない） ●特徴：急性発症．肺炎発症時に上気道症状がない，あるいは上気道症状が先行して急性増悪．白血球＞15,000 mL or≦6,000 mL．大葉性浸潤影．PCT≧0.25 ng/mL．
異型肺炎	●原因菌：主に *Chlamydia pneumoniae*，*Mycoplasma pneumoniae* ●特徴：60歳未満，基礎疾患がない，激しい咳嗽，乏しい胸部所見，喀痰なしまたはグラム染色陰性，白血球 10,000/mm^3 未満のうち4項目以上を満たす場合，感度77%，特異度93%．家族性集積．咳嗽が5日以上続き急性増悪を伴わない．PCT≦0.1 ng/mL．

●**微生物検査**：喀痰塗抹検査（グラム染色），喀痰培養検査，尿中肺炎球菌抗原検査（感度60〜80%程度）．肺炎球性菌肺炎の血液培養の感度は10〜20%程度と低いが，侵襲性肺炎球菌感染症の検索には重要．これらの検査は「肺炎」の診断がついてから行う．「発熱＋咳嗽」の患者にむやみに行わない（表1）．

対処法

1．外来・入院の判断

●CURB-65は重症度の簡便な指標である．意識障害，BUN＞20 mg/dL，呼吸数30回/分以上，収縮期血圧90 mmHg以下または拡張期血圧50 mmHg以下，65歳以上のうち，1項目以下では外来治療，3項目以上は入院治療，特に4項目以上はICUでの集中治療を推奨．
　※実際には意識障害，呼吸不全，血圧低下，水分摂取不能に伴う脱水症のいずれか1項目でも該当すれば外来治療は困難．CURB-65は肺炎の重症度であり，肺化膿症や膿胸の患者に用いてはならない．

2．処方例

●前述の細菌性肺炎・異型肺炎の判断，特殊な背景の有無から原因菌を推定．

a）異型肺炎

●主に *Mycoplasma pneumoniae*，*Chlamydia pneumoniae* を想定．

①アジスロマイシン（ジスロマック®）錠，初日：1日1回1g，2〜3日目：1日1回500 mg

Ⅱ. 年代別・性別診療編

②ドキシサイクリン（ビブラマイシン®）錠，1回100 mg，1日2回，7日間
①②いずれかを処方.

b）細菌性肺炎

- 主に *Streptococcus pneumoniae*，*Haemophilus influenzae*，*Moraxella catarrhalis* を想定.

外来
①アモキシシリン・クラブラン酸（オーグメンチン®）配合錠，1回375 mg，1日3回＋アモキシシリン（サワシリン®）錠，1回250 mg，1日3回，5～7日程度*
*国内の肺炎球菌の80%以上がマクロライド耐性であり，アジスロマイシンの使用は推奨されない.
②レボフロキサシン（クラビット®）錠，1日1回500 mg，5～7日程度.
①②いずれかを処方.

入院
①セフトリアキソン（ロセフィン®）1回1 g，24時間ごと，5～7日程度点滴静注
②レボフロキサシン（クラビット®）1日1回500 mg，5～7日程度点滴静注
①②いずれかを処方.

Staphylococcus aureus を考慮すべき状況（インフルエンザ後，ステロイド投与下）
▶セフトリアキソン（ロセフィン®）1回1 g，24時間ごと，5～7日程度点滴静注＋バンコマイシン（塩酸バンコマイシン®）1回15 mg/kg，12時間ごと点滴静注

3. 点滴薬から内服薬への変更

- $PaO_2 > 92$ Torr，体温<38℃，心拍数<100/分，呼吸数<24/分を目安に内服薬への変更を考慮する.

4. 注意すべき合併症

- 肺化膿症・膿胸・壊死性肺炎. ドレナージや抗菌薬の長期投与が必要になる.

5. 治療指標

- 呼吸数，必要酸素量と SpO_2，喀痰量，喀痰グラム染色所見はよい指標. 胸部X線の改善は遅れることが多い. 発熱，白血球数，CRPは

非特異的で用いにくい.

6. こんなときは専門医へ

- ●病原微生物が未特定でかつ初期治療への反応が不良な場合,非典型的な画像・病歴の肺結核(COPD 患者など)や,頻度は少ないものの真菌感染症や非感染性疾患(器質化肺炎など)の可能性がある.
- ●これらの診断には気管支鏡検査やCT ガイド下生検などを要することもあり,呼吸器内科へのコンサルトを考慮する.

参考文献

1) Simel DL et al：The Rational Clinical Examination；Evidence-Based Clinical Diagnosis(Jama & Archives Journals),McGraw-Hill Education/Medical, New York, p527-534, 2008

2) Müller B et al：Diagnostic and prognostic accuracy of clinical and laboratory parameters in community-acquired pneumonia. BMC Infect Dis **7**：10, 2007

3) Musher DM et al：Community-acquired pneumonia. N Engl J Med **371**：1619-1628, 2014

4) Ishida T et al：Clinical differentiation of atypical pneumonia using Japanese guidelines. Respirology **12**：104-110, 2007

5) Lim WS et al：Defining community acquired pneumonia severity on presentation to hospital；an international derivation and validation study. Thorax **58**：377-382, 2003

豆知識～胸部 X 線撮影を行うべきか？～

胸部 X 線撮影は肺炎の診断に重要な情報をもたらします.しかし,発熱・咳嗽を訴える患者の多くは上気道炎・気管支炎であり,胸部 X 線撮影は特に肺炎が疑われる患者のみに行うべきです.肺炎の有無を判断するうえでバイタルサインが非常に重要な役割を果たしていることが知られています.体温 37.8℃未満,心拍数 100/分未満,呼吸数 30/分未満をすべて満たす患者では肺炎の可能性は 1％未満であるという報告 [Simel DL et al：The Rational Clinical Examination；Evidence-Based Clinical Diagnosis (Jama & Archives Journals), McGraw-Hill Education/Medical, New York, p527-534, 2008] や,これらのバイタルサインと胸部聴診所見に異常がない場合,胸部 X 線撮影は不要とする報告 (Gonzales R et al：Ann Intern Med **134**：521, 2001) があります.

Ⅱ．年代別・性別診療編

C．成人／アレルギー・呼吸器の疾患

3 インフルエンザ

🩺 *Clinical Pearl*

- ☞ インフルエンザの潜伏期は短く，接触後1〜2日で発症する．
- ☞ インフルエンザは基本的には自然治癒する病気で，必ずしも全例に抗インフルエンザ薬が必要ではない．医療資源が限られていることや，耐性ウイルス出現の危険性も十分に考慮し，適正使用せよ．
- ☞ 重症化や合併症のハイリスクグループがあり，積極的に抗インフルエンザ薬を使用せよ．
- ☞ 抗インフルエンザ薬の投与だけでなく，解熱・鎮痛や鼻汁・咳嗽などの各種症状の軽減のための投薬も適宜行う．
- ☞ 呼吸器衛生と咳エチケットを心がける．

診断

- ● 毎年冬季に流行を繰り返し，全人口の5〜10％が罹患する．高齢者，心肺に基礎疾患を有する患者，糖尿病，腎不全，肝不全の患者，妊婦および産後2週間まで，担がん患者，抗がん薬使用中やHIV感染症などの免疫抑制状態の患者などは，重症化や合併症のハイリスクグループ（表1）．
- ● 接触感染も飛沫感染もあるが，大規模な流行では飛沫核感染（空気感染）の関与が大きい．潜伏期は1〜2日間．インフルエンザウイルスは咽頭から3〜5日間分離される．
- ● **症状**：突然の高熱から始まり，咽頭痛，頭痛，関節痛，倦怠感など

表1　重症化・合併症のリスクが高い患者

- ● 乳幼児や児童（特に2歳未満）
- ● 妊娠中および産後2週間以内の女性
- ● 気管支喘息や慢性閉塞性肺疾患をもつ患者
- ● うっ血性心不全などの慢性心疾患をもつ患者
- ● 糖尿病などの代謝疾患をもつ患者
- ● 慢性腎疾患，慢性肝疾患，神経疾患（神経筋疾患，認知症，てんかんなど．自閉症は除く）の患者
- ● HIVなどの免疫不全，免疫抑制剤使用中，悪性腫瘍の患者
- ● アスピリンによる治療を受けている小児患者
- ● 65歳以上の患者

（文献1より）

全身症状が強いのが特徴．2〜3日で解熱傾向となり，その頃から鼻漏，咳嗽など呼吸器症状が目立ってくる．健康成人では1〜2週間で自然回復するが，高齢者や基礎疾患をもつ患者は，肺炎を併発しやすい．

- **身体所見**：特徴的なものはないが，咽頭後壁のリンパ濾胞が診断に有用な可能性がある．インフルエンザウイルス以外のアデノウイルスやエコーウイルス感染でも見られるが，インフルエンザのときは，リンパ濾胞は正円〜楕円形で周囲組織が白く赤々としたイクラが並んでいるように見える．感度95%，特異度98%という報告もあるが，追加研究が必要．

- **検査所見**：インフルエンザウイルス抗原検出検査（迅速診断キット）が陽性．感度62.3%，特異度98.2%．診断のゴールデンスタンダードは real time polymerase chain reaction（RT-PCR）であるが，コストの問題もあり，実臨床としては使用されていない．

対処法

- インフルエンザは基本的には自然治癒する病気で，必ずしも全例に抗インフルエンザ薬が必要ではない．医療資源が限られていることや，耐性ウイルス出現の危険性も十分に考慮し，適正使用する．
- 抗インフルエンザ薬としては，ノイラミニダーゼ阻害薬を使用する．
- 解熱・鎮痛や鼻汁・咳嗽などの各種症状の軽減のための投薬も適宜行う．

①ラニナミビル（イナビル®）吸入粉末剤，1回40 mgを単回吸入，またはオセルタミビル（タミフル®）カプセル，1回75 mg，1日2回，5日間
②麻黄湯1包（1.875 g）1日2回（朝・夕食後）
③シプロヘプタジン（ペリアクチン®）錠，1回4 mg，1日3回（毎食後）
④デキストロメトルファン（メジコン®）錠，1回15 mg，1日3回（毎食後）
⑤アセトアミノフェン（カロナール®）錠，1回400 mgを頓服
①〜⑤を組み合わせて処方．

1. 患者・家族への説明

- 発熱の遷延，普段と様子が違う，呼吸状態の悪化などがあればすぐに再診してもらう．
- ノイラミニダーゼ阻害薬を使用しすぐに解熱しても，呼吸器症状は7〜10日程度続く．

Ⅱ．年代別・性別診療編

表2　呼吸器衛生と咳エチケット
●咳やくしゃみが出る患者は口・鼻をマスクで覆い，すぐに捨てる
●咳をしている人にサージカルマスクを着用させる
●飛沫に触れた後は手指衛生を行う（石けんと温水で20秒以上手を洗う．石けんがなければアルコール消毒）
●待合室などでは呼吸器感染症患者は1m以上距離をあける

2. ぜひ実行したい予防法
- ●流行シーズン前のインフルエンザワクチン接種
- ●呼吸器疾患をもつ患者には肺炎球菌ワクチン接種
- ●呼吸器衛生と咳エチケット（表2）を行う．

3. こんなときは専門医へ
- ●インフルエンザ後の合併症として肺炎（インフルエンザ肺炎，細菌性肺炎）や肺外合併症として，筋炎，心合併症，中枢神経合併症，Reye症候群，毒素性ショック症候群（toxic shock syndrome：TSS）などがあり，これらが考慮または診断されれば高次医療機関へ迅速に移送する．

参考文献
1) Harper SA et al：Seasonal influenza in adults and children；diagnosis, treatment, chemoprophylaxis, and institutional outbreak management；clinical practice guidelines of the Infectious Diseases Society of America. Clin Infect Dis **48**：1003-1032, 2009
2) Miyamoto A et al：Posterior pharyngeal wall follicles as early diagnostic marker for seasonal and novel influenza；typical images. General Med **12**：51-60, 2011
3) Chartrand C et al：Accuracy of rapid influenza diagnostic tests；a meta-analysis. Ann Intern Med **156**：500-511, 2012

豆知識
～10歳代の喘息合併インフルエンザ患者へのNA阻害薬の選択～
　10歳代の患者ではオセルタミビル服用後の異常行動が報告されているため，原則使用を控えます．一方，吸入型ノイラミニダーゼ（NA）阻害薬（ザナミビル，ラニナミビル）は，吸入により気道の攣縮を誘発する可能性があり，喘息やCOPDを有する患者での使用は，注意を要します．異常行動や転落事故は，ザナミビル水和物投与やNA阻害薬を投与していない患者でも報告されています．喘息自体が生命に関わることを考慮すると，ペラミビル静注も選択肢ではありますが，筆者は患者や保護者とよく相談の上，オセルタミビルリン酸塩を投与することが多いです．

C. 成人／アレルギー・呼吸器の疾患

4 喘息

 Clinical Pearl

- 成人期は非アトピー型喘息を発症することが多く，寛解することは稀．
- 喘息の管理・治療目標は，気道過敏性および気流閉塞を軽減・寛解させることである．
- 長期管理における薬物療法の基本は，吸入ステロイド薬と心得よ．
- 喘息発作症状のない生活を目指すべし．

診断

- **好発年齢**：小児喘息の約30％が成人喘息に移行する．成人になって初めて症状が出る成人発症喘息は，成人喘息全体の70〜80％を占め，そのうち40〜60歳代の発症が60％以上を占める．小児期はアトピー型喘息が多いが，成人期は，気道感染を契機に非アトピー型喘息を発症することが多く，寛解することは稀．
- **症状・身体所見**：発作性の呼吸困難，喘鳴，咳嗽を反復する．夜間から早朝に症状が出やすい．安静時にも認めることが多く，寛解時には軽快〜消失．聴診にて笛音（wheezes）．
- **検査所見**：呼吸機能検査で1秒量（FEV_1）の低下，フローボリューム曲線で末梢気道狭窄パターン．β_2刺激薬の吸入で，FEV_1が12％以上かつ200 mL以上改善される（気流閉塞の可逆性ありと判定）．気流閉塞がなければ，気道過敏性試験を考慮（ヒスタミン，メサコリン，アセチルコリンなどの吸入でFEV_1が低下）．

対処法

- 喘息の管理・治療目標は，気道炎症と気流閉塞を惹起する因子の回避・除去，薬物療法による炎症の抑制と気道拡張により，気道過敏性および気流閉塞を軽減・寛解させることである．
- 長期管理における薬物療法では，喘息の重症度（軽症間欠型，軽症持続型，中等症持続型，重症持続型）に応じ，吸入ステロイド薬に加えて長時間作用型β_2刺激薬，ロイコトリエン受容体拮抗薬，テオフィリン徐放製剤のいずれか1剤ないし複数を治療ステップに応じて追加する（長期管理薬；コントローラー）．喘息治療ステップごとの使用薬剤は表1に示す．

表1 喘息治療ステップ

		治療ステップ1	治療ステップ2	治療ステップ3	治療ステップ4
長期管理薬	基本治療	吸入ステロイド薬（低用量） 上記が使用できない場合、以下のいずれかを用いる ●LTRA ●テオフィリン徐放製剤 （症状が稀であれば必要なし）	吸入ステロイド薬（低〜中用量） 上記で不十分な場合に以下のいずれか1剤を併用 ●LABA（配合剤の使用可） ●LTRA ●テオフィリン徐放製剤	吸入ステロイド薬（中〜高用量） 上記に下記のいずれか1剤、あるいは複数を併用 ●LABA（配合剤の使用可） ●LTRA ●テオフィリン徐放製剤	吸入ステロイド薬（高用量） 上記に下記の複数を併用 ●LABA（配合剤の使用可） ●LTRA ●テオフィリン徐放製剤 上記のすべてでも管理不良の場合は下記のいずれかあるいは両方を追加 ●抗IgE抗体 ●経口ステロイド剤
	追加治療	LTRA以外の抗アレルギー薬	LTRA以外の抗アレルギー薬	LTRA以外の抗アレルギー薬	LTRA以外の抗アレルギー薬
発作治療		吸入SABA	吸入SABA	吸入SABA	吸入SABA

LTRA：ロイコトリエン受容体拮抗薬．LABA：長時間作用型 β_2 刺激薬．SABA：短時間作用型 β_2 刺激薬．

1) 抗アレルギー薬とは、メディエーター遊離抑制薬、ヒスタミン H_1 拮抗薬、トロンボキサン A_2 阻害薬、Th2サイトカイン阻害薬を指す．
2) 通年性吸入抗原に対して陽性かつ血清総IgE値が30〜700IU/mLの場合に適用となる．
3) 経口ステロイド薬は短期間の間欠的投与を原則とする．他の薬剤で治療内容を強化し、かつ短期間の間欠投与でもコントロールが得られない場合は、必要最小量を維持とする．
4) 軽度の発作までの対応を示し、それ以上の発作についてはガイドライン7-2を参照．
（文献2より）

C. 成人／アレルギー・呼吸器の疾患

●喘息発作時には，まず短時間作用型β_2刺激薬の反復吸入を行い（発作治療薬；レリーバー），改善しない場合は医療機関で酸素投与，ステロイド薬点滴などを行う．

1. 患者・家族への説明
●発作に至る前の治療介入，教育，自己管理，長期管理により，喘息発作症状のない生活を目指す．

2. ぜひ実行したい予防法
●アトピー型喘息では，吸入されたハウスダスト，ダニ，カビ，花粉などがアレルゲンとなるため，極力曝露を避け，家具や寝具を含めた定期的な掃除など，環境整備に留意する．

3. こんなときは専門医へ
●経口ステロイド薬や抗IgE抗体が必要な重症持続型の喘息の場合は，専門施設に紹介する．

参考文献
1) 福冨友馬ほか：本邦における病院通院成人喘息患者の実態調査国立病院機構ネットワーク共同研究．アレルギー **59**：37-46，2010
2) 日本アレルギー学会喘息ガイドライン専門部会（監修）：喘息予防・管理ガイドライン 2012，協和企画，東京，2012

Ⅱ．年代別・性別診療編

C．成人／アレルギー・呼吸器の疾患

5 慢性閉塞性肺疾患（COPD）

Clinical Pearl

- ☛慢性閉塞性肺疾患（chronic obstructive pulmonary disease：COPD）は，長期の喫煙などが原因で生じる肺の炎症性疾患で，呼吸機能検査で正常に復すことのない気流閉塞を示す．
- ☛禁煙は必須と心得よ．
- ☛薬物療法は長時間作用型気管支拡張薬が主体．

診断

- ●**好発年齢**：40 歳以上．全喫煙者の 20％程度に発症し，高齢になるほど有病率が高い．有病率は，60 歳代で 15.7％．70 歳代で 24.4％との報告もある．
- ●**症状・身体所見**
  - ▶慢性的な咳嗽・喀痰，労作時呼吸困難．
  - ▶胸鎖乳突菌の肥厚，鎖骨上窩の吸気時陥凹，口すぼめ呼吸，頸静脈怒張，胸骨上縁と輪状軟骨の距離の短縮，樽状胸郭など．
- ●**検査所見**
  - ▶呼吸機能検査で 1 秒量（FEV_1）の低下を確認．気管支拡張薬を吸入しても 1 秒率（FEV_1％）が 70％未満であること．
  - ▶胸部 X 線で，重症では肺野の透過性亢進，横隔膜の平坦化，滴状心などを認める．胸部 CT で気腫肺．
- ●病期分類は，予測 1 秒量に対する比率（対標準 1 秒量：％FEV_1）を用いる（表 1）．

表 1	％FEV_1＝FEV_1/FEV_1predicted（予測 1 秒量）
Ⅰ期	％FEV_1≧80％
Ⅱ期	50％≦％FEV_1＜80％
Ⅲ期	30％≦FEV_1＜50％
Ⅳ期	％FEV_1＜30％，または％FEV_1＜50％かつ慢性呼吸不全合併

334

対処法

- COPDの管理・治療目標は，症状の減少（症状軽減，運動耐容能改善，健康状態改善など）とリスク低下（疾患の進行防止，症状の予防と治療，死亡率低下など）である．禁煙は必須．
- 薬物療法は長時間作用型気管支拡張薬が主体であり，重症度に応じてadd onしていく．COPDの病期ごとの使用薬剤は図1に示す．長時間作用型β_2刺激薬と長時間作用型抗コリン薬の優劣はない．

▶ **長時間作用型抗コリン薬**：チオトロピウム（スピリーバ®）2.5 μg レスピマット1日1回2吸入（5 μg）

▶ **長時間作用型β_2刺激薬**：
インダカテロール（オンブレス®）1日1回1吸入（150 μg）
ホルモテロール（オーキシス®）1回1吸入（9 μg），1日2回

▶ **長時間作用型抗コリン薬合剤**：グリコピロニウム・インダカテロール配合（ウルティブロ®）1日1回1吸入

▶ **長時間作用型β_2刺激薬合剤**：ウメクリジニウム・ビランテロールトリフェニル配合（アノーロ®）1日1回1吸引

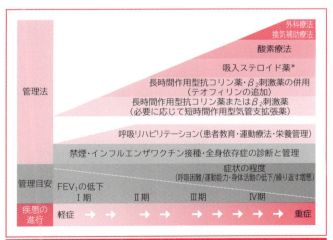

図1 安定期COPDの管理

重症度はFEV₁の低下だけではなく，症状の程度や増悪の頻度を加味し，重症度を総合的に判断したうえで治療法を選択する．
*増悪を繰り返す症例には，長時間作用型気管支拡張薬に加えて吸入ステロイド薬や喀痰調整薬の追加を考慮する．
（文献2より）

Ⅱ．年代別・性別診療編

- 低酸素血症を生じる場合は，在宅酸素療法の適応で，これは症状改善ではなく，生命予後改善のために行う．
- 増悪時には，増悪因子の治療（多くは気道感染で抗菌薬治療など）とともに短時間作用型 β_2 刺激薬の反復吸入を行い，改善しない場合はステロイド薬投与，呼吸促迫や CO_2 貯留時は非侵襲的陽圧換気も考慮．

1．患者・家族への説明
- 禁煙が必須かつ，最も有効な手段であることを説明し，禁煙を促す．

2．ぜひ実行したい予防法
- 禁煙やたばこを吸わないことが最も重要．肺炎球菌ワクチン，インフルエンザワクチンの予防接種．

3．こんなときは専門医へ
- 進行した病期の治療や禁煙外来への紹介．

参考文献

1) Fukuchi Y et al：COPD in Japan；the Nippon COPD Epidemiology study. Respirology **9**：458-465, 2014

2) 日本呼吸器学会 COPD ガイドライン第 4 版作成委員会（編）：COPD（慢性閉塞性肺疾患）診断と治療のためのガイドライン，第 4 版，メディカルレビュー社，大阪，2013

C. 成人／アレルギー・呼吸器の疾患

6 アレルギー性鼻炎

C. 成人／アレルギー・呼吸器の疾患

Clinical Pearl

- ☞ 鼻粘膜のⅠ型アレルギー性疾患である.
- ☞ 罹患率の高い疾患であり，日常・社会生活にも大きな影響を与えうる.
- ☞ 薬物療法が主体だが，患者教育による抗原回避の指導も大切である.
- ☞ 気管支喘息やアトピー性皮膚炎の合併も見逃すべからず.

診断

- ●**病歴聴取**：両側性の鼻症状，水様の鼻漏，鼻閉，発作反復性のくしゃみ，瘙痒感，結膜の充血などの陽性所見と後鼻漏，顔面痛，膿性鼻漏，嗅覚喪失などの陰性所見の確認，アトピー性皮膚炎や喘息の既往歴，各種花粉を含む抗原と症状との関連性，持続性か間欠性症状の区分と軽症（睡眠・生活・仕事や学校への支障すべてなし，かつくしゃみ・擤鼻が5回/日以下）・中等症（くしゃみ・擤鼻が6～10回/日）・重症（くしゃみ・擤鼻が11回/日以上）の区分.
- ●**身体所見**：頭頸部の診察は，他疾患の除外のために重要. 片側ごとの通気検査で鼻閉の有無を確認，鼻鏡による視診（鼻粘膜蒼白の確認や他の器質的疾患の除外），副鼻腔の触・打診（副鼻腔炎の除外），眼球結膜の充血，呼吸音の確認（喘息），皮膚の湿疹や苔癬化（アトピー性皮膚炎の同定）.
- ●**検査所見**：鼻汁好酸球検査，血清非特異的IgE抗体定量など. 可能である場合は，皮膚テストや鼻内誘発テストなどの原因抗原同定テスト.

対処法

1. 患者・家族への説明

- ●抗原への曝露を極力回避するよう防御策などを指導する.
- ●花粉による症状など季節性を伴う場合，花粉飛散開始予測日以前に来院を勧め，初期療法を開始する.

2. 薬物療法

a）軽症

- ●第二世代抗ヒスタミン薬，ケミカルメディエーター遊離抑制薬，Th2サイトカイン阻害薬の中から1つ.

337

Ⅱ. 年代別・性別診療編

b) 中等症
- **くしゃみ・鼻漏型**：第二世代抗ヒスタミン薬，ケミカルメディエーター遊離抑制薬，鼻噴霧ステロイドから1つまたは併用．
- **鼻閉型**：①ロイトコリエン（抗LTs）受容体拮抗薬，②抗プロスタグランジン D_2（PGD_2）/トロンボキサン A_2（TXA_2）薬，③Th2サイトカイン阻害薬，④鼻噴霧用ステロイドから1つまたは①，②，③に④を併用．

c) 重症
- くしゃみ・鼻漏型：鼻噴霧用ステロイド＋第二世代抗ヒスタミン薬
- 鼻閉型：鼻噴霧用ステロイド＋抗LTs薬または抗PGD_2/TXA_2薬．

d) 季節性アレルギー性鼻炎
- **初期療法**：第二世代抗ヒスタミン薬，ケミカルメディエーター遊離抑制薬，抗LTs薬，抗PGD_2/TXA_2薬，Th2サイトカイン阻害薬の中から1つ．
- **軽症**：第二世代抗ヒスタミン薬，鼻噴霧用ステロイドのどちらか
- **中等症**：くしゃみ鼻漏型（第二世代抗ヒスタミン薬＋鼻噴霧用ステロイド），鼻閉型（抗LTs薬または抗PGD_2/TXA_2薬＋鼻噴霧用ステロイド＋第二世代抗ヒスタミン薬）．
- **重症**：くしゃみ鼻漏型（鼻噴霧用ステロイド＋第二世代抗ヒスタミン薬），鼻閉型（鼻噴霧用ステロイド＋抗LTs薬または抗PGD_2/TXA_2薬＋第二世代抗ヒスタミン薬）．

①フェキソフェナジン（第二世代抗ヒスタミン薬）（アレグラ®）錠，1回60 mg，1日2回（朝・夕食後）
②スプラタスト（Th2サイトカイン阻害薬）（アイピーディ®）カプセル，1回100 mg，1日3回（食後）
③プランルカスト（抗LTs薬）（オノン®）カプセル，1回225 mg，1日2回（朝・夕食後）
④ラマトロバン（抗TXA_2薬）（バイナス®）錠，1回75 mg，1日2回
⑤フルチカゾンフランカルボン酸エステル点鼻液（鼻噴霧用ステロイド）（アラミスト®）50 μg/1噴霧，1日2回，各鼻腔に1噴霧
⑥フルチカゾンプロピオン酸エステル点鼻液（鼻噴霧用ステロイド）（フルナーゼ®）50 μg/1噴霧，1日2回，各鼻腔に1噴霧
　＋セラトロダスト（抗TXA_2薬）（ブロニカ®）錠，1日1回80 mg（夕食後）
　＋エピナスチン（第二世代抗ヒスタミン薬）（アレジオン®）錠，1日1回20 mg（朝食後）
①～⑥いずれかを処方．

C. 成人／アレルギー・呼吸器の疾患

3. こんなときは専門医へ

- ●鼻閉が強い場合(形態異常を伴い手術加療の適応となることもある).
- ●保存的治療でも症状が改善されない場合.
- ●アレルゲン免疫療法の希望のある場合.

参考文献

1) 鼻アレルギー診療ガイドライン作成委員会：鼻アレルギー診療ガイドライン―通年性鼻炎と花粉症, 2016年度版, 第8版, ライフサイエンス出版, 東京, 2015
2) Allegic Rhinitis and its Impact on Asthma：Management of Allergic Rhinitis and its Impact on Asthma. Pocket Guide, 2001 http://www.whiar.org/docs/ARIA_PG_08_View_WM.pdf
3) Brozek JL et al：Allergic Rhinitis and its Impact on Asthma(ARIA)guidelines；2010 Revision. J Allergy Clin Immunol **126**：466-476, 2010

Ⅱ．年代別・性別診療編

C．成人／循環器の疾患

7 高血圧

Clinical Pearl

- ☛ 診察室血圧と家庭血圧の正確な測定が肝心．
- ☛ 高血圧の治療では生活習慣への介入と薬物療法による．
- ☛ 血圧管理のみでなく心血管疾患予防という観点での診療を心がけよ．
- ☛ 患者との信頼関係が効果的な各種介入に大切．
- ☛ 二次性高血圧を頭の隅に置くべし．

診断

- 少なくとも 2 回以上の異なる受診時の測定が必要．これが 140/90 mmHg 以上の場合，高血圧と診断．
- **病歴聴取**：高血圧歴（家庭血圧・治療歴も含む），生活習慣（食事・栄養，運動，ストレス，飲酒，喫煙），家族歴，臓器障害を示唆する症状，二次性高血圧の症状．
- **身体所見**：安静・座位の安定血圧測定，BMI，腹囲測定，心音，頸動脈・腹部血管の雑音，足背動脈の触知，心不全徴候の確認．
- **検査所見**：臓器障害や心血管危険因子評価のために，心電図にて左室肥大所見の有無を確認，一般尿検査（蛋白，糖，沈渣），血液検査，胸部 X 線（心胸郭比などの確認），必要に応じ血漿レニン・アルドステロン比，コルチゾル，ACTH，尿中カテコラミン 3 分画，腹部エコーなどの二次性高血圧のスクリーニングを実施．

対処法

1. 生活習慣の改善

- 減塩（6 g/日以下），野菜・果物の摂取，コレステロール・飽和脂肪酸の摂取制限，運動（有酸素運動を中心に 30 分/日以上），体重管理（BMI 25.0 kg/m²未満），節酒（男性ではエタノール換算で 20〜30 mL/日以下，女性では 10〜20 mL/日以下）と禁煙の指導．

2. 降圧薬の投与

- 目標は 140/90 mmHg 未満，ただし糖尿病・蛋白尿陽性の慢性腎臓病（chronic kidney disease：CKD）では 130/80 mmHg 未満，後期高齢者では 150/90 mmHg 未満とする．
- 単剤から開始し，それぞれの薬の適応と禁忌（**表 1**）に応じて薬剤

C. 成人／循環器の疾患

表1　各降圧薬の適応と禁忌

降圧薬	適応	禁忌
ARB/ACE 阻害薬	左室肥大，心不全，心筋梗塞後，CKD，糖尿病，メタボリックシンドローム	妊娠，高 K 血症，両側腎動脈狭窄症
Ca 拮抗薬	左室肥大，頻脈，狭心症	徐脈
サイアザイド利尿薬	心不全，脳血管障害慢性期	低 K 血症
β 遮断薬	心不全，頻脈，狭心症，心筋梗塞後	喘息，徐脈

を選択．降圧が不十分な場合作用機序の異なる薬剤への変更や 2 剤
併用投与を行う．

● **一般的な第一選択薬**：アンジオテンシン変換酵素（ACE）阻害薬，
アンジオテンシンⅡ受容体拮抗薬（ARB），カルシウム拮抗薬
（CCB），降圧利尿薬．

● 冠動脈狭窄や心筋梗塞後に伴う高血圧の場合は β 遮断薬の使用を考
慮する．

①カンデサルタン（ARB）（ブロプレス®）錠，1 日 1 回 8 mg（朝食後）
②アムロジピン（CCB）（ノルバスク®）錠，1 日 1 回 5 mg（朝食後）
③ロサルタン（ARB）（ニューロタン®）錠，1 日 1 回 50 mg＋ヒドロク
ロロチアジド（利尿薬）錠，1 日 1 回 12.5 mg（朝食後）
④エナラプリル（ACE 阻害薬）（レニベース®）錠，1 日 1 回 5 mg＋ニ
フェジピン CR（Ca 拮抗薬）（アダラート®）錠，1 日 1 回 20 mg（朝
食後）
①～④いずれかを処方．

3. 患者・家族への説明
● 疾病予防のために血圧管理の重要性を知ってもらう．
● 降圧治療薬内服のアドヒアランスの大切さを伝える．
● 生活習慣と血圧は強く関連があり，改善すべき生活習慣を認識して
もらう．
● 家庭で血圧測定を行い記録してもらい，血圧管理に参加してもらう．

4. こんなときは専門医へ
● 複数剤投与でコントロールのつかない高血圧症．
● 臓器障害が強い場合．
● 高血圧緊急症．
● 二次性高血圧の可能性．
● 妊娠に伴う高血圧．

Ⅱ．年代別・性別診療編

参考文献

1) 日本高血圧学会高血圧治療ガイドライン作成委員会：高血圧治療ガイドライン2014，ライフサイエンス出版，東京，2013

2) James PA et al：2014 Evidence-Based Guideline for the Management of High Blood Pressure in Adults Report From the Panel Members Appointed to the Eighth Joint National Committee（JNC-8）. JAMA **311**：507-520, 2014

診察・診療のコツ～的確な診断のために～

　総合診療は，時間や検査環境などの制約の中で行われます．その中で適切な治療を行うには，可能な限り的確な診断が欠かせません．的確な診断には医療面接による情報収集とそれを活用しての臨床推論が最も重要です．常に情報収集と確定・除外診断に迫る臨床推論を強く結びつける必要です．大病院では，豊富な検査，画像機器，また専門医へのアクセスを活用できますが，総合診療では必ずしも医療資源に恵まれないことが多いようです．このような状況では，基本的な診療能力を駆使したアプローチ，すなわち，鑑別診断を念頭に置いた医療面接を心がけましょう．

C. 成人／循環器の疾患

C. 成人／循環器の疾患

8 虚血性心疾患（狭心症・急性冠症候群）

Clinical Pearl

- ☛症状の聴取が重要．典型的な胸痛では，病歴聴取のみで狭心症と診断される．
- ☛虚血が安定しているとの判断は1回のみではできない．複数回の判断が必要．不安定は1回で判断できる．
- ☛糖尿病合併，高齢者，心筋梗塞後の心筋虚血では胸部症状が乏しく，疑うことが重要．
- ☛急性冠症候群では，いかに再灌流療法を速やかに行うかが，最重要ポイントと心得よ．

▶狭心症

- ●冠動脈の硬化，攣縮による狭窄病変が心筋灌流の需要・供給不均衡を起こし，胸痛を主とする臨床症状を呈する疾患．

診断

- ●胸痛の部位，性質，誘因，持続時間，経時的変化，随伴症状を聴取．冠危険因子，家族歴も重要．症状が典型的で，複数の冠危険因子があると，狭心症と診断できる．
- ●胸痛の発症時期，頻度，経過により安定・不安定に分類（Braunwaldの分類）．
- ●胸痛時の心電図でST下降，陰性T波，陰性U波を認めれば，狭心症と診断．硝酸薬で速やかに胸痛が消失すると狭心症の可能性が高い．
- ●**胸痛発作が不安定な場合**：検査前確率が高ければ入院のうえ冠動脈造影を行い診断する．検査前確率が中等度以下では冠動脈CT検査が診断に有用である．
- ●**胸痛発作が安定している場合**：虚血誘発検査として運動負荷心電図検査，負荷心筋シンチグラフィ，負荷心エコー図検査を行い，虚血による心電図異常，心筋灌流障害，壁運動異常を検出すれば狭心症と診断する．
- ●**安静時や夜間早朝の胸痛で冠攣縮性狭心症が疑われる場合**：Holter心電図で発作時のST上昇／下降を認めれば診断できる．冠攣縮誘発

343

検査を含む冠動脈造影で確定診断を行う．

- **狭心症の診断あるいは疑いがある場合**：禁忌例を除き冠動脈造影による確定診断を行う．冠動脈造影では病変の数・部位や性状など虚血性心疾患の重症度評価を行い，薬物療法，経皮的冠動脈形成術，冠動脈バイパス術など治療方法を選択し，方針を確立する．

対処法

- 安定狭心症に対しては，生活習慣の管理と薬物療法が必須となる．冠血行再建術は，症状や予後改善効果があると考えられる症例に対して行う．不安定狭心症では，冠血行再建術を前提として冠動脈造影を行う．
- **薬物療法**：動脈硬化性病変による労作性狭心症に対しては，冠拡張作用をもつ硝酸薬，心筋酸素需要を低下する β 遮断薬を投与する．イベント抑制は二次予防として抗血小板薬を投与し，血圧，血糖，脂質など冠危険因子の管理を行う．冠攣縮性狭心症に対してはカルシウム拮抗薬を使用する．

1. こんなときは専門医へ

- 治療方針の決定，特に冠血行再建術の選択には，原則として循環器専門医に紹介する．

▶急性冠症候群

- 冠動脈のプラーク破綻，内膜びらんに起因する血栓性閉塞により心筋虚血，壊死が生じる疾患．治療や自然経過により心筋障害が軽微にとどまれば不安定狭心症と診断される．急性心筋梗塞は心電図変化により ST 上昇型と非 ST 上昇型に分類され，重症度が異なり，治療方針も異なる．

診断

- 30 分以上持続する硝酸薬の無効な胸痛，心電図変化，心筋バイオマーカー上昇により診断．
- 胸背部痛とショックをきたす大動脈解離，肺塞栓，急性心筋炎，たこつぼ型心筋症，急性心膜炎，気胸や急性膵炎，胆石症，胃十二指腸潰瘍などの急性腹症と鑑別する．

C. 成人／循環器の疾患

対処法

1. 治療方針のトリアージ
- 患者到着後，バイタルサイン評価，心電図モニターを開始する．初期評価項目（**表1**）は10分以内にチェックし，診断と鑑別診断，重症度評価を行う．

2. 標準的初期治療
- トリアージと同時に開始する．
- **酸素投与**：経鼻カニューレまたはフェイスマスクによる2〜5 L/分の100%酸素を投与する．十分な酸素化が得られない場合には，陽圧換気や人工呼吸器管理を行う．
- **静脈ライン確保と硝酸薬投与**：収縮期血圧90 mmHg未満，高度徐脈/頻脈，右室梗塞の合併がなければ，ニトログリセリンを0.1〜2.0 μg/kg/分で経静脈性に投与する．
- 硝酸薬で改善しない胸痛にはモルヒネ2〜4 mgを静脈内投与する．
- **アスピリン162〜325 mgの咀嚼服用**：バファリン®配合錠A81では2〜4錠，バイアスピリン®では2〜3錠を噛み砕いて服用させる．悪心・嘔吐，上部消化器症状があればアスピリン坐剤を使用．

3. こんなときは専門医へ
- 急性冠症候群は，可及的速やかに再灌流療法を行うことが重要．施設内に循環器専門医が常駐する場合にはただちに連絡し，そうでない場合には循環器専門施設へ転送する．

表1　初期評価項目	
病歴聴取	胸部症状，大動脈解離・肺塞栓の可能性，出血リスク
身体所見	バイタルサイン，意識レベル，四肢の動脈触知
	聴診；心音，心雑音，湿性ラ音の有無と範囲・Killip分類
心電図	T波の先鋭・増高，ST上昇/下降，異常Q波，R波減高，T波陰転化
	房室ブロック，心室不整脈，下壁梗塞では右側胸部誘導を追加
血液検査	心筋バイオマーカー；心筋トロポニン，CK，CK-MB，H-FABP
	貧血，感染症，腎機能低下，電解質異常の有無
心エコー図	局所壁運動異常，左室機能，機械的合併症
胸部X線	肺うっ血，肺水腫

心エコー図，胸部X線は必須ではない．再灌流療法が遅れることのないよう短時間で行う．

Ⅱ．年代別・性別診療編

参考文献

1) 日本循環器学会ほか：循環器病の診断と治療に関するガイドライン（2009年度合同研究班報告），慢性虚血性心疾患の診断と病態把握のための検査法の選択基準に関するガイドライン（2010年改訂版）

2) 日本循環器学会ほか：循環器病の診断と治療に関するガイドライン（2012年度合同研究班報告），冠攣縮性狭心症の診断と治療に関するガイドライン（2013年改訂版）

3) 日本循環器学会ほか：循環器病の診断と治療に関するガイドライン（2010年度合同研究班報告），安定冠動脈疾患における待機的PCIのガイドライン（2011年改訂版）

4) 日本循環器学会ほか：循環器病の診断と治療に関するガイドライン（2011年度合同研究班報告），非ST上昇型急性冠症候群の診療に関するガイドライン（2012年改訂版）

5) 日本循環器学会ほか：循環器病の診断と治療に関するガイドライン（2012年度合同研究班報告），ST上昇型急性心筋梗塞の診療に関するガイドライン（2013年改訂版）

C. 成人／循環器の疾患

9 心房細動

Clinical Pearl

- 心房細動 (atrial fibrillation) への介入は脳梗塞予防のみならず心不全予防も重視せよ.
- 甲状腺機能亢進症の合併がないか一度は甲状腺機能をチェックせよ.
- 非弁膜症性心房細動では $CHADS_2$ スコアを評価し抗凝固療法の適応を考慮せよ.
- 脳梗塞をみたら, たとえ初診時の心電図が洞調律であっても, 発作性心房細動の可能性を念頭に心電図モニター・Holter 心電図で心房細動の有無をしつこくチェックせよ.
- WPW 症候群の合併の有無を確認せよ.

診断

- **好発年齢**：60 歳以上で増加し, 80 歳以上の男性では人口の約 5% を占める. 超高齢社会において今後増加が予想される.
- **身体所見**：身体診察にて絶対性不整脈を契機に診断される. 運動耐容能が低下していることが多く, 高齢者は「年のせい」と考えていることがある.
- **検査所見**
  ▶ 心電図では P 波が消失し f 波（基線の揺れ）が出現する. 病悩期間が長くなると f 波の振幅は低くなる傾向がある.
  ▶ 絶対性不整脈であるが, 完全房室ブロックを合併すると RR 間隔に規則的になる.
  ▶ BNP が軽度上昇していることが多く, 発作性心房細動を見つけるヒントになる.
  ▶ 心エコー図で左房拡大や弁膜症, 左房内血栓の有無を確認する.
- **分類**
  ▶ 発作性心房細動, 持続性心房細動, 永続性心房細動のいずれかに分類される.
  ▶ 非弁膜症性心房細動："非弁膜症性"とは僧帽弁狭窄症と人工弁置換術後以外を指す. よって大動脈弁狭窄症や僧帽弁閉鎖不全症に伴う心房細動は非弁膜症性心房細動のカテゴリーに入る.

Ⅱ．年代別・性別診療編

対処法

● **抗凝固療法** ［CHADS$_2$ スコア 1 点以上で直接作用型経口抗凝固薬
（DOAC）を考慮，2 点以上で推奨：**表 1**，なお，ダビガトランのみ
中和薬が発売されている］

①アピキサバン（エリキュース®）錠，1 回 5 mg，1 日 2 回（朝・夕食後）
②ダビガトラン（プラザキサ®）カプセル，1 回 150 mg，1 日 2 回（朝・
夕食後），または 1 回 110 mg，1 日 2 回（朝・夕食後）
③リバーロキサバン（イグザレルト®）錠，1 日 1 回 15 mg（夕食後）
④エドキサバン（リクシアナ®）錠，1 日 1 回 60 mg（朝食後）
※DOAC は薬剤ごとに腎機能，年齢・体重に応じて指定された用量・用法を守る
こと．また腎機能はクレアチニンクリアランスで評価すること．
⑤ワルファリン（ワーファリン®）PT-INR 2.0〜3.0 でコントロール（70
歳未満では PT-INR 1.6〜2.6）
①〜⑤いずれかを処方．

● **レートコントロール**

①ビソプロロール（メインテート®）錠，1 日 1 回 2.5〜5 mg（朝食後）
②ジゴキシン（ハーフジゴキシン®）錠，1 日 1 回 0.125 mg（朝食後）
③ベラパミル（ワソラン®）錠，1 回 40 mg，1 日 3 回（毎食後）
※β遮断薬を優先して選択
①〜③いずれかを処方．

● **リズムコントロール（有症候性心房細動，活動的な患者）**

①ピルシカイニド（サンリズム®）カプセル，1 回 50 mg，1 日 3 回（毎
食後）
②フレカイニド（タンボコール®）錠，1 回 50〜100 mg，1 日 2 回（朝・

表 1　CHADS$_2$スコア			
	危険因子		**スコア**
C	Congestive heart failure/ LV dysfunction	心不全，左室機能不全	1
H	Hypertension	高血圧	1
A	Age≧75y	75 歳以上	1
D	Diabetes mellitus	糖尿病	1
S$_2$	Stroke/TIA	脳梗塞，TIA の既往	2
	合計		0〜6

TIA：一過性脳虚血発作
（Gage BF et al：JAMA **285**：2864, 2001 より）

C．成人／循環器の疾患

夕食後）
③シベンゾリン（シベノール®）錠，1回100mg，1日3回（毎食後）
①〜③いずれかを処方．

- **カテーテルアブレーション**：有症候性心房細動で抗不整脈薬が無効な場合，また活動的なライフスタイルを望む患者がよい適応となる．

1．患者・家族への説明

- $CHADS_2$スコアで脳梗塞発症リスクを算出し説明する．抗凝固薬のメリットと出血リスクについて説明しておく．
- 脳卒中発症時（事前に片麻痺・構音障害・失語など具体的な症状を説明しておく）や消化管出血時（事前に上部消化管出血時は黒色便になることを説明しておく）には速やかに受診するよう指導する．
- 心不全の予防（治療）についても説明する．

2．ぜひ実行したい予防法

- 高血圧，心不全，弁膜症，糖尿病，甲状腺機能亢進症，中程度以上の飲酒は心房細動発症のトリガーになる．介入可能な疾患は改善させ，アルコール多飲者には節酒を指示する．

3．こんなときは専門医へ

- 新規発症時には循環器専門医へ紹介する．心エコーで弁膜症の有無，心機能を評価する．治療方針を立案してもらい，総合診療医が治療する．
- リズムコントロールは数年で無効になる例が多い．その際は循環器専門医にコンサルトし，カテーテルアブレーションあるいはレートコントロールのいずれかを選択する．
- 運動耐容能が低下したとき．
- 左房内血栓を認めたとき．

参考文献

1）日本循環器学会ほか：循環器病の診断と治療に関するガイドライン（2012年度合同研究班報告），心房細動治療（薬物）ガイドライン（2013年改訂版）

Ⅱ．年代別・性別診療編

C. 成人／循環器の疾患

10 心房細動以外の不整脈

Clinical Pearl

- 「たまに一瞬ドキっとします」という主訴は上室期外収縮（premature atrial contraction：PAC）や心室期外収縮（premature ventricular contraction：PVC）であることが多く，器質的疾患がなければ介入不要なことが多い．
- 不整脈治療の目的が「自覚症状の改善」に偏っているケースがみられる．抗不整脈は副作用が多いので予後改善につながる介入を心がけよ．
- アルツハイマー型認知症の高齢者に頻用されているドネペジル（アリセプト®）は副作用として QT 延長，洞不全症候群がある．
- Ⅰ群抗不整脈薬の副作用である torsade de pointes，Ⅰc 群抗不整脈薬による心房粗動（Ⅰc flutter），アミオダロン（アンカロン®）による間質性肺炎など抗不整脈薬の副作用を熟知せよ．
- 心筋梗塞後の PVC に対して抗不整脈薬（Ⅰc 群）を投与すると死亡率が上昇する．

診断

- **好発年齢**：不整脈はあらゆる年齢層にみられるが，加齢に伴って有所見率は上昇する．思春期では生理的な呼吸性の洞性不整脈が多い．
- **身体所見**：脈拍は regular，irregular のいずれであるのかを確認する．irregular である場合は regularly irregular pulse（規則的なリズムの中に，ときに乱れが生じるリズム不整：期外収縮でみられる）であるのか，irregularly irregular pulse（心房細動に代表される絶対性不整脈）であるのかを鑑別する．期外収縮では興奮時期が早ければ早いほど脈圧が小さくなる．一方，それに続く正常収縮では血圧が上昇する．大動脈弁狭窄症など駆出性雑音を呈する疾患では雑音が増強する．
- **検査所見**
  - ▶徐脈性不整脈：心電図では，まず P 波と QRS の関係性に注目する．洞不全症候群，房室ブロックの有無や程度についてチェックする．
  - ▶頻脈性不整脈：心電図で narrow QRS tachycardia か wide QRS tachycardia かを見分け，wide QRS であれば速やかに循環器専門

C. 成人／循環器の疾患

医へコンサルトする.

▶虚血に伴う心室不整脈は運動負荷心電図検査で検出しやすくなる.

▶徐脈性不整脈であっても，運動負荷試験で心拍応答が良好であれば介入は不要.

▶Holter 心電図：PVC が頻発する症例では，PVC が昼間（交感神経優位）あるいは夜間（副交感神経優位）いずれの時間帯で増加するのかを把握する．交感神経優位であれば β 遮断薬が効果的.

▶心エコー：器質的疾患の有無を確認する．心室頻拍（ventricular tachycardia：VT）や房室ブロックの精査中に心サルコイドーシスが見つかることもある.

▶植込み型ループレコーダー：失神の原因が特定できない場合，考慮する．侵襲的検査であり適応は慎重に検討する.

対処法

●**不安定な徐脈（不穏，持続的な虚血性胸痛，低血圧，心不全など）**

①アトロピン 1 回 0.5〜1.0 mg，静注
②イソプロテレノール（プロタノール L®注）0.01〜0.05 μg/kg/分，持続点滴静注
※改善なければ速やかに一時的ペーシング
①②いずれかを処方.

●洞不全症候群に伴う失神，高度・完全ブロックの治療法は原則的に恒久的ペースメーカー植込みである．シロスタゾール（プレタール®）が有効な症例もあるが効果は限定的である.

●**発作性上室頻拍（paroxysmal supraventricular tachycardia：PSVT）が疑われたとき**：narrow QRS tachycardia を呈し，心電図から PSVT なのか 2：1 心房粗動なのか鑑別困難な場合はアデノシン（アデホス®）10〜20 mg を急速静注し房室伝導を抑制する．PSVT であれば洞調律に戻り，心房粗動であれば QRS が数秒消失し粗動波が明確になる.

●心筋梗塞後の持続性 VT，心室細動（ventricular fibrillation：VF）や心停止蘇生例の二次予防には植込み型除細動器（implantable cardioverter defibrillator：ICD）がクラス I で適応となる.

1. 患者・家族への説明

●病歴から運動耐容能が良好かつ無症状であり，検診でたまたま指摘された PAC・PVC のケース→「心臓は 1 日約 10 万回も動いているのでたまに間違えることがあります．おそらく病的所見ではありま

Ⅱ

10．心房細動以外の不整脈

351

Ⅱ. 年代別・性別診療編

せん」

● PSVT で年に数回救急搬送されるケース→「カテーテルアブレーションという治療で高率に完治しうる疾患です. 治療すれば, 服薬することなく動悸発作の不安から開放されます」

2. ぜひ実行したい予防法

● PVC は過労・睡眠不足で悪化する傾向がある. 疲労を蓄積しないようにする.

3. こんなときは専門医へ

● 器質的心疾患に合併した不整脈.
● 心室不整脈.

参考文献

1) 日本循環器学会ほか：循環器病の診断と治療に関するガイドライン（2008年度合同研究班），不整脈薬物治療に関するガイドライン（2009年改訂版）

C. 成人／循環器の疾患

11 心不全

C. 成人／循環器の疾患

🩺 *Clinical Pearl*

- 心不全は進行性の病態である.
- 左室収縮能が正常である心不全が存在する（拡張障害による心不全, 高拍出性心不全, 肺高血圧症による心不全）.
- 急性心不全の病態は Nohria の分類で評価し, 治療方針を決定せよ.
- 収縮障害による心不全に対する薬物では, β 遮断薬, ACE 阻害薬, ARB, 抗アルドステロン薬が予後改善を証明している.
- 慢性心不全の長期経過では患者の自己管理能力が重要であり, 医療スタッフは患者支援を行うべし.

診断と病態評価

- 身体が必要とする血液量を心臓が拍出できない病態. 通常は心ポンプ機能の低下により心不全は生じるが, 甲状腺機能亢進症, 動静脈シャント, 貧血などのように, 身体が必要とする血液量が増加する病態は心不全の増悪因子となり, 後者が主因となる心不全を高拍出性心不全という.
- 心不全には, 急速に心ポンプ機能低下が出現し, 代償機構が働くことなく病態が悪化する急性心不全と, 心ポンプ機能低下が緩徐に進行するために各種の代償機構が働き症状の出現が遅延する慢性心不全が存在する.
- 心不全の分類に左心不全・右心不全・両心不全, 収縮障害による心不全・拡張障害による心不全があり, 病態ならびに治療方針が異なる.
- **臨床症状・身体所見**（表1）：左心系のうっ血, 右心系のうっ血, 低拍出による症状・所見が出現する. 心ポンプ機能低下の所見としては, 過剰心音であるⅢ音・Ⅳ音が聴取されることがある. また不整脈が合併するとその症状・所見が出現する. 心不全の症状・所見は「進行性」が特徴.
- **検査所見**：胸部 X 線, 心電図, 血液検査, 血液ガス, 心エコー検査を行う.
- 胸部 X 線では心拡大と肺血管陰影増強・肺水腫像, 胸水貯留を認める.
- 心不全の血液バイオマーカーである BNP/NT-proBNP は高値を示す. 腎機能低下では過大評価に注意.

353

表1 心不全による症状（上段）と身体所見（下段）

左心系のうっ血	労作時呼吸苦，動悸，咳・痰，安静時呼吸困難，発作性夜間起座呼吸・喘鳴
	湿性ラ音，低酸素，チアノーゼ
右心系のうっ血	下腿浮腫，腹部膨満感，食欲不振
	下腿浮腫，胸水，肝脾腫・腹水，頸静脈怒張，肝頸静脈逆流
低拍出	全身倦怠感，四肢冷感，頭痛・めまい，夜間尿・乏尿
	低血圧，脈圧低下，頻拍（頻脈），チアノーゼ
不整脈	動悸，頭部浮遊感・失神，全身倦怠感
	頻拍（頻脈），徐拍（徐脈），脈拍欠滞

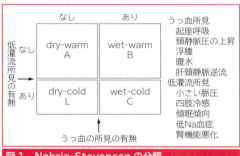

図1 Nohria-Stevensonの分類

（Nohria A et al：J Am Coll Cardiol **41**：1797, 2003 より）

- 心エコー図検査は心不全の病態評価や原因疾患の診断に不可欠である．心機能の評価においては，左心系では左室の収縮能と拡張能を評価し，左室充満圧上昇や低拍出状態の有無を推定する．右心系では肺高血圧の有無を評価し，また下大静脈径より体うっ血の有無を推定する．
- **病態評価**：Nohria-Stevensonの分類を用いる（図1）．この分類は，臓器のうっ血症状・所見の有無をwetとdryで表現し，末梢灌流障害の有無をwarmとcoldで表現することにより，急性心不全患者の病態を4分割評価する方法である．右心カテーテルで測定する肺動脈楔入圧と心拍出係数によって4分割評価するForrester分類と同様に，病態評価とともに治療方針の決定に有用である．

対処法

- **急性心不全**：バイタルサインならびに病態の評価を行うと同時に，

C. 成人／循環器の疾患

循環不全・呼吸不全を安定化させる治療を進めていく．急性左心不全による低酸素血症に対して，経鼻カニューレまたはフェイスマスクによる2〜5L/分の100％酸素を投与する．十分な酸素化が得られない場合には，陽圧換気や人工呼吸器管理を行う．うっ血を主徴とするwetの病態には硝酸薬やカルペリチドなどの血管拡張薬やループ利尿薬を経静脈的に投与する．末梢灌流低下を主徴とするcoldの病態にはドブタミンやホスホジエステラーゼ（PDE）阻害薬などの強心薬を経静脈的に投与する．治療開始後には効果の判定を前述の検査法を用いて再評価することを忘れてはならない．

● **慢性心不全**：生命予後の改善，QOLの改善を目的として，薬剤療法を行っていく．左室収縮障害による心不全に対しては，β遮断薬，アンジオテンシン変換酵素（ACE）阻害薬あるいはアンジオテンシンII受容体拮抗薬（ARB），抗アルデステロン薬を投与する．低血圧，徐脈，腎機能低下，高カリウム血症の発現，悪化に注意する．左室拡張障害による心不全では，明らかな予後改善作用を示す薬剤は証明されていないが，高血圧や頻拍が心不全の増悪因子となることより，β遮断薬，ACE阻害薬あるいはARBの有効性が期待されている．

1. 患者・家族への説明

● 慢性心不全患者への指導と管理は重要である．患者本人・家族に対して，慢性心不全の病態，血圧・体重測定などの自己管理方法，増悪時の症状，薬物療法の意義などを理解してもらうことにより自己管理能力を向上していく．医療提供サイドは，医師のみならず看護師，薬剤師，臨床心理士，医療ソーシャルワーカーなどの多職種からの働きかけが有効である．さらに心不全が進行性の病態であることの認識を共有し，進行時の意思決定を支援していく．

2. こんなときは専門医へ

● 急性心不全や慢性心不全の急性増悪では，酸素化と血行動態の安定化を図るが，治療が困難である症例は循環器専門医に紹介する．また，心不全の原因となる基礎心疾患の病態が明らかではないとき，あるいは既知の基礎心疾患の重症度の評価や治療方針の決定には専門医へ紹介する．

参考文献
1) 日本循環器学会ほか：循環器病の診断と治療に関するガイドライン（2010年度合同研究班報告），急性心不全治療ガイドライン（2011年改訂版）
2) 日本循環器学会ほか：循環器病の診断と治療に関するガイドライン（2009年度合同研究班報告），慢性心不全治療ガイドライン（2010年改訂版）

C．成人／神経・精神の疾患

12 脳卒中（脳梗塞・脳内出血・くも膜下出血）

Clinical Pearl

- 脳卒中が疑われる症例では，必ず血糖値の異常を除外せよ．
- 発症 4.5 時間以内の症例では，tPA 療法（血栓溶解療法）適応のある脳梗塞を念頭に置いて対処せよ．
- 頭部 CT 施行の前に，気管挿管が必要かどうか判断せよ（脳幹病変が疑われる場合は，気管挿管の必要性が高い）．
- 脳梗塞の症例（特に tPA 療法適応の可能性のある症例）では，大動脈解離や大動脈瘤の存在に注意せよ．

診断

- **身体所見**
  - ▶脳梗塞，脳内出血：意識障害，運動障害（麻痺），感覚障害，めまい，頭痛，嘔吐．
  - ▶くも膜下出血：突然の激しい頭痛．片麻痺などの脳の局所症状は認めない．超急性期や重症例（昏睡症例）では，髄膜刺激症状を認めない場合がある．
- **画像所見**：図 1 に示す．

対処法

1．血圧コントロール（急性期）

a）脳梗塞

- tPA 療法の適応ありの場合，

- 頭部単純 CT
  - high density area あり ➡ 脳実質：脳内出血／くも膜下腔：くも膜下出血
  - high density area なし

  ⬇

  頭部 MRI（拡散強調画像：DWI）で high intensity area あり ➡ 超急性期脳梗塞
- MRA：責任血管部位の検索

図 1　画像所見による診断法

C. 成人／神経・精神の疾患

> ▶**tPA 投与前**：血圧 185/110 mmHg 以下に降圧
> ▶**tPA 投与中または投与 24 時間後まで**：血圧 180/105 mmHg 以下，
> 目標収縮期血圧 140〜160 mmHg

● tPA 療法の適応なしの場合，

> ▶血圧 220/120 mmHg 以下，目標収縮期血圧 160〜180 mmHg

b）脳内出血

> ▶収縮期血圧 140 mmHg 未満が目標

c）くも膜下出血

> ▶目標収縮期血圧 120〜130 mmHg（ISLS コースガイドブックより）

> ▶ニトログリセリン（ミオコール®）25 mg/50 mL（原液）を持続静注，
> 0.2 µg/kg/分で開始

2. 脳梗塞

● 発症 4.5 時間以内の脳梗塞では tPA 療法の適応を考えて，ただちに神経内科医へコンサルトする．

> ▶アルテプラーゼ（アクチバシン®）0.6 mg/kg を 10%急速静注し，残り 90%を 1 時間で点滴静注
> ※ tPA 療法の施設基準を満たした施設において，tPA 療法の講習を受けた医師が実施する

● **tPA 療法の適応外症例**：症状が急速に改善する症例，軽症例（感覚障害，構音障害，失調，軽度麻痺などの単一症候のみ，NIHSS スコアが 4 点以下，など），出血性病変，大動脈解離，大動脈瘤のある症例など［「rt-PA（アルテプラーゼ）静注療法適正治療指針」参照］．

> ▶アスピリン（バイアスピリン®）錠，1 日 1 回 160〜300 mg
> ※他の抗血小板薬や抗凝固薬については，神経内科医にコンサルトする

3. 脳内出血

> ▶**脳浮腫対策**：グリセリン（グリセオール®）200 mL を 1 時間で点滴静注

Ⅱ．年代別・性別診療編

> ▶**消化性潰瘍予防**：オメプラゾール（オメプラール®）20 mg＋生理食塩液 20 mL，緩徐に静注

4. くも膜下出血

- ●ただちに脳神経外科医にコンサルトし，原因疾患を精査，治療方針を決定する．
- ●血圧コントロールが大切．
- ●外傷性では，まず保存的に経過観察する．
- ●再出血や脳血管攣縮（spasm）に注意する．

> ▶**鎮静**：ペンタゾシン（ソセゴン®）15 mg 静注
> ▶**消化性潰瘍予防**：オメプラゾール（オメプラール®）20 mg＋生理食塩液 20 mL，緩徐に静注

参考文献

1）日本脳卒中学会脳卒中ガイドライン委員会（編）：脳卒中治療ガイドライン 2015，協和企画，東京，2015

Topics〜プレホスピタルでも低血糖の診断・治療が可能に！〜

　脳卒中が疑われる場合，低血糖の早期鑑別は非常に重要です．特に病院外発症例の低血糖除外は，tPA 療法適応の脳梗塞症例などの迅速で適切な医療機関への搬送につながります．低血糖に対しても，血糖値正常化の遅れは致死的な状況や重篤な脳機能障害をもたらすリスクが高いといえます．

　2014（平成 26）年に「救急救命士法施行規則」第 21 条が改正され，同年 4 月 1 日より神戸市など一部の自治体で，救急救命士は血糖測定とブドウ糖溶液の投与が医師の指示のもとに可能となりました．今後，救急隊と連携してプレホスピタルで低血糖を診断・治療できる地域が広がっていくと思われ，ぜひ活用していただきたいと思います．

C. 成人／神経・精神の疾患

13 パーキンソン症候群

C. 成人／神経・精神の疾患

Clinical Pearl

- ☛ 専門医に必ず相談すべし.
- ☛ 見落とすな,「薬剤性」は可逆的.
- ☛ 公費助成あり. 忘れずに申請せよ.

診断

- ●パーキンソン症候群を呈する原因を大別すると以下に分類される.
  ① パーキンソン病（Parkinson disease：PD）
  ② PD 以外の変性疾患（多系統萎縮症，進行性核上性麻痺，その他）
  ③ 二次性パーキンソン症候群（脳血管性，薬剤性，その他）
- ● PD が約 60%，その他の変性疾患が 10～20% を占める.
- ●薬剤性は，原因薬剤の中止によって治癒しうるため見落としてはいけない.
- ●PD に特異的な検査は病理検査以外にはないため，診断は臨床診断による.
- ●**好発年齢**：50 歳代以降，高齢者ほど有病率が高い.
- ●**身体所見**：安静時振戦・無動・筋強剛・姿勢/歩行調節障害のうち 2 つ以上を示すものをパーキンソン症候群という.
- ●**画像所見**
  ▶PD に特異的な所見はない. 他の変性疾患や二次性パーキンソン症候群の除外に用いる.
  ▶DaT scan など核医学検査が補助的に用いられることがある.
- ●**PD 診断に参考となる特徴**：表 1 に示す.

対処法

- ●PD 初期の正確な診断は専門家にとっても，しばしば困難.
- ●薬剤性パーキンソン症候群は原因薬剤（表 2）の中止が必須であるが，改善に数ヵ月以上を要する場合がある. 薬剤歴を詳細に確認し，可能性がある薬剤は中止・変更.
- ●PD，進行性核上性麻痺，大脳皮質基底核変性症は，条件を満たせば難病指定を受けることができる. 介護保険の第 2 号被保険者の特定

359

Ⅱ．年代別・性別診療編

表1　PD診断に参考となる特徴

PDらしくない特徴	PDらしい特徴
●病初期から転倒や自律神経症状がみられる ●レボドパに反応しない ●症状が左右対称 ●振戦がない ●進行が速い（3年以内に姿勢反射障害） ●小脳症状や錐体路症状がある →PD以外の変性疾患が疑わしい ●頭部外傷や脳炎の既往 ●脳卒中の反復（階段状の像悪） ●パーキンソン症候群をきたしうる薬剤の服薬歴 ●画像上の水頭症・腫瘍の存在 →二次性パーキンソン症候群が疑わしい	●片側性発症 ●レボドパに反応良好 ●安静時振戦がある

（文献3より改変）

表2　薬剤性パーキンソン症候群の原因薬剤（一部）

ドパミン受容体拮抗作用あり	
ベンザミド系	●メトクロプラミド（プリンペラン®） ●スルピリド（ドグマチール®） ●チアプリド（グラマリール®）など
非定型抗精神病薬	●リスペリドン（リスパダール®） ●オランザピン（ジプレキサ®）など
定型抗精神病薬	●ハロペリドール（セレネース®）など
ドパミン受容体拮抗作用なし	
Ca拮抗薬	●アムロジピン（ノルバスク®）など ●バルプロ酸（デパケン®）

上記は一例である．メトクロプラミドやCa拮抗薬など，一般内科でよく用いられる薬剤も原因となりうる．
（文献6，7より作成）

疾病でもある．状況に応じて適切な社会サービスを利用すること．

1. こんなときは専門医へ

●専門医のケアを受ける患者のほうが予後良好とする観察研究あり．
●PDが疑われれば投薬開始前に速やかに専門家へ紹介し，連携してケアにあたるべき．

参考文献
1）葛原茂樹：高齢者パーキンソン病の臨床．日老医誌 **41**：245-253，2004
2）Osaki Y et al：Prevalence of Parkinson's disease and atypical parkinsonian

C. 成人／神経・精神の疾患

syndromes in a rural Japanese district. Acta Neurol Scand **124**：182-187, 2011

3) Suchowersky O et al：Practice parameter；diagnosis and prognosis of new onset Parkinson disease（an evidence-based review）；report of the Quality Standards Subcommittee of the American Academy of Neurology. Neurology **66**：968-975, 2006

4) Willis AW et al：Neurologist care in Parkinson disease；a utilization, outcomes, and survival study. Neurology **77**：851-857, 2011

5) NICE：Parkinson's Disease；National Clinical Guideline for Diagnosis and Management in Primary and Secondary Care, Royal College of Physicians, London, 2006

6) Tolosa E et al：The diagnosis of Parkinson's disease. Lancet Neurol **5**：75-86, 2006

7) 日本神経学会（監）：パーキンソン病治療ガイドライン 2011，医学書院，東京，p69，2011

8) Dressler D：Tardive dystonic syndrome induced by the calcium-channel blocker amlodipine. J Neural Transm **121**：367-369, 2014

診察・診療のコツ～百万言を費やしても～

　YouTube などの動画投稿サイトは非常に便利です．さまざまな所見の動画を視聴することができます．

　もちろん，リテラシーの問題はあります．見ている動画が本当に典型的な所見を表しているのか，どんな情報も鵜呑みにしてはいけません．

　とはいえ，文字と絵だけで動きを表現するにはやはり限界があります．「片側性に発症し，丸薬を丸めるような，4～6 Hz のリズミカルな振戦」という文字情報だけでは，pill rolling tremor は伝わりません．言葉で学んだあとに，動画を視るのがお勧めです．

Ⅱ．年代別・性別診療編

C. 成人／神経・精神の疾患

14 アルコール依存

🩺 *Clinical Pearl*

- ☛ CAGE 質問法で 2 点以上はアルコール依存症を考える.
- ☛ 依存症状あれば専門家にも紹介すべし.
- ☛ 治療は断酒. 離脱（特に振戦せん妄）に注意せよ.
- ☛ 離脱にはベンゾジアゼピン. ビタミン補充, 電解質補正も忘れずに！

診断

1. アルコール依存症

- ●診断基準は DSM-5（アルコール依存症）を参照.
- ● CAGE questions（表 1）で, 2 点以上はアルコール依存症を疑う.

表 1　CAGE questions

項目	感度（%）	特異度（%）	LR＋	LR－
C：cutting down 減らさなければと考えたことは？	83 (75〜91)	85 (79〜91)	5.5 (3.7〜8.4)	0.2 (0.1〜0.3)
A：annoyed 飲み過ぎと責められたことは？	63 (52〜74)	88 (93〜94)	5.3 (3.7〜8.6)	0.2 (0.1〜0.3)
G：guilty 飲酒に罪の意識を感じたことは？	68 (58〜78)	93 (89〜97)	9.7 (5.1〜18.4)	0.1 (0.1〜0.1)
E：eye-opener 朝目覚めて飲むことはありますか？	41 (30〜52)	98 (96〜100)	20.5 (6.1〜69.1)	0.1 (0.0〜0.1)

CAGE score	感度（%）	特異度（%）	LR＋	PPV（%）
0			0.1 (0.1〜0.2)	6 (1〜10)
1	92 (86〜98)	74 (66〜81)	0.6 (0.3〜1.3)	26 (12〜41)
2	80 (71〜89)	93 (88〜97)	4.8 (2.1〜10.9)	73 (56〜90)
3	55 (44〜66)	98 (95〜100)	18.5 (4.5〜77.0)	91 (80〜100)
4	28 (18〜38)	99 (98〜100)	36.8 (5.1〜267.2)	95 (87〜100)

（文献 1 より改変）

C. 成人／神経・精神の疾患

2. アルコール離脱症候群

- ●診断基準は DSM-5（Criteria for Alcohol Withdrawal）を参照.
- ●離脱症状出現のタイミング

▶**自律神経活動亢進**：5〜8 時間後，2〜3 日で最大，7 日以内に治まる.
▶**アルコール離脱けいれん**：24〜48 時間後，強直間代性けいれん，90%以上で脳波正常，意識障害なし.
▶**アルコール性幻覚症**：48 時間以内.
▶**振戦せん妄**：48〜96 時間後，4〜5 日で最大，2 週間程度継続することがある，意識障害あり．未治療なら死亡率 35%，治療により 5%以下になる.

- ●**重症度評価**：Clinical Institute Withdrawal Assessment for Alcohol（CIWA-Ar）Scale を利用（<8〜10：軽度，8〜15：中等度，≧15：重度）.

対処法

1. アルコール依存症

a）治療の目標

- ●断酒（健康的な家庭生活や社会生活を取り戻すこと）.

b）4 つの治療ステージ

① **導入期**：アルコール関連問題（身体，精神，社会的）の対処.
② **解毒期**：離脱による身体・精神症状の対処.
③ **リハビリテーション前期**：精神依存の対処，物質関連障害の治療.
④ **後期**：再飲酒危機への対処，家庭内問題への対処，社会復帰.

c）アルコール問題を専門とする精神科医への紹介

- ●アルコール依存の症状がある，社会的なサポートをできる人がいない，精神科的問題がある，危害を及ぼすなど社会的な問題を起こす可能性がある場合など.

2. アルコール離脱症候群

- ●チアミン（1 日 100 mg）を含む総合ビタミン剤，葉酸の補充，電解質の補正（K，Mg など）.
- ●**CIWA-Ar score**
  <8〜10：薬物療法なしで症状の経過をみる
  8〜15：外来で薬物療法（ベンゾジアゼピンが中心）

Ⅱ. 年代別・性別診療編

①クロルジアゼポキシド（コントール®）錠

初日：1日50～100 mg，4回分服，2～3日目：1日25～50 mg，4
回分服

②ジアゼパム（セルシン®）錠

初日：1日10～20 mg，4回分服，2～3日目：1日5～10 mg，4回
分服

③ロラゼパム（ワイパックス®）錠

初日：1日2～4 mg，4回分服，2～3日目：1日1～2 mg，4回分服

①～③いずれかを処方.

>15 or 振戦せん妄の既往 or 合併症や不安定な精神状態：入院で治
療

3. こんなときは専門医へ

● CIWA-Ar>15点（重度）であれば精神科に相談する.

参考文献

1) Saitz R et al：Alcohol abuse and dependence in Latinos living in the United States；validation of the CAGE（4 M）questions. Arch Intern Med **159**：718-724, 1999

2) Sullivan JT et al：Assessment of alcohol withdrawal；the revised clinical institute withdrawal assessment for alcohol scale（CIWA-Ar）. Br J Addict **84**：1353-1357, 1989

3) 洲脇　寛ほか：薬物療法総論. アルコール・薬物関連障害の診断・治療ガイドライン, 白石克之ほか（編）, じほう, 東京, p25-31, 2002

4) Mayo-Smith MF et al：Pharmacological management of alcohol withdrawal. A meta-analysis and evidence-based practice guideline. American Society of Addiction Medicine Working Group on Pharmacological Management of Alcohol Withdrawal. JAMA **278**：144-151, 1997

5) Asplund CA et al：3 regimens for alcohol withdrawal and detoxification. J Fam Pract **53**：545-554, 2004

経験談
～原因不明の電解質異常？! refeeding syndrome を知る～

研修医のとき，長期経口摂取不良患者を治療中に，急激な電解質異常を起こす症例を何度も経験しました. 当時は理由もわからず, かなり焦りながら電解質補正を連日行っていました.

refeeding syndrome を知らなくても結果的に同じ治療をしていたわけですが，疾患を知っていれば予防，早期対応ができることもあります. 特に電解質異常は致死的不整脈を起こすリスクもあるため, refeeding syndrome を知り，ハイリスク群を認識することが重要です.

C. 成人／消化器の疾患

C. 成人／消化器の疾患

15 胃・十二指腸潰瘍

🩺 Clinical Pearl

- ☛ *Helicobacter pylori* 感染と NSAIDs が 2 大原因.
- ☛ 出血・穿孔・狭窄が 3 大合併症.
- ☛ 抗血栓療法患者では出血に注意せよ.
- ☛ 診断は内視鏡検査が必須である.
- ☛ *H. pylori* 感染診断には PPI または P-CAB のウォッシュアウトが必要.

診断

- ●**好発年齢**：十二指腸潰瘍は 20〜30 歳代，胃潰瘍は 40〜50 歳代. *H. pylori* 感染率の低下とともに減少傾向にある. 近年，NSAIDs 内服者の潰瘍が増加し，高齢化傾向にある.
- ●**身体所見**：心窩部に圧痛を認めるものもあるが，まったく所見のないものも多い.
- ●**検査所見**：本疾患を疑った場合は，上部消化管内視鏡検査を行う. がんの否定にも重要である. ただし，ショック状態の患者に対しては，バイタルを改善させ落ち着いてから行う. 穿孔を疑った場合は，まず CT で穿孔の有無を判断する. 穿孔が確認された場合は，外科医と相談のうえ，内視鏡検査の要否を判断する.

対処法

1. 合併症を伴う場合

- ●最も重要な点は 3 大合併症の有無の判断である. 穿孔や狭窄を合併している場合は外科と相談のうえ，治療方針を決定する. 出血を合併している場合は，バイタルが落ち着いていれば，内視鏡検査を行い，引き続き内視鏡的止血術を行う. 止血に不成功の場合は外科的手術あるいは IVR（interventional radiology，画像下治療）を選択する. IVR を選択した場合で，止血が不成功に終わった場合は外科的手術を行う. いずれの場合も，これらの合併症がある場合は，点滴でプロトンポンプ阻害薬（PPI）あるいは H_2 受容体拮抗薬を開始する.

Ⅱ．年代別・性別診療編

2. 通常の潰瘍治療

● *H. pylori* 陽性の場合，原則的には *H. pylori* 除菌治療のみで治癒が期待できるが，潰瘍の程度によっては PPI またはカリウムイオン競合型アシッドブロッカー（P-CAB）による治療（胃潰瘍 8 週間，十二指腸潰瘍 6 週間）を行う．その場合，除菌のタイミングは問わない．NSAIDs による潰瘍の場合は，可能な限り NSAIDs を中止するが，中止が困難な場合は NSAIDs を継続したまま PPI または P-CAB and/or プロスタグランジン製剤による治療を行う．*H. pylori* が陽性の場合は除菌治療を行う．除菌不成功や *H. pylori* が陰性の潰瘍は，PPI または P-CAB による潰瘍治療後，H_2受容体拮抗薬による維持療法を行う．

3. 除菌療法

● 一次除菌（PPI または P-CAB 倍量/日＋アモキシシリン 1,500 mg/日＋クラリスロマイシン 400 or 800 mg/日を 1 週間）の除菌成功率は約 80％．一次除菌に不成功の場合は二次除菌（PPI または P-CAB 倍量/日＋アモキシシリン 1,500 mg/日＋メトロニダゾール 1,000 mg/日を 1 週間）行う．二次除菌の成功率もおよそ 80％である．除菌に成功した場合には，酸分泌能が改善するため胃食道逆流症が発生することがあるが，一過性のことがほとんどである．*H. pylori* 感染診断を尿素呼気試験（urea breath test：UBT）で行う場合には 4 週間以上の PPI または P-CAB ウォッシュアウトが必要である．

4. こんなときは専門医へ

● 内視鏡が困難な場合，難治性潰瘍，除菌抵抗例は専門医へ相談する．

参考文献
1) 日本消化器病学会（編）：消化性潰瘍診療ガイドライン 2015，第 2 版，南江堂，東京，2015

豆知識〜「日常診療」と「臨床研究」と「倫理指針」〜

日常診療は，患者と医師の信頼関係のもと行われる成熟度の高い医療行為です．臨床研究は，疾病の予防，診断・治療法の改善，疾患の原因の解明，そして現行の診断・治療法の再検討を目的に行われます．臨床研究は，これら診療以外の目的をもつため，倫理面で守らねばならないルールがあります．それが「人を対象とする医学系研究に関する倫理指針」です．これは，ヘルシンキ宣言に基づき策定されたもので，「患者庇護」「研究の信頼性確保」「利益相反の管理」に関する事項が規定されています．

C. 成人／消化器の疾患

C. 成人／消化器の疾患

16 胃食道逆流症（逆流性食道炎）

🩺 *Clinical Pearl*

☛ 説明のつかない胸痛，咳，喘鳴，睡眠障害のある患者では胃食道逆流症
（gastroesophageal reflux disease：GERD）も疑え．

☛ カルシウム拮抗薬やテオフィリンなどの薬剤がGERDを誘発することがある．

診断

- **好発年齢**：50歳代までは男性に多いが，60歳以降は男女ともに加齢とともに増加する．
- **増悪因子**：喫煙・アルコール・脂肪食・甘味類・穀類・炭酸飲料・肥満・円背・食直後の臥位・右側臥位・腹圧を上昇させる衣類や体位，唾液分泌減少．
- **症状**：胃酸逆流症状（胸やけ・呑酸）．
- **診断**
    ▶内視鏡的診断：他の疾患（食道がんなど）が除外され，胃食道接合部にびらんを認めれば逆流性食道炎（びらん性GERD），びらんがなければ非びらん性GERD（NERD）と診断する．
    ▶プロトンポンプ阻害薬（PPI）テスト：PPIを投与し，胸やけなどの胃酸逆流症状消失の有無で治療的診断を行う．
    ▶24時間pHモニタリング陽性（保険適用なし）．
- **重症度分類**：ロサンゼルス分類によりGERDの重症度評価を行う．

対処法

1. 生活習慣の改善

- 禁煙，減酒・禁酒，体重減少，増悪因子となる食事を減らす，就寝中の頭側挙上，左側臥位，腹圧を上昇させる衣類や体位を避けるなど．

2. 薬物療法

- 第一選択はPPI常用量を1日1回投与．症状により倍量を1日1回投与，8週間経口投与できる．重度の粘膜障害がある場合，倍量を1日2回投与可能．症状が改善したら漸減あるいは中止，あるいはオンデマンド療法に切り替える．

II．年代別・性別診療編

> ▶エソメプラゾール（ネキシウム®）カプセル，1 日 1 回 10〜20 mg（朝）

- 再燃を繰り返す例では，常用量の半量で長期維持療法を行う．
- 2015 年 2 月よりボノプラザン（タケキャブ®）錠が発売された．カリウムイオン競合型アシッドブロッカーで PPI と同等に酸分泌を抑制し，かつ速効性があるため，これを第一選択とする場合も増えている．
- H_2 受容体拮抗薬，スクラルファート，アルギン酸なども治療に使用する．これらの薬物は効果発現は早いが，H_2 受容体拮抗薬は日中の効果が弱く，他の制酸薬は作用時間が短い．

3．こんなときは専門医へ

- PPI 倍量投与でコントロールのつかない場合は 24 時間 pH モニタリングの可能な施設に紹介し，内視鏡的治療あるいは外科的治療の適応についてコンサルトする．

参考文献

1) 日本消化器病学会（編）：胃食道逆流症（GERD）診療ガイドライン，南江堂，東京，2009

Topics〜PPI の長期治療と有害事象〜

　PPI の長期投与について，これまでは臨床的に問題となる有害事象はほとんどないとされてきましたが，近年，特に高齢者で消化管感染（*Clostridium difficile* 腸炎やサルモネラ腸炎など），collagenous colitis，大腿骨頸部骨折などの増加が報告されています．いずれも PPI との直接的にな因果関係が明らかにされているとはいいがたいのですが，これらの発症に注意するとともに，漫然と投与を継続するのではなく，症状が改善したら休薬するなど必要性を十分考慮して使用すべきです．

C. 成人／消化器の疾患

17 機能性ディスペプシア

C. 成人／消化器の疾患

Clinical Pearl

☞ 患者-医師の良好な関係は機能性ディスペプシア（functional dyspepsia：FD）症状改善につながる.

☞ FD では過敏性腸症候群（irritable bowel syndrome：IBS）や過活動膀胱（overactive bladder：OAB）の合併が多い.

☞ *H. pylori* 除菌により FD 症状が改善することがある（HP 関連ディスペプシア）.

診断

● **RomeⅣ診断基準**：症状の原因となりそうな器質的疾患がないにもかかわらず，つらいと感じる食後のもたれ感，つらいと感じる早期飽満感，つらいと感じる心窩部痛，つらいと感じる心窩部灼熱感の4つの症状のうち1つ以上の症状を有するもの，ただし6ヵ月以上前より症状があり，最近3ヵ月は継続して症状を有していること.

● **分類と病因**

▶**食後愁訴症候群（postprandial distress syndrome：PDS）**：食後のもたれ感・早期飽満感を有するもの．胃排出遅延，胃の適応性弛緩不全などの胃運動機能異常が関与していると考えられる.

▶**心窩部痛症候群（epigastric pain syndrome：EPS）**：心窩部痛や心窩部灼熱感を有するもの．酸・胆汁酸，香辛料などの化学的刺激や脂肪などの栄養素に対する知覚過敏，胃伸展刺激などの圧刺激に対する知覚過敏，ストレスなどの心理社会的因子が関与していると考えられる.

● **画像検査**：慢性的なディスペプシア症状患者には，まず医療面接・身体診察・血液検査など一般的な検査を行う．アラーム徴候（原因が特定できない体重減少，再発性嘔吐，貧血，嚥下困難，高齢者）のある場合は，上部消化管内視鏡検査，腹部エコー検査，腹部 CT 検査などを行い，器質的疾患を除外し FD と診断する（基本的に除外診断である）．この際内視鏡で慢性胃炎の症状がある場合は *H. pylori* の有無を検査し，*H. pylori* がいれば除菌する．除菌でも症状が改善しない場合は FD と診断する.

Ⅱ

17. 機能性ディスペプシア

369

- **自己記入式質問票**：症状の把握に有用であり，PDSタイプかEPSタイプか混合型かなど把握しやすい．代表的質問票としてGSRS（Gastrointestinal Symptom Rating Scale）や出雲スケールなどがある．

▶アコチアミド（アコファイド®）錠，1回100 mg，1日3回（毎食前）

対処法

1. 薬物療法（図1）
- **ファーストラインの治療**：PDSでは消化管運動改善薬（アコチアミド，モサプリドなど）が，EPSでは制酸薬（PPIやH_2受容体拮抗薬）が第一選択薬となる．無効な場合，両者を併用する．
- **セカンドラインの治療**：難治例では六君子湯や5-HT_1受容体作動薬のタンドスピロン（セディール®），抗うつ薬や抗不安薬が試みられる．

2. 患者・家族への説明
- 生活習慣改善，食事療法，認知行動療法，催眠療法も症状改善に有効である．

3. こんなときは専門医へ
- 消化管運動賦活薬あるいは酸分泌抑制薬での初期治療（4週間目安）

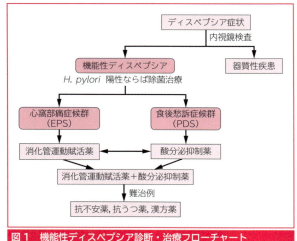

図1　機能性ディスペプシア診断・治療フローチャート

（Geeraerts B et al：J Gastroenterol **43**：251, 2008 より改変）

C. 成人／消化器の疾患

を行い改善しない場合，あるいは抗不安薬，抗うつ薬，漢方薬による二次治療を行っても改善のない場合は，専門科にコンサルトする．

参考文献

1) Geeraerts B et al：Functional dyspepsia；past, present, and future. J Gastroenterol **43**：251-255, 2008
2) Miwa H et al：Evidence-based clinical practice guidelines for functional dyspepsia. J Gastroenterol **50**：125-139, 2015

豆知識〜機能性ディスペプシア〜

FD には従来，制酸薬や消化管運動機能改善薬が使用されていましたが，保険病名上 FD という病名はなく，長期にわたり慢性胃炎の病名で治療されてきました．しかし，2013 年 6 月 6 日に消化管運動改善薬としてアコチアミドが発売となり，その適応疾患病名は「機能性ディスペプシア」で，保険診療で初めて FD の病名が用いられるようになりました．アセチルコリンエステラーゼ阻害薬であるアコチアミドは消化管に特異的に作用し，胃排出能と食後の胃底部拡張能を改善することで胃運動能異常に起因する FD の症状を改善させます．

Ⅱ. 年代別・性別診療編

C. 成人／消化器の疾患

18 肝炎

Clinical Pearl

☛肝炎には，ウイルス性肝炎（A, B, C, D, E, CMV, EBV, HSV, VZV など），自己免疫性肝炎（autoimmune hepatitis：AIH），アルコール性肝炎，薬剤性肝炎，虚血性肝炎，非アルコール性脂肪性肝炎（non-alcoholic steatohepatitis：NASH），など，さまざまな疾患がある．

☛意外と薬剤性は多い．原因不明の肝障害を認めた場合，考慮すべし．

☛自覚症状は無いことも多い．注意深い病歴聴取と身体所見を大事に．

☛フォローされていない慢性肝炎が意外と多い．患者さんのためにも注意すべし．

診断

● **好発年齢**：小児から高齢者までさまざまである．

● **症状**：倦怠感，瘙痒感，腹痛，悪心・嘔吐，発熱，食欲不振，関節痛など．無症状のことも多い．

● **病歴**：針刺し事故，輸血歴，生ものの経口摂取，アルコール摂取の有無，薬剤，性交渉，海外渡航の有無．

● **身体所見**：右季肋部圧痛，肝腫大，黄疸．身体所見に乏しい場合も多い．

● **検査所見**

▶AST/ALT：上昇．アルコール性は AST/ALT≧2，ウイルス性は AST/ALT≦1 であることが多い．

▶ALP，γ-GTP：上昇．胆汁うっ滞を示す．

▶ウイルス性肝炎（急性期）：IgM 抗 HAV 抗体，HBs 抗原，IgM 抗 HBc 抗体，HBe 抗原，HBV DNA，HCV RNA，IgM 抗 HDV 抗体，HDV 抗原，IgM 抗 HEV 抗体．

▶ウイルス性肝炎（慢性期）：HBs 抗原，IgG 抗 HBc 抗体，HBe 抗原，抗 HBe 抗体，HBV DNA，HCV RNA，抗 HCV 抗体，IgG 抗 HDV 抗体．

▶AIH：抗平滑筋抗体，抗 LKMI 抗体，組織所見（門脈域のピースミール壊死を伴ったリンパ形質細胞浸潤），ウイルス性肝炎を除外できる．

▶エコー検査：肝腫大，軽度脾腫，肝実質エコーレベルの低下，胆

C. 成人／消化器の疾患

囊壁と門脈域の肥厚.

▶CT：肝腫大，門脈周囲低吸収域，単純 CT で低吸収域など．

▶肝生検：肝細胞壊死，肝細胞索の乱れ，肝細胞および核の大小不同など．

対処法

● **ウイルス性肝炎**

▶急性期：全般に対症療法となる．B 型肝炎では，90％以上の症例が無治療のまま HBs 抗原陰性，引き続いて HBs 抗体陽性となる．ただし，急性肝炎重症型（プロトロンビン時間 40％以下）および劇症肝炎（プロトロンビン時間 40％以下かつⅡ度以上の肝性脳症を伴う）の症例に対しては，ラミブジンの投与が有効であるとされている．C 型肝炎は，急性の経過で治癒するものは約 30％であり，感染例の約 70％で慢性肝炎へと移行する．急性期では，ペグインターフェロンアルファ-2a を 6 ヵ月投与すると高率かつ持続的に排除できる．

▶慢性期：B 型肝炎ではインターフェロン（IFN）や核酸アナログ（ラミブジン，アデホビル，エンテカビル，テノホビル）製剤を投与する．C 型肝炎は，感染例の約 70％で感染が持続し，慢性肝炎へと移行する．慢性化した場合，発がんリスクが高くなり，早期のウイルス除去療法が必要である．IFN ＋リバビリン，直接作用型抗ウイルス薬（DAAs）などの薬剤がある（次頁「Topics」参照）．

● **AIH**：プレドニゾロン，アザチオプリン（3 年以内に 65％が寛解）．

● **アルコール性肝炎**：禁酒，栄養補給．離脱症状，脳症に注意．

● **薬剤性肝炎**：原因薬剤の速やかな中止，軽度であれば対症療法．重症となった場合は，劇症肝炎に沿って治療を行う．

● **虚血性肝炎**：原疾患の治療，補助療法．

● **NASH**：食事運動療法による減量，血糖/脂質コントロール．

● **劇症肝炎**：アセトアミノフェンと HBV によるものが多数を占める．HBV 感染の場合急性発症なのか，キャリアからの急性増悪を区別する必要がある．早期のラミブジン投与が有効とされるが，肝移植を含めた治療のできる専門医療施設での治療が望ましい．

1. こんなときは専門医へ

● ひとくちに肝炎といっても原因はさまざまである．どうしても鑑別困難な場合や，劇症肝炎などは，迷わず専門医に相談する．

Ⅱ. 年代別・性別診療編

参考文献
1) 日本肝臓学会肝炎診療ガイドライン作成委員会（編）：B 型肝炎治療ガイドライン，第 2 版，2014
2) 日本肝臓学会肝炎診療ガイドライン作成委員会（編）：C 型肝炎治療ガイドライン，第 3.2 版，2014

Topics〜慢性 C 型肝炎の治療〜

　筆者が研修医時代，C 型肝炎の治療としては IFN＋リバビリン療法が主で，IFN 導入の患者さんを何度も担当したことを覚えています．しかし，2011 年 11 月より導入された第一世代プロテアーゼ阻害薬であるテラプレビルを皮切りに，シメプレビル，ダクラタスビル，アスナプレビル，バニプレビルと次々に DAAs が登場し，IFN フリーでも著効（SVR）率が 90％に到達する時代となりました．今後もソホスブビル・リバビリン，ソホスブビル・レジパスビル，パリタプレビル・オムスタビル・リトナビル配合と続々と新薬が登場する予定です．

374

C. 成人／消化器の疾患

C. 成人／消化器の疾患

19 胆石症・胆嚢炎

Clinical Pearl

- ☞日本人成人の胆石保有率は約5%．
- ☞主要症状は腹痛である．
- ☞胆嚢結石症の有症状例は原則として手術適応．手術は腹腔鏡下胆嚢摘出術が第一選択である．
- ☞急性胆嚢炎では発症後72時間以内の手術が推奨されている．

診断

- ●胆石症は胆嚢結石，総胆管結石，肝内結石症の総称である．肝内結石の頻度は低い（約1%）．人間ドックのデータなどから，日本人成人の胆石保有率は約5%である．
- ●**好発年齢**：胆嚢結石は40〜70歳代，総胆管結石は50〜80歳代に多い．40歳以下ではコレステロール胆石が約90%を占め，高齢になるにつれ色素胆石（ビリルビンカルシウム石，黒色石）が増加する．胆石症の危険因子として5F（Forty，Female，Fatty，Fair，Fertile）が有名である．
- ●**身体所見**：胆嚢結石の有症状率は20〜70%と報告によりさまざまであるが，最も多い症状は腹痛（心窩部痛，右季肋部痛，右肩への放散痛）で，その症状は「胆石発作」と呼ばれる疝痛発作である．食後，特に油もの摂取後に胆石が動くことで起こりやすく，2〜3時間で軽快することが多い．ただし，胃十二指腸疾患（潰瘍，急性胃炎など）による腹痛も鑑別として念頭に置く必要はある．その他の症状として，悪心・嘔吐，黄疸がある．
- ●急性胆嚢炎に胆管炎を合併したときの症状として，腹痛・黄疸・発熱のCharcotの3徴が有名である．
- ●胆嚢炎時に，右季肋部を押さえると吸気で痛みが増し，息を止めてしまうことをMurphy徴候と呼ぶ．
- ●**血液生化学所見**：無症状の胆嚢結石は，通常血液検査では異常を認めない．総胆管結石ではALP，総ビリルビン，AST/ALTの上昇がみられる場合がある．また，胆嚢炎では白血球数の上昇，血小板減少，肝機能障害（PT-INR上昇），腎機能障害（クレアチニン上昇）などが重症度判定に重要である．

II

19 胆石症・胆嚢炎

375

Ⅱ．年代別・性別診療編

● 胆石症の画像検査はエコー検査，CT（純コレステロール石以外は描出される），MR胆管膵管撮影（MRCP），胆道造影CT検査（DIC-CT）が行われる．特に手術予定患者では，術前に胆石の状態，胆嚢管の分岐形態を確認するために，MRCP施行が重要である．

対処法

● 無症状胆石（胆嚢結石）で痛みや胆嚢炎などの症状を発症する頻度は年3%前後と低い．基本的には無症状胆石は経過観察を行う．
● 胆石疝痛発作にはNSAIDsが有効である．
● 胆嚢結石症の治療法は内科的治療と外科的治療があり，有症状例が手術適応となる．

> ▶**内科的治療**：胆石溶解療法と体外衝撃波結石破砕療法（extracorporeal shock wave lithotrispy：ESWL）があるが，適応はいずれも限定される．また，再発率の問題から，外科的治療が選択される場合がほとんどである．
> ▶**外科的治療**：腹腔鏡下胆嚢摘出術が第一選択である．手術合併症として胆管損傷があり，その発生率は0.6～0.7%で，時代を経ても変わっていない．

● 急性胆嚢炎では，重症度により対応が異なる．抗菌薬投与が初期対応として重要だが，軽症，中等症では全身状態が許せば早期手術（発症後72時間以内の手術）を考慮する．重症例や，何らかの理由で手術困難な場合は経皮経肝胆嚢ドレナージ（percutaneous transhepatic gallbladder drainage：PTGBD）や経皮経肝胆嚢穿刺吸引術（percutaneous transhepatic gallbladder aspiration：PTGBA）を選択する．
● 総胆管結石では，内視鏡的総胆管結石摘出を行い，後に腹腔鏡下胆嚢摘出術を行うことが多い．乳頭機能温存を目指して一期的な手術（腹腔鏡下総胆管切石術）も可能であるが，施行施設は多くない．

1．こんなときは専門医へ

● 胆嚢ドレナージ，胆嚢摘出術，全身管理などの対応が困難な場合は，対応が可能な施設に搬送する．

参考文献
1）急性胆管炎・胆嚢炎診療ガイドライン改訂出版委員会（編）：急性胆管炎・胆嚢炎診療ガイドライン2013，医学図書出版，東京，2013
2）日本消化器病学会（編）：胆石症診療ガイドライン2016，第2版，南江堂，東京，2016

376

C. 成人／内分泌・代謝の疾患

C. 成人／内分泌・代謝の疾患

20 糖尿病

※本項では，主として2型糖尿病について記述する

🩺 *Clinical Pearl*

☛近年，患者数は増大の一途を示しているため，他の訴えや疾患で診察する際にも注意が必要である．特に，治りの悪い感染症や足白癬，う歯や歯周病をみたときには血糖値もチェックせよ．

☛血糖値が高くても，口渇・多飲・多尿などの典型的な自覚症状を示さないことも多いため，症状だけに頼らず血糖値をチェックせよ（血糖値と自覚症状の重症度は相関しない）．

☛大血管障害を防ぐには，血糖コントロールだけでなく，血圧，脂質，禁煙のコントロールが重要である．

☛とりわけ高齢者においては，"よすぎる"血糖コントロールにも注意を払う必要がある．頻回な低血糖の発現は，認知症の進行や死亡率の増加と関連すると考えるべし．

☛「この薬さえ飲んでおけば」「この注射さえ打っておけば」血糖コントロールが上手くいくという魔法の薬は存在しない．どのような薬物療法を実施するにせよ，食事と運動はきわめて重要である．

診断

● 糖尿病型の基準値は，血糖値が空腹時血糖値126 mg/dL以上，75 g糖負荷試験2時間値200 mg/dL以上，随時血糖値200 mg/dL以上，HbA1cは6.5%以上，である．

● 血糖値とHbA1cの両者が同時に基準値を超えていれば糖尿病と診断できる．このいずれかを1回満たせば糖尿病型と診断して別の日に再検査を実施し，再度いずれかを満たせば糖尿病の診断が確定となる．

● もしくは，血糖値から糖尿病型と診断したうえで，糖尿病の典型的症状（口渇，多飲，多尿，体重減少）か確実な糖尿病網膜症のいずれかが存在していれば，糖尿病と診断してよい．

● **好発年齢**：中高年に多い．

● **検査所見**

▶ 発症早期には食後血糖値のみが上昇していることが多く，空腹時血糖だけに目を奪われていると明らかな糖尿病を見逃すことがある．糖尿病を疑った際には，HbA1cも確認しておくべきである．

Ⅱ. 年代別・性別診療編

- ▶発症時の体重は，必ずしも人生で最高の体重ではなく，ピークをすぎてやや減少してきた頃が多い．
- ▶糖尿病を疑った際には，尿検査は必ず実施する．尿ケトン陽性であれば，1型糖尿病の可能性を考える．尿蛋白陽性であれば，糖尿病腎症や腎硬化症（併存する高血圧のため）を疑う．
- ▶腎機能は血清クレアチニン値だけでなく，推算糸球体濾過量（eGFR）でも確認しておく．スルホニル尿素（SU）薬，一部のDPP-4阻害薬，インスリンなどでは腎機能低下時には効果が過剰となり低血糖の誘引となりやすい．また，ビグアナイド薬では乳酸アシドーシスのリスクを増加させる．

対処法

- ●基本は食事療法と運動療法である．
- ●薬剤の選択においては，インスリン分泌低下なのか，インスリン抵抗性増大なのかを意識する．
- ●体重増加と低血糖をできるだけ抑えながら血糖コントロールを目指すのが近年のトレンドである．

インスリン分泌低下が主体と考えられたら，①②いずれかを処方．
①シタグリプチン（ジャヌビア®）錠，1日1回50 mg（朝食後）
②グリメピリド（アマリール®）錠，1日1回0.5 mg（朝食後）
※ SU薬の処方においては，できるだけ少量（グリメピリド0.5～1 mgまたはグリクラジド20～40 mg）から開始し，最高でもグリメピリド2 mg，グリクラチド80 mgまでとしておくのが無難である．低血糖のリスク増大と食前の空腹感増強による体重増加が懸念されるからである．
インスリン抵抗性増大が主体と考えられたら，
▶メトホルミン（メトグルコ®）錠，1回250 mg，1日3回（毎食後）
※メトホルミンは，比較的若く肥満傾向の患者であれば1日1,500 mgを目指し，ゆっくりと増量するのがよい．急激な増量は，胃腸症状を引き起こしやすい．また，500 mg錠を利用することもできる．

1. 患者・家族への説明

- ●糖尿病治療の目的は，ただ単に血糖値を下げるのではなく，血糖コントロールを正常域に近づけることにより合併症の発症や進行を予防し，糖尿病をもたない健常人と同等の生活の質を保つことであることを説明する．いたずらに合併症の恐怖をあおり通院中断に至ると，失明や透析，下肢切断のリスクが著明に増加してしまう．

C. 成人／内分泌・代謝の疾患

2. こんなときは専門医へ

- 尿検査でケトン体陽性であれば，1型糖尿病を疑う．血中Cペプチドの測定は内因性インスリン分泌能の評価に役立つ．抗GAD抗体の存在も1型糖尿病を示唆する．
- インスリンやGLP-1アナログなどの注射薬は，外来でも導入可能である．3種類の糖尿病内服薬を用いても血糖コントロールが十分にできない場合には，注射薬の導入を念頭に，速やかに専門医へ紹介して構わない．
- 足潰瘍や進行する腎機能低下など，合併症や併存疾患のため複数の診療科の関与が望ましいと思われた場合には，基幹病院に紹介する．

参考文献
1) 日本糖尿病学会（編）：糖尿病治療ガイド 2016-2017，文光堂，東京，2016
2) Standards of Medical Care in Diabetes-2017；Summary of Revisions. Diabetes Care **40**（Supple 1）：S4-S5, 2017

Topics〜SGLT2阻害薬とは〜

　経口血糖降下薬の種類増加に伴い，糖尿病診療がより複雑化してきた印象があります．最新の内服薬として，2014年にわが国でもSGLT2阻害薬が登場しました．「腎臓の近位尿細管に作用し糖の再吸収を妨げ，体内の過剰な糖を尿とともに体外へ排出することで血糖値を下げる」というユニークな作用機序により，血糖低下に加えて体重減少，血圧低下，尿酸値低下などの作用を併せ持ちます．副作用としては尿路・性器感染症の増加，浸透圧利尿による脱水，脳梗塞，皮疹・紅斑の出現などがあり，当面は専門医が処方する薬剤だと考えてよいでしょう．

II

20.
糖尿病

II. 年代別・性別診療編

C. 成人／内分泌・代謝の疾患

21 脂質異常症

Clinical Pearl

- ☛ 脂質異常症の診察では動脈硬化を常に意識せよ.
- ☛ 家族性高コレステロール（Chol）血症を見逃すな.
- ☛ 高 Chol 血症では甲状腺機能低下症を考慮すべし.
- ☛ 著しい高トリグリセリド（TG）血症では腹痛, 膵炎に注意する.
- ☛ 高 TG 血症はアルコール多飲を除外すべし.

診断

- ● 脂質異常症診断は空腹時採血で行う（表1）. 空腹時とは, 10～12 時間以上の絶食後状態であり, LDL コレステロール（LDL-C）は TG が 400 mg/dL 未満であれば Friedewald 式［総 Chol（TC）－ HDL-C － TG/5）］で計算する. TG が 400 mg/dL 以上の場合は, non HDL-C（TC － HDL-C）を使用し, その基準は LDL-C ＋ 30 mg/dL とする.

- ● 病歴聴取および身体診察
  - ▶ 脂質異常症に特有な症状はない. 高 LDL-C 血症では動脈硬化症に関係する症状の有無, 高 TG 血症では飲酒量, 腹痛, 膵炎について聴取する. また, 動脈硬化の危険因子である血圧, 血糖, 体重, 喫煙, 閉経（女性）なども必要事項である. 原発性高脂血症の多くは遺伝が関係しており, 家族歴や血族結婚の有無も聞いておく.
  - ▶ 身体診察は, 角膜輪, 黄色腫, アキレス腱肥厚とともに, 血管雑音（頸部, 心, 腹部, 大腿）の聴取や膝窩・足背・後脛骨動脈の診察も行っておく.

表1　脂質異常症の診断基準（空腹時採血）		
LDL-C	140 mg/dL 以上	高 LDL-C 血症
	120～139 mg/dL	境界域高 Chol 血症
HDL-C	40 mg/dL 未満	低 HDL-C 血症
TG	150 mg/dL 以上	高 TG 血症

（文献1より）

C. 成人／内分泌・代謝の疾患

●**脂質異常症の分類と診断**

▶まず，TC と TG のどちらが高いか，両方が高いかを把握する．その後，甲状腺機能低下症やネフローゼ症候群などの続発性高脂血症を除外する．

▶原発性高 Chol 血症には，遺伝性疾患である家族性高 Chol 血症（FH）と，Chol と TG がともに高く，また変化することもある家族性複合型高脂血症がある．FH の多くは LDL 受容体遺伝子異常であるが，それ以外の遺伝子異常も知られている．ヘテロ接合体の頻度は人口 500 人に 1 人と推定されており，LDL-C が 180 mg/dL 以上でアキレス腱肥厚，黄色腫を認めればこの疾患の可能性が高い．ホモ接合体の TC は通常 600 mg/dL 以上である．

▶原発性高キロミクロン血症は 1,000 mg/dL 以上の著しい高 TG 血症を認め，膵炎を生じる稀な疾患である．内因性高 TG 血症は TG が高くなる病態であり，診断には空腹時採血が必須である．家族性Ⅲ型高脂血症はアポ蛋白 E の異常によりレムナントが蓄積する稀な疾患である．

対処法

●高 LDL-C 血症では，動脈硬化への対応が重要であり，治療目標値などは『動脈硬化性疾患予防ガイドライン 2012 年版』（日本動脈硬化学会）を参考にする．脂肪と Chol 摂取を減らす．薬物療法ではスタチンが使用される．スタチン単独で効果が乏しい場合は小腸コレステロールトランスポーター阻害薬などを併用する．

●高キロミクロン血症では脂肪摂取の制限（20 g 以下），それ以外の高 TG 血症では適正体重の維持，炭水化物を少なめとし，アルコールを制限または中止する．運動，禁煙などの指導も行う．薬物ではフィブラート系薬剤，多価不飽和脂肪酸製剤が使用される．

1. 患者・家族への説明

●脂質異常症の治療では食事，生活習慣が薬とともに重要である．動脈硬化の危険因子となる病態も同時に治療を行う必要性を説明する．

2. ぜひ実行したい予防法

●脂質異常症は遺伝性のものも多く，また，生活習慣が関係する．患者本人だけでなく家族を含めた動脈硬化予防のための生活習慣維持を勧める．

3. こんなときは専門医へ

●家族性高 Chol 血症など遺伝が濃厚な場合．
●薬を使用しても効果が不十分な場合．

Ⅱ. 年代別・性別診療編

● 妊娠や薬物使用が困難な場合.
● 著しい高 TG 血症を呈する高キロミクロン血症.
● 著しい低 TC 血症や低 HDL-C 血症があり，稀な疾患が疑われる場合.
● PCSK 阻害薬の使用に関しては，専門医の意見を参考.

参考文献
1) 日本動脈硬化学会：動脈硬化性疾患予防のための脂質異常症治療ガイド 2013 年版，日本動脈硬化学会，東京，2013

C. 成人／内分泌・代謝の疾患

C. 成人／内分泌・代謝の疾患

22 甲状腺疾患

🩺 *Clinical Pearl*

- ☛抗甲状腺薬を内服中のバセドウ病では定期的に白血球分画を検査せよ.
- ☛女性患者には初診時に必ず，その後も時折，妊娠を話題にせよ.
- ☛たとえ遊離 T_4，遊離 T_3 が正常でも，脂質異常症や動脈硬化性疾患があれば甲状腺刺激ホルモン（thyroid stimulating hormone：TSH）≧5 μU/m<u>L</u>の時点で補充療法を開始せよ.
- ☛たとえ遊離 T_3 が低値でも，TSH が正常であれば通常，甲状腺ホルモン補充療法の必要はない.
- ☛直径 1 cm 以上の硬い結節，可動性のない（気管との癒着が疑われる）結節は吸引細胞診ができる医療機関に紹介するべし.

診断

●好発年齢

▶バセドウ病の初発は10〜50歳代に広く分布する. 特に出産後に好発する.

▶橋本病はどの年齢でもみられる. 抗甲状腺自己抗体はどちらでも陽性になるので，橋本病と診断したのが実はバセドウ病の発病前であった，と後にわかることもある.

▶出産後 3〜6 ヵ月は甲状腺機能が不安定になりやすい. バセドウ病，無痛性甲状腺炎のいずれも起こりうる.

▶低 T_3 症候群は年代，基礎疾患を問わず起こりうる. 甲状腺以外の基礎病態に注目する.

●身体所見

▶バセドウ病や橋本病はびまん性甲状腺腫を呈する. 甲状腺の触診に慣れないと甲状腺腫を触知できないこともある.

▶機能正常のびまん性甲状腺腫は腺腫様甲状腺腫と橋本病が多い. エコー検査で囊胞の散在や多彩な結節がみられれば前者と考える.

▶結節の直径が1 cmを超えると頸部の触診で触知しやすくなる. ただし，びまん性甲状腺腫があると，結節を触れにくいこともある. 本人や周囲が腫瘤に気づくのは直径 4 cm 前後になってからなので，つい最近気づいた腫瘤でも，実際には何年も経っている場合が多い. 結節を触知する場合は可動性の有無を検討する. 頸部リ

Ⅱ

22.
甲状腺疾患

383

ンパ節腫大の有無も確認する.

●検査所見

▶遊離 T_3 優位の上昇,TSH 受容体抗体陽性はバセドウ病を,遊離 T_4 優位の上昇は亜急性甲状腺炎や無痛性甲状腺炎などの破壊性甲状腺炎を示唆する.未治療バセドウ病では TSH が測定感度以下の低値を示す.TSH が少量でも認められる場合はバセドウ病でない可能性が高い.

▶3 ヵ月以上持続する甲状腺機能亢進症はバセドウ病の可能性が高い.ただし,稀に機能性結節が原因のことがある.TSH 受容体抗体,エコー検査で鑑別する.

▶(下垂体に病変がない限り)甲状腺機能の最も鋭敏な指標は TSH である.遊離 T_3 優位の低下で TSH が正常であれば,低 T_3 症候群として経過観察でよい.

▶通常,結節性甲状腺疾患では甲状腺機能は正常に留まる.結節の経過観察で意味なく甲状腺ホルモンを測定すると,健康保険上は査定対象となる.

対処法

● 甲状腺中毒症の初発時には最近の出産歴を尋ね,1 年以内であれば無痛性甲状腺炎を慎重に鑑別する.中絶や流産も同様である.甲状腺中毒症状が軽度でバセドウ病と確信できない場合は,β 遮断薬で対症療法を行い経過をみることもできる.

▶アテノロール(テノーミン®)錠,1 日 1 回 50 mg

● 無痛性甲状腺であれば,未治療でも自然経過で遊離 T_4,遊離 T_3 の低下をみる.いったん,機能低下に傾いた後に正常域に戻ることが多い.

● 抗甲状腺薬を投与開始したら,開始初期 2 ヵ月間は 2 週間ごと,その後も定期的(最低 3〜6 ヵ月ごと)に白血球像を至急で確認する.38℃以上の発熱時にはすぐに休薬して受診すべきことを確実に指導する.鑑別を容易にするため,インフルエンザワクチンの接種も推奨される.顆粒球数が 1,000/mm³ をきったら熱がなくても抗甲状腺薬を休薬し,数日以内に再検する.500/mm³ 未満ならただちに無菌室のある施設に紹介する.

▶チアマゾール(メルカゾール®)錠,1 日 1 回 15 mg

C. 成人／内分泌・代謝の疾患

- 妊娠を希望するバセドウ病女性にはPTUを用い，なるべくあらかじめ妊娠前に専門医に紹介する．
- 甲状腺機能低下症はTSH≧10 μU/mLを補充療法開始の目安とする．脂質異常症や動脈硬化性疾患があればTSH≧5 μU/mLの時点で，妊娠を希望する場合はTSH≧2.5 μU/mLで補充療法を開始する．

1. こんなときは専門医へ

- 妊娠が判明したら早急に専門医に紹介する．
- 偶発腫瘍を全例，専門施設に送ると専門施設が破綻する．甲状腺がんの疑いの強い，直径1 cm以上の硬い結節，可動性のない（気管との癒着が疑われる）結節に限って紹介することが望ましい．

参考文献

1) 日本甲状腺学会（編）：バセドウ病治療ガイドライン2011，南江堂，東京，2011
2) 浜田　昇（編著）：甲状腺疾患診療パーフェクトガイド，第3版，診断と治療社，東京，2014

診察・診療のコツ〜甲状腺の触診〜

　甲状腺の触診にはあまり顎を上げすぎず，皮下にある程度のゆとりを残します．胸鎖乳突筋の内側で気管の両側にある甲状腺の左右両葉の中央部に両母指の指腹を置きます．母指腹をある程度の圧をもって皮下に向かって押しつけ，その圧をかけたまま，皮下組織のたるみを利用して母指腹を上下させます．指の位置はあちこちと移動させず，1ヵ所で動かしません．こうすると甲状腺の硬さ（軟，弾性軟，弾性硬，ゴム様硬，木様硬，板状硬，石様硬）や表面の性状（平滑，顆粒状，分葉状など）がわかりやすいのです．嚥下させて甲状腺の可動性を確かめることも大切です．

Ⅱ. 年代別・性別診療編

C. 成人／内分泌・代謝の疾患

23 痛風

Clinical Pearl

☛ 非典型例では関節穿刺による尿酸塩結晶証明が必要.
☛ 尿酸降下剤は再発性発作のとき, 関節炎寛解後に少量より開始せよ.
☛ 無症候性高尿酸血症では, 薬物療法よりもメタボリックシンドローム対策としての合併症評価と生活習慣指導を優先するべし.

診断

● 血清尿酸値が 7.0 mg/dL を超える状態を高尿酸血症と定義し, 2つの観点から対応.

Ⅰ:痛風関節炎などの尿酸塩沈着症の原因として
Ⅱ:生活習慣病の臨床上有用な指標として

● Ⅰ (痛風関節炎などの尿酸塩沈着症の原因として):確定診断は関節液中尿酸結晶の白血球貪食像による. ①片側第 1 MTP 関節 (podagra) 含む足部, ②間欠期のある急性単関節炎の既往, ③高尿酸血症の病歴, ④中年男性, ⑤24 時間以内にピークをすべて満たせば典型例として臨床診断でよい. 非典型例では関節穿刺による結晶証明が必要である. 発作極期の疼痛のため穿刺困難であれば, 関節炎治療後 (無症状期でも 70%以上で結晶証明が可能) に施行する.

ピットフォール
▶ 第 1 MTP 関節が 70%と足部が多いが, あらゆる関節に罹患し 20%以下で多関節炎が初発となる.
▶ 急性痛風発作時の血清尿酸値は 12〜43%で正常か低値であり, 血清尿酸値正常は痛風の除外にはならない! また高尿酸血症者の急性関節炎が痛風とも限らない.
▶ 痛風関節炎に偽痛風や感染性関節炎の合併あり.
▶ 慢性痛風関節炎は, ときに関節リウマチとの鑑別を要する.

● Ⅱ (生活習慣病の臨床上有用な指標として):恒常的な高尿酸血症の判定のため複数回 (最低 2 回) 血清尿酸値を測定.

386

C. 成人／内分泌・代謝の疾患

対処法

● 治療介入可能な二次性（全痛風の約 5%. 例：利尿薬，リンパ/骨髄増殖性疾患，尋常性乾癬，ビタミン B_{12} 欠乏，鉛中毒など）を否定したうえで，I，II に対応.

● I（痛風関節炎などの尿酸塩沈着症の原因として）

▶ 前徴期：違和感があればコルヒチンにて発作を頓挫. 頻発するときは連日服用する「コルヒチンカバー」が有効.

▶ コルヒチン（コルヒチン®）錠，1 回 0.5 mg，頓用
▶ コルヒチン（コルヒチン®）錠，1 日 1 回 0.5 mg

▶ 発作極期：NSAIDs を短期間のみ（2〜10 日間程度）比較的大量に服用し，炎症を鎮静化. 使用できない場合や無効時は経口ステロイド薬を使用.

▶ ナプロキセン（ナイキサン®）錠，初回 400〜600 mg，その後 1 回 200 mg を 1 日 3 回または 300 mg を 3 時間ごとに 3 回まで
▶ プレドニゾロン（プレドニン®）錠，1 日 30 mg，1〜2 回に分服を症状改善まで，その後 7〜10 日で漸減・中止

▶ 間欠期：食事指導（肉類・アルコール・砂糖加ソフトドリンク摂取を制限，乳製品・コーヒー摂取を励行）・生活指導（暴飲暴食，過剰な運動などの誘因回避）と尿酸降下薬（再発性発作と痛風結節が適応）にて発作を予防. 発作前より尿酸降下薬を服用していれば同量を継続し，服用してなければ関節炎が寛解してから（最低 2 週間）開始. 治療目標は 3〜6 ヵ月で尿酸値 6.0 mg/dL 以下. 開始初期は少量コルヒチン併用・頓用を考慮. 主に副作用回避（排泄促進薬の尿路結石，アロプリノールのオキシプリノール蓄積関連）のため病型（産生過剰型約 10%，排泄低下型 50〜60%，混合型 25〜30%. 簡易には随時尿中 UA/Cre 比＜0.5 で排泄低下型. 詳細は文献 1 番参照）による選択が基本. 尿路結石や中等度以上の腎機能障害，尿アルカリ化薬内服アドヒアランスに問題があれば生成抑制薬を選択.

> **尿酸生成抑制薬**
> ①アロプリノール（ザイロリック®）錠，1日1回50 mg（1回100 mg，1日3回まで）
> ②フェブキソスタット（フェブリク®）錠，1日1回10 mg（60 mgまで）
> ①②いずれかを処方．
> **尿酸排泄促進薬**
> ▶ベンズブロマロン（ユリノーム®）錠，1日1回12.5 mg（100 mgまで）＋クエン酸K・Na配合（ウラリット®）錠，1回1,000 mg，1日3回併用

- ●Ⅱ（生活習慣病の臨床上有用な指標として）：尿酸降下薬には重篤副作用（全身性過敏症や劇症肝炎）もあり，欧米では無症候性高尿酸血症の薬物療法は推奨されない．国内ガイドラインでも「8 mg/dLを一応の目安とするが，適応は慎重にすべき」と改訂された．

1. 患者・家族への説明

- ●肥満，高血圧，糖・脂質代謝異常などの合併症評価と過食，高プリン・高脂肪・高蛋白嗜好，常習飲酒，運動不足，喫煙などに対する生活習慣指導を優先．

2. こんなときは専門医へ

- ●難治性の痛風発作，慢性痛風性関節症（骨びらん，痛風結節を認める）の場合は，リウマチ医へ．
- ●高度腎機能障害や副作用などで薬剤調節が必要な場合は，内分泌医へ．

参考文献

1）日本痛風・核酸代謝学会（編）：高尿酸血症・痛風の治療ガイドライン，第2版（2012年追補版），メディカルレビュー社，大阪，2012
2）Khanna D et al：2012 American College of Rheumatology guidelines for management of gout. Part 1：systematic nonpharmacologic and pharmacologic therapeutic approaches to hyperuricemia. Arthritis Care Res（Hoboken）**64**：1431-1446, 2012

C. 成人／腎・泌尿器の疾患

24 慢性腎臓病（CKD）

 Clinical Pearl

- 腎委縮があれば慢性腎臓病（chronic kidney disease：CKD）．だが糖尿病性腎症では腎委縮は生じにくい．
- 腎機能低下をみたら，除去可能な増悪因子を探せ．
- 肝要なのは，メタボリックシンドローム対策．

診断

- CKD とは，検尿異常（特に蛋白尿 0.15 g/gCre 以上）and/or GFR 低下（<60 mL/分/1.73 m^2）が 3 ヵ月以上持続する状態．
- CKD と気づくきっかけは，血清クレアチニン（sCre）高値や検尿異常があるとき．
    - ▶sCre 値は年齢・筋肉量の影響を受けるため，高齢者では sCre 値の評価に注意．eGFR を参考に．
    - ▶検尿では希釈・濃縮の影響に注意．尿蛋白は定量し尿中 Cre 濃度との比で評価．
    - ▶起立性蛋白尿，尿路感染症などの急性病態による検尿異常に注意．40 歳以上の血尿の患者では尿路悪性腫瘍を念頭に置いた検索を．
    - ▶慢性経過かどうかの確認：過去のデータの確認（他院受診歴，健診データを収集），腎形態の確認（腎委縮があれば CKD らしいが，糖尿病やアミロイドーシスによる CKD は腎委縮をきたしにくい），貧血の確認（腎性貧血があれば CKD．よって網状赤血球低値の正球性貧血があれば CKD らしいが，他の要因による貧血に注意）．
- CKD と診断したら，以下について確認などを行う．

1. 急性かつ除去可能な要因の有無を確認

- 特に尿閉，腎盂尿管拡張がないか？ 脱水はないか？ 腎毒性のある薬物の使用はないか（外来では特に NSAIDs・降圧薬・利尿薬，またその他新規導入薬に注意）？

Ⅱ. 年代別・性別診療編

2. 原疾患の推定

●高頻度の疾患

▶糖尿病性腎症：5年以上の糖尿病歴があり，眼底検査で糖尿病性網膜症がある．微量 Alb 尿→顕性蛋白尿という経過．

▶良性腎硬化症：長年の高血圧歴．検尿異常に乏しい．腎委縮が目立つ．

▶慢性糸球体腎炎：長年の無症候性血尿＋蛋白尿の比較的若い患者では IgA 腎症の可能性を考える．比較的高齢で蛋白尿が目立つ患者では膜性腎症の可能性を考え，悪性腫瘍の併存に注意．

▶多発性嚢胞腎：家族歴あり．腹部エコーで特徴的な腎嚢胞．

●急性経過の疾患や特異的治療介入のある疾患を意識しながら，基礎疾患の特定を．

3. 現在のステージと合併症の評価

●GFR と蛋白尿の程度で分類：GFR は実質的に sCre を用いた eGFR で評価することが多い．蛋白尿は尿 Cre 濃度との比で評価（保険診療の都合上，糖尿病では尿 Alb 濃度でそれ以外では尿蛋白濃度を評価）．

●合併症の評価

▶体液・電解質異常：浮腫・高血圧症，低ナトリウム血症，高カリウム血症，高マグネシウム血症．

▶腎性貧血．

▶骨・ミネラル代謝異常：低カルシウム血症，高リン血症，iPTH 高値．

▶尿毒症症状：末期腎不全において，食欲不振，悪心，心膜炎，意識障害など．

対処法

●対処の目的は，末期腎不全への進展抑制，心血管イベントの発症抑制である．

1. 一般指導

●禁煙，肥満の解消．

●腎機能悪化要因についての指導：脱水にならないような生活の指導，鎮痛薬の回避など．

●薬物療法における注意点：腎機能に応じた用量調節を行う．

2. 血圧管理

●降圧目標：130/80 mmHg 以下（高齢者では 140/90 mmHg 以下を初期目標として，臓器障害の有無を観察しながら 130/80 mmHg 以下

C. 成人／腎・泌尿器の疾患

に降圧）.
- **減塩指導**：塩分 3〜6 g/日.
- **薬物療法**：糖尿病合併あるいは蛋白尿（0.15 g/gCre）陽性の CKD 症例では，ACE 阻害薬あるいは ARB が第一選択［蛋白尿正常の糖尿病非合併 CKD 症例では降圧薬の種類は問わない（RAS 阻害薬の腎保護作用は証明されていない）］.

▶カンデサルタン（ブロプレス®）錠，1 回 2 mg

3. 血糖管理
- 血糖コントロールの目標は HbA1c 6.9% 未満（赤血球寿命の短縮やエリスロポエチン製剤の使用によって HbA1c 低値がみられることがあるため，評価には注意が必要）.
- 薬物療法に際して，腎機能に応じて禁忌あるいは用量調節が必要な薬剤があり，注意が必要.

4. 脂質管理
- LDL-C 120 mg/dL 未満を目標とする.
- 生活指導およびスタチンを中心とした薬物療法.

5. こんなときは専門医へ
a) 以下のいずれかに該当する際に専門医に紹介する
- 高度の蛋白尿（尿蛋白 0.5 g/gCre 以上，または 2＋以上）.
- 蛋白尿と血尿がともに陽性（1＋以上）.
- GFR 50 mL/分/1.73 m² 未満（40 歳未満では GFR 60 未満，70 歳以上で安定していれば GFR 40 未満）.

b) 急激な腎機能の悪化を認めるとき
- 増悪因子の特定と対処を試み，改善がなければ紹介.

参考文献
1）日本腎臓学会（編）：CKD 診療ガイド 2012，東京医学社，東京，2012

Ⅱ．年代別・性別診療編

C．成人／腎・泌尿器の疾患

25 尿路感染症

🩺 *Clinical Pearl*

- ☛ 膿尿・細菌尿＝UTI（urinary tract infection）ではない（症状，身体所見，他疾患の可能性を常に検討）．
- ☛ 無症候性細菌尿のスクリーニングと治療は，①妊婦，②侵襲的泌尿器科処置前のみ必要．
- ☛ UTI では，感染部位，重症度，解剖学的・機能的異常の有無を考慮して治療方針を立てるべし．
- ☛ 初期抗菌薬の選択では，推定される原因菌（グラム染色活用），重症度，過去の尿培養結果，最近の抗菌薬治療歴，アンチバイオグラム，アレルギー歴，腎機能，妊娠の可能性を考慮せよ．
- ☛ 治療開始後，症状や検査などをフォローして治療効果判定を行う．反応が悪い場合，診断の見直し，抗菌薬の見直し，結石などによる尿路閉塞の有無，腎膿瘍・前立腺膿瘍などの存在，外科的処置の必要性を検討せよ．

診断

分類
① 感染部位による分類
　下部：尿道炎，膀胱炎，前立腺炎，精巣上体炎，気腫性膀胱炎
　上部：腎盂腎炎，腎膿瘍，腎周囲膿瘍，気腫性腎盂腎炎
② 基礎疾患の有無による分類
　単純性：尿路系の解剖学的，機能的異常がないもの
　複雑性：尿路系の解剖学的，機能的異常があるもの
（例）残尿や閉塞症状を伴う神経因性膀胱・前立腺肥大，尿道カテーテル使用，
　　　尿路結石症，尿管ステント留置など

- ● **UTI の危険因子**：尿道カテーテル使用，性交，妊娠，UTI の既往，尿路系の解剖学的・機能的異常，糖尿病，殺精子剤使用など．
- ● **原因菌**：UTI の原因菌として最も多いものは *Escherichia coli* である．尿道カテーテル関連 UTI や複数回の抗菌薬治療歴のある UTI では，さまざまな耐性度を有するグラム陰性桿菌（*Escherichia coli*，*Klebsiella*，*Proteus*，*Citrobacter*，*Enterobacter*，*Pseudomonas*）やグラム陽性球菌

392

C. 成人／腎・泌尿器の疾患

（*Enterococcus* など），*Candida* などが原因菌となる．長尿道カテーテル使用者ではしばしば複数菌種が原因となる．性感染症として *Chlamydia trachomatis* や *Neisseria gonorrhoeae* が尿道炎，精巣上体炎の原因となる．

- **症状**：頻尿，排尿時痛，残尿感を伴うことが典型的である．頻尿は夜間にも認められ，1回の尿量が少ない混濁尿である．その他，下腹部の違和感・痛み，側腹部痛，悪心・嘔吐，血尿を伴うこともある．通常膀胱炎では発熱を伴わない．高齢者や尿道カテーテル留置者ではしばしば症状に乏しい．

- **身体所見**：肋骨脊柱角部の叩打痛は腎盂腎炎を示唆する．男性のUTIでは前立腺炎の可能性も考える．直腸診で前立腺に圧痛があれば前立腺炎を示唆する（マッサージは菌血症を惹起するため禁忌，前立腺炎や前立腺膿瘍でも圧痛のない場合がある）．精巣上体炎では片側の精巣上体の腫大，圧痛を認め，進行すると同側精巣の腫大，圧痛（精巣炎）を伴う．

検査所見

1. 尿検査

- 膿尿［膿尿の定義は，非遠心尿で白血球≧10個/mm³，尿沈渣（遠心尿）で白血球≧5個/400倍視野］の検出には白血球エステラーゼ試験が有用であり，細菌尿*の検出には亜硝酸塩試験が参考となる．膿尿が陰性であればUTIの可能性は低い．UTIでは尿潜血陽性〜肉眼的血尿を生じることがある．

*細菌尿＝UTIではない．無症候性細菌尿は，健康な若年女性（閉経前）の1.0〜5.0％，妊婦の1.9〜9.5％，閉経後女性（50〜70歳）の2.8〜8.6％，糖尿病患者の9.0〜27％（女性），0.7〜11％（男性），高齢者（70歳以上）の10.8〜16％（女性），3.6〜19％（男性）に存在する．短期尿道カテーテル使用者では2〜7％/日で増加し，長期尿道カテーテル使用者または尿管ステント留置者ではほぼ100％に存在する．

2. 尿グラム染色

- 初期抗菌薬の選択時および治療開始後の効果判定に有用．

3. 尿培養

- 抗菌薬投与前の尿を培養に提出する．特に，複雑性UTI，UTIか他の感染症か不明なとき，耐性菌の関与が疑われるとき，再発や治療失敗時，妊婦や男性のUTIでは尿培養を提出する．

※男性で同じ細菌によるUTIを繰り返している場合，慢性前立腺炎（直腸診でしばしば圧痛なし）を合併していることがある．

4. 血液培養

- 腎盂腎炎や菌血症を疑う場合（入院加療が必要な UTI），血液培養を施行する．

5. 核酸増幅法

- *Chlamydia trachomatis* や *Neisseria gonorrhoeae* による尿道炎，精巣上体炎などが疑われるときには，尿の PCR 検査が有用である．

6. 画像

- 敗血症性ショックを伴うとき，重症のとき，結石などによる尿路の閉塞が疑われるとき，抗菌薬開始後 3 日以上経過しても臨床的な改善がないときには，腹部エコー，腹部 CT（膿瘍を疑う場合は造影 CT）などを行う．尿路閉塞や膿瘍形成に対するドレナージなどの外科的処置が必要となる場合がある．

対処法

- **膀胱炎（単純性）**：90％以上が *Escherichia coli* による．*Klebsiella*，*Proteus* などが続く．

初期抗菌薬の例

①セファレキシン（ケフレックス®）カプセル，1 回 500 mg，1 日 4 回，6 時間ごと

②アモキシシリン・クラブラン酸（オーグメンチン®）配合錠 250RS，1 回 250 mg＋アモキシシリン（サワシリン®）カプセル，1 回 250 mg，1 日 3 回，3〜5 日間

①②いずれかを処方．

※2014 年の厚生労働省院内感染対策サーベイランス（JANIS）のデータによると，*E. coli* の感受性あり（S）の割合は，レボフロキサシン 62.2％，セファゾリン 69.8％，セフォタキシム 78.3％であった．大腸菌に対してエンペリックにキノロン系を使用することがむずかしい時代になった．

- **急性腎盂腎炎（単純性）**：入院治療を基本とする．

初期抗菌薬の例

A. 重症

①メロペネム（メロペン®），1 回 1 g，点滴静注，8 時間ごと

②セフトリアキソン（ロセフィン®）1 回 1〜2 g，点滴静注，24 時間ごと

③ピペラシリン・タゾバクタム（ゾシン®）1 回 4.5 g，点滴静注，6 時間ごと

①〜③いずれかを処方．

B. 軽症〜中等症

①セフトリアキソン（ロセフィン®）1 回 1〜2 g，点滴静注，24 時間ごと

C. 成人／腎・泌尿器の疾患

②複数菌，腸球菌が疑われるとき：アンピシリン・スルバクタム配合（ユナシン-S®）1回3g，点滴静注，6時間ごと

③耐性菌が疑われるとき：ピペラシリン・タゾバクタム（ゾシン®），1回4.5g，点滴静注，6時間ごと

①〜③いずれかを処方.

※解熱後48時間経過すれば点滴抗菌薬から内服抗菌薬への変更を考慮. 一般的に，単純性UTIでは10〜14日間，複雑性UTIでは14日間以上の抗菌薬加療を行う. 急性前立腺炎では2〜4週間，慢性前立腺炎では4〜6週間以上の抗菌薬加療が必要.

※結石などによる尿路閉塞のある場合は，速やかなドレナージが必要.

※無症候性細菌尿のスクリーニングと治療が必要なのは，妊婦と侵襲的泌尿器科処置前（粘膜からの出血を伴うもの）のみである. 妊婦の無症候性細菌尿は20〜40%の確率で急性腎盂腎炎に移行する（NNT 7）だけでなく，低出生体重児や早産のリスクになる.

1. 患者・家族への説明

- UTIのうち，どの感染症なのか（膀胱炎，腎盂腎炎，腎膿瘍，前立腺炎など），重症度，治療内容，予想される治療期間，予後について説明する.

2. ぜひ実行したい予防法

- UTIを繰り返す人において，水分補給の促進，排尿回数を増やすこと，性交前後の排尿，陰部を拭く方向，腟洗浄はUTIの発症リスクとは関係がないことが大規模試験で判明しているが，害のない範囲で生活指導に加えてもよい.

3. こんなときは専門医へ

- 尿路結石症などによる尿路閉塞がある場合（速やかにドレナージが必要），腎膿瘍，気腫性腎盂腎炎，前立腺膿瘍などで抗菌薬の反応が乏しい場合，尿路感染症を繰り返している場合には泌尿器科医や感染症科医にコンサルトする.

参考文献

1) Sobel JD et al：74- Urinary Tract Infections. Mandell, Douglas, and Bennett's Principles and Practice of Infectious Diseases, 8th ed, Elsevier Inc, Noord-Holland, 2015

2) Nicolle LE et al：Infectious Diseases Society of America guidelines for the diagnosis and treatment of asymptomatic bacteriuria in adults. Clin Infect Dis **40**：643-654, 2005

3) American College of Physicians：Urinary Tract Infection, 2013

Ⅱ. 年代別・性別診療編

C. 成人／腎・泌尿器の疾患

26 前立腺肥大症

Clinical Pearl

☛ 自覚症状評価に国際前立腺症状スコアを使うべし.
☛ 前立腺サイズ（体積）を評価すべし.
☛ 残尿量を確認すべし.
☛ 前立腺がんのスクリーニング（PSA 測定）を行うべし.
☛ 泌尿器科専門医との連携を念頭に置くべし.

病態

● 前立腺過形成に伴う前立腺腫大，下部尿路閉塞，下部尿路症状の 3 要素から構成される.

● 下部尿路閉塞には，前立腺腫大による機械的閉塞と，アドレナリン神経系刺激による前立腺平滑筋緊張の亢進に伴う機能的閉塞が関与する.

● 排尿（尿排出）症状と蓄尿症状がみられ，排尿症状は下部尿路閉塞より引き起こされる.蓄尿症状は，下部尿路閉塞に起因する膀胱機能の変化，特に過活動膀胱によって引き起こされる（過活動膀胱は50〜70％に合併）.

診断

● **好発年齢**：50 歳以上の男性，特に 60 歳以降の罹患頻度が高く，加齢とともに増加する.

● **疾患定義**：下部尿路閉塞の診断は泌尿器科医による尿流動態検査を必要とすることから，一般診療における疾患定義は，前立腺の良性過形成による下部尿路機能障害を呈する疾患で，通常は前立腺腫大と下部尿路閉塞を示唆する下部尿路症状を伴うものとする（前立腺肥大症診療ガイドライン）.

● **自覚症状**：尿勢低下，腹圧排尿，残尿感などの排尿症状，頻尿，夜間頻尿，尿意切迫感，切迫性尿失禁などの蓄尿症状.国際前立腺症状スコア（IPSS）（表 1）を用いて下部尿路症状を定量的に評価し，IPSS の合計点数が 0〜7 点を軽症，8〜19 点を中等症，20〜35 点を重症と判定する.

● **身体所見**：直腸診により，前立腺の大きさ，硬さ，圧痛（前立

396

C. 成人／腎・泌尿器の疾患

表1 国際前立腺症状スコア（IPSS）

最近1ヵ月間の排尿状態について	まったくなし	5回に1回未満	2回に1回未満	2回に1回位	2回に1回以上	ほとんど常に
1. 排尿後に尿がまだ残っている感じがありましたか	0	1	2	3	4	5
2. 排尿後2時間以内にもう1度いかねばならないことがありましたか	0	1	2	3	4	5
3. 排尿途中に尿が途切れることがありましたか	0	1	2	3	4	5
4. 排尿を我慢するのがつらいことがありましたか	0	1	2	3	4	5
5. 尿の勢いが弱いことがありましたか	0	1	2	3	4	5
6. 排尿開始時にいきむ必要がありましたか	0	1	2	3	4	5
7. 床に就いてから朝起きるまでに普通何回排尿に起きましたか	0回	1回	2回	3回	4回	5回以上
	0	1	2	3	4	5

7つの下部尿路症状について，頻度に応じてスコアが設定され，患者自身が記入し，スコアを合計して自覚症状重症度を判定する．
総スコア0〜35点で，0〜7点を軽症，8〜19点を中等症，20〜35点を重症と判定する．
（文献1より）

炎)，硬結（前立腺がん）の有無を評価する．

● **検査所見**

▶尿検査：尿路感染（膿尿），尿路結石や腫瘍（血尿）のスクリーニングを行う．

▶残尿測定：経腹的エコー検査により，排尿直後に残尿測定を行う．

▶血清前立腺特異抗原（PSA）測定：前立腺がんスクリーニングのために測定が推奨される．

Ⅱ．年代別・性別診療編

▶前立腺エコー検査：検査により，前立腺サイズを体積として計測する（20 mL 以下が正常）.

▶血清クレアチニン測定：上昇している場合には，前立腺肥大症による腎機能障害の可能性があり，上部尿路の画像検査が必要となる.

▶問題ある病歴・症状・検査所見：尿閉，尿路感染，肉眼的血尿，骨盤部手術・放射線治療，神経疾患などの病歴，膀胱痛，会陰部痛，夜間頻尿が主症状，過活動膀胱症状などの症状，前立腺所見異常，PSA 高値，尿所見異常，尿細胞診陽性，残尿量異常，膀胱結石，エコー検査異常，腎機能異常，多尿，夜間多尿などがある場合には，他の疾患・病態を想定して慎重に評価することが必要になる.

対処法

●薬物療法が標準治療となり，初期治療としては α_1 遮断薬（タムスロシン，ナフトピジル，シロドシンなど）を投与する.

①タムスロシン（ハルナール®）錠，1日1回 0.2 mg（食後）
②シロドシン（ユリーフ®）錠，1回 4 mg，1日2回（朝・夕食後）
①②いずれかを処方.

●泌尿器科専門医による薬物療法としては，5α 還元酵素阻害薬（デュタステリド：アボルブ®），ホスホジエステラーゼ-5（PDE-5）阻害薬（タダラフィル：ザルティア®）があり，過活動膀胱症状の残存する例には抗コリン薬を併用する.

●**外科的治療の適応**：尿閉・肉眼的血尿・尿路感染を繰り返す症例，膀胱結石合併症，水腎・腎機能障害の合併例.

1. 患者・家族への説明

●良性疾患であるが，尿路感染，腎機能障害などの合併症が起こりうることを説明する.

2. こんなときは専門医へ

●α_1 遮断薬による治療で効果不良例，切迫性尿失禁を合併する例，外科治療の適応例，神経疾患（脳血管障害，パーキンソン病など）の既往.

参考文献

1) 日本泌尿器科学会：前立腺肥大症診療ガイドライン，リッチヒルメディカル，東京，2011

C. 成人／腎・泌尿器の疾患

2) 日本排尿機能学会過活動膀胱診療ガイドライン作成委員会：過活動膀胱診療ガイドライン，第2版，リッチヒルメディカル，東京，2015

Ⅱ．年代別・性別診療編

C．成人／筋・骨格系の疾患

27 関節リウマチ

🩺 *Clinical Pearl*

☛ 総合医の役割は，①リウマチ専門医への紹介，②安定期のモニター，③合併症管理である．

☛ リウマチ専門医との連携を念頭に置くべし．

診断

● 1987 年，米国リウマチ学会（American College of Rheumatology：ACR）分類基準では 1/3 以上の早期関節リウマチ（rheumatoid arthritis：RA）が見逃され，2010 年 ACR/欧州リウマチ学会（European League Against Rheumatism：EULAR）新分類基準が示された．しかし関節炎の鑑別診断やメトトレキサート加療に精通した医師が使用することが前提であり，偽陽性による不適切なメトトレキサート使用も懸念される．また関節炎数と血清反応（抗 CCP 抗体，RF）の高スコアが特徴であり，高齢発症 RA（EORA：少数大関節優位，しばしば RF 陰性，急性発症，高い炎症反応）は診断されにくいなどの問題がある．

対処法

● NSAIDs やステロイドによる対症療法から，1980 年代後半のメトトレキサート，1990 年代後半の生物学的製剤の登場により，臨床的寛解が治療目標となった（治療のパラダイムシフト）．

● 関節破壊は発症早期に急速に進行（X 線：2 年以内に 70〜90％，MRI：4 ヵ月で 45％に骨びらん）し，早期ほど治療反応性も高く，発症早期の治療機会を逃さないことが大切（windows of opportunity）．

1. こんなときは専門医へ

● 有病率約 1％の common disease だが，リウマチ専門医絶対数が不足している．また身体障害を抱えて遠方専門施設への頻回通院は，日常生活や診療効率を著しく損なう（地域医療連携）．ただし，以下の場合にはリウマチ専門医へ紹介する．

● 未診断の 1 つ以上の関節炎，30 分以上の朝のこわばりがある．

● 早期関節 RA（特に抗 CCP 抗体陽性，骨びらん，身体機能障害，関

C. 成人／筋・骨格系の疾患

節外症状などの予後不良因子が複数ある場合）は，速やかな寛解導入が必要．

- 高齢者や進行例は，日常生活の活動性から認容しうる機能障害，合併症と薬剤副作用リスク，経済的配慮などより個別に治療目標が設定されるため，かかりつけ総合医よりの患者情報提供が不可欠．

2. 安定期のモニター

- 安定期にはリウマチ専門医による中・長期的な治療方針決定（3〜12ヵ月ごと）と総合医による短期的な疾患活動性・副作用評価（1〜2ヵ月ごと）により，診療の効率化を図る．
- 疾患活動性は疾患活動性指標で評価する．SDAI（simplified disease activity index）：腫脹関節数（0〜28）＋圧痛関節数（0〜28）＋医師の全般評価（VAS 0〜10 cm）＋患者の全般評価（VAS 0〜10 cm）＋CRP（mg/dL）が簡便である．以下に汎用される抗リウマチ薬（DMARDs）の副作用，モニター法を示す．

①サラゾスルファピリジン（アザルフィジン®EN）腸溶錠
維持量：1回500 mg，1日2回
副作用：数％に薬疹・発熱のアレルギー，胃腸障害，稀に肝機能障害，骨髄抑制
定期モニター：開始後3ヵ月は2〜4週ごと，その後は8〜12週ごとに血液検査
注意：アレルギー，血液検査異常出現時は中止
②ブシラミン（リマチル®）錠
維持量：1回100 mg，1日2回
副作用：蛋白尿，薬疹，稀に黄色爪，味覚障害
定期モニター：4週ごとに尿検査，血液検査
注意：尿蛋白，血液検査異常，副作用出現時は中止
③メトトレキサート（リウマトレックス®）カプセル
維持量：6〜16 mg，週1回，48時間後に葉酸（フォリアミン®）錠（5 mg）
副作用：薬剤性肺障害，肝障害，骨髄抑制
定期モニター：開始後3ヵ月は2〜4週ごと，その後4〜8週ごとに血液検査．年1回は胸部X線．
注意：口内炎多発時，下気道症状（咳・呼吸困難）出現時，AST/ALT 3倍以上では中止．食事摂取不能・発熱時は休薬．AST/ALT 3倍以内では減量．催奇形性があるため，男女とも妊娠3ヵ月前に中止が必須．
①〜③いずれか，あるいは組み合わせて処方．

- 寛解維持中，まず減量すべきはNSAIDsとステロイド．減量で悪化した場合はDMARDsの強化が必要．基本的には有効なDMARDsの中止は推奨されない．

Ⅱ．年代別・性別診療編

● リウマチ患者の痛みの治療は大切である．ただし滑膜炎が原因とは限らない．特に進行例では，変形性，神経障害性，疼痛性障害など多因子的となり，装具・リハビリテーション，プレガバリン（リリカ®），デュロキセチン（サインバルタ®）などが有用であることがある．

● 喫煙は RA 発症の確立された環境要因だけでなく，メトトレキサート効果減弱や呼吸器感染症リスクとなるため禁煙指導を徹底する．

3. 合併症管理

● **感染症**：特に生物学的製剤使用時は重症細菌感染症，結核（約半数が肺外）・非定型抗酸菌症，アスペルギルス症，ニューモシスチス肺炎，サイトメガロウイルス感染症，帯状疱疹などが増加する．ステロイド使用・高齢・糖尿病・既存の肺疾患はハイリスク．

● **悪性リンパ腫**：RA 自体の免疫異常や免疫抑制によるリスク上昇，メトトレキサート関連リンパ増殖性疾患あり．頸部リンパ節の触診と患者による腋下・鼠径部の自己モニターが現実的．

● **骨粗鬆症**：ステロイド，炎症により骨折リスクが高く，積極的に治療．

● **筋力低下**：廃用性筋委縮・ステロイド筋症に対し，疼痛管理・ステロイド減量・大腿四頭筋訓練（変形性関節症の項参照）が有用．

● **虚血性心疾患**：RA 自体が単独リスクで約 2 倍．他の危険因子評価・管理が必要．

● **抑うつ状態**：5〜30％にみられ，適切なスクリーニング・治療が必要．

参考文献

1) 日本リウマチ学会（編）：関節リウマチ診療ガイドライン 2014，メディカルレビュー社，東京，2014

2) Singh JA et al：2015 American College of Rheumatology Guideline for the Treatment of Rheumatoid Arthritis. Arthritis Rheumatol **68**：1-26, 2016

3) Smolen JS et al：EULAR recommendations for the management of rheumatoid arthritis with synthetic and biological disease-modifying antirheumatic drugs；2013 update. Ann Rheum Dis **73**：492-509, 2014

C. 成人／筋・骨格系の疾患

C. 成人／筋・骨格系の疾患

28 変形性関節症

🩺 *Clinical Pearl*

☞炎症所見, 骨びらんが目立つときはリウマチ専門医にコンサルトすべし.

☞長年の労働・酷使に対する "ねぎらい" が大切.

☞非薬物療法（休養, 減量, 筋訓練）やアセトアミノフェンを駆使し, NSAIDs は最小必要量に留めよ.

☞手術適応は, 寝たきりになる前に判断せよ.

診断

● 退行変性を基盤として遺伝的素因（女性は優性, 男性は劣性遺伝）, 肥満（1 kg で 10％増加）, 労働（重労働で約 3 倍）など多因子負荷が関与する.

● **好発部位**：膝関節が最多, ときに股関節, 足関節. 手指 DIP（Heberden 結節）, PIP（Bouchard 結節）, 第 1 CMC（母指 CM 関節症）など, 非荷重関節にも発症.

● **臨床症状**：初期は数分以内の朝のこわばり・運動開始時のこわばり（gelling）・疼痛, 続いて運動時・荷重時痛から関節変形・拘縮へ進行.

● **身体所見**：触診上骨性隆起（骨棘によるゴツゴツと骨ばった腫脹）.

● **血液検査**：炎症反応含め正常.

● **X 線検査**：骨棘形成, 骨硬化像（異常に白い）→関節軟骨変性, 摩耗による関節裂隙狭小化（膝は内側型）→嚢腫状陰影（黒く抜ける）→軟骨下骨の破壊による陥凹・亜脱臼.
DIP 関節では sea gull type の中心性骨びらん. 下肢では荷重位像（片足立ちで撮影）も有用.

● **関節液検査**：黄色透明, 粘稠, 細胞数 2,000/mm³以下.

Ⅱ. 年代別・性別診療編

> **ピットフォール**
> ▶ DIP 関節痛で骨棘を触れればまず変形性関節症（osteoarthritis：OA）だが，DIP 関節腫脹があれば乾癬性関節炎などの鑑別が必要.
> ▶ X 線で骨びらんのある erosive OA も存在.
> ▶ OA 関節に関節リウマチや感染を合併したり，逆にリウマチ症状のある関節に過重労働が強いられれば OA 変化が強調される.
> ▶ X 線での重症度と身体機能障害は必ずしも一致しない.
> ▶ 中年以降の難治性肩こりの原因として，変形性頸椎症があり.

対処法

● 下肢の OA は疼痛による歩行困難，運動不足，肥満さらに生活習慣病への連鎖を生じやすい．総合的な臓器リスク回避のため，治療には患者の理解と協力が不可欠である．まずは "節くれだった手指" "O 脚の膝" を触れ，"働き者の手（膝）ですね" と優しく声を掛けるべし.

1. 非薬物療法

● 手指 OA は手の酷使を避け，適度の安静を指導.
● 体重過多の膝 OA は食事療法と有酸素運動で減量を指導.
● 杖は対側の手で，両側性ではフレームまたは車輪付き歩行器を使用.
● 関節周囲筋強化は負荷時の関節安定化・衝撃緩和作用あり．膝 OA では大腿四頭筋訓練（座位で①太腿の筋肉に力を入れてゆっくり膝を伸ばす，②伸ばしたまま 5 秒保つ，③力を抜いて足を下ろして 5 秒休む．5 回 1 セットで 1 日 4 セット）を指導.
● O 脚は外側足底板（100 円ショップの円形足底板を半分に切って外側のみ貼る）使用.

2. 薬物療法

● 鎮痛薬は疼痛緩和とともに歩行能力改善にも有効．鎮痛効果は NSAIDs が優れるが明らかに副作用頻度は増すので，まずはアセトアミノフェンを選択.

> ①アセトアミノフェン（カロナール®）末・細粒・錠，1 回 300～1,000 mg，4～6 時間ごと，4,000 mg まで
> （総量 1,500 mg を超える場合定期的に肝機能確認，FDA は 325 mg を超える合剤の中止を推奨）
> ②セレコキシブ（セレコックス®）錠，1 回 100 mg，1 日 2 回（朝・夕食後）
> まずは①，不十分なときに②に変更.

C. 成人／筋・骨格系の疾患

- 外用 NSAIDs も有効．温湿布と冷湿布は唐辛子エキス（カプサイシン）とハッカエキス（メンソール）の違いであり，気持ちのよいほうでよい．
- グルコサミンやコンドロイチンなどの栄養補助食品の有効性を示す一致したエビデンスはない．高価であり 6 ヵ月以内に効果がみられなければ中止する．
- 米国ではセロトニン・アドレナリン再取り込み阻害薬［デュロキセチン（サインバルタ®）］が膝 OA など筋骨格系慢性疼痛に対して認可され，膝 OA に有意な効果を示したランダム化比較試験も存在．
- ステロイド膝関節注射は NSAIDs 内服で効果不十分の場合，特に滲出液貯留など局所炎症徴候を伴うとき，考慮される．しかし，短期的な効果のみで OA 進行抑制効果は確認されていない．感染に注意し，1 年に 3 回程度に留める．
- ヒアルロン酸膝関節注射は多くのガイドラインで推奨されているが，有効性については一定の結論は得られていない．

3. 手術療法
- 矯正骨切り術や人工関節置換術などがある．保存的治療が無効のとき，進行度・病態・関節種類を考慮して選択される．
- 廃用性筋萎縮が進行した後では術後の機能回復は望めないので，寝たきりになる前に考慮する．

4. こんなときは専門医へ
- 痛みのため歩行困難となったら，整形外科に相談する．

参考文献

1) Hochberg MC et al：American College of Rheumatology 2012 recommendations for the use of nonphamacologic and pharmacologic therapies in osteoarthritis of the hand, hip, and knee. Arthritis Care Res（Hoboken）**64**：465-474, 2012

2) National Institute for Health Care and Excellence：Osteoarthritis：care and management：clinical guideline［CG177］, 2014
http://www.nice.org.uk/guidance/cg177

Ⅱ．年代別・性別診療編

C．成人／眼の疾患

29 緑内障

🩺 *Clinical Pearl*

- ☛ 緑内障には2つあり，メカニズムはまったく別．
- ☛ 閉塞隅角型は急性，慢性ともにある．高眼圧を伴う．急性は初期治療が予後を左右する．総合診療では急性閉塞隅角緑内障の発見が重要．
- ☛ 開放隅角型に急性はない．高眼圧とは限らない．自覚症状はなかなか出ない．
- ☛ 開放隅角型には全身投与薬剤に禁忌はない．

閉塞隅角型と開放隅角型の診断

- 閉塞隅角緑内障は前房が非常に浅いのが特徴である．開放隅角緑内障は一見「普通の眼」であり，眼底検査で視神経乳頭陥凹拡大があれば疑う．

▶急性閉塞隅角緑内障

診断

- **性・好発年齢**：高齢女性．
- **症状**：霧視，眼痛，頭痛，悪心・嘔吐．すべての症状が揃うわけではないが，霧視は必発．片眼を隠していつもどおり見えているかチェックする．慢性閉塞隅角緑内障では症状はゆっくり起こるので，総合診療を受診することはまずない．
- **他覚所見**：充血，浅前房，散瞳（程度はさまざま，左右差をみる）（図1）．
- **検査所見**：視力，眼圧（測定できなくても上記所見で疑う）．

対処法

1．すぐに眼科コンサルトができない場合

- ピロカルピン5分ごと点眼，高浸透圧薬（D-マンニトールなど）点滴，閉瞼して眼瞼上から眼球マッサージするのも効果がある．300 mL程度の点滴で自覚症状が楽になる．ピロカルピン点眼3時間ごとくらいで継続を指示，うつむき姿勢をとらないように指導して翌日眼科受診．急性閉塞隅角緑内障はいったん発作の状況を解除でき

C. 成人／眼の疾患

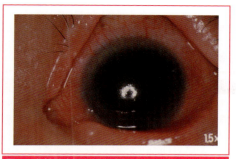

図1 急性閉塞隅角緑内障発作眼
高眼圧による角膜浮腫のため，眼内がはっきり観察できないが中等度散瞳を認める．高度の球結膜充血．

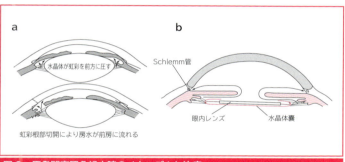

図2 原発閉塞隅角緑内障のメカニズムと治療
2a：虹彩が水晶体によって前房側に持ち上げられ，浅前房になり隅角が閉塞するが，虹彩根部に孔をあける（虹彩切開）ことで解除される．
2b：白内障術後のシェーマ．眼内レンズは薄いので虹彩と眼内レンズの間にスペースができて房水は抵抗なく前房に向かうことができる．

たら次の治療（手術やレーザー虹彩切開など）は翌日以降でもよい．

2. 根治的治療
- もともと浅前房・狭隅角の人に起こる．根本的に隅角を広くするには白内障手術がよい（図2b）．白内障手術が適応でないなら，手術かレーザーで虹彩切開して後房から前房へのバイパスをつくる（図2a）．

3. こんなときは専門医へ
- 手近に眼科があれば，症状から疑わしければ紹介する．なければ上

Ⅱ. 年代別・性別診療編

記対処を行う．眼痛，頭痛が収まれば翌日眼科受診．治まらなけれ
ば眼科救急へ．

開放隅角緑内障

診断

※総合診療にこの疾患で受診することはないが，念のため記載する．
- **好発年齢**：40歳以上の3.9％．高齢になるほど多くなり，70歳以上
  では10％をこえる．性差なし．
- **症状**：中期までは自覚症状がない．検診の眼底検査で視神経乳頭陥
  凹拡大を指摘され，発見されることが多い．本人が視野欠損に気づ
  く頃はすでに進行期．緑内障の視野欠損は鼻側からおこる．
- **検査所見**：視神経乳頭陥凹拡大所見，視野，眼圧（正常範囲のこと
  もある）．

対処法

- 応急的な対処は不要．開放隅角の場合，副交感神経抑制作用や筋弛
  緩作用のある全身投与薬剤の影響はない．

1. こんなときは専門医へ

- 視神経乳頭陥凹拡大を認めたら眼科受診を指示．緊急性はないが，
  緑内障かどうかを診断するため受診が必要．
- **眼科での治療**：正常眼圧緑内障でもさらに下げることが有効なの
  で，点眼薬による眼圧下降治療が基本．薬剤で不十分な場合に手術
  治療．

参考文献
1）日本眼科学会：緑内障診療ガイドライン，第3版，日眼会誌 **116**：5-45,
   2012

豆知識〜簡便な眼圧測定「アイケア」〜

　急性閉塞隅角緑内障は典型的な自覚症状とマクロの眼所見からほぼ診
断（高い確率で疑い診断）できるのですが，ちょっと疑ったときに眼圧
測定できればそれに越したことはありません．侵襲なく簡便にかつ正確
に眼圧測定できる機器が最近登場しました．目が開きにくい人でも細い
針1本が触れる程度に開けば測定可能で，患者さんは痛みを感じません．
その名を「アイケア」といいます．一度眼科で練習すれば誰でも測定で
きる優れものです！　救急室に是非1個常備をおすすめします．

D. 高齢者

D. 高齢者

1 高齢者の（健康）評価

Clinical Pearl

- ☛高齢者の疾病の特徴として，疾患の多様性・他臓器疾患の合併・臓器予備能の低下がある．
- ☛高齢者では，疾患単位での治療だけで患者の QOL を向上させることが難しく，日常生活動作の維持や改善を目指す介入が必要になる場合も多い．
- ☛高齢者医療には全人的な視点が求められ，身体面に加え，生活機能面，社会面の評価が必要である．
- ☛高齢者の生活機能を含めた総合的な評価のために，高齢者総合機能評価（Comprehensive Geriatric Assessment：CGA）を活用すべし．

診断

1. 疾患の評価

- ●高齢者は，病態・症状表出・基礎身体機能など，さまざまな点において多様であり，個々人においての隔たりも大きい．
- ●多様な高齢者を正確に把握するために，各臓器系統別に病歴聴取・診察・評価をすると同時に，統合的に全身機能の評価・検討を行う必要がある．
- ●高齢者では，典型的な症状を示さないことがある．胸痛を伴わない虚血性心疾患や，発熱・咳嗽を伴わない肺炎などもあり，注意が必要である．
- ●若年者と高齢者では，異常所見の評価が異なることがある．身体所見や検査データの異常が，老化による変化なのか，疾患によるものなのか，常に気をつけながら診療を行う必要がある．
- ●高齢者の中には認知障害を有する患者も多い．認知障害の有無を確認しつつ，本人からの病歴聴取だけでなく，家族や介護者からの情報集めも大切である．

2. CGA を用いた，高齢者の包括的な評価

- ●**身体面の評価**：基本的日常生活動作（basic activity of daily living：BADL）や手段的日常生活動作（instrumental activities of daily living：IADL）の評価を行う．BADL は，移動・歩行・食事・整容・入浴・排泄などの基本的な身体動作であり，Barthel Index を主に用

Ⅱ．年代別・性別診療編

表1　CGA7 の使用方法

意欲（Vitality Index）	外来または診察時や訪問時に，被験者の挨拶を待つ	自分からすすんで挨拶をする＝○ 返事はするまたは反応なし＝×
認知機能　復唱	これから言う言葉を繰り返して下さい． あとでまた聞きますから覚えておいて下さいね： 桜，猫，電車	可能＝○ 不能＝× （出来なければ（5）認知機能は省略）
手段的 ADL 交通機関の利用	外来：ここへどうやって来ましたか？ それ以外の場所：普段一駅離れた町へどうやって行きますか？	自分でバス，電車，タクシー，自家用車を使って旅行＝○ 付添が必要＝×
認知機能　遅延再生	先程覚えていただいた言葉を言って下さい．	ヒントなしで全部可能＝○ 上記以外＝×
基本的 ADL　入浴	お風呂は自分1人で入って，体を洗うのも手助けは要りませんか？	自立＝○ 部分介助または全介助＝×
基本的 ADL　排泄	漏らすことはありませんか？　トイレに行けないときは，尿瓶は自分で使えますか？	失禁なし，集尿器自立＝○ 上記以外＝×
情緒（GDS1）	自分が無力だと思いますか？	いいえ＝○ はい＝×

（鳥羽研二：日老医誌 **42**：177，2005 より）

いて評価する．IADL は，電話・買い物・食事の準備・家事・洗濯・交通機関の利用・服薬管理・財産管理などのより複雑な生活関連動作であり，Lawton の IADL 尺度を用いて評価する．

●**精神機能面の評価**：認知機能，抑うつ，意欲の評価を行う．認知機能評価には，改訂長谷川式簡易知能評価スケール（HDS-R）や Mini-Mental State Examination（MMSE）を用いる．高齢者の抑うつ評価には，Geriatric Depression Scale-15（GDS-15）が適している．意欲評価には，Vitality Index を用いる．

●**社会面の評価**：家族や介護者の人的環境や，経済状況，住居環境などを評価する．

●**GCA7 を用いたスクリーニング**：簡便に高齢者の機能評価を行う方法として，7問によるスクリーニング法（CGA7）（表1）がある．限られた診療時間において有用な方法である．

D. 高齢者

対処法

1. 高齢者医療において，パターナリズムによる正解はない
- 患者個人によって，身体的，生活機能的，社会的側面が大きく異なり，何が患者本人にとって望ましい医療なのかは，各側面の状況によって異なる．疾患の治療が，本人の QOL の向上に直接つながらない場合もある．何を目標に医療を行うのか，総合的な評価を元に，考察する必要がある．

2. CGA による包括的な評価に基づく多職種連携が勧められる
- CGA を用いて，その患者に何が必要なのか，患者や家族は何を求めるのか，何をしたらより良い生活環境を提供できるのかを考える．それには，医師だけでなく，看護師，ケアマネジャー，薬剤師，ソーシャルワーカー，リハビリスタッフなどによる多職種の連携が推奨される．CGA による評価を共有・相談し，チームで介入することが望ましい．

参考文献
1) 日本老年医学会（編）：健康長寿診療ハンドブック，メジカルビュー社，東京，p132-140，2011
2) 日本老年医学会（編）：老年医学テキスト，第 3 版，メジカルビュー社，東京，p209-229，2011

Ⅱ. 年代別・性別診療編

D. 高齢者

2 老年症候群

Clinical Pearl

☛老年症候群を理解し，高齢者の全身的・包括的な病態を考察することによって，さまざまな訴えを「年のせい」とせずに，各個人の診断・治療・指導をより的確・適切なものとし，日常生活動作（ADL）や QOL の改善に結び付けるべし.

診断

- 老年症候群とは，高齢者に多くみられ，医療だけでなく，介護・看護が必要な症状や徴候の総称である.
- 老年症候群の各症状の原因として，生理的加齢の因子と病的老化の因子があり，その両者が混在することもある.
- 老年症候群は，年齢にあまり影響を受けない「急性疾患関連」，65歳以上の前期高齢者から増加する「慢性疾患関連」，75 歳以上の後期高齢者から増加する「廃用症候群関連」の症状・徴候に分けられる.
- 老年症候群として，その種類別に下記があげられている.

> ① **急性疾患関連**：めまい，息切れ，腹部腫瘤，胸腹水，頭痛，意識障害，不眠，腹痛，黄疸，リンパ節腫脹，下痢，低体温，肥満，睡眠時呼吸障害，喀血，吐血，下血.
> ② **慢性疾患関連**：認知症，脱水，麻痺，関節変形，視力低下，発熱，関節痛，腰痛，喀痰，咳嗽，喘鳴，食欲不振，浮腫，しびれ，言語障害，転倒，悪心，嘔吐，便秘，呼吸困難，体重減少.
> ③ **廃用症候群関連**：ADL 低下，骨粗鬆症，椎体骨折，嚥下困難，尿失禁，頻尿，せん妄，うつ，褥瘡，難聴，貧血，低栄養，出血傾向，胸痛，不整脈.

対処法

- 以下に，代表的な老年症候群の対処法を述べる.

1. 腹痛

- 高齢者では，疼痛の閾値が上昇しており，激しい腹痛や重症感のない急性腹症も多い. 一方，腹腔内疾患でない場合にも「お腹が痛い」と訴えることがあり，注意を要する.

D. 高齢者

● 一般的な原因として，細菌感染や膵炎などの炎症疾患，腸管の機械的閉塞，閉塞や血栓などによる虚血，腸間膜のねじれなどの急性腹症などがあるが，その重症度に比して，自覚症状に乏しく，腹膜刺激症状も軽微であることもあり，症状の経過を見つつ，採血や画像などによる評価が望ましい．また，高齢者では，胸膜炎や虚血性心疾患，脊椎症性疼痛，腎尿路性疼痛においても，腹痛と同じような症状を訴えることが多く，見逃さないようにする必要がある．

2. 認知症

● 老化に伴い，高齢者では記憶の低下を認め，特に近時記憶やエピソード記憶が障害されやすい．もの忘れを主訴に外来を受診される患者の中には，その内容・程度により，生理的健忘から，軽度認知障害，認知症の方がいる．

● 認知症の程度を心理検査にて明らかにし，臨床経過・採血検査・画像検査（CT，MRI，脳血流 SPECT など）によって，その原因を同定する．

● アルツハイマー型認知症やレビー小体型認知症であれば，コリンエステラーゼ阻害薬や NMDA 受容体阻害薬を検討する．脳血管性であれば，その危険因子をコントロールする．また，正常圧水頭症・甲状腺機能低下症・ビタミン B_1 欠乏症など，treatable dementia を見逃してはならない．

● 同時に，前項の CGA の手法を用いて介護環境の評価・調整を行い，認知症患者やその家族が，少しでも穏やかな生活を送れるように考慮する．

3. ADL 低下，歩行障害

● 廃用症候群関連の老年症候群として，歩行障害がある．一般的に，生理的加齢によって歩行速度・耐久性・バランス能力は徐々に減少し，また視力低下や聴力低下などの感覚器障害も伴い，歩きづらく，また転びやすくなる．さらに，病的老化による修飾が，そこに併発し，後期高齢者の歩行障害を規定していることが多い．その原因としては，脳血管障害・パーキンソン症候群・慢性硬膜下血腫・正常圧水頭症などの中枢性疾患，不整脈・起立性低血圧などの循環器疾患，サルコペニア・腰痛・変形性関節症・脊柱管狭窄症などの筋骨格系疾患，低血糖・電解質異常などの内分泌疾患など多岐にわたり，これらが併発している症例も多く存在する．

● 徐々に歩行が困難になってきた患者を前にし，単に「歳だから歩けなくなってきた」で済まさず，その原因をしっかりと考察し，診察初日より，必要に応じて頭部 CT/MRI，胸腰椎 X 線，心電図，心エ

Ⅱ．年代別・性別診療編

コー，Schellong test，採血などを評価し，上記の診断を行う．その上で「治療可能な部分はないのか」，「リハビリテーション介入による改善の余地はあるのか」などを検討することによって，本人のADLや本人・家族のQOLを可能な限り保つ，もしくは低下を緩徐にする努力が望まれる．

参考文献

1) 日本老年医学会（編）：老年医学テキスト，第3版，メジカルビュー社，東京，p66-137，2011
2) 大内尉義（編）：老年病のとらえかた―眼でみるベッドサイドの病態生理，文光堂，東京，p7-10，2002

私の工夫～老年病科外来にて～

老年病科外来では，多くの患者さんがやや俯き加減で，心配そうにおずおずと入室されます．他で満足のいく診療を受けられず受診される方，家族に「おかしい」といわれて受診する方，さまざまです．どの患者さんも不安そうです．「年だから」「もう仕方ない」といわれることが多いのでしょう．そんなときは，患者さんに寄り添い目線を合わせ，ゆっくりはっきりとした口調で病歴を聞き，訴えに同調します．それだけで不安は和らぎます．可能な限り治療可能な点を探しますが，むずかしい場合も多くあります．それでも，親身に話を聞き説明することで，本人・家族の長い人生を少しでもよいものにできれば．そう考え，いや祈り，日々の診療に努めています．

D. 高齢者

3 リウマチ性多発筋痛症，巨細胞性動脈炎

D. 高齢者

Clinical Pearl

- リウマチ性多発筋痛症（polymyalgia rheumatica：PMR）は高齢者に発症．高齢者では稀な疾患ではない．
- PMRは急性発症し，体幹から四肢近位側の疼痛やこわばりで体動困難となる．
- PMRの典型例においては，疾病の存在を知っていれば，病歴と一般的な血液検査のみで診断は容易である．
- PMRはステロイドへの反応がきわめて良好である．
- 巨細胞性動脈炎がPMRに合併することがあり，視力障害の症状があれば，ただちに専門施設へ紹介すべし．

診断

- PMRはcommon diseaseであるが巨細胞性動脈炎はわが国において は稀であり本項においても主にPMRについて解説する．2012年に 米国/欧州リウマチ会議でPMR分類基準（**表1**）が提唱され実臨床 での普及が期待される．感染症，悪性腫瘍，高齢発症の関節リウ マチやANCA関連血管炎などの除外したうえで診断する．
- **疫学**：70歳代をピークに高齢者に発症．50歳以下での発症は，きわ めて稀．
- **病歴**：頸部・上肢帯・下肢帯・体幹のこわばりと疼痛が急性に出現． 数日〜2週間で症状が完成する．「動けない」「痛くて寝られない」 「痛くて起き上がれない」などの主訴で受診する．
  微熱，倦怠感，食欲低下，体重減少，活気の低下などの全身症状を 伴うことも多い．
- **身体所見**：特徴的な所見は乏しく，診断には病歴のほうが重要であ る．筋痛症という名称ではあるが，筋の把握痛は強くない．筋力低 下もないが，痛みのために筋力評価は困難である．
  頭痛，顎跛行，視力障害，側頭動脈の異常などがあれば巨細胞性動 脈炎合併も疑う．
- **検査所見**：CRP上昇，赤沈亢進といった非特異的炎症所見を認める がCRPの上昇の程度は5〜10 mg/dL程度であることが多い．滑膜 炎を背景にMMP-3が200 ng/mL前後に上昇することが多い．CPK

Ⅱ．年代別・性別診療編

表1　PMR分類基準（EULAR/ACR 2012）		
項目	点数（エコーなし）	点数（エコーあり）
朝のこわばり（45分以上）	2	2
殿部痛または動きの制限	1	1
RF陰性，抗CCP抗体陰性	2	2
肩と腰以外に関節症状がない	1	1
関節エコーで1ヵ所以上の肩関節と1ヵ所以上の股関節に滑液包炎	―	1
関節エコーで両側の肩関節に滑液包炎	―	1

必須条件：①50歳以上，②両肩の痛み，③赤沈またはCRP上昇
加えて上記の点数表で関節エコーを用いない場合4点以上，用いる場合5点以上でPMRと分類する

やアルドラーゼは上昇しない．RFなどの自己抗体は陰性である．
● **画像検査**：X線で異常は認めない．MRIや関節エコーを行えば滑液包炎や腱鞘炎などの所見が得られるが診断に必須ではない．

対処法

● 通常は初期量としてプレドニゾロン10～20 mg/日を使用する．1～2回の服用でも効果は実感される．診断と治療効果の確認目的に治療開始後1週間以内に再診察することが望ましい．特に問題がなければ初期量を3～4週間使用した後，2～4週ごとに10%程度ずつ減量する．1日量が10 mg以下になった場合には1ヵ月に1 mgずつ減量する．慎重な漸減を行わなければ高率に再発する．

①プレドニゾロン（プレドニン®）錠，1日1回15 mg（朝食後）
②ランソプラゾール（タケプロン®）カプセル，1日1回15 mg（朝食後）
③アレンドロン酸（ボナロン®）錠，1日1回35 mg（起床時，週1回）
①～③を組み合わせて処方．

1. 患者・家族への説明

● 良性疾患ではあるが長期の治療を要する疾病である．
● 通常は1週間程度で症状は軽快安定する．
● ステロイドの副作用と疾病再発のリスクがあるため，自己判断による投薬変更や診療中断は危険である．

2. こんなときは専門医へ

● ステロイドへの反応が不良なとき．PMRはステロイドにはすみやかに反応する．反応がないときや，多量のステロイドを必要とする

場合には巨細胞性動脈炎の合併や悪性腫瘍による症状の可能性を検討する必要がある.

●巨細胞性動脈炎の合併が考えられるときは，専門医へ紹介が望ましい.

参考文献

1) Salvarani C et al：Polymyalgia rheumatica and giant-cell arteritis. Lancet **372**：234-245, 2008

2) Dasgupta B et al：2012 Provisional classification criteria for polymyalgia rheumatica；a European League Against Rheumatism/American College of Rheumatology collaborative initiative. Arthritis Rheum **64**：943-954, 2012

3) Hernandez-Rodriguez J et al：Treatment of polymyalgia rheumatica；a systematic review. Arch Intern Med **169**：1839-1850, 2009

4) Buttgereit F et al：Polymyalgia rheumatica and giant cell arteritis；a systematic review. JAMA **315**：2442-2458, 2016

経験談～医者も，ときには……～

　診断も治療も簡単なのに，患者からの感謝は絶大な疾病ってありますか？　病気は患者にとっては不幸なものですが，そんな疾病であれば我々医師にとってはありがたいものです．私の経験ではそんな疾病が2つあります．肘内障とリウマチ性多発筋痛症(PMR)です．肘内障もPMRも少し経験があれば診断も治療もそんなにむずかしくありません．その割に患者（家族）からの感謝は絶大です．大変な努力をして診断治療するからこそ得られる達成感もよいですが，ときには苦労せずに感謝されてもよいですよね……．

4 偽痛風（ピロリン酸カルシウム結晶沈着症）

D. 高齢者

 Clinical Pearl

- 偽痛風はピロリン酸カルシウム結晶(calcium pyrophosphate dehydrate deposition disease：CPPD)が関節に沈着して起こる急性関節炎である．
- 高齢者の急性単関節炎として発症する．
- 化膿性関節炎や髄膜炎という致命的な疾病の鑑別が必要である．
- X線でおおよその診断はできるが関節穿刺は可能な限り施行せよ．
- NSAIDsが効果的である．

診断

- **疫学**：高齢者に発症する．女性のほうがやや多い．変形性関節症，外傷，肺炎，外科手術後などが危険因子．
- **病歴**：典型例は急性の単関節炎として発症する．発症部位は関節リウマチや痛風と違って膝などの大関節であることが多い．症状を訴えることができない高齢者が発熱と全身状態の悪化という非特異的な病状で受診することも多い．
- **身体所見**：膝などの大関節に腫脹熱感疼痛を認めることが多い．頸椎の偽痛風はcrowned-dens syndromeと呼ばれ，後頸部痛や項部硬直を認め髄膜炎のように見える．
- **検査所見**：偽痛風に特異的な血液検査所見はない．CRPや白血球数などの炎症反応は高値となる．CRPは全身状態が良好な割に20 mg/dL程度とかなりの高値を示すことも多い．
- **画像検査**：単純X線で関節軟骨に沿ってCPPDの沈着が見られる．crowned-dens syndromeでは単純CTで軸椎歯突起周囲の石灰化がみられる．
- **関節液検査**：表1のような診断基準があり確定診断のためには関節液検査が必須である．関節液検査は化膿性関節炎との鑑別のためにもできる限り行いたいが，施行できない場合は他の検査結果や化膿性関節炎の素地となるような関節穿刺の既往や血流感染をきたすような病歴がないことなどから推定診断とせざるを得ない．関節液中のCPPDは偏光顕微鏡で長方形に近い結晶として見える．偏光顕微鏡が使えない場合には通常の光学顕微鏡で検鏡してもよい．グラム染色で白血球内に透明に抜けてCPPD結晶が見える．

D. 高齢者

表1　偽痛風の診断基準

1. Ｘ線解析または化学分析による CPPD 結晶の存在
2a. 関節液の偏光顕微鏡での検鏡による形態的, 屈折的に CPPD と考えられる結晶
 b. Ｘ線検査での典型的な石灰化像
3a. 急性関節炎（特に膝や手関節などの大関節）
 b. 膝, 股, 手, 肘, 肩, MCP 関節などの慢性関節炎で変形性関節症と鑑別できる
  特徴があり特に急性増悪を伴う場合

＜判定＞確定：1 または 2a＋2b.　可能性大：2a または 2b.　可能性あり：3a または 3b
（文献 1 より改変）

対処法

● 対症療法と安静や冷却で対応する. 薬物療法では NSAIDs が基本である. 感染が否定できるならグルココルチコイドの内服や関節内注入も有効である.

①ロキソプロフェン（ロキソニン®）錠, 1 回 60 mg, 1 日 3 回（毎食後）
②ランソプラゾール（タケプロン®）カプセル, 1 日 1 回 15 mg（朝食後）
①②を併用.

1.　患者・家族への説明
● 関節の中に異常な物質が沈着して熱を出す病気である.
● 対症療法で数日から 2 週間程度で軽快する.
● 全身状態が悪化する場合には感染症である可能性があるため精査が必要.

2.　ぜひ実行したい予防法
● コルヒチン投与が発作を抑制するという報告がある.

3.　こんなときは専門医へ
● 化膿性関節炎の除外や診断治療ができない状況では紹介が望ましい.
● 関節炎が慢性化し関節変形をきたしている場合などは関節内デブリドマンや人工関節置換術が必要となることもあるので紹介が望ましい.

参考文献
1) Rosental AK et al：Calcium pyrophosphate deposition disease, pseudo-gout, and articular chondrocalcinosis, Arthritis and Allied Conditions. 15th ed, Koopman WJ et al（Eds）, Lippincott Williams & Wilkins, Philadelphia, p2373, 2005
2) Paul MacMullan et al：Treatment and management of psudogout：insights for the clinician, Ther Adv Musculoskelet Dis **4**：121-131, 2009

Ⅱ．年代別・性別診療編

E. 女性

1 月経前症候群

Clinical Pearl

- ☛月経前3〜10日間の黄体期に続く精神的あるいは身体的症状で，月経発来とともに減弱あるいは消失するものと定義される．
- ☛精神症状が主体で強い場合は月経前不快気分障害と呼ばれる．
- ☛治療にはカウンセリング・生活指導や薬物療法を選択せよ．

診断

- ●一般的に以下の米国産婦人科学会（The American College of Obstetricians and Gynecologists：ACOG）の月経前症候群診断基準を用いる．

1. 前3回の月経周期において月経開始前5日間のうちに以下の精神的症状および身体的症状を1つ以上を認める．
   精神的症状：抑うつ，怒りの爆発，いらだち，不安，当惑，社会的引きこもり
   身体的症状：乳房痛，腹部膨満感，頭痛，四肢の浮腫
2. 上記の症状が月経開始後4日以内に消失し，月経周期の12日目までに再発しない．
3. 症状が薬物投与やアルコール使用によるものでない．
4. 月経前症候群を疑ってからの2回の月経周期で症状の再発がみられる．
5. 以下のうち1つを満たし，社会的または経済的能力に支障がある．
   夫あるいはパートナーとの関係悪化，仕事や学業の効率の低下，社会的孤立，法的に問題な行動，自殺企図，身体症状による医学的介入．

対処法

1. 生活指導

- ●症状日記をつけてもらい疾患の理解と頻度，発症の時期，重症度の位置づけを本人に認識させ規則正しい生活，規則正しい睡眠を指導する．（認知行動療法）．
- ●定期的な運動および食事療法は症状改善に効果があるとされる．
- ●食事療法として炭水化物や蛋白質，ビタミンB_6を多く含んだ食事をとること，精製糖や塩分を控え，カフェインの摂取を制限すること

420

E. 女性

などが有効とされる.
- 重症の場合は仕事の制限, 家庭生活の責任軽減まで踏み込んだ指導が必要なこともある.

2. 薬物療法
- 対症療法として軽症の場合は精神安定薬, 利尿薬, 鎮痛薬などを適宜用いる. その他, わが国では当帰芍薬散, 桂枝茯苓丸, 加味逍遙散, 桃核承湯, 女神散などの漢方薬もよく用いられる.
- 中等度以上あるいは月経前不快気分障害には選択的セロトニン再取り込み阻害薬 (SSRI) を用いる.

▶セルトラリン (ジェイゾロフト®) 錠, 1日1回25~50 mg (夕食後, 黄体期のみ内服)
注) 月経前症候群の病名では保険適用はない.

3. 患者・家族への説明
- 比較的軽症の月経前症候群にはカウンセリングと生活指導が有効なこと, 心身症状の即時的・前方視的記録が診断と治療に有用であることを説明.

4. ぜひ実行したい予防法
- 規則正しい生活, 規則正しい睡眠をとること. 定期的な運動.
- ビタミン B_6 を多く含む動物性蛋白質などの摂取.

5. こんなときは専門医へ
- 中等度以上で特に月経前不快気分障害の場合は専門医に紹介する.
- また, 月経前症候群は他の身体および精神疾患の月経周期関連増悪が鑑別疾患となる. 月経周期関連増悪が考えられた場合は元来の疾患の専門医と相談すべきである.

参考文献
1) 日本産科婦人科学会 (編):産科婦人科用語集・用語解説集, 第3版, 2013
2) The American Congress of Obstetricians and Gynecologists:Practice Bulletin Premenstrual syndrome compendium of selected publications, p707-713, 2005
3) 日本産科婦人科学会 (編):産婦人科診療ガイドライン—婦人科外来編, 2014

II. 年代別・性別診療編

E. 女性

2 更年期障害

Clinical Pearl

- 更年期（閉経の前後 10 年およそ 45〜55 歳）の時期の自律神経失調症状，精神的症状，その他の多種多様な症状を更年期症状，日常生活障害があれば更年期障害という．
- 月経があっても卵胞刺激ホルモン値（FSH）が上昇していれば卵巣機能の低下があり更年期と考える．12 ヵ月以上の無月経で閉経と判断せよ．
- 女性ホルモンの低下に加え，元々の気質，子どもの巣立ち（空の巣症候群），老親の介護，老いへの不安など社会的精神的要因の影響が大きい．
- 不定愁訴＝更年期症状と決めつけず，器質的疾患（悪性疾患，内分泌疾患など）の鑑別を必ず行うべし．
- 閉経は女性の最大の老化過程なので老年期の対策を始めよ．

診断

- 器質的疾患が除外される 40〜50 歳代女性の卵巣機能低下を伴う種々の症状を更年期症状と診断する（表1）．のぼせ（ホットフラッシュ），発汗はエストロゲン欠乏（更年期症状）に比較的特徴的であり，女性ホルモン補充療法（hormone replacement therapy：HRT）が効果的である．同様の症状は，ストレス，不規則な生活などで，他の年代にもおこるが更年期症状とは呼ばない．
- 鑑別疾患は，甲状腺疾患（頻度も多く，症状も非特異的，TSH，FT$_4$ を測定），他の内分泌疾患，貧血，電解質異常，悪性疾患，低血圧，アルコール依存症，うつ病などの気分障害，薬剤の副作用などで，

表1 更年期症状

自律神経失調症状	精神的な症状	その他
● のぼせ，発汗，寒気，動悸，疲労感，頭痛，肩こり，めまい，睡眠障害 ● 胸痛，胸部圧迫感，息苦しさ ● 便秘，下痢，腹痛，嘔吐 ● かゆみ，乾燥感，湿疹，蟻走感	● 情緒不安定，いらいら，怒りっぽい ● 抑うつ気分，涙もろくなる，意欲低下 ● 不安感，記憶力低下，集中力低下	● 腰痛，関節痛，むくみ感，しびれ，筋肉痛

既往歴も含めて病歴，症状を詳細に聴取する必要がある．

対処法

1. 更年期障害の治療

●更年期女性はさまざまな不安を抱えていることが多いので，更年期，更年期症状の定義と「多彩な症状の出現は特殊ではなく，今後徐々に軽減していくこと」を説明する．背景にある心理・社会的要因も「傾聴と共感」の姿勢で受け止め，必要な対症療法を行う．HRTは特に，のぼせ，ほてり，発汗に有効性が高く，乳がん，子宮体がんの検診，家族歴，血栓傾向（静脈血栓症など）などに問題がなければ専門医のもとで受けることを勧める．他の更年期症状は，傾聴，漢方薬，向精神薬，生活習慣指導で改善がみられる場合が多い．

a）漢方薬

●下記以外にも多くの処方が使われる．

> ① **桂枝茯苓丸**：瘀血（循環障害）といわれる病態に有効．やせ型でない比較的体力のある（実証）女性ののぼせ，ほてりなど．腹部充実，下腹部の抵抗・圧痛，循環障害など．
> ② **加味逍遥散**：逍遥する症状（定まらない多愁訴）の女性．のぼせ，ほてりや，イライラ，不眠などの精神的な症状が比較的強い場合．
> ③ **当帰芍薬散**：やや華奢で，色白，冷え，肩こりなどに有効．むくみやすい女性によい．
> ④ **補中益気湯**：疲れやすい，やる気がでないなど，バーンアウト気味な場合．かぜを引きやすい，胃腸の調子が悪い場合にも．

b）抗精神薬，不眠治療など

●更年期女性にうつ，不眠の頻度は高い．選択的セロトニン再取り込み阻害薬（SSRI），セロトニン・ノルアドレナリン再取り込み阻害薬（SNRI）などの新型抗うつ薬は，比較的副作用も少なく使いやすい．注意点は，初期の消化器症状（悪心・悪心），傾眠などの出現頻度が高いこと（10％以上），効果発現までに時間がかかること，自覚症状（中断症候群を避けるため自己判断で中止せず，医師の指示のもと漸減して中止すること），軽快後も6～12ヵ月は継続すること，などがある．エスシタロプラム，パロキセチンには，抑うつ症状に加え，のぼせ発汗などの症状に対しても効果があるとされている．抗不安薬（ベンゾジアゼピン系）は身体依存性があり，SSRIの効果発現までの数週間にとどめる．

①エスシタロプラム（レクサプロ®）錠，1日1回10 mg（夕食後）
②パロキセチン（パキシル®CR）徐放錠，1日1回12.5〜25 mg（夕食後）
①②のいずれかを処方．

- 不眠には，生活指導（夕方以降のカフェイン摂取や就寝前の光刺激（PCやスマートフォンの使用）を避けること，定時起床，朝食摂取，日中の活動）を基本とする．ほとんどの催眠鎮静薬には習慣性，依存性，反跳性不眠があるため，短時間作用型で連用を避けた使用にとどめる．メラトニン作動薬であるラメルテオン（ロゼレム®）は，習慣性，依存性や筋力低下，記憶障害などはなく長期使用可能で睡眠の質を改善し，熟睡感が得られるが，ドラッグナイーブ例以外では効果が実感しにくい．いずれも個人差があるため，半量から試してもらうとよい．

①ゾルピデム（マイスリー®）（超短時間作用2〜4時間）錠，1日1回10 mg（眠前）
②ブロチゾラム（レンドルミン®）（短時間作用4〜8時間）錠，1日1回0.25 mg（眠前）
③ラメルテオン（ロゼレム®）錠，1日1回8 mg（眠前）
①〜③いずれかを処方．

2. 生活習慣の改善と健診をうける習慣などの老年期対策

- 更年期は更年期症状の出現だけでなく，老年期に問題となる動脈硬化性疾患，骨粗鬆症，認知機能低下などが進行し始める時期である．生活習慣の改善，健診をうける習慣などにより，自分の健康を自分で守ることを始める時期であることを伝え，サポートする．

3. こんなときは専門医へ

- ホットフラッシュ，発汗のコントロールがむずかしい場合，本人の希望で女性ホルモン補充療法を考慮する場合は婦人科へ．
- うつ状態が重篤で，自殺企図が懸念される場合や双極性障害が考えられる場合は精神科へ．

参考文献

1) 日本女性医学学会：女性医学ガイドブック更年期医療編2014年版，金原出版，東京，2014

E. 女性

3 骨粗鬆症

E. 女性

Clinical Pearl

- 骨強度（骨量＋骨質）の低下で，骨折危険性が増した状態.
- 原発性骨粗鬆症（osteoporosis：OP）の診断には，続発性骨粗鬆症，他の腰痛・骨折をきたす疾患の鑑別が重要.
- 骨折好発部位は，椎体（胸椎と胸腰椎移行部に多い），大腿骨頸部，上腕骨近位部，橈骨遠位端. 椎体骨折の2/3は無症状. 要介護，寝たきりの基礎疾患.
- 脊椎の変形は容姿の変化や慢性痛による精神的影響，逆流性食道炎，便秘，呼吸器障害などの内臓障害，転倒リスクの上昇などによりQOLを損なう.
- 骨はCa代謝調節のため，骨形成と骨吸収を繰り返す. 治療薬の特性と副作用を把握して薬剤を選択し，その後も定期的に見直すべし.

診断

- 原発性骨粗鬆症の診断には鑑別が重要. 続発性骨粗鬆症を含む低骨量をきたす疾患［薬剤性（ステロイド性，ワーファリン，性ホルモン低下療法治療群など），内分泌性（副甲状腺，甲状腺機能亢進症，性腺機能不全，糖尿病など），栄養性（神経性食欲不振症，胃切除後など）その他（関節リウマチ，糖尿病，アルコール依存症など）］と腰背部痛や椎体骨折をきたす疾患［変形性脊椎症や椎間板ヘルニア，悪性腫瘍の骨転移や多発性骨髄腫（multiple myeloma：MM）など］との鑑別を行う. 好発年齢は，閉経後女性，高齢者. 身体所見はやせ（危険因子），身長低下（2 cm以上），亀背（脊柱後湾）など（症候性・無症候性椎体骨折）.
- **検査所見**
  - ▶胸椎＋腰椎2方向X線撮影：骨折や変形，骨転移などの鑑別を行う. 身体所見（圧痛や叩打痛）で新鮮骨折が疑われX線で所見がない場合，MRI検査を行う.
  - ▶血液・尿検査：血清Ca，P，ALP，甲状腺・副甲状腺ホルモン，肝・腎機能，など. 蛋白尿や貧血はMMや，悪性疾患の骨転移を疑うきっかけになる.
- 骨代謝マーカーは，薬物療法導入の決定，薬剤の選択，治療効果の

評価に有用．骨吸収マーカーでは，TRAP-5b（tartrate-resistant acid phosphatase 5b）が日内変動，腎機能の影響がなく使いやすい．骨形成マーカー（bone specific alkaline phosphatase：BAP，propeptides of type Ⅰ procollagen：PINP）ビタミンK欠乏マーカー（undercarboxylated osteocalcin：ucOC）もある．骨吸収マーカーがカットオフ値以上で骨吸収抑制薬を選択．異常高値でOP以外の検索を行う．治療開始6ヵ月の変化が最小有意変化を超えないか閉経前女性の基準値を超えれば，服薬状況の確認および薬剤の変更を考慮．PTH製剤の効果は骨形成マーカーで行う．

- 骨折発生リスクの評価：WHO提唱の10年以内の骨折発生リスク評価ツール「FRAX®」を使用．骨密度測定をしていなくても使用可能．用いられる危険因子は，年齢，性別，体重，身長，骨折歴，両親の大腿骨近位部骨折歴，喫煙，ステロイド薬の使用，関節リウマチの有無，続発性骨粗鬆症の有無（1型糖尿病，甲状腺機能亢進症，45歳未満の早期閉経など），1日3単位以上の飲酒（エタノール8～10 g，ビールコップ3杯以上），大腿骨頸部骨密度またはBMI（http://www.shef.ac.uk/FRAX/index.aspx?lang=jp）．

対処法

- 骨は20歳頃に最大骨量に達した後に維持され，加齢に伴い減少する．女性では閉経後の急激な減少が加わる．高い最大骨量を得ることと，骨量減少を少なくすることが予防となり，遺伝的要因，栄養と運動が重要．
- カルシウム，ビタミンD，ビタミンK，Mg，ビタミンB₆・B₁₂，葉酸．大豆製品，蛋白質摂取，果物と野菜などバランスのよい食事．やせをきたさない．カフェイン，アルコール，リンの過剰摂取，過度のUVケア（皮膚のビタミンD合成のため）は避ける．

1. 薬物療法（目的は骨折予防）

a）ビスホスホネート製剤（骨吸収抑制薬）

- 連日，週1，月1製剤．空腹時に180 mL以上の水で内服後，30分以上臥位，飲食を避ける．「ビスホスホネート関連顎骨壊死」（口腔内衛生不良者，ステロイド薬使用，担がん患者などのハイリスク者での侵襲的歯科治療時に注意），長期服用患者での「非定型骨折（大腿骨転子下・骨幹部骨折）」の報告がある．

E. 女性

①ミノドロン酸（リカルボン®）錠，1回50 mg，早朝空腹時4週に1回投与
②アレンドロン酸（ボナロン®）錠，1回35 mg，早朝空腹時，週1回投与
①②いずれかを処方.

b) 選択的エストロゲン受容体モジュレーター（selective estrogen receptor modulator：SERM）（骨吸収抑制薬）
●乳房や子宮内膜には抑制的に，骨には促進的にエストロゲン様作用を発揮する．深部静脈血栓症リスク患者は避ける.

①ラロキシフェン（エビスタ®）錠，1日1回60 mg（朝食後）
②バゼドキシフェン（ビビアント®）錠，1日1回20 mg（朝食後）
①②いずれかを処方.

c) 活性型ビタミンD製剤と類似化合物
● Caバランスの調整，骨への直接作用，転倒抑制作用あり．単独または，ビスホスホネート製剤やSERMに併用．腎障害例，利尿薬やCa製剤との併用時の高カルシウム血症に注意．エルデカルシトールは，骨折抑制効果が高いが，高カルシウム血症の出現も多い.

①アルファカルシドール（ワンアルファ®）錠，1日1回0.5 µg
②エルデカルシトール（エディロール®）カプセル，1日1回0.5 µg
①②いずれかを処方.

d) ビタミンK製剤［メナテトレノン（ビタミンK₂）製剤］
●ビタミンKは骨基質蛋白，オステオカルシンのGla化を促進するため，非Gla化オステオカルシン高値はビタミンK欠乏を意味する．ワーファリン内服者には禁忌.

▶メナテトレノン（グラケー®）カプセル，1回15 mg，1日3回

e) カルシトニン（CT）製剤（骨吸収抑制薬）
●破骨細胞，前破骨細胞のCT受容体を介するが，骨吸収作用は強くなく，中枢セロトニン神経系を介す鎮痛作用を期待し「骨粗鬆症における疼痛」に使用.

▶エルカトニン（エルシトニン®）1回20単位，週1回，皮下注など

f) ヒトPTH製剤（1-34）［テリパラチド（骨形成促進薬）］
●唯一の骨形成促進薬で重症例（骨密度が−2SD以下，複数の椎体骨

折の存在）を中心に使用．使用可能期間後はビスホスホネート製剤などに変更する．

①テリパラチド（フォルテオ®）1日1回20μgを自己皮下注（24ヵ月まで）
②テリパラチド（テリボン®）週1回56.5μgを皮下注（72週間まで）
①②いずれかを処方．

g）ヒト型抗RANKL（receptor activator for nuclear factorκB ligand）モノクローナル抗体［デスマノブ（骨吸収抑制薬）］

● 選択的にRANKLと結合し破骨細胞形成を抑制．転移性骨腫瘍治療薬（デノスマブ）と同一だが，OPには量を減じ，投与間隔を空けて用いる．ビスホスホネート製剤同様，顎骨壊死，大腿骨転子下・骨幹部の非定型骨折がある．低Ca血症が特に7日以内に多く，投与前後のCa値測定，適切なCa，ビタミンDの補充，低カルシウム血症の症状出現（テタニー，けいれん，しびれ，失見当識など）に注意（特に腎機能低下例）．本剤による低Ca血症対策に，デノタス®チュアブル配合錠が発売されている．

①デノスマブ（プラリア®）1回60mg皮下注，半年に1回
②沈降炭酸カルシウム・コレカルシフェロール・炭酸マグネシウム配合（デノタス®チュアブル配合錠）（Ca 610mg，天然型ビタミンD₃ 400 IU，Mg 30mg）1日1回2錠
①による低Ca血症予防のため，②を併用する．
※女性ホルモン薬は骨密度増加，骨折抑制作用が証明されているが，保険適用はなく，おもに更年期症状を有する症例に使用するため，ここでは割愛する．

2. こんなときは専門医へ

若年性，極端な低骨密度，骨代謝マーカー高値などは，続発性骨粗鬆症や骨粗鬆症以外の疾患の可能性があり，専門医へ紹介する．

参考文献

1）骨粗鬆症の予防と治療ガイドライン作成委員会（編）：骨粗鬆症の予防と治療ガイドライン2015年版，ライフサイエンス出版，東京，2015

4 貧血（月経血による）

E. 女性

Clinical Pearl

- 過多月経のため貧血を認めることがある．
- 過多月経の原因となる婦人科疾患は，子宮筋腫，子宮腺筋症，子宮内膜ポリープ，子宮体がん，子宮内膜増殖症，無排卵周期症，黄体機能不全，子宮動静脈奇形など多彩である．
- 過多月経の原因として婦人科疾患以外に，血液凝固異常をきたす血液疾患，肝機能障害，甲状腺機能異常，抗凝固療法などの薬剤の副作用などがある．

診断

- 貧血を認め，鉄分摂取不足および内科的原因疾患が否定され，過多月経を認める場合は月経血による貧血が考えられる．
- 過多月経以外の鉄欠乏性貧血について，偏食や，ダイエットなど鉄分摂取不足がないか医療面接などで判断する．また，胃摘出後や消化管障害など鉄分吸収障害についても聴取を行う．過多月経以外の鉄の過剰排出として消化管出血などがないか，病歴聴取や便潜血などで判断する．
- 過多月経は1回の月経あたり150 mL以上の月経量となる場合と定義されているが，実際に量を測定することは困難で，医療面接を十分にしたうえでパットの使用頻度や凝結塊の有無などで判断する．
- 不正性器出血を月経と思い込んでいることも多いため，慎重な聴取が必要である．必要に応じて妊娠検査も施行する．
- **検査所見**：小球性の鉄欠乏性貧血を認める．

対処法

- 貧血や過多月経の原因となる内科的疾患がないか確認し，貧血の治療を行うとともに，過多月経の原因疾患の精査加療のため婦人科へ紹介する．
- 強度の貧血を認め，月経中で大量の出血を認めている場合は，全身管理をしたうえでただちに婦人科のある医療機関へ紹介する．

Ⅱ．年代別・性別診療編

①クエン酸第一鉄（フェロミア®）（鉄として）錠，1回50 mg，1日2回
（朝・夕食後）
②含糖酸化鉄（フェジン®）1回40 mg，1日1〜2回静注
①②いずれかを処方．

1．患者・家族への説明
- 貧血の加療とともに，過多月経の原因精査，加療が必要であること
を説明する．

2．ぜひ実行したい予防法
- 婦人科健診の定期的な受診．鉄分の多い食物の摂取．

3．こんなときは専門医へ
- 過多月経が疑われる場合は，子宮体がんなどの悪性疾患を認めるこ
ともあるので一度婦人科へ紹介する．
- 一方，画像診断で子宮筋腫を認めても，必ずしも過多月経を示すわ
けではなく，過多月経の原因となる何らかの内科的疾患が合併して
いることもある．
- 過多月経の原因についてすでに婦人科にて精査されている場合は，
貧血の程度が強くなったときには原因疾患の病状に変化を認める可
能性があるので一度婦人科への受診を指示する．
- 月経中で大量の出血を認めている場合は，全身管理をしたうえで婦
人科のある医療機関へ紹介する．
- 過多月経による慢性の貧血で月経中でない場合は，高度の貧血を認
めてもただちに輸血は必要でないこともある．この場合も婦人科へ
紹介のうえ対応を行う．

参考文献
1）日本産科婦人科学会（編）：産科婦人科用語集・用語解説集，第3版，日
本産科婦人科学会，東京，2013

豆知識〜閉経後の子宮筋腫〜
　子宮筋腫は過多月経の原因となる疾患の1つで，過多月経，月経困難
症，圧迫などの症状が強い場合や巨大な場合は治療の対象になります．
卵巣ホルモンであるエストロゲンの分泌により増大し閉経以降は縮小し
ます．したがって閉経後に発見される子宮筋腫は，一般的に閉経前には
さらに腫大していたこととなります．一方，閉経にかかわらず子宮筋腫
の鑑別疾患として稀に子宮肉腫があり，鑑別には造影MRI検査や子宮内
膜病理検査などが有用とされていますが，画像だけで確定できない場合
には，子宮全摘術などの対応を行うこともあります．

第III部
応用編

Ⅲ. 応用編

A. 緊急時の処置と対応

1 熱傷

🩺 *Clinical Pearl*

- ☛ 熱傷の深達度は時間経過とともに変化し，受傷直後の正確な深達度評価は困難な場合も多い．
- ☛ 受傷時には，過度な冷却を避け 12℃前後での冷却が推奨される．
- ☛ 熱傷面積が少なくても，毒素性ショック症候群（TSS）などの burn wound sepsis（次頁「診察・診療のコツ」参照）が生じる可能性を常に念頭におくべし．

診断

- ● 熱傷受傷部初期の皮膚は，中心部の壊死に陥った zone of coagulation，その外層のペナンブラ領域のような zone of stasis，さらに外層の血管拡張と血流増加があり，後に治癒する zone of hyperemia の 3 層の構造に分かれるとされ，適切な治療によって zone of stasis を救済する必要がある．
- ● 熱傷の深達度は，全身状態その後の環境などで変化していく場合もあり，初診の段階でその正確な判断をするのは難しい．継時的に観察する必要がある．
- ● 熱傷受傷後の受傷面積の算定方法は，成人では 9 の法則，小児では 5 の法則が簡便で使いやすい．この場合，Ⅰ度熱傷は含めず，Ⅱ度熱傷以上を対象とする．
- ● 重症度判定は，Artz の基準を参照とする．熱傷受傷面積が成人で 15％以上，小児では 10％以上である場合，輸液が必要とされ入院も検討する．

対処法（初期治療）

- ● 付着物はすべて除去し，壊死組織など感染の原因となりそうなものも除去し，生理食塩液もしくは水道水で創部を十分洗浄する．その際，過度な冷却は，zone of stasis の血流低下や，全身の低体温をきたす可能性がある．
- ● 破傷風予防を行う必要があるが，予防的全身抗菌薬投与の必要はない．
- ● 創傷管理は湿潤療法が基本となるが，市販のラップなど非医療材料

432

を用いた治療は，感染防止の観点から，厳しく制限されるべきとされている．

● 健常な状態であれば治癒までの見込み期間は，Ⅰ度で数日から1週間以内，Ⅱ度の真皮表層熱傷（superficial dermal burn：SDB）で2週間程度，真皮深層熱傷（deep dermal burn：DDB）で3〜4週間程度である．

参考文献

1) 日本熱傷学会学術委員会（編）：熱傷診療ガイドライン，第2版，日本熱傷学会，東京，2015

診察・診療のコツ〜burn wound sepsis と血液培養〜

　熱傷では，burn wound sepsis（BWS）という概念が存在します．熱傷創面などから皮膚や皮下組織に細菌が侵入増殖し sepsis を起こすことをいいます．しかし，BWS の初期には一過性に菌血症をきたすのみで，感染がかなり進行するまで血液培養が陽性に出ることは多くありません（Church D et al：Clin Microbiol Rev **19**：403, 2006）．同じく血液培養が陰性の場合も多い TSS やバクテリアルトランスロケーション同様，局所の細菌によって誘導された各種メディエーターが原因となって，発熱などの全身症状を発生させる場合があります．

A. 緊急時の処置と対応

2 捻挫

Clinical Pearl

- 作業中,足を踏み外して足を捻ってしまった.その後足が腫れてきた.
- 「どの向きに捻ったか」と注意深く聴取することで,損傷部位が推測できる.
- 擦過傷・挫創がないか注意深く観察せよ.
- 圧痛部位を丁寧に診察し,単純X線像の評価の参考にすべし.
- 単純X線像は正しい足関節(正面・側面)を撮影せよ.
- 患部を正しく固定・処置せよ.

診断

- 「骨折・靱帯損傷→出血→患部腫脹・患部の圧痛」の原則.
- 単純X線像の評価の前に損傷部位を予測!
  ① 受傷メカニズム(捻った方向)
  ② 腫脹・圧痛部位
- 単純X線像の見方
  ① 正しい正面像・側面像で評価する(図1,図2).
  ② 骨折の有無の評価(健側と比較してもよい)
  ③ 骨折がない→患部の腫脹→靱帯損傷の可能性
- 緊急性のある疾患を見逃さない!

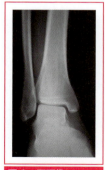

図1 正面像

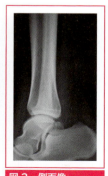

図2 側面像

A. 緊急時の処置と対応

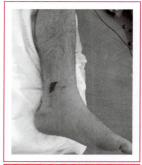

図3 開放骨折

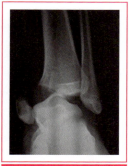

図4 脱臼骨折

① 開放骨折：出血部位の有無をチェック
② 足関節脱臼：多くは骨折を合併・健側と比較して判断

対処法

- **緊急性疾患**：開放骨折・足関節脱臼骨折（図3，図4）→専門医にコンサルト→緊急手術．
- **患部の固定と処置**：RICE で覚えよう．

R (Rest)：安静（運動は中止する）
I (Ice)：アイシング（氷水で冷やす）
C (Compression)：圧迫・固定（患部が観察しやすいシーネ固定）
E (Elevation)：挙上（心臓より高い位置）

Ⅲ．応用編

A．緊急時の処置と対応

3 アナフィラキシー

🩺 *Clinical Pearl*

- ☞アナフィラキシーの最も多い誘因は食物，刺咬昆虫（ハチ，アリ）の毒，薬剤と心得よ.
- ☞致死的反応において呼吸停止または心停止までの中央値は，薬物5分，ハチ15分，食物30分と報告されている.
- ☞二相性アナフィラキシーは成人の最大23%，小児の最大11%のアナフィラキシーに発症する.
- ☞第一選択薬はアドレナリンである. ステロイド薬は作用発現に数時間を要することから第一選択薬ではない.

診断

●次の1～3の条件のいずれかに該当する場合，アナフィラキシーと診断する.

1. 皮膚症状（全身の発疹，瘙痒，紅斑），または粘膜症状（口唇・舌・口蓋垂の腫脹）のいずれかが存在し，急速に（数分～数時間以内）発現する症状で，かつ下記 a b の少なくとも1つを伴う
   a）呼吸器症状（呼吸困難，気道狭窄，喘鳴，低酸素血症）
   b）循環器症状（血圧低下，意識障害）
2. アレルゲンと考えられるものへの曝露の後，急速に（数分～数時間）発症する以下 a～d の症状のうち2つ以上を伴う
   a）皮膚・粘膜症状（全身の発疹，瘙痒，紅斑，浮腫）
   b）呼吸器症状（呼吸困難，気道狭窄，喘鳴，低酸素血症）
   c）循環器症状（血圧低下，意識障害）
   d）持続する消化器症状（腹部疝痛，嘔吐）
3. アレルゲン曝露後の急速な（数分～数時間以内）血圧低下
   ＜収縮期血圧低下の定義＞
   1～11ヵ月：＜70 mmHg
   1～10歳：＜70 mmHg＋（2×年齢）
   11歳～成人：＜90 mmHg

対処法

●ただちに0.1%アドレナリン（1：1000＝1 mg/mL）を大腿中央前外

側に筋注.

▶**小児**：アドレナリン（ボスミン®）注，1 回 0.01 mL/kg（最大 0.3 mL）
▶**成人**：アドレナリン（ボスミン®）注，1 回 0.3〜0.5 mL

- 必要に応じて 5〜15 分ごとに再投与する.
- 原則として，仰向けに寝かせて足側を 15〜30 cm 高くする.
- 必要であれば 0.9％食塩水を 5〜10 分の間に成人なら 5〜10 mL/kg，小児なら 10 mL/kg 投与する.

参考文献

1）Anaphylaxis 対策特別委員会（編）：アナフィラキシーガイドライン，日本アレルギー学会，東京，2014

経験談

〜アナフィラキシー治療の第一選択薬はステロイド薬ではありません〜

　当院通院中の食物アレルギー患児が旅先などでアナフィラキシーショックを起こし，救急搬送先でステロイド薬と補液のみで経過観察されている場合を散見します．ステロイド薬は作用発現に数時間を要するので，二相性アナフィラキシーを予防する可能性はあるかもしれませんが，第一選択薬として適切ではありません.

III. 応用編

A. 緊急時の処置と対応

4 熱中症

Clinical Pearl

- 熱中症には熱射病，熱疲労，熱けいれんがある．体温が40℃以上に上昇し中枢神経症状を伴う熱射病が最も危険である．
- 熱射病には高齢者や子どもが暑い環境の中に置かれ，ゆっくりと発症する古典的熱射病，若者が激しい運動をして短時間で発症する運動性熱射病がある．前者の死亡率が高い．
- 熱疲労では体温は40℃未満で中枢神経症状を伴わない．
- 鑑別診断：敗血症，甲状腺クリーゼ，悪性症候群，セロトニン症候群，抗コリン薬中毒，褐色細胞腫．

診断

- **好発年齢**：すべての年齢で起こる．高齢者と乳幼児は重症となりやすい．
- **症状**：熱射病では深部体温が40℃以上に上昇し中枢神経症状（混乱，興奮，せん妄，けいれん，昏睡）を伴う．熱疲労では倦怠感，悪心・嘔吐，ふらつきがある．熱けいれんは筋肉のけいれんを起こす．
- **身体所見**：頻呼吸，不整脈，無汗（発汗のこともある），ショック．
- **検査所見**：肝機能障害，腎機能障害，横紋筋融解，肺水腫，播種性血管内凝固症候群（DIC）．

対処法

- A（airway）B（breathing）C（circulation），意識レベルの評価．
- 深部体温（直腸温）をモニターしながら，すぐに体の冷却を行う（38℃を目標に）．
- 微温湯を体に塗布し扇風機で風を送り，気化熱を利用して体を冷却する．
- 血液検査で上記の鑑別診断による発熱や合併症（肝機能障害，腎機能障害，横紋筋融解）がないことを確認．
- 尿量をチェック．

1. 患者・家族への説明

- 高齢者に対しては十分な水分補給と，暑い環境を避けてエアコンの

A. 緊急時の処置と対応

積極的使用や冷房の効いた公共施設（図書館など）の利用を勧める.

2. ぜひ実行したい予防法

● 運動前の水分と塩分の摂取.

3. こんなときは専門医へ

● 中枢神経に障害がある熱射病ならば，すぐに高度医療機関に救急車で搬送する.

参考文献

1）Bouchama A et al：Heat stroke. N Engl J Med **346**：1978-1988, 2002
2）Glazer JL：Management of heatstroke and heat exhaustion. Am Fam Physician **71**：2133-2140, 2005

Ⅲ. 応用編

A. 緊急時の処置と対応

5 新幹線など車中での処置と対応

Clinical Pearl

- ☛ 意識レベルの確認と A（airway）B（breathing）C（circulation）の評価を行うべし.
- ☛ 必要ならば一次救命処置（basic life support：BLS）を速やかに行うべし.
- ☛ 他に医療関係者がいる場合には応援を要請せよ.
- ☛ 新幹線，特急には聴診器，血圧計，パルスオキシメーター，ペンライトが常備されている.
- ☛ 日本航空の航空機に掲載されている医療品, 医療器具のリスト（https://www.jal.co.jp/health/medicines/）.

診断

- ●バイタルサインと症状を確認する.
- ●何をしている最中の発症か. 超急性の発症ならば，心血管系イベント（脳血管障害，心筋梗塞，肺塞栓，大動脈解離，腹部大動脈破裂など）を考える.
- ●高齢者（65 歳以上）では既往歴と服用している薬の情報は必須.
- ●重症疾患を疑う症状は意識障害，激しい胸痛や背部痛，腹膜刺激症状を伴う腹痛，吐下血である.
- ●多い症状は失神，けいれん，胸痛，動悸，呼吸苦，悪心・嘔吐，下痢，外傷，熱傷，発熱である.

対処法

- ●重症度を判断する. オーバートリアージは止むを得ない. 重症と判断したら最寄りの駅での緊急停車と救急車の手配を要請する.
- ●患者が外国人の場合，通訳できる人が乗り合わせていないか乗務員に尋ねる.
- ●バイタルサインの測定や心肺蘇生，AED の操作は，集まってくれた医療従事者や乗務員に協力を要請する. 自分はチームリーダーとして重要な判断や全体の状況把握に専念する.
- ●集まった医師や看護師で，可能性が高い疾患や緊急で必要な処置について協議する.

440

A. 緊急時の処置と対応

● 自分の専門外の疾患であるときは，かかりつけ医や勤務先の同僚医師に電話相談をすることも可能である．航空会社は地上の医師からの支援システムをもっている．
● 列車内や航空機内という制約下でドクターコールに応じて医療行為を行った場合，故意または重大な過失がなければ，損害賠償をしなくてもよいという考えが一般的である．

参考文献

1) 大越裕文：機内でドクターを呼ぶアナウンスが流れたら．LISA 11（3）：298-302，2004

Ⅲ．応用編

B. 在宅医療

在宅医療の実際

🩺 *Clinical Pearl*

- 在宅医療の対象は，病状は重くないが通院が困難な群と，病状は重いが入院管理を希望されない場合の2群に分けられる．
- 体制としては病院からの提供と診療所からの提供がある．
- 少ない医療資源ゆえの診療の工夫，家族・介護スタッフとの連携がポイントとなる．

1. 対象

- 在宅医療の対象は，病状はそれほど重くないが，移動障害などにより通院が困難な患者（第1群），外来で管理するには病状が重いが，入院管理を本人家族が希望しない患者（第2群）に分けられる．
- 第1群は，脳卒中後遺症，神経疾患，骨関節疾患があるが，近年，認知症がむしろ大多数を占める．歩行が可能でも，認知症による通院忘れや通院の拒否がある場合や，介護者が通院を援助できないケースでは，訪問診療が有効である場合がある．
- 第2群には，がん末期，難病などで継続的に医療処置が必要な状態（例：ALSで人工呼吸器装着中）が含まれる．
- 肺炎や尿路感染症などの感染症，心不全・COPDの急性増悪，脊椎圧迫骨折など，急性期であっても非侵襲的な治療が選択される場面では，患者・家族の希望に応じて在宅医療を選択する場合がある．

2. 体制

- 在宅医療は病院から提供される場合と診療所から提供される場合がある．
- 診療所には2つのタイプがあり，外来中心で，外来の空き時間に訪問診療や往診を行っているところ（午前外来・午後往診など）と，訪問診療や往診が中心で，外来は予約制としているところ（訪問専門）がある．
- 24時間365日の電話対応や往診を行える体制をとると，在宅療養支援診療所として，診療報酬上在宅時医学総合管理料などが算定できる．

3. 診療の特色

- 在宅医療では，少ない医療資源で診療しなくてはならないため，病

B. 在宅医療

歴聴取，診察が重要となる．継続診療しているからこそ，病状変化の際に適切な診断が可能になる．

● 患者の自宅は病院とは違うため，医師の指示通り治療が進むことは少なく，患者を取り巻く社会的状況に治療方針が大きく左右される．患者からみると，自分の意思を治療に反映しやすく，家庭での役割など生活と治療を両立しやすいという利点がある．

● 家族や介護スタッフとの連携が必要になる場合が多い．本人に加え，家族や介護者に対しても，予測される病状変化とその対処法についてあらかじめ詳しく説明しておくとよい．

参考文献

1) 日本在宅医学会テキスト編集委員会（編）：在宅医学，メディカルレビュー社，東京，2008

2) 在宅医療テキスト編集委員会：在宅医療テキスト，第3版，公益財団法人 在宅医療助成勇美記念財団，東京，2015

診察・診療のコツ～認知症患者の場合～

　認知症患者はみずから受診することが少なく，多くは家族に連れられ受診します．しかし最近は独り暮らしの高齢者も多く，認知症があっても適切な診断・治療を受けていない方がいます．その際に，往診や訪問診療は有効な手段です．病院への受診を拒否する方でも，医師の診察を拒否しているとは限りません．実際にご自宅を訪れると，取り繕いも手伝ってか，診察や心理検査に協力的なことが多くあります．"区の健診で来ました"との説明のもと，病歴を確認したら，早速長谷川式認知症スケールを上手にやってみましょう．画像検査は，関係ができてからでも遅くありません．

III

在宅医療の実際

Ⅲ. 応用編

C. 緩和・終末期ケア

緩和・終末期ケアの実際

🩺 *Clinical Pearl*

- ☛がん性疼痛は「がん患者の体験する痛み」かつ「心身両面の体験」であり，がんと診断されたときから終末期に至るまで必要に応じて治療を行うべきものである．
- ☛痛み治療の第1目標は「痛まずに良眠できること」，第2目標は「安静時に痛まないこと」，第3目標は「動いたときにも痛まないこと」である．
- ☛非がん患者の痛みに対しても一部の医療麻薬の適応がある．
- ☛苦痛緩和のための鎮静を palliative sedation therapy と位置づける．鎮静薬を用いて患者の意識を低下させることにより，緩和困難な症状による耐え難い苦痛を緩和することである．
- ☛鎮静には「持続的鎮静」と，一定期間意識の低下をもたらした後薬剤を中止・減量して，意識の低下しない時期を確保する「間欠的鎮静」がある．
- ☛コミュニケーションができないような「深い鎮静」と，意識低下が軽度でコミュニケーションが取れる「浅い鎮静」がある．

緩和ケアとは（WHO の緩和ケアの定義 2002 年）

- ●生命を脅かす疾患による問題に直面している，がん患者および非がん患者とその家族を対象とする．
- ●痛みやその他の苦痛な症状から解放する．
- ●生命を尊重し，死を自然の過程と認める．
- ●死を早めたり，引き延ばしたりしない．
- ●死を迎えるまで患者が人生を積極的に生きてゆけるように支える．
- ●家族が患者の病気や死別後の生活に適応できるように支える．
- ●病気の早い段階にも適応する．
- ●延命を目指す，その他の治療（化学療法，放射線治療）とも結びつく．

advance care planning（ACP）

- ●将来の意思決定能力の低下に備えて，今後の治療・療養について患者・家族や後見人とそれを支援する医療・介護チームを含めて十分

C. 緩和・終末期ケア

に話しあうプロセスのこと.

- **ACPの時期**：健康状態が安定しているとき，がん再発時，積極的治療が無効になったとき.
- **ACPの効果**：患者の自己コントロール感が高まる．患者・家族・医療者の協力関係が強化される．家族の不安が軽減し，終末期における患者と家族の満足度が上昇する.
- **advance directive**：事前の意思表示，リビングウィルのこと．患者の意思決定能力がなくなったときの選択を口頭か書面で示すこと．たとえば，延命治療，蘇生処置の有無（do not attempt resuscitate：DNAR），献体をしたい，臓器提供をしたい，看取りの場所，葬儀のことなど.

疼痛マネジメント

1. がん患者に生じる痛みの原因

- **がん自体に起因する痛み**：内臓や神経の破壊・虚血・圧迫・牽引.
- **がん治療に伴って生じる痛み**：術後痛，化学療法や放射線治療の有害事象.
- **消耗や衰弱に付随して生じる痛み**：筋肉や関節の萎縮・拘縮，褥瘡.
- **がんとは直接関係のない痛み**：変形性関節症，胃潰瘍や胆石症などの偶発症.

2. WHOがん性疼痛治療法

- **経口的に**：注射に頼らず，内服，坐剤，貼付剤を使用する.
- **時刻を決めて規則正しく**：薬効の切れ間に痛まないよう内服時刻を決める．ただし，突出痛には適宜頓用の短時間作用性オピオイドを使用する.
- **除痛ラダーに沿って効力の順に**：ある薬剤を十分量に増量しても鎮痛効果が見られない場合は，1つ上の段階に進む．また，痛みの強さに相応した段階から最初の薬を選ぶ.
- **患者ごとに個別的な量で**：オピオイドは有効量の個体差が大きく，標準投与量が無い．患者の痛みがとれる量を適量とする.
- **そのうえで細かい配慮を**：内服時刻を患者の生活時間に合わせる，下痢の場合は徐放錠の有効時間が短くなる，悪心のある患者にとって内服薬は飲みづらいなど，患者それぞれの状況を考慮する.

3. WHO三段階除痛ラダーに添った鎮痛薬の使い方（図1）

- 第一段階に示す非オピオイド鎮痛薬が痛みに有効でない場合には，この処方に，軽度から中等度の強さの痛みに用いるオピオイド鎮痛薬を加える.

Ⅲ. 応用編

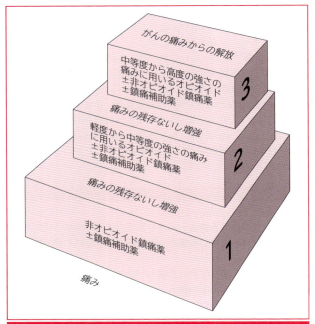

図1　三段階除痛ラダー
[世界保健機関（編），武田文和：がんの痛みからの解放—WHO方式がん疼痛治療法，第2版，金原出版，東京，1996より]

4. 実際に緩和ケアでよく使われる鎮痛薬の種類と使用法
a) 非オピオイド性鎮痛薬（ceiling effectあり）

▶アセトアミノフェン
　錠，原末，坐剤（ピリナジン®，カロナール®）：1回0.6〜0.8g，1日4回，1回1gまで増量可能
　静注用（アセリオ®）：1回500〜1,000mg
※消炎作用はないが，鎮痛解熱作用あり．消化管粘膜障害や血小板凝集抑制作用が無く安全性が高い．食事に関係なく内服可能．腎不全患者には投与間隔を8時間以上空ける．1回1,000mg，1日4,000mgを超えないこと．

446

C. 緩和・終末期ケア

● NSAIDs

▶セレコキシブ（セレコックス®）（選択的 COX-2 阻害薬）錠, 1 回 100 mg, 1 日 2 回
腰部捻挫またはリウマチの痛みに対しては 1 回 200 mg, 1 日 2 回
※ロキソプロフェンと比較して, 胃・十二指腸潰瘍発現率が低い.

● 以下の NSAIDs は頓用として用いるのが望ましい.

①ロキソプロフェン（ロキソニン®）錠, 1 回 60 mg
②ジクロフェナク（ボルタレン®）坐剤, 1 回 25～50 mg
③フルルビプロフェン（ロピオン®）静注, 1 回 50 mg 1A
①～③いずれかを処方.
※いずれの薬剤も鎮痛効果は強いが副作用も強い. 次の場合は早期に使用を中止し, オピオイドとアセトアミノフェンでカバーする：尿量減少, 食事量減少, 上下肢浮腫, 胸腹水貯留, 喀血・子宮がんの性器出血, 貧血.

b) 弱オピオイド性鎮痛薬（ceiling effect あり）

▶トラマドール（トラマール®）（中枢性鎮痛薬, 麻薬指定されていない）
カプセル・OD 錠：1 回 25～50 mg, 1 日 4 回, 1 日 300 mg まで増量可能
注：1 回 50～100 mg, 筋注または持続皮下注
※便秘, 悪心・嘔吐, 傾眠などの副作用が見られる. オピオイドと併用で作用増強し, ブプレノルフィン・ペンタゾシンとの併用で作用減弱.
※モルヒネとの効力比 0.2（トラマール® 100 mg＝モルヒネ 20 mg）.

▶コデイン（体内でモルヒネに変化して効力を発揮する）錠, 散 10％：1 回 20 mg, 1 日 4 回から開始. 最大投与量 1 日 720 mg
※モルヒネとの効力比 0.1～0.15（コデイン 100 mg＝モルヒネ 10～15 mg）.
※便秘がよくみられる. 鎮咳効果が強い.

c) 強オピオイド性鎮痛薬（副作用対策が重要）

● オピオイドの投与量に上限はない. 増量幅は経口モルヒネ換算 1 日 120 mg 以下の場合は 50％, 1 日 120 mg 以上・体格が小さい・高齢者・全身状態不良の場合は 30％.

● モルヒネ：経口（速放性・徐放性製剤）, 注射, 坐剤など, 投与経路変更可能. 腎障害がある場合は, 活性代謝産物（M-6-G）が蓄積して, 傾眠や呼吸抑制などが生じやすい. 徐放性製剤を 1 日 20～30 mg から開始. 高齢者には 1 日 10 mg から開始.

● オキシコドン：経口（速放性・徐放性製剤）, 注射製剤がある. 腎機能障害による影響を受けにくい. 徐放性製剤を 1 日 10～20 mg から開始.

● フェンタニル：経皮吸収型の貼付剤と注射製剤・口腔粘膜吸収薬・

舌下錠．貼付剤は 24 時間型と 72 時間型がある．

※他のオピオイドに比して，便秘，悪心，眠気などの副作用が少ない

※原則として長時間作用性の貼付剤は，オピオイド製剤の投与によって安定した鎮痛効果がえられてから使用する．

● **メサドン**：NMDA 受容体拮抗作用を有する．半減期が長く個人差も大きい．

> ▶メサドン（メサペイン®）錠，1 回 5 mg，1 日 3 回から開始．7 日間は増量しない．
> ※ QT 延長による致死的不整脈を生じるリスクがあり，タイトレーションが難しい．e-learning によって資格が取れた医師のみが使用可能．
> ※他の強オピオイド鎮痛薬からの切り替えに限る．
> ※モルヒネと比較して，腎機能低下例においても安全に使用できる．

d) 強オピオイドのレスキュー

● オピオイド使用時は痛みの悪化に備えて必ずレスキュー指示が必要である．徐放性製剤と同じ種類のオピオイドの速放性製剤を用いるのが原則．

● **レスキューの投与量**：内服・坐剤の場合は，オピオイド 1 日量の約 1/6．1 時間以上空ける．持続注射の場合は，1 時間量を早送りする．15〜30 分以上空けて繰り返す．

● **レスキューに用いるフェンタニル製剤（rapid onset opioid）**：定時投与のオピオイドの量と，レスキューに用いるフェンタニル製剤の 1 回量との間には，相関性が乏しい．必ず低用量から開始する．

5. 鎮痛補助薬

● 神経障害性疼痛（ピリピリした痛み，ジンジンした痛み，しびれ痛みなど）に有効．鎮痛補助薬の有効性は 40〜60％である．保険適用のない薬剤が多い．

● アモキサピン（アモキサン®），プレガバリン（リリカ®），ガバペンチン（ガバペン®），クロナゼパム（ランドセン®），ケタミン（ケタラール®），リドカイン（キシロカイン®），ベタメタゾン（リンデロン®）など．

● オピオイド使用開始時・増量時に副作用が出やすいため，必ず数日間は電話フォローをすること．便秘，悪心に対しては，オピオイド開始と同時に副作用対策をする（表 1）．

C. 緩和・終末期ケア

表1 オピオイドの副作用とその対策

副作用	機序	対策
便秘 (95%)	● 腸管の蠕動を低下させ，肛門括約筋の緊張を高める ● 耐性が生じない	● オピオイド導入時に下剤を併用し，使い続ける ● 便を軟らかくする浸透圧下剤（マグネシウム製剤），腸蠕動を亢進させる大腸刺激性下剤内服 ● 水分・食物繊維の摂取をすすめる
悪心・嘔吐 (30%)	● 嘔吐中枢への刺激作用による．オピオイド投与初期や増量時にみられる． ● 1〜2週間で耐性ができる	● プロクロルペラジン（ノバミン®）錠，1回5mg，1日3回 ● ハロペリドール（セレネース®），1回0.75〜1mg（眠前） ● オランザピン（ジプレキサ®），1回2.5mg（眠前） ● ジフェンヒドラミン（トラベルミン®）1回1錠（眠前）
眠気 (20%)	● オピオイド開始時期や増量時にみられる． ● オピオイドによる中枢神経症状と考えられる．4〜5日で耐性ができる． ● 眠気が不快であれば対処開始	● オピオイドの減量またはオピオイドローテーション ● 他の眠気を催す薬剤の見直し ● 感染症，肝・腎機能障害，中枢神経系病変，高Ca血症などの原因を除外する ● カフェイン入りドリンク剤内服
混乱 (2%)	● 睡眠障害・興奮・幻覚など身体に生じた複雑な意識障害．	● オピオイドの減量またはオピオイドローテーション ● ハロペリドール（セレネース®）錠，1回1mg ● リスペリドン（リスパダール®）錠，1回1mg ● クエチアピン（セロクエル®）錠，1回12.5〜25mg ● 電解質異常，中枢神経系病変，感染症，肝・腎機能障害，ベンゾジアゼピン・抗コリン薬などの原因除外
呼吸抑制 (0.5%)	● 肝腎機能障害，全身状態悪化に伴って生じる可能性あり	● オピオイドの減量，体位の工夫 ● ナロキソン0.1mg，生理食塩液と静注

緩和医療における鎮静

1. 患者・家族への説明

● 初診時．呼吸障害・肝腎機能障害・脳転移などの場合は早期からの説明が必要．また予後数日の時点で再度説明が必要．

● 回復が困難な病状であり，苦痛が著しいこと．

449

Ⅲ. 応用編

- 苦痛緩和のために鎮静以外に手段がないこと.
- 意識が低下するために，正常な会話が困難になること．目覚めない可能性があること.
- 生じうる重篤な合併症（呼吸・循環抑制）.

2. 鎮静の実際

- 緩和医療の現場では終末期から死亡直前の患者の 20〜35％に深い鎮静が行われており，施行期間の中央値は 5 日以下である.
- 鎮静の主要な対象症状は，せん妄，呼吸困難，疼痛であり，ときに倦怠感，悪心・嘔吐，精神的苦痛などである.
- 実際に鎮静を行う場合，患者・家族の意思を十分に尊重すること．鎮静の必要性をチーム間で合意していることが必要である.
- 鎮静中の水分・栄養補給，使用中の薬剤の継続投与について，患者・家族とよく話し合っておく.
- 輸液または水分の経口摂取ができていた患者のうち 63％は鎮静後も輸液が行われていた．鎮静後の輸液は益が害を上回るときのみ支持される.

3. 浅い鎮静

①ミダゾラム（ドルミカム®）10 mg/2 mL，持続皮下注，1 日 20 mg（1 日 4 mL）で開始，必要に応じて漸増する.
②フェノバルビタール（ワコビタール®）坐剤，まず 50 mg の坐剤を 1 個使用し，状況に応じて，1 日 3〜6 個を使用する
③フェノバルビタール（フェノバール®）100 mg/1 mL（静注禁忌），持続皮下注 10 mg/時（1 日 2.4 mL）で開始し，必要に応じて漸増．6 時間から 12 時間で浅い鎮静が得られる.
④ブロチゾラム（レンドルミン®）D 錠，0.25 mg の口腔内投与（高齢者は 1/2 錠から開始），短時間の浅い鎮静が可能.
⑤ジアゼパム（ダイアップ®）坐剤，10 mg（高齢者は 1/2 から開始）
①〜⑤いずれか単独で開始し，適宜組み合わせる.

豆知識〜酸素吸入で呼吸苦感は改善しますか？〜

　筆者が研修を受けた，英国の施設型ホスピスの病室には酸素配管がありませんでした．緩和ケア専門医いわく「酸素を吸入して，患者さんの呼吸苦感は改善しますか？　酸素飽和度が上がるので，家族や医療者が安心するだけではないですか？」「われわれは，窓を開けて涼しい空気を病室に入れます．卓上扇風機で冷風を送ります．安楽椅子を用意します．そばに誰かいるようにします．それだけでずいぶん楽になられますよ」

C. 緩和・終末期ケア

●言語的・非言語的コミュニケーションができる程度の鎮静.

4. 深い鎮静

●深い鎮静を行う場合は，患者の意思確認のため，間欠的に鎮静を行うほうがよいと思われる.

①ミダゾラム（ドルミカム®）10 mg/2 mL，生理食塩液 100 mL に 10 mg を加え，睡眠導入状態を確認しながら，10〜20 mL を点滴静注し，入眠後は 10〜20 mL/時の滴下で維持する
鎮静状態をみながら適宜増減する. 過剰投与が考えられる場合は，フルマゼニル（アネキセート®）で拮抗可
耐性ができた場合は，フェノバール® に変更するか，併用する.
②フェノバルビタール（フェノバール®）100 mg/1 mL，持続皮下注，1日 600 mg（6 mL）から開始し，必要に応じて漸増する

5. 鎮静中の家族への関わり

●鎮静状態の患者に付き添う家族は，患者とどのように接すればよいか戸惑う場合が多い. 患者の反応がほとんどなくても，触覚や聴覚が残っており手や体に触れること，声をかけることで患者に安心感を与えられることを説明する.

参考文献

1) 池永昌之ほか：苦痛緩和のための鎮静に関するガイドライン，日本緩和医療学会ガイドライン委員会（編），金原出版，東京，p2-23，2010
2) 余宮きのみほか：がん疼痛の薬物療法に関するガイドライン，第 2 版，日本緩和医療学会ガイドライン委員会（編），金原出版，東京，p18-121，2014
3) 関本雅子：在宅ホスピスハンドブック，第 2 版，医薬ジャーナル，東京，p10-30，p48-51，2009

> #### 豆知識〜モルヒネ散剤以外のオピオイドは高価〜
>
> モルヒネ散剤と他の徐放錠およびフェンタニルの貼付剤では，保険点数上大きな差があります. 出来高払いでの診療の場合（緩和ケア病棟は定額制）患者さんの経済状態と相談して使用薬剤を決める場合があります.
> モルヒネ 60 mg の値段は 140 円，モルヒネの徐放製剤の場合はいずれも 60 mg 1,400 円前後. オキシコドン，フェンタニル製剤貼付剤も等容量で 1,000 円以上します. 1 日量 1,000 mg を超えるような場合は大きな差が生じます.

Ⅲ. 応用編

D. 地域における医療・福祉連携

地域における医療・福祉連携の実際

Clinical Pearl

- ☛未曽有の高齢化問題から，日常生活圏単位での「地域包括ケアシステム」の構築が求められている．
- ☛そのためには，病院完結型医療から地域完結型医療への転換，在宅医療の推進，多職種連携が鍵となり，従来の「治す医療」から「治し支える医療」へのシフトが必要である．
- ☛「患者である前に生活者である」という概念を多職種で共有し，真の連携による総合的なサポートが求められる．

1. 住み慣れた生活の場に医療が及ぶこと

- ●わが国には，世界の他のどの国も経験したことのない超高齢社会がすぐ目の前に迫ってきている．この未曽有の高齢化問題はこれまでの地方圏の対応・対策の延長だけでは限界にきており，幅広い視点からの社会的なイノベーションが急務である．
- ●病院医療中心の今の体制では，通院困難な高齢者に一定程度以上の医療が必要になったときは入院の選択肢しかなく，結果的に入院することにより寝たきりなどの廃用症候群そして認知症になることも少なくない．
- ●不必要な入院防止という観点からも，あるいは，本人や家族が願うなら在宅で看取ることも含めて，住み慣れた住まいという「生活の場」に医療が及ぶことが必要である．
- ●すなわち，高度先進医療を追い求め，かつ地域をサポートしていく病院医療に加え，高齢期であっても「いかに生活の質を保ち，よく生き切って人生を閉じることができるか」という時代の要請に応える在宅医療が今まさに求められてきている．

2. 病院完結型医療から地域完結型医療へのパラダイム転換

- ●以上から，従来の病院完結型から今こそ地域全体でみて（診て・看て）いくという「地域完結型医療」への進化，すなわち医療機能の分化，そして医療・介護/福祉の連携という地域システムへの転換が必要とされている．
- ●まずその出発点となるのが，医療・介護のすべての関係者，そして国民全体が「患者は病人である前に生活者なのである」ということ

D. 地域における医療・福祉連携

を改めて認識することから始まる.

● 言い換えれば,従来の「治す医療」から「治し支える医療」への転換が必要な時期に差し掛かっている.そのためには,制度として病院医療と在宅医療の両輪がバランスよく調和された医療政策への再考と地域医療の再編,そして医療介護連携のシステム基盤の構築が必要である.

3. 地域包括ケアシステムの理念と

● 今日のわが国においては,大半の高齢者が大なり小なり虚弱(フレイル)な期間を経て死に至るといえる.

● その期間における介護施設の処遇については,従来の大規模な入所施設(たとえば,通常50人以上で,多床室,いわゆる大部屋)では,高齢者はそれまでの生活スタイルを継続できず,自立度が結果的に低下する.

● むしろ地域の中で,それまでの生活スタイルが継続できるような環境(典型的には,小規模多機能型居宅介護事業の下での在宅,グループホーム,あるいは今後はサービスつき高齢者向け住宅)でその人らしい生活を支援することが,最もその人の自立を維持する方法であることがわかってきている.

● すなわち,自宅だけでなくグループホームやケアつき住宅などを含む「生活の場」で,その人らしい生活を支える生活支援・医療・看護・介護サービスなどの包括的な在宅ケアシステムを確立することが急務である.

● このような背景の下で,今後は,介護保険の目的である「高齢者の尊厳の保持」と「自立生活の支援」ということが基本的に重要である.医療従事者はこの理念の下で可能な限り住み慣れた地域で生活を継続することを可能にするように,包括的な支援・サービス提供体制を構築するという,いわゆる日常生活圏単位での「地域包括ケアシステム」の目指す所を熟知する必要がある.

● それには「医療・介護・予防・住まい・生活支援」の5つの構成要素が掲げられている(図1上).これらは,実際には個別に提供されるのではなく,それぞれが連携しながら在宅の生活を支えるものである.

● よって,今後求められる高齢者の医療については,有効な介護予防により,できる限りの自立・自律(生活する力,つまり食べる,動く,出かけるといった力)を目指すという予防政策を念頭に置きながら,虚弱期においては生活の質を主眼に置いてチームとして取り組むという基本を教育すべきである.

453

Ⅲ. 応用編

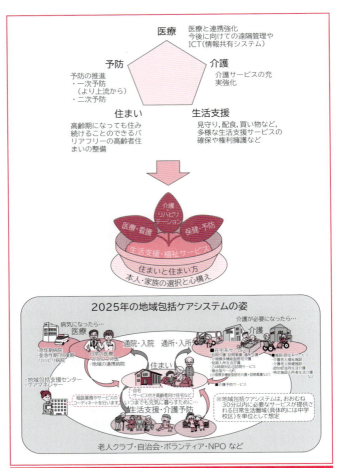

図1 地域包括ケアシステムの理念とポイント

まち（地域）全体で生から死まで支え，見ていく，すなわち地域完結型の医療への進化が求められている．
そこには，「住まい・医療・介護・予防・生活支援」が一体的に提供され，要介護状態になっても，住み慣れた地域で自分らしい暮らしを目指す．
そのために，都道府県がサポートしながら，保険者である市町村が地域の自主性や主体性に基づき，地域の特性に応じて構築していく．
（厚生労働省：地域包括ケア研究会報告書，2013より）

D. 地域における医療・福祉連携

4. モデル的取り組みからの発信

- 地域包括ケアシステムの普及が時代の急務であるが，とりわけ今後は重度化した高齢者も生活の場で継続的にケアをすることを考慮すると在宅医療が不可欠である．

- そこには在宅医療・在宅ケアを担う医師や訪問看護を中心とした医療人材の確保と養成も必要ではあるが，それと同時に本人や家族の選択と心構え（すなわち在宅療養に関する十分な知識）の要素も重要である（図1中央）．さらに，住まいとその住まい方などの視点も重要であり，言い換えれば医療政策と住宅政策を一緒に考えて行く必要がある．

- 最終的にこのシステムの概念は，住まいにいる生活者としての患者様やご家族を中心に置き，さまざまなサービスが提供されることを目指している（図1下）．

- 一方，そのシステム構築に向けての具体的な姿は必ずしも見えているとは言えないことから，著者らは具体的なモデルを打ち立てるために，千葉県柏市をフィールドとして在宅医療介護連携推進のモデルづくり（柏プロジェクト）に取り組んでいる．

- このモデルは地域包括ケアの願いである「Aging in Place（すなわち弱っても安心して住み慣れたまちに住み続けること）」をモットーとしている．

- 柏プロジェクトの在宅医療推進に関して，いくつかの特徴を以下に列挙する．

① 在宅医療および多職種連携の推進においては地元の市区町村行政が中核的な役割を果たす．
② 顔の見える関係会議や多職種連携研修による多職種チームビルディング．
③ 主治医・副主治医制によるバックアップシステム．
④ 多職種連携をより円滑にするための情報共有システム（ICT）．

- 団塊の世代が後期高齢者を迎える2025年までの10年のうちに，真の地域包括ケアの体制を確立するためには，地域のかかりつけ医の在宅医療参入と併せて，次世代の医療を担う若手医療者への教育も避けては通れない．

- 「在宅という生活の場」に医療・介護が及ぶ中で，地域の病院および医育機関とも連携しつつ，最終的には全人的医療が展開されるべきである．

- 真の地域包括ケアの鍵となる在宅医療の普及を通して医療改革が進

Ⅲ. 応用編

み，生活者としての患者本位で病院医療と在宅医療の連携と調和が
確立できるかどうかは，医療関係者，特にかかりつけ医と地域の基
幹病院の医師の意識改革，さらにはそれをベースとした卒前教育も
包含した形での次世代の医療者養成の在り方に大きく依存している．

● すなわち，今後の医療改革は医師を中心とした医療関係者の「現場
実践を通した意識改革」を伴わなければ進まないと言っても過言で
はない．

参考文献

1) 飯島勝矢：特集　ますます増える！在宅医療の悩みに答えます/地域包括
ケアとしての在宅医療，4. 地域包括ケアとしての在宅医療〜行政，医師
会，地域のネットワークへのアプローチ〜．G ノート **2**（1）：11-20，2015

2) 飯島勝矢：特集　超高齢社会のまちづくり・家づくり，1. 在宅医療と連
携した地域包括ケアのまちづくり・家づくり．Geriatr Med **52**（1）：7-
11，2014

3) Iijima K et al：A new attempt to promote home medical care in Kashiwa
city-usefulness of information and communication technology with
seamless multidisciplinary cooperation. Gan To Kagaku Ryoho **39**：51-54,
2012

Topics〜地域連携強化と介護予防推進のために〜

　保健・医療・福祉・介護の連携強化と介護予防を推進するため，①医
療・介護サービスの質の確保，給付の適正化，基盤の整備促進，連携強
化，②地域リハビリテーションの充実，③健康づくりの推進や介護予防
の推進などの要素が重要です．そのうえで，介護保険における地域支援
事業により多様なマンパワーや社会資源の活用などが図られ，地域の創
意工夫を活かした取組の推進が期待されます．たとえば，要支援と自立
を行き来するような高齢者には総合的で切れ目のないサービスを提供し
たり，虚弱・ひきこもりなど介護保険利用につながらない高齢者には円
滑にサービスを導入したり，自立や社会参加意欲の高い人には社会参加
や活動の場を提供したりするなどがあげられます．

E. 検査値異常の対応の仕方

E. 検査値異常の対応の仕方

検査値異常の対応の仕方の実際

〰 Clinical Pearl

- ☛抗核抗体検査（蛍光抗体法）で 40 倍，80 倍陽性になっても，症状が乏しければ膠原病の可能性は低い．
- ☛アルカリフォスファターゼだけ単独で高いときには，血液型を聞いてみよ．
- ☛血清カリウム（K）の高値で原因がわからないときには，採血の不具合を考慮せよ．
- ☛抗凝固薬による血小板減少症を忘れるな．
- ☛直接 Coombs 試験で抗補体抗血清のみが陽性の場合は，冷式抗体による寒冷凝集素症（CAD）や発作性寒冷ヘモグロビン尿症（PCH）を疑え．

　本項では，診療の現場で検査値異常をみたときに戸惑いを覚えるものについて，検査医学の見地から診療の参考となるポイントを解説する．

1. 抗核抗体検査（蛍光抗体法）40 倍，80 倍の解釈は？

- ●女性の場合，特に膠原病らしい症状がないのに，抗核抗体検査（蛍光抗体法，FANA 法）をすると 40 倍，80 倍陽性を呈し，膠原病を疑われて専門外来を紹介受診となることがよくある．抗核抗体測定のゴールドスタンダードである FANA 法は，希釈による半定量法であるが，低倍率陽性（40 倍，80 倍）では，膠原病の診断につながらない場合が多いとされている．

- ● FANA 法では，健常者の約 30％が 40 倍以上，約 10％が 80 倍以上を示すといわれているほどである．SLE などの膠原病では，実際には 160 倍以上の陽性を呈することが多い．したがって，発熱・関節痛・Raynaud 症状・皮疹・脱毛・筋力低下・皮膚硬化などの膠原病を示唆する症状がない人が 80 倍以下の抗核抗体陽性を示す場合には，経過観察でよい．

- ●抗核抗体測定には保険診療上では ELISA 法もオーダー可能であるが，ELISA 法の抗原は種類が限定されている（すべての「抗核抗体」が網羅されているわけではない）ため，抗核抗体のスクリーニングには適さず，FANA のほうを用いるべきである．抗核抗体検査は，FANA 法で測定し，160 倍以上陽性で特異的パターンをとるとき（た

Ⅲ

検査値異常の対応の仕方の実際

457

Ⅲ．応用編

とえば，セントロメア型で強皮症を考える）に，診断的意義が大きい．

2. 他の胆道系酵素に異常がないのに，アルカリフォスファターゼだけ単独で高い

● 一般的なスクリーニング検査をしていて，他の肝逸脱酵素や胆道系酵素が正常範囲なのにもかかわらず，アルカリフォスファターゼ（ALP）だけが高値のことがある．ALP には種々のアイソザイムがあり，肝胆道系疾患以外にも，がんの骨転移で上昇することもあり，高齢者の場合は骨粗鬆症で上昇するなど，それぞれ診断のきっかけになるが，それ以外にも小児で骨由来，妊婦で胎盤由来の ALP の上昇が見られる．

● 血液型に関連して ALP は上昇する．B 型や O 型の分泌型の個体では，ALP 活性測定は，肝型・骨型に加えて小腸型の ALP の活性総和を反映しているが，それ以外の血液型の個体では，小腸型を含まない肝型・骨型の ALP の活性総和を測定しているため，B 型や O 型の血液型の個体では ALP 活性に約 20% の上昇がみられる．

● 脂肪の摂取により ALP 活性が 100 IU/dL 以上も上昇することがあるため，ALP 活性は食事の影響を受けやすく，朝食前採血を原則としなければならない生化学項目である．

3. 血清カリウム高値だが，原因がわからない

● 末梢血の採血検査で偽高値が生じやすいのがカリウム（K）である．全血の採血後に長時間にわたって全血を冷蔵すると，$Na^+ - K^+$ ATPase が低下して，血球から K が排出されて異常高値になる．

● 採血の際に，手を開いて再び握る動作（クレンチング）を行うと筋肉細胞内から K が流出して血清 K 値があがるし，採血時に駆血帯で長時間強く圧迫しすぎると，圧迫の影響で K は細胞内から血液中へ流出する．また注射器採血でシリンジに陰圧をかけすぎるなどの無理な採血操作により溶血（機械的機序）が起こると，赤血球（血清の 23 倍の K 濃度がある）の中の K が血清中に移行し K が上昇する．

● 血小板の増加症がある場合でも血清が凝固する過程で K が上昇する．それ以外にも，輸液中の同じ腕からの末梢静脈採血でも K の偽高値が起こりうることや，K を含む抗凝固薬（EDTA-2 K）入りで採血すると血清 K 値が上昇する．

● K の異常高値が他の臨床徴候と合わないときには，採血に関係した偽高値（偽性 K 高値血症）を疑って，採血のやり直しを考慮する．

4. 偽性血小板減少症の見分け方は？

● 血小板数は，自動血球計算機で計測されるので，採血後の種々の状

E. 検査値異常の対応の仕方

態で，見かけ上の血小板減少症（偽性血小板減少症）をきたすことがある．採血に時間がかかった場合や，採血後の抗凝固薬との混和が不十分だった場合に，フィブリンが析出して血小板が付着するために大きな血小板凝集塊となり，自動血球計算器で血小板と認識されなくなる．

● これらの，採血に伴う不手際で起こる偽性血小板減少症の他に，EDTA（ethylenediaminetetraacetic acid）依存性偽性血小板減少症がある．これは，抗凝固薬である EDTA が存在することで血小板凝集が誘発され，結果的に自動血球計測器で見かけ上の血小板減少症となることをいう．

● EDTA は Ca イオンのキレート薬で便利な抗凝固薬であるが，個体によっては EDTA によって潜在性の抗原（GPIIb/IIa の一部がエピトープになるとされている）が露出し，何らかの原因によって発生した抗血小板抗体が反応して血小板の凝集を誘発するとされている．

● 頻度は 0.1〜0.2％程度で，抗菌薬や抗てんかん薬の投与時，自己免疫疾患をもつ場合などに出現するが，健常者でも認められる場合がある．

● EDTA 依存性偽性血小板減少症を疑った場合，ヘパリンやクエン酸を抗凝固薬として採血し直せば，EDTA が原因となっておきているかどうか判別できる．

● 抗凝固薬が関係する血小板減少症として臨床上重要なのは，ヘパリン起因性血小板減少症（heparin-induced thrombocytopenia：HIT）である．HIT は合併症として動静脈血栓症を引き起こすことがあり，大血管手術，冠動脈インターベンション，血液透析などのためにヘパリン点滴を導入した 5〜14 日後に急に血小板数が減ってきたときには鑑別にあげておかなければならない．

● HIT の原因は主に血小板第 4 因子（PF4）とヘパリンとの複合体に対する抗体（抗 HIT 抗体）ができることによる．抗 HIT 抗体は保険収載されているので測定できる．HIT が疑われた場合にはヘパリンを中止し，抗凝固の継続が必要な場合アルガトロバンで代用する．

5. 直接 Coombs 試験（直接抗グロブリン試験）で陽性の場合の対処法は？

● 直接 Coombs 試験（直接抗グロブリン試験，DAT）は，生体内ですでに赤血球に感作している IgG または補体の有無をみる検査である．IgG，補体いずれにも反応する多特異性抗グロブリン試薬を用いて検査する．抗 IgG あるいは抗補体に対して，どちらで凝集反応が起こるかによって，鑑別診断が可能である．

Ⅲ. 応用編

● DAT 陽性の場合，自己免疫性溶血性貧血（autoimmune hemolytic anemia：AIHA），新生児溶血性疾患，発作性寒冷ヘモグロビン尿症（paroxysmal cold haemoglobin uria：PCH），寒冷凝集素症（cold agglutinin disease：CAD），全身性エリテマトーデス，悪性リンパ種，がんなどに続発した溶血性貧血，血液型不適合輸血，薬剤起因性免疫性溶血性貧血の鑑別が必要になるが，診断の進め方は，以下のように行う.

① DAT が陽性の場合，抗 IgG のみ，あるいは抗 IgG および抗補体が陽性の場合は，何らかの原因で起こった温式抗体による AIHA を疑う.

② 一方，抗補体だけが陽性の場合は，冷式抗体による CAD や PCH を疑う.

③ 溶血性貧血患者のうち CAD が 4％，PCH が 1％である．CAD では寒冷凝集素（ほとんどが IgM 型），PCH は Donath-Landsteiner 抗体を測定することにより診断できる.

④ Donath-Landsteiner 抗体は寒冷条件で赤血球と結合し，再加温すると抗体は離れるが補体が活性化されて溶血を起こすことで検出できる（外注で測定できないが，簡便に検査できる）.

参考文献

1) Abeles AM et al：The clinical utility of a positive antinuclear antibody test result. Am J Med **126**：342-348, 2013

豆知識～CRP 測定の有効性は？～

CRP は基本的に非特異的な検査であり，特定の感染症の診断には役立ちません．ただし，感染性心内膜炎・関節リウマチ・血管炎症候群などの疾患ガイドラインでは，CRP 値を診断の参考にしたり，病態把握に使用することを推奨しています．CRP 値は，肝機能予備力低下・免疫能低下に影響され，薬剤の使用によって CRP の上がらない状況があることもわきまえておきましょう．症状があっても CRP が上がってないことは，重症度が低いという安心の材料になりません．逆に症状がなくても CRP が高ければ，何か疾患が隠れている可能性が高いといえます.

F. 予防医学

1 予防医療スケジュール表

F. 予防医学

Clinical Pearl

- 総合診療医は予防医療を提供する重要な担い手である.
- 予防医療は健常者を対象にしているため,利益が害を上回るという根拠がより重要である.
- 予防接種はかかりやすい時期に適切なワクチンを接種しておく(たとえば小児髄膜炎なら2ヵ月から)ことが重要である.
- 予防医療は検査よりもカウンセリング(たとえば,喫煙やアルコール問題,妊娠前ケアなど)が重要である.

年齢	推奨される予防医療	
	通常	ハイリスク群
乳児期 2ヵ月	Hib, PCV, HBV, ロタワクチンの接種[*1]	
3ヵ月	四種混合ワクチン接種	
4ヵ月	4ヵ月健診	
5ヵ月	BCG(自治体によっては集団)	
6～10ヵ月	乳児健診(事故予防)[*2]	
1歳	MR1期,水痘1期,おたふく,Hib追加,PCV追加	
	インフルエンザワクチン(毎年)[*3]	
1歳6ヵ月	1歳半健診,四種混合ワクチン追加	
2歳	歯科検診(1年ごと)[*4],水痘ワクチン2期	
3歳	3歳児健診,日本脳炎ワクチン初回	
4歳	日本脳炎ワクチン2期	
6歳	MRワクチン2期	
小児期 9歳	日本脳炎ワクチン3期	
11歳	二種混合ワクチン接種(以降10年ごと)	
12歳	HPVワクチン(女子のみ)	
思春期	望まない妊娠(避妊)カウンセリング[*5]	
	歯科検診(1年ごと)	
	クラミジア,淋菌感染症のスクリーニング[*6]	

461

Ⅲ. 応用編

年齢	推奨される予防医療	
	通常	ハイリスク群
成人期 50歳～ 65歳～	高血圧のスクリーニング*7 問題飲酒*8, 禁煙のカウンセリング*9 子宮頸がん検診（3年ごと）*10 風疹抗体, 葉酸摂取（女性のみ）*11 うつ病スクリーニング*12 歯科検診（1年ごと） 大腸がんスクリーニング*13 肺炎球菌ワクチン*14 インフルエンザワクチン（毎年）*15	クラミジア, 淋菌感染症のスクリーニング*6 コレステロール, 糖尿病スクリーニング*16 腹部大動脈瘤のスクリーニング*17

注）この表は一例に過ぎず，個々の患者に応じたものを提供することが重要.

<注釈>

*1 髄膜炎のワクチンを開始する. 3回接種することで免疫を獲得するため，できるだけ早く初回接種（3回目まで）を終わらせることが重要.

*2 転落や転倒，誤飲，熱傷などの事故が多い月齢であり，予防カウンセリングが重要.

*3 2歳以上の健康な小児において，インフルエンザワクチンは予防に有効であるという根拠が存在するが，2歳未満の健康な小児におけるワクチンの有効性についての根拠は不十分.

*4 フッ素塗布, フッ素洗口, フッ素含有ハミガキはそれぞれ単独で虫歯予防の有効性が示されている.

*5 望まない妊娠（避妊）に関するカウンセリングの根拠は不十分.

*6 性的に活動的な24歳までの女性と25歳以上のリスクの高い女性に対して，クラミジア，淋菌感染症のスクリーニングを行うことは利益が害を上回る可能性が高いが，男性に対するスクリーニングの根拠は不十分.

*7 一般住民への高血圧のスクリーニングの根拠は不十分であるが，リスクが高い患者において，降圧薬による治療は心血管イベントの予防に有効であるという根拠が存在する.

*8 問題飲酒者のスクリーニングやカウンセリングは，利益が害を上回る可能性が高いという根拠が存在する. 外来で簡便なスクリーニング法としてCAGE質問がある.

*9 禁煙についての医師からの助言，各種禁煙プログラムの有効性を支持する根拠が存在し，禁煙によって，合併症であるがん，心血管疾患および脳卒中のリスクを下げることができるという根拠も存在する.

*10 性的に活動的な女性（21～65歳）に対して，少なくとも3年に1度，子宮頸部細胞診を行うと子宮頸がんによる死亡率を下げることができるという根拠が存在する.

*11 わが国における神経管閉鎖障害の発生頻度はおよそ1,000人に1人で，妊娠可能な女性が必要量の葉酸を摂取すると，神経管閉鎖障害のリスクを70%以上減らすことができるという根拠が存在する. 風疹抗体のスクリーニングとともに，妊娠前ケアの重要な項目である.

*12 プライマリ・ケアにおけるうつ病のスクリーニングは，正確な診断と治療，注意深いフォローアップが可能なシステムが存在するときに有益であるという根拠が存在する.

*13 大腸がんのスクリーニングは，大腸がんによる死亡率を減少させる可能性が高く，50～75歳の成人において大腸がんスクリーニングは有効であることが報告されているが，最も適切な方法，適切な終了年齢については不明である.

*14 肺炎球菌ワクチンは侵襲性肺炎球菌疾患の予防に対して有効であるという根拠が存在する.

*15 施設入所中の高齢者におけるインフルエンザワクチンの有効性を支持する根拠は存在するが，地域で自立して生活している高齢者における有効性の根拠は不十分である.

F. 予防医学

*16 一般住民に対する脂質異常症，糖尿病のスクリーニングの利益と害についての根拠は不十分である．

*17 腹部大動脈瘤のスクリーニングは，喫煙歴のある 65〜75 歳の男性において利益が害を上回る可能性が高いと根拠が存在する．

経験談〜母子手帳は予防接種のパスポート〜

　患者の親が「子どもの予防接種に来たのですが，母子手帳を忘れました」と言う場合，どのように対応すべきでしょうか？

　「わかりました．それでは問診上で確認し接種しましょう」が，その場では親切なのかもしれません．しかし予防接種という医療行為の特性上，安全かつ適確に接種される必要があります．接種間隔やワクチンの種類などの間違いは医療ミスであり，患者-医師双方にとって大きなデメリットとなりえます．母子手帳は，国際線旅客機に乗る際のパスポートのように扱うべきではないでしょうか？

Ⅲ．応用編

F．予防医学

2 禁煙指導

🩺 *Clinical Pearl*

- ☛喫煙は，習慣や嗜好ではなく治療されるべき疾患で，薬剤などによって治療可能であるということを，"前向きな"態度で説明する．
- ☛喫煙者には意識・無意識にかかわらず，禁煙に失敗した，悪いことをしているといった，独特の自己否定感がみられることが多い．それらの自己否定感の表現型に配慮すると，ラポールが形成されやすい．
- ☛喫煙者本人だけでなく，家族や職場をも巻き込んだ禁煙支援が，重要かつ効果的である．
- ☛禁煙成功には，結婚，子ども（孫）が生まれる（た），就職，引っ越しといったタイミングも重要．
- ☛医療者だけでなく喫煙者も非喫煙者も家族や周囲の人も，一緒に"Happy"になろうというメッセージを込めて，禁煙"指導"ではなく，禁煙"支援"という言葉をあえて使いたい．

タバコとニコチン依存症

- ●タバコは，肺がんをはじめとする各種のがん，COPD，虚血性心疾患などの危険因子であると同時に，近年は受動喫煙の周囲に及ぼす影響や，医療経済的負荷についても明らかにされ，今や禁煙は国民的課題である．
- ●国際的にも喫煙習慣はその本質をニコチン依存症と捉えられ，WHOによるICD-10においてニコチン依存症は「タバコ使用（喫煙）による精神および行動の障害」と定義され，各国にその対処が求められている．
- ●わが国においても，2006年度より「ニコチン依存症管理料」が新設され，「禁煙外来」が各地域や施設に広まっている．しかしながらその内容は，各施設の環境などに負うところも多く，今後さらなる充実が必要である．
- ●禁煙活動のコーディネートは総合診療専門医の大きな役割である．

禁煙外来の実際（禁煙治療のための標準手順書による）

1．受診まで

- ●施設にもよるが，患者は健康のため，疾患や手術予定による医師か

464

F. 予防医学

表1　保険診療で禁煙外来を受診する条件
1. ただちに禁煙しようと考えていること
2. ニコチン依存症と診断（TDS ニコチン異存度テストで5点以上）
3. Brinkman 指数が200以上あること*
4. 禁煙治療を受けることに文書で同意していること

*2016年4月より35歳未満には，上記要件がなくなった．

らの紹介，経済的理由など，さまざま理由で，禁煙外来を受診する（**表1**）．

2. 初回診察

- 各種の情報収集に先立ち，禁煙に対する思いや歴史，禁煙外来受診動機，喫煙やニコチン依存に対する知識など，十分に患者の話を聞く．
- そのうえで，喫煙状況の確認，ニコチン依存症のスクリーニングテスト（Tobacco dependence Screener：TDS）（**表2**），呼気中一酸化炭素スクリーニング，体重，血圧測定などの身体所見の聴取および診察を行う．
- 心疾患，精神疾患のスクリーニングとして，心電図，うつ病のスクリーニング質問票を実施する場合もある．
- 患者固有の身体的，精神的，家族も含めた環境的な問題も考慮し，治療計画を立て，禁煙開始日の決定，文書化（禁煙宣言），治療薬を選択する．
- 喫煙欲求時の代償行動や副作用対策などの説明も行うが，医師によるスクリーニングと動機づけを行ったうえで，十分にトレーニングされた薬剤師や看護師面談などの禁煙支援を受けることが望ましい．

3. 2, 3, 4回目（2, 4, 8週後）

- 禁煙状況や離脱症状に関する聴取，薬の副作用チェックを行う．
- 呼気中一酸化炭素濃度を測定し，禁煙状況の客観的確認と，数値の見える化による動機づけ強化を行う．
- 初回に抽出した禁煙上の問題点についても，再度確認する．特に喫煙してしまったケースについては，患者を責めることなく，喫煙に至った背景，状況，心理状態などを分析し理解を示したうえで，代償行動を含めた次の行動目標をアドバイスすることが重要である．
- 初回同様，薬剤師や看護師などからも同様のアドバイスが重要である．

4. 最終回（12週後）とその後

- 最終的な禁煙のチェックと，禁煙継続への動機づけが最終回の目的

465

Ⅲ. 応用編

表2　ニコチン依存症のスクリーニングテスト「TDS」

設問内容	はい 1点	いいえ 0点
問 1. 自分が吸うつもりよりも，ずっと多くタバコを吸ってしまうことがありましたか．		
問 2. 禁煙や本数を減らそうと試みて，できなかったことがありましたか．		
問 3. 禁煙したり本数を減らそうとしたときに，タバコがほしくてほしくてたまらなくなることがありましたか．		
問 4. 禁煙したり本数を減らしたときに，次のどれかがありましたか．（イライラ，神経質，落ちつかない，集中しにくい，ゆううつ，頭痛，眠気，胃のむかつき，脈が遅い，手のふるえ，食欲または体重増加）		
問 5. 問4でうかがった症状を消すために，またタバコを吸い始めることがありましたか．		
問 6. 重い病気にかかったときに，タバコはよくないとわかっているのに吸うことがありましたか．		
問 7. タバコのために自分に健康問題が起きているとわかっていても，吸うことがありましたか．		
問 8. タバコのために自分に精神的問題^(注) が起きているとわかっていても，吸うことがありましたか．		
問 9. 自分はタバコに依存していると感じることがありましたか．		
問10. タバコが吸えないような仕事やつきあいを避けることが何度かありましたか．		
	合計	

(注) 禁煙や本数を減らしたときに出現する離脱症状（いわゆる禁断症状）ではなく，喫煙することによって神経質になったり，不安や抑うつなどの症状が出現している状態．
（文献1より）

になる（禁煙補助薬の処方はできない）．
- 一酸化炭素濃度測定により禁煙状況を確認したうえで，十分な賛辞を送り，大きな成功体験の一つであることを理解していただく．医師，薬剤師，看護師，スタッフらによる，表彰が有効なこともある．
- そのうえで，知識として再喫煙のリスクがあること，それを避けるための方法（酒の席で喫煙者のそばに座らない，家族に協力を得るなど）を患者のライフスタイルに合わせて説明・提案する．
- もし，禁煙に失敗した際にも，その原因や背景をできるだけ明らかにしたうえで，一般医薬品を使った禁煙補助や認知行動療法の提案や，初診日から1年を経過すれば，再度の保険治療も可能となることも説明する．

F. 予防医学

●紹介患者などの場合は，元の主治医とも連絡をとり経過を追えるようにしておくことが望ましい．

禁煙補助薬について

1. ニコチン（ニコチネル TTS®）貼付剤

●ニコチン置換療法の代表薬で貼付剤．ニコチン離脱症状（喫煙欲求，気分の落ち込み，イライラ感，不安感，集中力低下など）を軽減することにより，無理なく禁煙を促す．

●30 mg×8 週間，20 mg×2 週間，10 mg×2 週間とニコチン置換量を漸減する．

●不安定狭心症，急性期の心筋梗塞患者，重篤な不整脈のある患者らへの使用は禁忌．

●主な副作用は，皮膚のかぶれや不眠．貼付場所（通常上腕部，腹部，腰背）を毎日変えることや，外用ステロイド剤で対処する．不眠に対しては夜間のニコチン濃度を上げないように，起床時に貼付するといった工夫が必要．

●同効薬にニコチンガムがある．口腔粘膜からニコチンを吸収するもので，ガムを噛むことにより，口寂しさの軽減も期待する．OTC（医師の処方箋がいらない，一般用医薬品）である．

2. バレニクリン（チャンピックス®）錠

●ニコチンを含まない禁煙補助内服薬で，ニコチン受容体に作用して，少量のドパミンを放出して離脱症状を軽減．

●受容体結合により，喫煙によるドパミン放出が抑制され，満足感を減少．

●0.5 mg，1 錠（1〜3 日目），0.5 mg，2 錠（4〜7 日目），1.0 mg，2 錠（8 日目〜）と漸増する．8 日目から禁煙開始する．

●めまい，傾眠，意識障害の副作用報告があり，自動者運転や精神疾患をもつ患者への適用は注意を要する．導入当初，消化器系の副作用に対して，制吐薬，胃腸薬を併用することもある．

参考文献
1) 日本循環器学会ほか：禁煙治療のための標準手順書，第 6 版，2014
   https://www.jrs.or.jp/uploads/uploads/files/information/non-smoking_06.pdf
2) 高橋裕子ほか：完全禁煙マニュアル，PHP 研究所，京都，2014

Ⅲ. 応用編

Topics
～セカンドハンドスモークからサードハンドスモークの予防へ～

　米国モンタナ州ヘレナ市における条例で，2002年に半年間だけ公共の場での喫煙を禁止したところ，同じ年の急性心筋梗塞による入院が約40%減少し，その後条例が解除されると，その発症レベルが元に戻ったという衝撃的な結果がBMJに報告され，受動喫煙の有害性が注目されるようになった（Sargent RP et al：BMJ **328**：977, 2004）．タバコの害を防ぐには，喫煙者本人だけでなく，その周囲にいる人々，そして環境にまで介入しないと本当の意味でタバコの害は防げないことが明らかになっている．まさに総合診療専門医の力量が問われる分野である．あなたは，総合診療医として何ができるだろうか？

F. 予防医学

F. 予防医学

3 飲酒指導

Clinical Pearl

- ☛アルコールは喫煙や生活習慣と同様に，さまざまな疾患や死因に関係するリスク要因の1つ.
- ☛アルコール関連問題の多くは見逃されがちであり，患者みずから治療を求めることも少ない.
- ☛アルコール関連問題は，肝・膵疾患や消化管疾患，心疾患，悪性腫瘍，生活習慣病などの臓器障害，アルコール依存症，認知症，うつ病などの精神・神経障害に加え，DVや虐待などの家庭問題，さらに飲酒運転，失業，犯罪，未成年飲酒など地域の問題にまで発展.
- ☛総合診療専門医が積極的に過剰飲酒に取り組むことで，患者個人だけでなく，家族や地域で生じているアルコール関連問題を減少させることが可能となる.

危険な飲酒・有害な飲酒の理解

- 危険な飲酒とは，健康や社会生活に影響を及ぼす可能性のある飲酒パターンのことである.
- 危険飲酒は主に2つに分類できる.
  - ①**過剰な飲酒習慣**：生活習慣病のリスクを高める飲酒量として，男性は純アルコール［純アルコール量（g）＝飲料の量（mL）×アルコール濃度（度数/100）×0.8（換算係数）］を1日40g以上，女性は20g以上とされている.
  - ②**ビンジ飲酒**：飲み会などでの短時間における多量の飲酒／2時間のアルコール摂取量が男性50g，女性40g以上／急性アルコール中毒，事故，喧嘩，DV，性被害などのリスクがある.
- 有害な飲酒とは，臓器障害，神経・精神障害を有しているような飲酒パターンのことである.

危険な飲酒・有害な飲酒への簡易介入方法：SBIRTの実施

- SBIRTとはS＋BI＋RT，すなわち，非専門医による，飲酒問題のスクリーニング（Screening），介入（Brief Intervention），そして専門医への紹介（Referral to Treatment）を含めた一連のシステムのこと

III

3.
飲酒指導

469

Ⅲ. 応用編

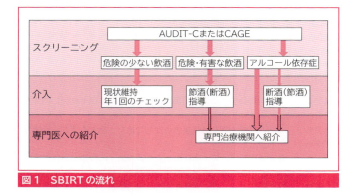

図1　SBIRTの流れ

である（図1）．

1. Screening：飲酒スクリーニング
- AUDIT-Cは危険な飲酒のスクリーニングに，CAGE（362頁，第Ⅱ部-C「14. アルコール依存」参照）はアルコール依存症のスクリーニングに使用する．
- 危険の少ない飲酒，危険な飲酒・有害な飲酒，アルコール依存症のうちどれに該当するかを評価する．

2. Brief Intervention：短時間介入
- 危険の少ない飲酒に該当→このまま適切な飲酒量を保ち，年に1回は再評価する．
- 危険な飲酒・有害な飲酒に該当→節酒を勧める．外来で定期的に介入を続けることで，平均飲酒量やビンジ飲酒の回数を減らすことが可能．

節酒指導のポイント
▶現在の健康状態と飲酒との関係について客観的事実を伝える．
▶目標を明確にする（例：休肝日を週に2日，1日に日本酒換算で1合まで減らす）．
▶節酒宣言をする，飲酒日誌をつける，低濃度の酒や炭酸飲料などに変える，飲む前に食事を食べる，飲み会を避ける，あいさつ回りはウーロン茶で，二次会に行かない，勧められても「No」という練習をしておくなど．
▶個々の患者背景を理解し，言い争いは避け，思いやりの心を持って接する．

> ▶面談には，行動変容（498頁，第Ⅳ部「14. 患者への対応・行動変容の支援・教育方法」参照）のスキルを参考にするとよい.

- アルコール依存症に該当→断酒が必要となるため，専門治療機関へ紹介する.

3. Referral to Treatment：専門治療への紹介

- アルコール依存症の場合や，節酒指導が上手くいかない場合は専門科への紹介を行う．紹介や受診に際して本人の抵抗が強い場合は，その施設で断酒指導や節酒指導を行いつつ，再紹介のタイミングを図る.

参考文献

1）今成知美：「アルコール健康障害対策基本法」とその動向. JIM **23**（11）：966-969，2013
2）吉本　尚：知っておきたいアルコール問題への対応方法～SBIRT. JIM **23**（11）：943-945，2013
3）小松知己ほか：アルコール使用をスクリーニングする理由. AUDIT　アルコール使用障害特定テスト使用マニュアル，三重大学大学院医学系研究科環境社会学講座家庭医療学分野，2011
4）猪野亜期：一般医・救急医・産業医・関連スタッフのための SBIRT の進め方. 四日市市アルコールと健康を考えるネットワーク，2014
5）廣　尚典ほか：問題飲酒指標 AUDIT 日本語版の有用性に関する検討. 日アルコール・薬物医会誌 **31**（5）：437-450，1996

豆知識

～危険な飲酒を見つけるために有用な AUDIT-C とは何ですか？～

AUDIT-C（the Alcohol Use Disorder Identification Test-Consumption）は，AUDIT と呼ばれる WHO（世界保健機関）の開発した 10 問のスクリーニングツールの最初の 3 つの質問です. 「あなたはアルコール含有飲料のどのくらいの頻度で飲みますか？」「飲酒するとき，通常どれくらいの量を飲みますか？」「一度に 6 ドリンク以上飲酒することがどれくらいの頻度でありますか？」という 3 つで，それぞれ 0～4 点の点数付けがなされ合計 12 点満点です. わが国では 1 ドリンクは純アルコール 10 g です. 男性 5 点以上，女性 4 点以上だと危険な飲酒以上に当てはまります（わが国の一般人口対象の調査で感度 85～91％，特異度 69～87％，Osaki et al：Asian Pac J Cancer Prev **15**：6571，2014）.

第 IV 部
総合診療専門医のための基本的知識

Ⅳ. 総合診療専門医のための基本的知識

1 生物心理社会モデルの考え方

　1960 年代に米国精神科医の G. Engel が発表した論文で紹介された考え方. 対立軸として生物医学モデルがあり, 当時の医療において専門分化が過度に進行して全体として捉える必要性を訴えてその後総合診療領域にも大きな影響を及ぼした. 病気や症状の原因が 1 つあり, それを直すと改善するといった単純な因果関係ではなく, 複雑に関係していて**問題点を生物・心理・社会的なものに大きく 3 つに分けて捉えて考えるアプローチ**である.

　実際の臨床場面では, 患者のもつ健康問題や課題をこの 3 つを意識しながらまず列挙することから始める. そしてそれらの相互関係について図を書いたり議論しながら考える. 可能であれば医師だけでなく多職種で考えるとなおよい.

　たとえば, 喘息発作で時間外受診を繰り返す子どもで考えてみよう. コントロール不良の喘息と診断, 一緒に付き添いできているのは祖母の話では子どもの両親が仲が悪く離婚協議中であり, その頃から状態が悪いという. 喘息発作に影響しているのは単に気道の状態だけでなく家族の状況も影響している可能性があると捉えるのが普通であろう. G. Engel の論文の中には, さまざまなレベルの問題を示す有名な図がある. これも参考にするとよい.

　ただ, こうしたモデルがすべての症例で当てはまるわけではなく, **生物医学モデル**（疾患には原因があり, それを診断して修正することにより, 改善が得られるとする考え方）, **家族システム論**（家族内のかかわりをシステムとしてとらえる理論）など他の考え方もしっかり持ったうえで診療したほうがよい.

　このモデルの一番の重要な点は, 細部を詰めていくアプローチと同じくらい重要な物の見方を与え, 「**全体をとらえる, 全体を取り扱う枠組み**」を臨床家にもたらしたことだろう.

参考文献
1) Engel GL：The need for a new medical model；a challenge for biomedicine. Science **196**：129-136, 1977

2 患者中心の医療とは

　これは巷でよくいわれる「患者中心の医療をします」といった漠然としたスローガンではなく，**明確な手順がある臨床の技法（clinical method）**である．カナダの Western Ontario 大学の Ian McWhinney らを中心とする家庭医療学講座のチームにより 1990 年代初頭に開発され，その後，瞬く間に世界に広がった．家庭医の診療の基本として教育され，その有効性についてのエビデンスは多数発表されている．それによると従来の診療の方法と比較して患者満足度・入院率・医療コストなどさまざまなアウトカムでよい結果を出している．

　具体的には 4 つの要素からなるので，その手順を以下に示す．

① 患者のもってきた健康問題，病体験，健康に関する物語（narrative）を探求する．生物医学的にだけ探求するのではなく，患者のもつ世界観や独特のものを受け入れて理解しようとする．
② 患者を全人的に，全体として理解する．とてもむずかしい作業ではあるが個人だけでなく家族も含めて捉える．またそれぞれにある文脈，コンテキストをとらえる．
③ 医療者側と患者側の共通の理解基盤を見出す努力を行う．それぞれの役割や限界もよく話し合いながら行う．
④ 医師-患者関係を踏まえてそれを強化するように努力する．また時間制限や周囲の状況に合わせて現実的な判断も必要である．

　この臨床技法を習得するには訓練が必要である．指導医による外来診療のプリセプティングやビデオレビュー，ロールプレイなどがよく使われる．**繰り返し行うこと，実際の診療場面の評価を行うこと**が重要である．

参考文献
1) Stwart M et al：Patient-Centered Medicine；Transforming the Clinical Method, 3rd ed, Radcllife publishing, London, 2014

Ⅳ. 総合診療専門医のための基本的知識

3 家族志向のケアとは

家族志向のアプローチ

　家族志向のケアとは，**生物心理社会的なアプローチ**に基づき，さまざまな病気や症状が患者の背景にある**家族のコンテクスト**の中で成り立っていると理解し，医療者-患者-家族の**治療関係**を築き，より効果的な援助を行うものである．なぜ家族が重要なのか？　家族は健康問題に最も強く影響を及ぼす社会的な要素の１つであり，逆に病気や障害が家族に及ぼす影響も大きいからである．

　多忙な日常診療において医療者は家族志向のケアがいつも実践できるわけでもないが，とりわけ**家族志向が重要**なのは表１のように，家族の問題あるいは家族のサポートが鍵となるような場面である．そして家族志向のケアを的確に行うために，家族を評価するのに最低限必要なのは家族図とライフサイクルである．

　家族図は，図１，図２のように健康問題に関わる重要な情報が含まれる．家族図からは，スケープゴート（一見問題とされる人物），サブシステムやヒエラルキーの働き，世代を超えて繰り返されるパターンなどが読み取れる．虐待やアルコール問題などは世代を超えて繰り返されやすい．家族図は主治医として継続的に診ていく患者には必須の情報である．年月を経て変わりうるので，その都度修正・加筆し日付を記載しておく．家族図は，診療時にちょっと見て患者背景を思い出すとき，重要な家族面談の前に参加すべきメンバーを検討するときなどにも役立つ．

　家族のライフサイクル（表２）は，国や地域によらず共通の傾向がみられることが多い．患者・家族がどの段階にいて，どのような課題を抱えているかを捉えることにより効果的な助言ができる．

表１　家族志向が重要な場面

- 入院や入所時
- 終末期ケア
- 重篤な病気の判明
- 乳幼児健診や妊婦健診
- 慢性疾患の治療がうまくいかないとき
- 不安や抑うつ，身体化などの心理社会的問題

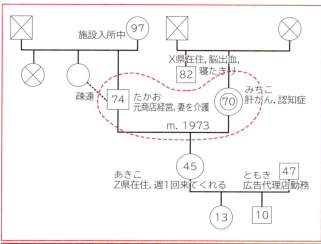

図1 家族図の例

家族図に記入する情報:家族の構成,家族メンバーの年齢,性別,職業,居住地,健康状態,死亡,結婚や同居,サポート資源(介護や食事を作るなど),関係性など.

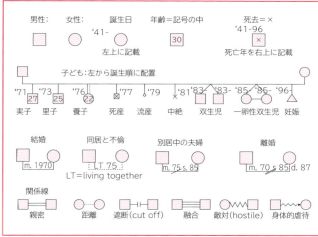

図2 家族図の記号

Ⅳ. 総合診療専門医のための基本的知識

表2　家族のライフサイクル

ライフサイクルの段階	課題
1. 未婚の若い成人	巣立ち，経済的・精神的自立
2. 新しいカップル	新しい生活様式を作り上げる．夫婦として絆を深めていく
3. 小さな子どもがいる	新しいメンバーを2人で築いた組織（システム）に受け入れる 育児という役割を獲得する．子どもの発達を助け社会性を育てる 夫婦の役割分担．社会的責任の増大
4. 思春期の子どもがいる	子どもの自立と祖父母の衰えに対応するため家族の境界を柔軟にする 子の親離れと親の子離れを同時に進行させる 親の介護の問題，老後の設計，更年期などの健康問題への対策
5. 子どもの巣立ち	夫婦2人の生活．仕事の退職．地域の活動への参加 新たな生きがいを見出す．祖父母としての役割
6. 晩年期	世代的ルールの変化を受け入れる．配偶者を失い独居か子どもとの同居になる 安らかな終末を迎える

　また，家族志向のケアでは多岐にわたる分野を扱うため，**多職種との協働**が欠かせない．看護師，理学療法士，薬剤師，ケアマネジャー，ヘルパー，栄養士，歯科，行政，家族療法家や臨床心理士など心理臨床家との協働が重要である．家族面談のコツについては参考文献を参照されたい．心や行動の難しい問題に見えることでも，多面的な援助により解決あるいは予防できることも多い．しかしもちろん，一定のレベルを超える心理社会的問題に関しては，精神科医や心理臨床家との連携が必要となる．

参考文献
1) 佐藤弘太郎：家族を視野に入れて協働するケア．家庭医療のエッセンス，草場鉄周（編）カイ書林，東京，p159-197，2012
2) 松下　明（監訳）：家族志向のプライマリ・ケア，丸善出版，東京，2012

4 継続的ケアの重要性

　医療を受ける環境が変わっても，患者に関わるすべての医療・介護従事者が協調しながら一貫した理念の下で行われるケアが，中断なく続くことを**継続的ケア**という．

　患者と長く付き合うこと，患者と個人的につながることが重要とされるが，スタッフの入れ替わりが激しい大病院では，診療により蓄積されるカルテ記録がより重要になる．よってカルテを正確に記さない医師や正確な情報を話さない患者がいると，継続的ケアはむずかしくなる．

1. 継続的ケアにおける総合診療医の役割

　複数の医師にかかっていると，検査が不必要に繰り返されたり，重複する治療が行われたり，逆に各医師が，他の医師が実施しているのだろうと考え，必要な検査や治療が行われないことが生じうる．また，処方薬を受け取る薬局が異なり，お薬手帳を何冊も有する可能性も生じてくる．総合診療医がこれらを正確に把握し，**複数の医師が関わることで生じる問題を最小限にすること**が理想的である．しかし，そのことを専門性と認識されることは少なく，時間と手間がかかる割に評価されないことが多い．

2. 医療を受けられない場合

　経済的問題で医療費を払えない場合や，高齢者で介護度が低く，医療機関へのアクセスが容易でない場合などは，継続的ケアが妨げられる．そのような問題を解決するうえで，**ケアマネジャーとの連携**は非常に重要である．医療機関へのアクセスの他にも，食事や処方薬の宅配の援助，力量ある訪問看護師や理学療法士の紹介，開けやすい容器や読みやすいラベルなどを工夫してくれる薬局の紹介，家族との調節など，ケアマネジャーは継続的ケアを実施するうえで鍵を握るといっても過言ではないだろう．

3. みずからの健康も大切に

　最後に，継続的ケアを行ううえで最も重要なのは，医師みずからが健康で継続的に医療を提供できることであると強調したい．

参考文献
1) Saultz JW：Defining and measuring interpersonal continuity of care. Ann

Ⅳ．総合診療専門医のための基本的知識

Fam Med **1**：134-143, 2003

2）Agarwal G et al：The nature of informational continuity of care in general practice. Br J Gen Pract **58**：17-24, 2008

3）Nutting PA et al：Continuity of primary care：to whom does it matter and when? Ann Fam Med **1**：149-155, 2003

私の工夫〜プロブレムリストの活用〜

　筆者は，担当患者において，通院・入院を通じて継続して使えるプロブレムリストを作成し，診療に役立てています．継続性のあるプロブレムリストに従って診療するというのは，新たな情報を常にプロブレムごとに整理することになります．そのためには，医学的な知識と各プロブレムの病態検討が不可欠です．継続性のあるプロブレムリストを使用して診療するとみずからの医師としての能力も鍛錬され，患者の病態理解も深まります．同時に，担当医以外の医療スタッフとも患者の病態理解を共有しやすくなります．

5 多職種連携のためのポイント

1. なぜ，多職種連携か？

医療保健介護に対するニーズの増大と複雑化は，その問題解決のために，多くの専門職種を生み出してきた．病院における従事者は，すでに 20 を超える職種（資格など）が存在しており，また，医療関連職のみならず，その他分野の専門職との領域横断的（trans professional）な協働（interprofessional work：IPW）も求められている．

2. 多職種連携における課題点

① 医師を頂点とした階層構造を構築しやすい
② 専門職それぞれの価値観と志向のぶつかり合い（conflict）が生じる
③ メンバー一人ひとりに，高いコミュニケーション能力が求められる

3. 多職種連携を実践するには？

a) 多職種連携によるチーム医療実践の 4 つの要素の理解と実践

▶**専門性志向**：それぞれの職種がその専門性を発揮すること
▶**患者志向**：患者（住民）中心の医療（ケア）の実践
▶**職種構成志向**：複数の職種がかかわること
▶**協働志向**：それぞれの職種が専門的な仕事を分担するだけでなく，対等な立場としてお互いに尊敬して協力していくこと

4 つの志向のぶつかり合い（conflict）があることを認めたうえで，チームのメンバーが，質の高いコミュニケーションをもって，それぞれの力を統合し，1 つの目標に向かって進んでいく必要がある．

b) 多職種連携を意識した医療人養成（IPE，専門職種間教育から IPW，trans professional へ）

IPE（interprofessional education）とは，「**2 つ以上の専門職が，連携やケアの質を向上するために，お互いからそしてお互いについて学ぶこと**」（英国専門職連携教育推進センター）と定義されている．医療保健福祉にかかわる職種を目指す学生がこのような教育方略で学ぶことで，実践の場でもその学習効果が生かされ，IPW の実現につながることを目指している．

4. 総合診療専門医として

総合診療専門医は，その責任性の重さから，ケアチームの中での「リーダー」を任されることがある．その場合，①医師として**患者の利**

Ⅳ. 総合診療専門医のための基本的知識

益を優先した意見を示すこと②ファシリテーションを基本とした**高い
コミュニケーション能力を発揮する**ことの2つが重要である.

参考文献
1) Barr H：専門職種間教育（interprofessional education）. 医学教育の理論
   と実践, 原著第2版, Dent JA（編著）, 篠原出版新社, 東京, p186-198,
   2010
2) 篠田道子：チームマネジメントが求められる背景. 多職種連携を高める
   チームマネジメントの知識とスキル, 医学書院, 東京, p2-10, 2011
3) 細田満和子：「チーム医療」の4つの要素. 「チーム医療」とは何か, 日
   本看護協会出版会, 東京, p31-60, 2012

豆知識～多専門職種教育と専門職種間教育の違い～

　「多専門職種教育（multiprofessional education）」と「専門職種間教育
（interprofessional education）」という2つのとても似たような用語があ
る. その違いは何か？　多専門職種教育は, 「2つ以上の専門職がともに
学ぶこと」を意味し, 専門職種間教育は, 「2つ以上の専門職が, 連携や
ケアの質を向上するために, お互いからそしてお互いについて学ぶこと」
と定義されている. つまり, 専門職種間教育は, 多専門職種教育（とも
に学ぶ）という大きな枠組みに含まれるが, 多専門職種教育に別の教育
的意義（お互いからお互いについて学ぶこと）が加わってくる.

6 他科との連携に際して気をつけること

総合診療医は，通常患者の診療の責任者，すなわち主治医として日々の診療に当たることが多い．しかし，患者の病状が何かしらの専門的な知識・技能が必要となったときには，適切なタイミングで他科と連携をとることが必要になる．ここでは，そういった他科との連携の際に筆者が気をつけていることについて説明する．

1. 依頼の理由，診療の役割分担を明確にする

例：皮膚科への依頼①
平素よりお世話になっております．原因不明の発熱のために当科で精査中の患者さんです．全身に紅斑があります．ご高診の程よろしくお願いします．

他の専門科に依頼する理由には，特定の検査の依頼，ある分野についての精査の依頼，ある分野についての治療・フォローアップの依頼などさまざまなものがあり，依頼する際にはその意図を正確に伝える必要ある．上記の例では，たとえば不明熱の鑑別を進めるうえで皮膚生検をしてほしいと依頼元が考えていたとしても，この文面ではそれが依頼先の皮膚科医には伝わることはないだろう．依頼する際には，何を考え，何に困って，何を依頼するのかを簡潔明瞭に記載する．

例：皮膚科への依頼②
平素よりお世話になっております．原因不明の発熱のために当科で精査中の患者さんです．全身に紅斑が出現しております．現在，発熱の原因として血管炎や血管内リンパ腫を疑い，診断のために皮膚生検が必要だと考えております．ご高診の程よろしくお願いします．

2. 依頼先で行われる診療について知っておく

必ずしも専門的なことの詳細を知っている必要はないが，このようなことで依頼をしたらどういうことが行われるのか概要を知っておく必要がある．こういった知識は適切なタイミングで依頼するためにも必要であるし，患者に説明するためにも必要になってくる．

IV. 総合診療専門医のための基本的知識

3. 診療構造を意識する

誰が患者の主治医として診療のマネジメントを行っているのか（総合診療医が継続的に診療に関与するときは主治医の役割を果たすことが多いだろう），誰が患者のどの部分を担当しているのかを意識する必要がある．

このようなことを意識しながら他科と連携をしていくが，最も大事なことは連携した医師との十分なコミュニケーションである．文面だけではなかなか状況が共有できないこともある．積極的に電話や，ときには直接顔を合わせて意思疎通を行うことで「船頭多くして…」ということがないようにしていきたいところである．

経験談～その一言，前医を傷つけていませんか？～

「後医は名医」一度は聞かれたことがあるでしょう．「同じ患者を診るなら，あとから診たほうが名医になれる」という意味です．賢明なあなたは前医を批判したことはないでしょう．しかし，急性心筋梗塞のPCI後，医師が「成功しました！　30分遅ければ，命が危なかったかもしれません」と言ったところトラブルになったことがあります．悪意のない純粋な言葉ですが，患者家族から「診療所で心電図をとるまで30分待たされたのは何だったんだ！」と……．紹介元の立場を尊重し，医療不信を防ぐことも必要です．

7 臨床倫理

　本項の内容のほとんどが Bernard Lo 著の『Resolving Ethical Dilemmas；A Guide for Clinicians』（5th ed）からの引用であることをまず申し上げる．臨床倫理は「患者と医師とのやり取りの中で起こる事柄において道義的に正しいか間違っているかについて判断すること」と定義できる．一般的な臨床倫理のアプローチとしては，まず平易な言葉で問題は何か，言語化し，次にそれに関して医学的事実を確認する．それから，患者の視点，医療者の視点の両方をお互いに理解したうえで，解決すべき臨床倫理的問題は何かを明確にする．そしてその解決策について話し合うのだが，この際，関連する文献，資料を指針とすることを忘れてはならない．以下，頻繁に遭遇する臨床倫理的問題としてインフォームド・コンセントと製薬企業からの支援について取り上げる．

　ここでは，インフォームド・コンセントを「患者と意思決定を共有する過程」と解釈する．意思決定の共有を促進するためにはまず患者の視点を理解し，関係を構築することから始める．それから意思決定に必要な情報を，選択肢を含めて包括的にできる限りバイアスがないように説明し，患者の理解を確認する．そして患者の自己決定権を尊重し，意思決定するのだが，これは意思決定を患者に押しつけるという意味ではない．患者からどうすればよいか尋ねられた場合は，その患者の最善の利益となるよう，患者の視点に基づいて医師自身の考えを述べるとよい．状況によっては，患者を「説得する」ことも必要となる．

　製薬企業からの支援の具体例としてボールペンなどの文房具，食事，教材，勉強会への金銭的支援などがあげられる．こうした支援を受け取ることで臨床判断の客観性が損なわれる，一般市民からの信頼が失われる，医療費が増大するなどのリスクがあることが知られている一方，現在のわが国では製薬企業からの支援を重要な倫理的問題として捉えないという社会規範が存在することも事実である．まずは問題を問題として認識することから始めるべきかもしれない．

参考文献

1) Lo B：Resolving Ethical Dilemmas；A Guide for Clinicians, 5th ed, Lippincott Williams & Wilkins, Pennsylvania, 2013

8 医療制度と法律

1. 医師の義務
　医師は患者のために最善の治療行為を行う義務を負い，また，患者の自己決定権を満たすために説明義務を負う．法律相談では医師が治療行為は適正に行っているにもかかわらず説明義務を怠っている例が多いので注意を要する．特に事故が発生したら事実を可能な限りわかりやすく伝え，誠意をもって質問に丁寧に答える．説明の態度によっては医師に責任がなくてもトラブルを誘発することがある．

2. 医師と病院の責任
　病院の勤務医師の著しい不注意による治療行為で患者が死亡した場合の責任は図1のとおりである．①患者の遺族の損害賠償請求（民事責任），②国の刑罰（刑事責任），③国の医師資格の停止・取消（行政責任行），④病院の解雇・業務停止等の懲戒（雇用契約上の責任），⑤病院の患者に払った賠償金の求償の5種類である．

3. プライマリ・ケアの責任
　診療所で求められる医療水準は大学病院のレベルより低いが，重大な病気の可能性を見落としてはならないという意味では大学病院と同程度の医療水準が求められ，**患者に重大な病気のある可能性のある場**

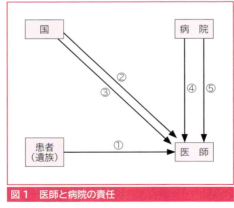

図1　医師と病院の責任

合は高度医療を施せる医療機関に転送する義務がある．開業医が顆粒球減少症の副作用のある多種の薬剤を長期間継続して投与した患者に薬疹の可能性のある発疹を認めながら自院か他院で患者が必要な検査治療を受けられるようにしない場合は過失がある（最高裁判所平成 9 年 2 月 25 日判決）．

4．医療慣行

　医療水準は医師の注意義務の基準となるものなので平均的医師が現に行っている医療慣行とは必ずしも一致しない．麻酔剤注入後は 5 分間隔で血圧測定するのが開業医の常識だったとしても，2 分間隔で測定すべき旨能書に記載がある場合これに反すれば過失となる（最高裁判所平成 8 年 1 月 23 日判決）．

5．医師の専門性

　医師や医療機関は法律の定める範囲内で自由に診療科目を標榜できるが，**医師が患者から診察治療の請求を受けた場合は標榜する診療科目にかかわらず正当性がない限り拒否できない**．裁判所は，交通事故で負傷者が外傷性タンポナーデで死亡した事案について，宿直医が救急専門医ではなく脳神経外科であり頭部 CT 検査，胸部 X 線検査はしたが，胸部エコー検査をしなかったことについて専門外であることを考慮せず過失を認めた（大阪高等裁判所平成 15 年 10 月 24 日判決）．

参考文献
1）鈴木利廣（監）：全訂版 医療事故の法律相談，学用書房，東京，p12，2009

豆知識〜医師・医療機関の責任判断〜

　事故が発生した場合，医師や医療機関の責任は，事実を前提に法的判断を行うので医師のみの判断は危険です．弁護士を加えて判例などに基づき判断する必要があります．責任があった場合は，保険会社，弁護士，医師会などと協議して適正額で賠償するべきです．ただし言動に気をつけないと訴訟になりかねません（実例として女性の額に生じたあざについて「そのくらいのあざなら目立たない」と発言するなど）．責任がない場合は，患者に丁寧に説明するが，金銭の給付や治療費の免除などをすると責任を認めたと認識されるので行ってはいけません．

Ⅳ. 総合診療専門医のための基本的知識

⑨ 地域包括ケア

1. 地域包括ケアとは？ （制度の全体像）

「団塊の世代が75歳以上となる2025年（2025年問題）を目途に，**重度な要介護状態となっても住み慣れた地域で自分らしい暮らしを人生の最後まで続けることができるよう，住まい・医療・介護・予防・生活支援が一体的に提供される地域包括ケアシステム**の構築を実現していきます」（厚生労働省ホームページ，2016年10月より一部改変）

これまで，保健医療福祉（介護）の一体化ということが，地域の医療現場ではよくいわれてきた．地域包括ケアは，そこに，**住まい・生活支援**という概念を加え，明確化したものといえる．かつ，そのような包括的ケアを国全体としてシステムとして構築・運営していくことを法的に目指している．具体的には，日常生活圏（30分以内で駆けつけられる圏域：中学校区程度）ごとに，それに関わるさまざまな職種や施設（介護，医療など），公的機関などが構成要素となり，保険者である**市町村や都道府県が，地域の自主性や主体性に基づき，地域の特性に応じて作り上げていくことが求められている**．

2. なぜ，地域包括ケアか？

地域包括ケアシステムの構築が求められる背景は複雑であるが，おおよそ以下の5点ほどがポイントである．
① 高齢者の増加，少子化に伴う人口構成の変化（2025年問題）
② 認知症高齢者の増加
③ 高齢者を支える基盤の変化（家族の崩壊，地域社会の崩壊）
④ 財政的問題
⑤ 疾病構造の変化（治す医療から治し支える医療へ）

これらの要素が組み合わさった社会の変化とそれに伴い生み出された問題点の解決策の1つが地域包括ケアシステムといえる．

3. 総合診療専門医の実践と地域包括ケア

① 地域包括ケアにおける医療は，その重要な構成要素の1つであるが，その中で，総合診療専門医は，多職種連携を意識した役割を果たすことが求められる．
② 地域包括ケアシステムは，国の政策として進められている．総合診療専門医は，政策の変化を常にとらえ現場に生かす努力が求められる．

参考文献

1) 厚生労働省ホームページ　地域包括ケアシステム
   http://www.mhlw.go.jp/stf/seisakunitsuite/bunya/hukushi_kaigo/
   kaigo_koureisha/chiiki-houkatsu/

2) 飯島勝矢：在宅医療を含めた地域包括ケアシステムの必要性．地域包括
   ケアのすすめ，東京大学高齢社会総合研究機構（編），東京大学出版会，
   東京，p3-16，2014

3) 筒井孝子：地域包括ケアシステム（community-based integrated care）構
   築の背景．地域包括ケアシステム構築のためのマネジメント戦略，中央
   法規出版，東京，p16-34，2014

4) 藤田敦子ほか：在宅医療．地域医療ビジョン/地域医療計画ガイドライ
   ン，地域医療計画実践コミュニティー（RH-PAC）（編），厚生労働統計
   協会，東京，p299-306，2014

経験談～消えゆく地域から～

　人口減少，高齢化が著しい地域の診療を担当しています．国は，2025
年問題を念頭に，医療介護のさまざまな対応策を打ち出しています．そ
の目玉が「地域包括ケアシステム」です．一方で，その構築にあたって，
そもそもそれを担う人材が地域にいないという現実があります．今後，
ますます人口の減少は進み，かつ都市部と地方での人口数および分布の
差も広がるでしょう．地域包括ケアシステムの構築には，画一的な対応
ではなく，地域の実情に合わせたきめ細やかな対策が必要と現場の医師
として，また市の行政に関わるものとして実感しています．

Ⅳ．総合診療専門医のための基本的知識

10 予防医療の考え方

　症状を抱えて受診する患者に対して，医療専門職は最善を尽くすことは約束しても，アウトカムが改善することを決して保証することはない．しかし，無症状の個人または集団に対して特定の介入を医療専門職が勧めるということは，その介入の利益が害を上回り，アウトカムを改善する可能性が高いことを暗黙に約束していることになる．したがって，その**利益が害を上回るという科学的根拠が存在する**ことが予防医療の実践のための必要条件となる．

　予防医療の実践は，個々の患者に対するアプローチと地域全体に対するアプローチを上手く組み合わせるとよい．地域全体に対するアプローチではまず，**介入の対象となる健康問題を同定する**．この際，文献上の根拠に加えて地域における頻度，疾患の重症度，治療効果の大きさ，コストなどを考慮する．そして，できる限り，一般市民，患者，医療専門職，行政職員を含む多くの利害関係者で取り組むようにする．介入の効率化のため，具体的計画の立案の際，「慢性疾患ケアモデル」などの既存の概念的枠組みを共有し，活用する．**介入開始後，量的，質的データを活用し，継続的に評価し，その結果をフィードバックしていく**．これらのステップを踏むことで，地域全体にとって本当に意味のある予防医療を実践できる可能性が高くなる．

注）ここでは，「無症状の個人または集団に対して，疾病の危険因子を排除または修飾することで疾病の発生を予防しようとする医療，および疾病を早期に発見し介入することでアウトカムを改善しようとする医療」を予防医療と定義する．疾病の危険因子を排除または修飾することで疾病の発生を予防しようとする医療の例として喫煙，アルコール摂取，食事，身体活動に関するカウンセリングがあげられる．疾病を早期に発見し介入することでアウトカムを改善しようとする医療は検診またはスクリーニングと呼ばれる．

参考文献

1) Sackett DL：The arrogance of preventive medicine. CMAJ **167**：363-364, 2002
2) Bodenheimer T et al：Improving primary care for patients with chronic illness. JAMA **288**：1775-1779, 2002
3) Jacobs JA et al：Tools for implementing an evidence-based approach in public health practice. Prev Chronic Dis **9**：110324, 2012

11 教育と生涯学習

1. 総合診療専門医の特性

　　総合診療専門医には，単に医療の専門家としての枠に留まらない能力が求められている．たとえば，現在の総合診療領域の専門医である家庭医療専門医の認定に際しては，患者中心の包括的，継続的な医療を提供する能力に加え，地域・コミュニティーをケアする能力，組織の構築や運営に関する能力を，ポートフォリオを通じて示すことが求められる．

　　また，医学的知識をみても，これまで蓄積された膨大な知識が日々さらに増大していく現在において，医学部での卒前教育のみを通じて，必要な知識をすべて学習することは不可能となっている．加えて，家庭医療専門医に先にあげた多様な能力が求められることからも分かるように，総合診療においては，医師が実践を行う場の文化や信仰，地理的な違いを反映した多様性が，その本質の1つとなる．

2. CPD の必要性

　　こうした特性をもつ総合診療の実践と教育のために，継続的専門職能開発（continuing professional development：CPD）の必要性が認識されてきている．CPD は，専門職種が自身のニーズに応じて，学習内容の選択などを行っていく能動的な学習のことであるが，学んだ知識を実践に応用できることが重要である．新たに学んだ知識を応用することに有用な手法としては，診療施設外からの指導者による指導や，リマインダーの活用，診療プロセスの評価とフィードバックなどがある．

3. ファシリテーターの重要性

　　また，プライマリ・ケアの診療では，同一施設に所属している医師かどうかに関わらず，エビデンスに基づいた診療を行えるようサポートするファシリテーターの存在は，診療の改善に有用であると言われている．こうしたファシリテーターがもたらす効果は，教えられる内容が診療環境や学習者のニーズに合致している場合や，指導頻度がより高い場合に大きくなる．こうした点を考慮すると，学習者に経験年数の近い上級医・指導医が折に触れて指導できる屋根瓦方式の教育・指導は，CPD において効果的な教育方法と思われる．また，診療所で単独診療を行っており，屋根瓦方式の指導を受けることが困難な場合

IV. 総合診療専門医のための基本的知識

には，その代わりに地域の他医療機関と事例について共有・討議する場を設けることが，CPD を促進するのではないかと考えられる．

参考文献

1) Gibbs T：Preparing for general practice. A Practical Guide for Medical Teachers, 4th ed, Dent JA et al, Elsevier, London, p42-51, 2013
2) Harden RM et al：自己学習．医学教育を学び始める人のために，大西弘高（監訳），篠原出版新社，東京，p184-192，2013
3) Davis DA et al：Continuing professional development. A Practical Guide for Medical Teachers, 4th ed, Elsevivier, London, p32-41, 2013
4) Baskerville NB et al：Systematic review and meta-analysis of practice facilitation within primary care settings. Ann Fam Med **10**：63-74, 2012

私の工夫〜心をつかむ〜

　不安をいだいて訪れる患者さんに対しては，「それは大変でしたね．今日来ていただいて本当によかったと思います」と心から共感をもって接し，優しく手を握りしめます．最初の 1 分間で患者さんの心をグッとつかむことが大切です．心が通わなければ，鑑別診断のために重要な情報は聞きだせません．患者さんはすべてを医者に話すわけではないのです．視線の高さにも注意します．できるだけ患者さんの正面から，視線はやや低い位置から優しくしっかりと目を見つめます．

12 検査とその依頼の仕方

1. 検査適用の判断

　検査から得られる情報が診断や治療における判断に寄与するか，すなわち，その結果により適切なマネジメントが実施され患者の予後やQOLの向上に寄与するかを判断し，必要な検査を選択，実施することが重要である．

　診断の確定あるいは除外目的とした検査では，病歴や診察所見などの他の情報をもとに患者が当該疾患を有する確率（検査前確率）を捉え，検査の診断特性（**感度・特異度**，あるいは，**尤度比**）とその結果から得られる事後確率により診療を進める．その際，検査結果が陽性でその検査後確率が**検査治療閾値**（検査と治療開始間），陰性で**検査閾値**（検査と除外の間）を超える場合が有用な検査と言える（図1）．従って，検査前確率が十分低いあるいは高い場合，また，診断能が悪い場合には検査結果によって疾患の有無の判断が変わらない（閾値を超えない）ため診断を目的とした検査としては意味がない．

2. 効率よい検査計画

　病歴，身体所見による診断仮説，鑑別診断に必要な検査を頻度が高

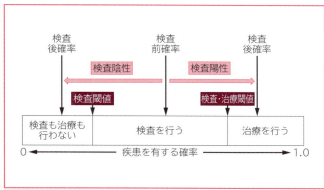

図1　疾患確率と検査閾値，治療閾値および意味ある検査*

*検査後確率が結果が陰性の場合には検査閾値を下回る，あるいは，陽性の場合には治療域値を上回るような検査であるものが有用な検査といえる．

Ⅳ．総合診療専門医のための基本的知識

い，また，治療を急ぐ疾患の鑑別を優先し依頼する．診断を急ぐ際などに同時並列に複数検査を依頼する場合，感度は上昇するが特異度は低下することを念頭に置く．たとえば，特異度が95％の検査を10個すれば約40％でいずれかの検査が偽陽性となる．

3．検査目的に応じた適切な検査の選択

検査の診断特性は感度・特異度，あるいは（陽性・陰性）尤度比によって確認できるが，陽性結果で診断を確定するには感度よりも特異度の高さを重視する．すなわち，特異度の十分高い検査（陽性尤度比が高い検査）ほど陽性結果で事後確率を高くすることから診断確定が可能となる（specificity positive rule in から **SpPin** と呼ばれる）．一方，十分感度が高い検査では陰性尤度比が0に近づき，結果が陰性であれば事後確率を低めるため，疾患の除外やスクリーニング検査に適している（sensitivity negative rule-out から **SnNout** と呼ばれる）．

4．結果に影響する要因を考慮した依頼

発症経過における検査実施のタイミングや採取条件（体位，食事，運動や薬剤など）による影響，採取後の検体の取り扱いなど検査実施前後の注意事項を考慮した依頼が重要である．

参考文献

1）野口善令ほか：誰も教えてくれなかった診断学，医学書院，東京，2008
2）Beers MH ほか：臨床的意思決定．メルクマニュアル日本語版，第18版，福島雅典（監），日経BP社，東京，2006
　http://merckmanual.jp/mmpej/sec22/ch328/ch328a.html
3）日本臨床検査医学会ガイドライン作成委員会（編）：臨床検査のガイドライン　JSLM2015―検査値アプローチ/症候/疾患，宇宙堂八木書店，東京，2015

豆知識〜尤度比による検査後確率の変化〜

検査を行う必要があるような事前確率（0.1〜0.9）において，陽性尤度比，陰性尤度比の数値によってどれだけ事後確率が変化するかのおおよそのイメージをつかむのに陽性尤度比2，5，10（陰性尤度比であれば，それらの対数である0.5，0.2，0.1）を記憶しておくとよいでしょう．結果が陽性であれば，事後確率は各々，おおよそ15の倍数％（15，30，45％）高くなり，陰性であればその分だけ小さくなります（McGee S：J Gen Interns Med 17：646, 2002）．

13 EBMの活用

根拠に基づく医療（evidence-based medicine：EBM）を実践するために，EBMのステップとしてPICO（patient, intervention, comparison, outcome）の手順で臨床の疑問を定式化し，原著論文を批判的吟味するプロセスを学ぶことは大事である．しかし忙しい日々の診療におい

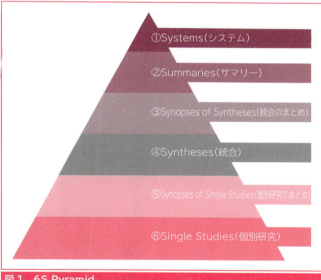

図1　6S Pyramid

①電子カルテに組み込まれたCDSS（clinical decision support system）のことであり，患者情報を入力すると自動的に関連するエビデンスと結びつけて推奨する治療などを表示する．たとえばワーファリンの投与量を自動で調節するシステムが英国では実用化されている．
②エビデンスに基づく診療ガイドラインや教科書など［例：National Guideline Clearinghouse, UpToDate, Dynamed, Best Practice（BMJ）］．
③システマティック・レビューを要約したもの（例：Cochrane Summaries）．
④システマティック・レビュー（例：Cochrane Library）．
⑤質の高い個別研究を要約したもの（例：ACP Journal Club）．
⑥例：PubMed.
（文献1，2より改変）

て，そのステップを毎回実践することは時間がかかりすぎて現実的ではない．

原著論文を一般的に一次資料と呼ぶが，これらを批判的吟味し，まとめたものを EBM における二次資料と呼ぶ．忙しい臨床医は，主に二次資料をあたることになるのだが，これら情報のヒエラルキーは年々進化し，現在は **6S Pyramid という 6 つの階層**（**図 1**）で示されている．**入手可能な上位の情報源からあたること**が効率を考えるとお勧めである．

日々の診療において最上位層の「**システム**」が手に入ることは稀なため，ほとんどの場合「**サマリー**」を探すことになる．数多くある電子教科書のうち Dynamed と UpToDate の両方にアクセスがあれば，ほとんどの場合は事足りる．Dynamed は短時間の検索で，個別の診断や治療にたどり着くことが容易で，箇条書きで要点が書かれているため，忙しい外来で common disease の診断や治療を探す場合に便利である．一方でトピックが common disease に限られることが多いという欠点があり，比較的珍しい病態や病棟で時間がある場合は UpToDate を探すとよい．

英語が苦手な場合は，国内の診療ガイドラインを探すことになるが，残念ながら玉石混合であるため，質のよいガイドラインを探す必要がある．そこで医療情報サービス **Minds（マインズ）のサイトでガイドライン検索をする**ことをお勧めする．マインズは厚生労働省委託事業（EBM 普及推進事業）として運営されており，国内の診療ガイドラインを評価選定しており，マインズに掲載されていることで，一定レベルの質が保証されたことにはなる．ただし，マインズに掲載されているガイドラインは，必ずしも最新版でないことがあるため注意が必要である．

参考文献

1) DiCenso A et al：Accessing pre-appraised evidence；fine tuning the 5S model into a 6S model. Evid Based Nurs **12**：99-101, 2009
2) Resources for Evidence-Based Practice：The 6S Pyramid
   http://hsl.mcmaster.libguides.com/ebm
3) Minds（マインズ）ガイドラインセンターホームページ
   http://minds.jcqhc.or.jp/n/

私の工夫〜最新情報の入手の仕方〜

　日進月歩の医療の世界で仕事をしている臨床医は，最新の知識を常にアップデートするために，生涯勉強をしていくのが望ましいことは多くの臨床医が同意することでしょう．巷では Big Five すべてに常に目を通しているスーパーマン医師もいますが，そこまでの力量も，集中力も，英語力もないものにとって，いかに楽をして，効率よく最新情報を入手するかというのは，重要課題です．ここでは UpToDate の What's New と PCUs（Practice Changing UpDates）をお勧めしたいと思います．

　What's New は文字どおり，「最新情報」で，各専門ごとに最新のトピックがまとめられています．毎月数行のトピックが数個，新たに更新され，半年分掲載されています．各トピックが何月に更新されたか表示されていますので，たとえば What's New in family medicine ではトピックが 60 個ほど掲載されていますが，2 ヵ月に 1 回チェックする場合，20 個ほどのトピックを毎回チェックすれば済むことになります．興味のないトピックは，最初の 1 行で読み飛ばすことを決断できますので，英語があまり得意でなくても，数行の英文 10〜20 個ほどに目を通すという作業は，得られる情報量を考えれば，投資に値します．一度試してみてください．

　PCUs はさらにトピックを絞って，実臨床を変えうる新しい知見やガイドラインの変更などを取り上げており，毎月更新され，1 年分が掲載されています．自分の専門以外の重要トピックにも目を通したい場合，トピックをさらに絞って目を通したい場合はこちらを選択するとよいでしょう．

13
EBM の活用

IV

Ⅳ. 総合診療専門医のための基本的知識

14 患者への対応，行動変容の支援，教育方法

1. 単なる知識伝達からの脱却

患者の行動が医療者からみて望ましい方向に変化しないとき，しばしば「この患者は"病識がない"」と称される．病識がない患者は，知識が不足しているか理解が不十分だと評価を受け，医療者による再教育が必要とされることが多い．

しかし，こうした考え方は現実の姿にまったく即していない．患者の行動変容を促す際に，単なる専門知識を提供するだけでは，上手くいかないことが多くて当然なのである．

2. わかりあえないことを理解する

これには主として2つの理由があり，1つは医師と患者は「わかりあえない」ことが多いからだと筆者は考えている．まず，お互いがそう簡単にはわかりあえないことを理解する，それが最初の一歩となる．診療のたびに，患者の理解度，心理的背景，家族や社会の中での役割，などの周辺情報を収集し確認していく．

この過程では，病気，病態だけではなく，患者自身について興味をもつことが重要になる．そうすることで，患者と医師の間にしっかりとした関係性が築かれるからである．良好な関係性なくしては，患者の行動が望ましい方向に変化することは期待できないといってもよいだろう．

3. 行動は知識よりも感情や考えに影響を受ける

もう1つの理由として，人の行動は感情や考えによって大きく影響を受けることがあげられる．健康的な行動を実行するうえで最低限の知識が必要であることはいうまでもないが，知識だけではなかなか行動は変わらない．

4. 医療者は支援者

最後になったが，医療者が患者の行動を変えるのではなく，患者が主体となって自分自身の行動を変化させるのだ，ということを再確認しておきたい．これはエンパワーメントの理念とも通じるところがある．医療者は主役ではなく，あくまでも支援者という脇役に徹することが成功へのコツである．

参考文献

1) 平田オリザ：わかりあえないことから―コミュニケーション能力とは何か，講談社，東京，2012
2) 石井　均（監訳）：糖尿病エンパワーメント―愛すること，おそれること，成長すること，第2版，医歯薬出版，東京，2008

私の工夫〜家族図（family tree）を作成するコツ〜

　初診・再診，入院・在宅医療の場面にかかわらず，家族構成を聞いて記録しておくことは総合診療医にとって重要な仕事です．筆者の工夫は以下のとおりです．①家族の話題になった瞬間に自然に聞く，②続柄だけでなく下の名前を必ず聞く，③ペットの名前も聞く，④血縁ではない広い意味での「家族」の情報も聞いて付け足す（例：近所の人，友人など）．こうしたやりとりによって「あなたに関心をもっています」というメッセージになり，医師患者関係の構築にも寄与していると考えています．

Ⅳ．総合診療専門医のための基本的知識

15 総合診療と漢方

　漢方における虚実はいくつかの概念を表すが，その1つに人のもともとの体格や体質を表す概念（表1）がある．患者の虚実を診断し漢方処方の選択を行うことで，より適切な処方を行うことが可能となる．本項では，患者のさまざまな症状に対してよく用いられる40種類の漢方処方を虚実の適応とともに示す（表2）．

表1　体格・体質における虚実

実証		虚証
筋肉質	体型	やせ・水太り
活発	活動性	消極的
良好	栄養状態	不良
つやがある	皮膚	乾燥
大食い	食事	少食
便秘傾向	便通	下痢傾向
順応性あり	体温調節	夏ばて，冬は冷え
力強い	声	弱々しい
かかない	寝汗	かく

表2　主な症状と漢方処方

症状			漢方処方
全身症状	疲労倦怠	食欲不振	（虚）補中益気湯
		食欲不振，顔色不良，皮膚乾燥	（虚）十全大補湯
		夏ばて	（中～虚）清暑益気湯
	頭痛	緊張型頭痛	葛根湯
		偏頭痛	（虚）呉茱萸湯
	めまい（浮遊感）	動悸，息切れ	（虚）苓桂朮甘湯
		胃腸虚弱，冷え，頭重感	（虚）半夏白朮天麻湯
	むくみ		五苓散
	肥満	水太り，易疲労感	（中～虚）防已黄耆湯
		のぼせ，肩こり，便秘	（実）防風通聖散

（続く）

500

（続き）

症状			漢方処方
全身症状	冷え	四肢（触ると冷たい）	（虚）当帰四逆加呉茱萸生姜湯
		体幹（芯），腹部	（虚）真武湯
		下半身	（中～虚）苓姜朮甘湯
	四肢のしびれ		牛車腎気丸
鼻・喉の症状	鼻づまり		葛根湯加川芎辛夷
	鼻汁，くしゃみ		小青竜湯
	咽喉頭異常感症		（中～虚）半夏厚朴湯
	咽頭痛		桔梗湯（1包を白湯に溶かして1日かけて少しずつ喉を潤すようにして飲む）
呼吸器症状	感冒（初期で頭痛，発熱，悪寒）		葛根湯（お湯に溶かして飲む）
	咳	湿性咳嗽	（虚）清肺湯，（中）小青竜湯
		乾性咳嗽	（中～虚）麦門冬湯
消化器症状	口内炎		（中～実）黄連湯，（中）半夏瀉心湯
	胃もたれ		（中～虚）六君子湯
	腹部膨満感		（虚）大建中湯
	下痢，嘔吐		五苓散
	便秘	高齢者	（中）麻子仁丸，（虚）潤腸湯
		のぼせ，頭痛，月経不順	（実）桃核承気湯
		しぶり腹	（中～虚）桂枝加芍薬大黄湯
筋骨格系症状	肩こり		葛根湯
	腰痛		牛車腎気丸
	関節痛，筋痛，神経痛	全身	（虚）桂枝加朮附湯
		下半身	（中）疎経活血湯
	こむら返り		芍薬甘草湯
婦人科系症状	月経前症候群，更年期障害	倦怠感，冷え，月経不順	（虚）当帰芍薬散
		不安，いらいら，四肢の冷えと上半身の火照り	（中～虚）加味逍遙散
		のぼせ，肩こり，月経不順	（中～実）桂枝茯苓丸
泌尿器症状	頻尿		八味地黄丸
	残尿感		猪苓湯
精神症状	不安		（虚）加味帰脾湯
	いらいら		（中）抑肝散，（実）柴胡加竜骨牡蛎湯

（虚）＝虚証，（中）＝中間証，（実）＝実証

編集後記

　本書では，主として症候学を担当して編集・査読を行った．頻度や重要度が一目でわかるような工夫を施したのはいうまでもないが，それだけでは類書に埋もれてしまう．差別化のために構想段階で強く意識したことは，疾患スクリプトを盛り込んだマニュアルづくりである．疾患スクリプトとは，原則としてワンセンテンス，長くても2, 3センテンスで疾患のエッセンスを表現した"台詞（せりふ）"である．症候ごとに想起すべき疾患を詳述するのではなく，たとえば腎盂腎炎は「若年女性に悪寒戦慄を伴う発熱で発症する尿路感染症」という簡単なスクリプトでの記述となる．使われる文脈で言い回しが変わっても，女性，戦慄，発熱は腎盂腎炎のスクリプトに含まれるべきキーワードである．長いスクリプトの場合，本書では「押さえておきたいポイント」として箇条書きに分解してあるので，必要な部分を適宜選択してスクリプトに戻して欲しい．例えばインスリノーマは「Whippleの3徴を特徴とし，低血糖を回避するための摂食行動により体重増加を来たす稀な腫瘍」のように，学習者のニーズやレベルに合わせてセンテンス化すればよい．個人的には上述の腎盂腎炎のように，「疫学」「主要症候」「病態または疾患カテゴリー」をワンセンテンスで表したスクリプトが好みである．

　多忙な外来診療では，病歴聴取や身体診察で新たな情報が得られるたびに，該当する疾患を頻回に出し入れしながら推論を進める必要がある．このとき，疾患名をいくつかの臨床的特徴からなる塊（chunk）として記憶しておけば，想起と棄却が容易になる．外来や救急の現場では，幅広い領域からの診断推論を迅速に遂行しなければならず，そのような場所で研修を始める若手やサブスペシャリストのための疾患スクリプト集を私自身も待ち望んでいた．まだ発展途上ではあるが，一定の手応えは感じるマニュアルとなっている．本書を携えて総合診療の"荒野"へ一歩踏み出して欲しい．

生坂　政臣

編集後記

「非まじめ」のすすめ

　本書は総合診療専門医に必要な，主に日常診療における医学的知識をまとめたものである．伴先生，生坂先生と私は，3人とも米国でのFamily Medicine Residencyを修了しているため，日米のプライマリ・ケア事情には詳しい．3人で編集できたことによって，米国の医療事情を鑑みたうえで，日本の医療事情に合致した情報を提供できたものと思う．総合診療専門医という，ジェネラルのスペシャリストが日本国内で広く普及することに本書が役立っていただければ幸いである．

　総合診療専門医が臓器別専門医と違うところは，

　　Bio 医学
　　Psycho 心理
　　Social 社会

の観点から患者を診ることができることである．臓器別専門医が臓器の専門医であるのに対し，われわれ総合診療専門医は，患者各々の「あなたの専門医」である．それゆえ疾患の治療にあたっては，一概にガイドラインに当てはめたりすることなく，個々の患者や家族のそれぞれの要望や希望に沿った治療を期待したい．そこで，ともすると「まじめ」が尊ばれる日本社会であるが，「非まじめ」を推奨したい．森政弘先生の『「非まじめ」のすすめ』（講談社，1984年）には，以下のように記載されている．

　「まじめは美徳であるが，まじめの基本的な性質は一面的で一方的で視野が狭い．不まじめは困るが，ここにいう『非まじめ』は，まじめに対する非まじめの意味ではない．正・反・合というように，正のまじめと，反の不まじめとを共に包括して，しかもそれを超えた徳性を『非まじめ』という」

　まじめに患者やその家族と会話しながら，「非まじめ」の精神をもちつつ診療にあたることで救われる患者がどれほどいるかは想像に難くない．総合診療専門医を目指す医学生や医師は，すべからく自分や家族が診てもらいたいと思う医師になるべきだと思う．

　日常の雑務に紛れながら診療を行っている際，常に口癖のごとく心の中で唱えている「おまじない」がある．

　「ひとつひとつ，ニコニコ」

　物事の優先順位を決め，ひとつひとつコツコツと仕事（診療）を進め，忙しいときも決して笑顔を忘れることなく，患者とその家族に対応していきたいと常々思っている．

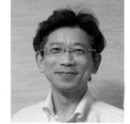

橋本　正良

503

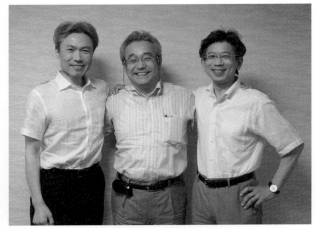

本書編集者. 左より生坂政臣, 伴信太郎, 橋本正良 (敬称略).

索　引

ゴシック体は見出しページを示す.

和　文

あ

アカシジア　242, 244
アカラシア　141, 143, 160, 162
亜急性甲状腺炎　132, 133
亜急性連合性脊髄変性症　91, 92
悪性黒色腫　50
悪性リンパ腫　54, 55, 60, 73, 75, 78, 79, 95, 96, 124, 125, 132, 134, 218, 222, 223, 460
アテトーシス　92
アデノウイルス感染症　132, 133
アトピー性皮膚炎, 小児　**283**
アナフィラキシー　136, 137, 149, 150, 192, 436
アニサキス症　19
アミロイドーシス　141, 142, 211, 212
アメーバ腸炎　56
アルコール依存（症）　78, 79, 164, 165, **362**
アルコール性肝障害　107, 108
アルコール性小脳失調　91
アルコール多飲　64, 65, 78, 79
アルコール離脱症候群　86, 87, 362
アルコール離脱せん妄　237
アレルギー性真菌性鼻副鼻腔炎　125
アレルギー性鼻炎　124, 125, 321, **337**

い

胃炎　160, 161
　出血性――　54, 55
胃潰瘍　54, 78, 79, 160, 161, 164, 179, 180, **365**
胃過伸展　168, 169
胃がん　54, 55, 79, 140, 142, 160,
162, 164, 165, 172, 173, 176, 177
異汗性湿疹　225, 226
意識障害　**35**
胃食道逆流症（GERD）　140, 142, 145, 146, 153, 154, 160, 161, **367**
一次救命処置（BLS）　440
一過性黒内障　111, 112
一酸化炭素中毒　14, 17, 38, 99, 100, 149, 151
遺伝性腎炎症候群　199
移動性関節炎　217
胃粘膜下腫瘍　55
医療制度　**487**
咽喉頭異常感症　140, 142
咽喉頭がん　136, 137
咽後膿瘍　132, 133, 321
飲酒指導　**469**
インスリノーマ　82, 83, 242, 243, 245
咽頭結膜熱　248
　――, 小児　**267**
咽頭喉頭逆流症　136, 137
咽頭痛　**132**
咽頭梅毒　132, 134
咽頭扁桃炎　248
インフォームド・コンセント　486
インフルエンザ　73, 74, 132, 133, 321, **328**
　――, 小児　**250**

う

ウイルス性胃腸炎　182, 183
ウイルス性咽（喉）頭炎　132
ウイルス性腸炎　296
植込み型除細動器（ICD）　351
う歯　95, 96
右心不全　168, 170
うつ病・うつ状態　59, 60, 64, 65,

505

70，78，79，82，83，103，104，
141，149，164，165，**229**，230，
234，242，243

え

エルシニア　183
遠位型筋ジストロフィー　90
嚥下困難　**140**
炎症性腸疾患（IBD）　54，56，78，
79，172，173，182，184，218，220
炎症性ミオパチー　90
延髄外側症候群　144

お

横隔膜下膿瘍　154，155
黄疸　**107**
横断性脊髄障害　210
横紋筋融解症　90
大うつ病　237
悪寒戦慄　46
悪心・嘔吐　**27**
おたふくかぜ，小児　**258**
オピオイド離脱症状　86，87

か

外陰がん　202
外陰部刺激性皮膚炎　206，207
回帰性リウマチ　218，220
外耳異物　121
疥癬　225，227
咳嗽　**145**
　急性——　147
　犬吠様——　290
　慢性——　147
潰瘍性大腸炎（UC）　54，56，65，66，
78，79
潰瘍穿孔　19，20
解離性大動脈瘤　23，24
過活動☞過労
過活動膀胱（OAB）　168，169，187，
188，369
かかりつけ医　1

過換気症候群　210，212
　——，思春期　**318**
可逆性脳血管収縮症候群　14，16
核間性眼筋麻痺　113
覚醒剤　78，80，164，166
角膜炎　116，117
下肢静止不能症候群　233，234
過収縮性食道　141
下垂体腺腫　229，231
下垂体卒中　14，17
かぜ症候群　**320**
　——，小児　**248**
家族図　476
家族性高コレステロール血症（FH）
381
家族性Ⅲ型高脂血症　381
家族性地中海熱　218
下大静脈圧迫　69，71
過多月経　429
片麻痺　36
喀血　**49**
褐色細胞腫　99，101，243，245
喀痰　**145**
家庭医　1
カテーテルアブレーション　351
化膿性関節炎　217，219
化膿性脊椎炎　60，180，181
化膿性（細菌性）扁桃炎　321
過敏性腸症候群（IBS）　168，169，
172，173，182，184，369
　——，思春期　**314**
下部食道輪　142
下部尿路閉塞　192
過眠（症）　**233**
カルチノイド腫瘍　183，185
カルチノイド症候群　243
加齢黄斑変性　111，112
過労　64，65，242，243
川崎病　225
肝炎　64，66，168，170，321，**372**
　ウイルス性——　73，74，107，373
　虚血性——　373

劇症——　373
　　自己免疫性——（AIH）　107, 109,
　　373
　　非アルコール性脂肪性——　373
　　薬剤性——　373
肝外胆汁うっ滞　109
感覚異常性大腿神経痛　211
肝がん（原発性・転移性）　107, 108
ガングリオン　210
間欠性関節炎　217
間欠性腸間膜動脈虚血　172, 174
間欠性跛行　92
間欠的電撃痛　15
肝硬変　69, 70, 168, 170
肝細胞がん　73
肝細胞性黄疸　109
カンジダ外陰炎　206, 207
肝腫大　176
肝静脈血栓症　168, 170
肝腎症候群　192
乾性結膜炎☞ドライアイ　116
肝性脳症　35, 36, 237, 243
関節痛　**217**
関節リウマチ（RA）　95, 96, 217,
　219, **400**
乾癬性関節炎　60, 218, 219
感染性腸炎　54, 56, 73, 74
感染性ミオパチー　90
肝内胆汁うっ滞　109
肝不全　128, 129
感冒　124
漢方　**501**
寒冷凝集素症（CAD）　460
緩和ケア　**444**

き

気管支炎　49, 50, 248
　　非喘息性好酸球性——　145, 147
　　慢性——　145, 147
気管支炎後咳嗽症候群　145, 146
気管支拡張症　49, 145, 147
気管支カルチノイド　50

気管支喘息　145, 146, 149, 321
気胸　23, 24, 149, 150, 154, 155,
　242, 244
　　緊張性——　23, 24
　　月経随伴性——　24
　　自然——　23, 24
菊池病　95, 96
キサントクロミー　15, 18
偽失神　40, 41
偽性血小板減少症　458
寄生虫妄想　222
偽痛風　73, 77, 217, 219, **418**
亀頭炎　187
機能性胃腸症　172, 173
機能性子宮出血　202, 203
機能性ディスペプシア（FD）　**369**
気分障害　229, 230, 234
　　——，思春期　**318**
逆流性食道炎　140, 142, **367**
　　重症——　55
嗅覚障害　164, 166
吸収不良症候群　69, 70, 78, 80
急性胃腸炎　27, 28
急性胃粘膜病変（AGML）　19, 20
急性冠症候群　24, **343**
急性喉頭蓋炎　132, 134, 136, 137,
　321
急性上気道炎　73, 74, 145, 146
急性胆嚢・胆管炎　27, 28
急性虫垂炎　19, 27, 28
急性腸炎，小児　**296**
急性腸管虚血　19, 20
急性腸間膜血行不全症　54, 56
急性尿細管壊死　192, 193
急性脳炎・脳症，小児　**294**
急性副鼻腔炎　14, 15, 99, 100, 124,
　321
急性閉塞性化膿性胆管炎　19, 20
急性扁桃炎，小児　**292**
急性発疹　**225**
球麻痺　16
胸郭神経根圧迫　153, 154

狭心症　23，149，150，153，155，160，161，**343**
　異型――　23
　不安定――　23，24
　労作性――　23
胸水貯留　149
強直性脊椎炎　60，180，181，218，219
胸痛　**153**
　激しい――　**23**
強迫性障害　222，242，244
強皮症　141，160，162，218
恐怖（症）　**242**，244
恐怖性姿勢めまい症（PPV）　103，104
胸部大動脈瘤　49，51，136，138
胸膜炎　154，155
強膜炎　116，117
虚偽性障害　92
虚血性視神経症　111，113
虚血性心疾患　160，161，242，245，**343**
虚血性腸炎　54，56
巨細胞性動脈炎　14，17，66，99，101，**415**
拒食症　28
巨大正中ヘルニア　60
起立性調節障害（OD），思春期　**305**
起立性低血圧　40，103，104
起立直後性低血圧（INOH）　307，308
筋萎縮性側索硬化症（ALS）　78，80，86，88，90，91，92，136，138，140，141
禁煙指導　**464**
菌血症　225
筋ジストロフィー　90
筋痛症　220
筋肉痛　153

く

くも膜下出血　14，15，17，27，28，29，35，99，100，**356**
クラミジア感染症　206，207

クラミジア性咽頭炎　132，134
クリプトスポリジウム症　182，183，184
クループ症候群，小児　**290**

け

蛍光抗体法　457
憩室出血　54，56
痙性歩行　91，94
頸椎症性神経根症　210，211
頸椎症性脊髄症　91，93，210，211
頸動脈解離　99，101
頸動脈洞過敏　40，41
経皮経肝胆嚢穿刺吸引術（PTGBA）　376
経皮経肝胆嚢ドレナージ（PTGBD）　376
鶏歩　90，93
けいれん　**44**，90
　ウイルス性胃腸炎に伴う――　44，45
　心因性――　44，45
　熱性――　44，**277**（小児）
　薬剤性――　44，46
劇症型A群レンサ球菌感染症　30，33
劇症型肺炎球菌感染症　33
下血　**54**
血液型不適合輸血　460
結核　64，66，73，75，78，79，95，96，145，146
結核性関節炎　218，219
結核性腹膜炎　168，170
血管運動性鼻炎　124，125
血管炎（症候群）　30，32，73，75，90，192，210，212
　顕微鏡的多発――（MPA）　50
　抗好中球細胞質抗体（ANCA）関連――　50，212
血管迷走神経反射　40
月経前症候群　**420**
血行障害　211，213
血小板減少症　128，130，202，204

索引

血清反応陰性脊椎関節症　218
結節性紅斑　225，227
結節性多発動脈炎　218
結節性動脈周囲炎　212
血栓性血小板減少性紫斑病（TTP）
　192，194
血栓性微小血管障害症　192，194
血栓溶解療法　356
血痰　51
欠尿　**192**
血尿　**199**
血便　54
結膜炎　116
結膜が赤い　**116**
結膜下出血　116
血友病　128，130
下痢（症）　**182**
　急性——　183
　小腸性——　185
　大腸性——　186
　慢性——　184
幻覚　**237**
検査値異常　**457**
剣状突起　176，177
原発性気管支動脈嚢状血管腫　49，51
原発性高カイロミクロン血症　381
原発性硬化性胆管炎　107，109
原発性高コレステロール血症　381
原発性胆汁性肝硬変（PBC）　107，
　108，222，223
原発性副甲状腺機能亢進症　80，229，
　231

こ

高アンドロゲン血症　204
抗 MAG 抗体陽性ニューロパチー　91
高LDLコレステロール血症　380，381
抗核抗体検査　457
高カルシウム血症　35，78，80，164，
　165，197，229，231
口腔カンジダ症　132，133
航空機　**440**

高血圧（症）　120，121，128，**340**
高血糖　44，45
膠原病　95，96，117
　——類縁疾患　65，66
虹彩炎　116，117
好酸球性胃腸炎　141，172，174
好酸球性多発血管炎性肉芽腫症
　（EGPA）　50
甲状腺眼症　111，113
甲状腺機能亢進症　74，78，79，86，
　87，164，165，182，184，242，244，
　384
甲状腺機能障害（亢進症・低下症）
　64，65，69，71，222，223，229，
　230
甲状腺機能低下症　35，36，82，83，
　90，91，93，136，137
甲状腺疾患　237，239，**383**
甲状腺髄様がん　183，185
甲状腺中毒症　384
高浸透圧高血糖候群　35
光線過敏症　225
後脊髄動脈症候群　91
高体温　**73**
後天性免疫不全症候群（AIDS）　78，
　80
喉頭炎　248
　急性——　136，137
　慢性——　137
後頭神経痛　14，15，99，100
高トリグリセリド血症　380
高ナトリウム血症　35
高二酸化炭素血症　38
高尿酸血症　386
更年期障害　**422**
後鼻漏症候群　145，146
後腹膜腫瘍　193
硬膜外膿瘍　179，180，192
絞扼性イレウス　19，20
高齢者の健康評価　**409**
誤嚥　145，147，321
呼吸筋麻痺　149，150

509

呼吸困難 **149**
コクサッキーウイルス感染症 132，133
骨髄異形成症候群 218
骨粗鬆症 **425**
骨粗鬆症性圧迫骨折 59，60
骨盤内炎症性疾患（PID） 206，208
骨盤腹膜炎 60
鼓膜穿孔 120，121
コルヒチンカバー 387
コレステロール塞栓 193
コレラ 183
根拠に基づく医療（EBM） **496**
混合性結合組織病 95，96

さ

細気管支炎 248
細菌性（胃）腸炎 74，182，183，296，321
在宅医療 442
サイトメガロウイルス（CMV）腸炎 56
再発性多発軟骨炎 218
左室不全 49，51
嗄声 **136**
　気息性—— 139
　粗糙性—— 139
　無力性—— 139
詐熱 74，76
サルコイドーシス 65，66，83，95，96，136，137，211，218
サルコペニア 81，140，142
産後精神病 237
残尿感 **187**

し

ジアゼパム 47
痔核 54，56
耳管開放症 121
耳管機能異常症 120，121
時間帯域変化症候群 234
子宮外妊娠破裂 19，21

子宮がん 60
子宮筋腫 176，177，202，203
子宮頸がん 202，206，208
子宮頸管炎 187，188
子宮頸管ポリープ 202，203
子宮体がん 202
糸球体腎炎 192，193
子宮腟部びらん 202，203
子宮内膜がん 176，177
子宮内膜症 172，173，187，188，199，200
子宮留膿腫 206，208
耳硬化症 120，121
耳垢塞栓 120，121
自殺念慮 231
脂質異常症 **380**
脂質不耐症 168
四肢の運動麻痺 **210**
四肢のしびれ **210**
四肢の知覚麻痺 **210**
視床下部嚢胞 83
視神経炎 111，113
ジストニア 92，136，138
　急性—— 242，244
　薬剤性—— 86，87
耳痛 **120**
失神 **40**，46
　血管迷走神経性——（VVS） 307，308
失調性呼吸 37
ジフテリア 132，134
自閉症スペクトラム（ASD） 301
ジベルバラ色粃糠疹 225，227
脂肪腫 176，177
若年性鼻腔血管線維腫 128，129
縦隔気腫 154，155
縦隔膿瘍 141，143，154，155
周期性四肢運動障害 233，234
重症筋無力症 65，66，90，92，111，112，136，138，140，141，149，150
重症縦隔炎 55
十二指腸潰瘍 54，55，78，79，160，

161，164，179，180，**365**
十二指腸乳頭部がん　107，108
終末期ケア　**444**
絨毛腺腫　183，185
手根管症候群　210，212
消化管間質腫瘍（GIST）　54，55
消化管穿孔　19，20
消化吸収不良　168，169
消化性潰瘍　153，155，160，161，
　172，173
猩紅熱　225，227
小細胞がん　50
上室期外収縮（PAC）　350
上大静脈症候群　69，71
上腸間膜動脈血栓症　19，20，21，27，
　28
小腸リンパ腫　183，185
小脳炎　91
　急性——　103，105
小脳梗塞　91，103，105
小脳出血　91，92，103，105
小脳性失調歩行　91，93
小舞踏病　88
上部尿路閉塞性病変　193
食後愁訴症候群（PDS）　369
食道・胃静脈瘤　54，55
食道運動障害　141
食道炎　54，55，153，160，161
　感染性——　141，142
　好酸球性——　142
　サイトメガロウイルス——　55
　放射線照射後の——　55
　リンパ球性——　141
食道潰瘍　54，55
食道がん　54，55，140，142，160，
　162
食道破裂　19，20
　特発性——　23，25
食道裂孔ヘルニア　160，161
食道攣縮　153，154
食欲不振　**164**
　神経性——　164，166

視力障害　**111**
心因性多飲　196
心因性歩行　92，94
腎盂腎炎　55，179，180，199，321，
　392
　急性——　73，74，187，188
腎盂尿管がん　199
心外膜炎　75
心窩部痛症候群（EPS）　369
腎がん　60，176，177
新幹線　**440**
心気症　141
心筋炎　73，75，321
心筋梗塞　40，41，149，150
　急性——　19，20，23，24，132，
　　133，153，155，160，161
真菌症　64，66
真菌性関節炎　218
神経因性膀胱　194
神経根障害　90
神経性やせ症　78，80
神経叢障害　211，213
腎結核　199，200
心血管異常　141，143
腎血管抵抗上昇　192
心原性ショック　192
進行性核上性麻痺　91，359
腎梗塞　179，199，200
腎細胞がん　73，187，199，200
心室期外収縮（PVC）　157，158，350
心室細動（VF）　351
心室頻拍（VT）　157，158，351
新生児溶血性疾患　460
真性多血症　222，223
腎性尿崩症　196，197
振戦　**86**，136，138
　安静時——　360
腎前性高窒素血症　193
身体表現性障害　5，64，141
心タンポナーデ　23，25，149，151
心的外傷後ストレス障害（PTSD）
　242，244

511

腎動静脈奇形　199，200
心内膜炎　321
　感染性——　64，66，73，75
腎膿瘍　392
深部静脈血栓症　69，70
心不全　65，66，69，82，83，145，
　147，149，150，242，**353**
　急性——　354
　慢性——　355
腎不全　69，70，82，83，128，129
　腎性——　195
　腎前性——　195
　慢性——　222
深部膿瘍　64，66
心房期外収縮（APC）　157，158
心房細動（Af）　157，158，**347**
心房粗動（AF）　157，158
心膜炎　153，155
蕁麻疹　225，226
　——，小児　**285**

す

膵炎　179
　急性——　19，20，181
　慢性——　78，80，172，173
膵仮性嚢胞　176，177
膵がん　60，79，107，108，164，165，
　172，173，180，181，229，230
膵管出血　54，56
膵機能不全　182，184
水痘　30，31，225
　——，小児　**256**
髄膜炎　14，15，27，28，29，35，36，
　44，45，55，99，100，321
　細菌性——　14，15，39，44，45，
　　279（小児）
　髄膜炎菌——　33
睡眠関連運動障害　235
睡眠関連呼吸障害　235
睡眠関連摂食障害　82，83
睡眠時驚愕症　233，234
睡眠時相後退症候群　234

睡眠時相前進症候群　234
睡眠時無呼吸症候群　64，65，82，99，
　100，160，162，229，230
　閉塞型——　233，234
睡眠時遊行症　233，234
睡眠障害　**233**
頭蓋咽頭腫　83
頭痛　**99**
　緊張型——　99，100
　群発——　14，16，99，101
　警告——　15，17
　三叉神経自律神経性——　16
　特発性低髄液圧性——　99，101
　二次性——　17
　拍動性——　15
　激しい——　**14**，16
　発作性片側——　99，101
　薬物乱用性——　14，15，99，100

せ

性感染症　202，203
性器ヘルペス　187，188，206，208
正常圧水頭症　91
正常な発達のみかた，小児　**298**
成人 Still 病　30，32，73，75，132，
　134
成人ヒトパルボウイルス B19 感染症
　219
性腺機能低下症　82，83
精巣上体炎　187，392
声帯結節　136，137
声帯ポリープ　136，137
性的虐待　202，204
性同一性障害　319
生物心理社会モデル　**474**
生理的帯下　206
咳　**145**
咳エチケット　330
脊髄空洞症　211
脊髄腫瘍　91
脊髄小脳変性症　103，105，140，141
脊髄性失調歩行　91

512

脊髄癆　91，211
脊椎圧迫骨折　179，180
赤痢アメーバ　183，184
せつ　176，177，225，227
摂食障害　141
　　——，思春期　**318**
接触性皮膚炎　225，226
セリアック病　183，185
線維筋痛症　66
腺がん　50
閃輝暗点　15，27
前脛骨粘液水腫　71
潜在感染症　64
全身倦怠感　**64**
全身性エリテマトーデス（SLE）　50，
　66，73，75，86，88，95，96，136，
　137，217，218，219，229，231，
　238，460
全身性強直間代発作　46
喘息　242，244，248，**331**
　　非アトピー型——　331
　　——，小児　**288**
前庭神経炎　103，104
前房出血　116，117
前房蓄膿　116，117
喘鳴　**149**
せん妄　237，239
前立腺炎　392
　　急性——　73，74，187，188
　　慢性——　187
前立腺がん　60，192，193，199，200
前立腺肥大症　187，188，192，193，
　199，200，**396**

そ

双極性障害　229，230，237
総合診療医　**1**
総合診療専門医制度　2
僧帽弁狭窄症　49，51
足根管症候群　211
鼠径ヘルニア　172，173
鼠径ヘルニア嵌頓　19，20

組織球性壊死性リンパ節炎　95，96

た

体位性頻脈症候群（POTS）　307，308
体外衝撃波結石破砕術（ESWL）　376
帯下異常　**206**
大細胞がん　50
体重減少　**78**
体重増加　**82**
帯状疱疹　14，15，59，60，99，100，
　153，154，168，170，179，180，
　225，226
大腿ヘルニア　172，173
大腸がん　50，56，176，177
大腸菌　182
大腸ポリープ　56
大動脈炎（症候群）　78，80，180
大動脈解離　179，181
　　急性——　23，24，153，155
大動脈狭窄　153，155
大動脈弁狭窄症　40，41
大動脈瘤（破裂）　179
第2期梅毒　95，96，225，227
大脳皮質基底核変性症　91，359
高安病　66
多形滲出性紅斑　225，226
多系統萎縮症　91，141，359
多職種連携　**482**
多臓器不全（MOF）　22
多巣性運動ニューロパチー　90
多尿　196
多嚢胞性腎　176，177
多嚢胞性卵巣症候群（PCOS）　82，
　83，202，204
タバコ　464
多発筋炎/皮膚筋炎（PM/DM）　78，
　90，92
多発血管炎性肉芽腫症（GPA）　50，
　124，125，136，137
多発神経炎　212
多発神経障害　90
多発性硬化症（MS）　86，88，91，

513

103，105，111，113，141，142，210，
222，223，229，231，238，240
多発性骨髄腫（MM）60，218
多発性内分泌腫瘍症 101
多発性嚢胞腎 199，390
多発単神経炎 212
痰 51
胆管がん 107，108
胆管結石 107，108
胆汁うっ滞 222，223
胆汁流出障害 109
単純ヘルペスウイルス感染症 132，
133，225，226
単神経障害 212
胆石症 19，172，173，**375**
胆道出血 54，56
丹毒 225，226
胆嚢炎 **375**
胆嚢腫大 176，177
蛋白漏出性胃腸症 69，70，168，170

ち

地域医療 **452**
地域包括ケア **489**
　　──システム 452
恥骨結合 176，177
腟炎 187，188，209
　　萎縮性── 202，203，206，207
　　カンジダ── 206，207
　　トリコモナス── 206，207
腟がん 202
チック 86，87
腟症 209
　　細菌性── 206，207
注意欠陥・多動性障害（ADHD）301
中耳炎 120，121
　　真珠腫性── 121
　　滲出性── 121
虫刺症 225，226
中枢神経疾患 211
中枢性尿崩症 196
中毒疹 321

中毒性表皮壊死剥離症（TEN）30，
32，225
肘部管症候群 211
腸管感染症 27，28
腸管ビブリオ 182
腸間膜静脈血栓症 56
聴器毒性 103，105
腸結核 56
聴神経腫瘍 103，105，120，122
腸チフス 183
腸閉塞 27，28，168，169
聴力障害 **120**
直接 Coombs 試験 459
直腸潰瘍 54，56
直腸腟瘻 206，208

つ

椎間板・椎間関節変性 59，60
椎間板ヘルニア 59，60
椎骨動脈解離 14，16
椎骨脳底動脈循環不全（VBI）103，
104
痛風 217，219，**386**
ツツガムシ病 30，32

て

手足口病 225
　　──，小児 **263**
手足のしびれ **210**
低アルブミン血症 69，70
低カリウム血症 90，197
低血圧 192，193
低血糖 35，36，38，44，45，242，
245
低酸素血症 35，36，38
低体温症 35，37
低 T_3 症候群 383
低ナトリウム血症 35
低リン血症 90
適応障害 64，149，229，230，242，
244
デルマトーム 214

電解質異常　35, 36, 44, 45, 55
てんかん　35, 36, 44, 45, 243, 245,
　237, 239
てんかん重積状態　36, 46
転換性障害　92, 93, 136, 138, 141
デング熱　30, 32
電撃性紫斑病　30, 33
伝染性紅斑　225, 321
　――, 小児　**260**
伝染性単核球症　30, 31, 64, 66, 73,
　74, 95, 132, 133, 225
　――, 小児　**261**
伝染性軟属腫　225
　――, 小児　**273**
伝染性膿痂疹　225
　――, 小児　**271**

と

動悸　**157**
統合失調症　229, 230, 234, 237,
　242, 244
洞性頻脈　157
疼痛性跛行　92
糖尿病　64, 65, 78, 79, 111, 112,
　120, 121, 196, 210, 212, 222,
　223, **377**
糖尿病性筋萎縮症　90
糖尿病性ケトアシドーシス　27, 28,
　35, 55, 196
糖尿病性コレア　86, 88
糖尿病性昏睡　35, 36
糖尿病性神経障害　192
糖尿病性腎症　389
糖尿病性ニューロパチー　136, 137
糖尿病網膜症　111, 112
動脈閉塞性腸管虚血　56
動揺性歩行　90, 93
トキソプラズマ症　95, 96
毒素性ショック症候群（TSS）　30,
　32, 330, 432
特発性腎出血　199, 200
特発性頭蓋内圧亢進症　14, 17

吐血　**54**
突発性発疹　225
　――, 小児　**269**
とびひ, 小児　**271**
ドライアイ　116
トリコモナス外陰炎　206, 207
呑気症　160, 161, 168, 169

な

内頸動脈解離　14, 16
内側縦束（MLF）症候群　113
内分泌性ミオパチー　90
ナッツクラッカー症候群　199
ナルコレプシー　233, 234, 237, 239
難聴　**120**
　遺伝性――　120, 122
　騒音性――　120, 121
　突発性――　103, 105, 120, 121
　薬物中毒性――　120, 121
　老人性――　120, 121

に

肉眼的血尿　**199**
ニコチン依存症　464
日本紅斑熱　30, 32
乳がん　50, 60
乳糖不耐症　182, 184
　後天性――　168
乳び漏　168, 170
尿管がん　187
尿管結石　19, 179, 180, 187, 188
　両側――　193
尿細管間質性腎炎　192, 193
尿失禁　**187**
　可逆性――　190
尿道炎　187, 188, 392
尿道狭窄　192
尿毒症　237
尿閉　**192**
尿路感染症　73, 74, 192, 193, 199,
　321
尿路結石　192, 199

尿路上皮がん　199
妊娠　55，160，162，176，177，206
　　異所性——　202，204
　　子宮外——　202，204
　　子宮内外同時——　202，204
　　正常——　202，203
　　——初期　164，166
妊娠悪阻　27，28
妊娠性肝内胆汁うっ滞　107，109
認知症　140，141，164，165，229，
　　230，242，244，413
　　アルツハイマー型——　237，239
　　レビー小体型——　91，237，239

ね
ネコひっかき病　95，96
熱傷　**432**
熱中症　35，37，90，438
ネフローゼ症候群　69，70，168，170
粘液水腫　69，71
捻挫　434

の
脳炎　35，37，44，45，55，99，100，
　　243，245
　　結核性——　83
　　自己免疫性——　238
　　脳幹——　91
　　（単純）ヘルペス——　44，45，237，
　　239
脳幹梗塞　103，105，111，112
脳幹出血　103，105，111，112
脳幹腫瘍　120，122
脳血管障害　27，28，35，55，91，
　　120，122，136，138，140，141，
　　192，210，211，243，245
脳血管攣縮　358
脳梗塞　27，28，35，243，245，**356**
　　多発性——　91
脳（内）出血　27，28，35，243，245，
　　356
脳腫瘍　14，16，44，55，91，141，

164，166，243
脳症　44，45，243
　　高血圧性——　14，16
脳静脈洞血栓症　14，17
脳脊髄液減少症　14，16
脳卒中　356
脳底動脈解離　35
脳動脈瘤　111，113
脳膿瘍　243，245
脳浮腫　357
膿瘍　75，164，165
のぼせ　422

は
肺炎　49，50，73，74，145，146，
　　149，248，321，**324**
　　異型——　325
　　間質性——　145，147
　　細菌性——　325
　　市中——　154，155
肺化膿症　49，50
肺がん　60，73，145，147，149，150，
　　154，155，229，230
肺気腫　78，79
肺結核　49，50，71
敗血症　107，108，168，170，192
肺血栓塞栓症　51
肺高血圧症　149，150
肺梗塞症　23，25，49
肺性心　69，71
肺塞栓（症）　23，25，40，41，49，
　　71，149，150，154，155，243
バイタルサイン　37
肺動静脈瘻　49，51
梅毒　26，237
排尿困難　**187**
排尿時違和感　**187**
排尿痛　**187**
背部痛　**59**
廃用症候群（デコンディショニング）
　　64，149，150
排卵性出血　202，203

索引

パーキンソン症候群 **359**
パーキンソン病（PD） 65，66，78，
　80，86，87，91，93，103，105，
　136，137，140，141，229，230，
　237，239
パーキンソン病様歩行 91，94
白癬 225，226
白内障 111，112
橋本病 383
播種性血管内凝固症候群（DIC） 22，
　192
播種性淋菌血症 220
橋渡し研修 2
バセドウ病 383
白血病 128，129，132，134，222，
　223
　急性—— 218
発達障害，小児 **301**
発熱 **73**
　——，心因性 74，76
発熱性好中球減少症（FN） 132，133
発熱＋発疹 **30**
鼻かぜ 248
鼻茸 125
パニック障害 154，155，157，158，
　242，243
パニック発作 103，104，210，213
馬尾症候群 60，180，181
バリズム 86，87
パルボウイルス B19 感染症 69，71
反回神経障害 142
反応性関節炎 60，187，218，219

ひ
非感染性脊椎炎 60
非機械的脊椎疾患 59，60
脾梗塞 153，155
腓骨神経麻痺 90，92
皮脂欠乏性湿疹 225，226
皮脂欠乏性皮膚炎 222
脾腫 176，177
鼻出血 **128**

　特発性—— 128，129
　薬剤性—— 128，129
ビスホスホネート関連顎骨壊死 426
鼻性髄液漏 124，125
ビタミン B_1 欠乏症 44，45，90，92
ビタミン B_{12} 欠乏 210，211
鼻中隔弯曲症 124，125，128，129
非定型抗酸菌症 218
ヒトパルボウイルス B19 感染症 30，
　31
ヒト免疫不全ウイルス（HIV）感染症
　64，66，95，222，223，237
微熱 77
非びらん性胃食道逆流症（NERD）
　161，367
皮膚筋炎/多発筋炎（PM/DM） 78，
　80，218
皮膚瘙痒症 **222**
飛蚊症 112
鼻閉 **124**
非閉塞性腸管虚血 56
肥満 **82**，168，169
　一次性（単純性）—— 82
　中心性—— 71
びまん性食道けいれん 141，143
百日咳 145，147
　——，小児 **275**
ビリルビン分泌障害 109
鼻漏 **124**
ピロリン酸カルシウム結晶沈着症
　（CPPD） ☞偽痛風
貧血 64，65，149，150，157，158
　再生不良性—— 317
　自己免疫性溶血性——（AIHA）
　460
　進行性—— 317
　スポーツ—— 316
　鉄欠乏性—— 64，65，150，222，
　223，317
　薬剤起因性免疫性溶血性—— 460
　溶血性—— 107，108，317，460
　——，月経血による **429**

517

―――，思春期 **316**
頻尿 **187**，197

ふ

不安（障害） 141，149，150，157，158，210，213，229，230，234，242，243
　全般性―――　242，243
風疹　30，31，95，96，225，321
　―――，小児　**254**
封入体筋炎　90
複合感覚障害　103，104
複合性局所疼痛症候群　211，213
複視　**111**
副腎機能不全　65，66，229，231
副腎皮質刺激ホルモン（ACTH）単独欠損症　65，66
副腎不全　74，76，78，80，164，166
腹痛　**172**
　激しい―――　**19**
副鼻腔真菌症　124，125
腹部腫瘤　**176**
腹部大動脈破裂　19，20
腹部大動脈瘤　54，56，176，177
腹部膨満感　**168**
腹壁神経痛　172，174
浮腫　**69**
　うっ滞性―――　69，70
　血管性―――　69，70
　好酸球性―――　69，71
　薬剤性―――　69，70
　リンパ―――　69，71
不随意運動　**86**，92，136，138
不正器官出血　**202**
不整脈　40，41，103，104，242
　徐脈性―――　350
　絶対性―――　158，350
　頻脈性―――　350
　―――，心房細動以外　**350**
ブドウ球菌エンテロトキシン　182，183
ブドウ球菌性熱傷様皮膚症候群

（SSSS）　30，32，271
舞踏病　92
ぶどう膜炎　111，112
　前部―――　116，117
不眠（症）　**233**，242，243
　精神生理性―――　233
プライマリ・ケア医　2
プリオン病　238
プール熱，小児　**267**
プロゲステロン分泌不全　203
プロトンポンプ阻害薬（PPI）テスト　367
糞線虫　183，184
糞便塊　176，177
粉瘤　176，177

へ

閉塞性動脈硬化症　92
ヘパリン起因性血小板減少症（HIT）　459
ヘモクロマトーシス　107，109
ヘルパンギーナ，小児　**265**
ベロトキシン陽性腸管出血性大腸菌感染症　296
変形性関節症（OA）　217，403
片頭痛　14，15，27，99，100，237，239
　―――，思春期　**310**
便通異常　**182**
扁桃周囲膿瘍　132，133，321
便秘　192，194
扁平上皮がん　50

ほ

蜂窩織炎　69，70，73，75，225，226
膀胱炎　168，169，392
　気腫性―――　392
　急性―――　187，188
　出血性―――　199，200
　慢性―――　187
膀胱過伸展　176，177
膀胱がん　187，188，192，199

索 引

膀胱結核　187
膀胱腟瘻　206，208
傍腫瘍症候群　91，211，237
歩行失行　91，94
歩行障害　**90**
　──，詐病　92
母子手帳　298
発作性寒冷ヘモグロビン尿症（PCH）
　460
発作性上室頻拍（PSVT）　157，158，
　159，351
発作性頭位めまい症　27
ホットフラッシュ　422
ポリープ様声帯　136，137
ホルモン補充療法（HRT）　422
本態性鼻炎　125

ま

マイコプラズマ感染症　132，133
麻疹　30，31，95，96，225，321
　輸入──　253
　──，小児　**252**
末梢神経障害　141
　深部感覚障害を伴う──　91
満月様顔貌　71，83
慢性炎症性脱髄性多発根ニューロパ
　チー　90，91，211
慢性硬膜下血腫　14，15，91，93，
　229，231
慢性糸球体腎炎　390
慢性腎臓病（CKD）　**389**
慢性睡眠不足　67，242，243
慢性痛風性関節症　386
慢性疲労症候群　65，66
慢性副鼻腔炎　124，125
慢性閉塞性肺疾患（COPD）　71，149，
　150，**334**

み

ミオクローヌス　86，87
味覚障害　164，165
水いぼ　273

水疱瘡，小児　**256**
耳鳴り　117
　筋肉性──　120，122
　血管性──　120，122
　自覚的──　122
　心因性──　120，121
　振動性──　122
　生理的──　120，121
　他覚的──　122
　非振動性──　122

む

むくみ　**69**
無効造血　107，108
無痛性甲状腺炎　384
無尿　**192**
胸やけ　**160**
無排卵性出血　202，203
ムンプス，小児　**258**

め

メタボリック症候群　82
メニエール病　103，104，120，121
目の充血　**116**
めまい　16，**103**
　片頭痛関連──　103，104
メンタルヘルス，思春期　**318**

も

毛細血管再充満時間（CRT）　49，296
妄想　**237**
妄想性障害　206，208，237
毛包炎　225，226
網膜色素変性　111，112
網膜静脈閉塞症　111，112
網膜動脈閉塞症　111，113
網膜剝離　111，112
門脈血栓症　168，170

や

夜間摂食症候群　82，83
薬剤性過敏症症候群（DIHS）　30，32，

519

225
薬剤性肝障害　107，108
薬剤性ジスキネジア　86，87
薬剤性鼻炎　124，125
薬剤熱　74，76
薬疹　30，31，33
　　固定——　225
　　重症型——　30
　　播種状紅斑丘疹型——　255
薬物中毒　222
　　急性——　35，36
やせ　**78**
夜盲症　112

よ

よう　176，177，225，227
溶血性尿毒症症候群（HUS）　192，194
溶血性レンサ球菌感染症　30，31，
　132，133，225，292
腰椎すべり症　179，180
腰椎椎間板ヘルニア　179，180，210，
　211
腰（部）痛　**59，179**
　　急性——　179，180
　　（原発性）非特異的——　59
腰部脊柱管狭窄症　59，60，92，210，
　211
抑うつ状態，評価　231
予防医療　**491**
　　——，スケジュール　**461**

ら

ライノウイルス感染症　132
卵巣がん　60，176，177
卵巣腫瘍　202
卵巣腫瘍頸転　19，21
卵巣嚢腫　176，177
ランブル鞭毛虫　182，183，184

り

リウマチ性多発筋痛症（PMR）　66，
　73，75，218，220，**415**

リウマチ熱　86，88，218
リケッチア感染症　30
梨状筋症候群　211
リビングウィル　445
流行性耳下腺炎，小児　**258**
流産　202，203
良性腎硬化症　390
良性発作性頭位めまい症（BPPV）
　103，104
両側性腎動脈閉塞　192，194
両側前頭葉腫瘍　91
緑内障　111，112，**406**
　　開放隅角——　408
　　急性閉塞隅角——　406
緑内障発作　27，28，29，99，100，
　116
　　急性——　14，16
淋菌（感染症）　206，207，217，218
淋菌性咽頭炎　132，134，220
りんご病　31
　　——，小児　**260**
輪状喉頭嚥下困難症　141
臨床倫理　**486**

る

るいそう　**78**

れ

連続性咳発作　275

ろ

老年症候群　**412**
肋軟骨炎　153，154

欧　文

A

ABC（airway, breathing, circulation）
　438，440
acquired immunodeficiency syn-
　drome（AIDS）　78，80
acute coronary syndrome（ACS）　24

索引

acute gastric mucosal lesion（AGML）
　19，20
Adams-Stokes 症候群　103，104
Addison 病　65，66
advance care planning（ACP）　444
Alport 症候群　199
amyotrophic lateral sclerosis（ALS）
　78，80，86，88，90，91，92，136，
　138，140，141
anti-neutrophil cytoplasmic antibody
　（ANCA）　50，212
atrial fibrillation（Af）　157，158，**347**
atrial flutter（AF）　157，158
atrial premature contraction（APC）
　157，158
attention deficit hyperactivity disor-
　der（ADHD）　301
autism spectrum disorder（ASD）　301
autoimmune hemolytic anemia
　（AIHA）　460
autoimmune hepatitis（AIH）　107，
　109，373

B

basic life support（BLS）　440
Behçet 病　218
　腸管——　183，185
benign paroxysmal positional vertigo
　（BPPV）　103，104
Boerhaave 症候群　55
Bornholm 病　153，154
brachioradial pruritus　222，223
Brown-Sequard 症候群　211
burn wound sepsis　432

C

calcium pyrophosphate dehydrate
　deposition disease（CPPD）　73，
　77，217，219，**418**
capillary refilling time（CRT）　49，296
Charcot-Marie-Tooth 病　90
Cheyne-Stokes 呼吸　37

Chiari 奇形　91
chronic kidney disease（CKD）　**389**
chronic obstructive pulmonary disease
　（COPD）　71，149，150，**334**
CNS（central nervous system）ループ
　ス　238，240
CO_2 ナルコーシス　35，36
cold agglutinin disease（CAD）　460
collagenous colitis　169
Crohn 病　54，56，65，66，78，79，
　176，177
crowned-dens syndrome　418
Curling 潰瘍　161
Cushing 症候群　69，71，82，83，237
Cushing 潰瘍　161

D

diffuse antral vascular ectasia（DAVE）
　55
disseminated intravascular coagula-
　tion（DIC）　22，192
drug-induced hypersensitivity
　syndrome（DIHS）　30，32，225
Dubin-Johnson 症候群　109

E

eosinophilic granulomatosis with
　polyangitis（EGPA）　50
epigastric pain syndrome（EPS）　369
Epstein-Barr virus（EBV）　64，66，
　95，261
evidence-based medicine（EBM）
　496
extracorporeal shock wave lithotripsy
　（ESWL）　376

F

familial hypercholesterolemia（FH）
　381
Fanconi 貧血　317
febrile neutropenia（FN）　132，133
Fisher 症候群　91，111，113

521

Fitz-Hugh-Curtis 症候群　203，207
Forrester 分類　354
FRAX®　426
Friedewald 式　380
Friedreich 失調症　91
functional dyspepsia（FD）　**369**

G

gastric antral vascular ectasia（GAVE）
　54，55
gastroesophageal reflux disease
　（GERD）　140，142，145，146，153，
　154，160，161，**367**
gastrointestinal stromal tumor（GIST）
　54，55
Gianotti 病　225
Gianotti-Crosti 症候群　225
Gilbert 症候群　107，108
Goodpasture 症候群　50
granulomatosis with polyangitis
　（GPA）　50，124，125，136，137
Guillain-Barré 症候群　90，92，211，
　212
Guyon 管症候群　211

H

Helicobacter pylori 除菌治療　365
hemolytic uremic syndrome（HUS）
　192，194
Henoch-Schönlein 紫斑病　218
heparin-induced thrombocytopenia
　（HIT）　459
hormone replacement therapy（HRT）
　422
Horner 症候群　16，138
human immunodeficiency virus
　（HIV）感染症　64，66，95，222，
　223，237
　急性——　132，134，225，227
Huntington 病　86，88，238
hypoechoic halo　17

I

IgA 腎症　199
implantable cardioverter defibrillator
　（ICD）　351
instantaneous orthostatic hypotension
　（INOH）　307，308
irregularly irregular pulse　158，350
irritable bowel syndrome（IBS）　168，
　169，172，173，182，184，369
isolated pauci-immune pulmonary
　capillaritis（IPIPC）　50

K

Kaposi 水痘様発疹症　225，227
kissing disease　261
Korsakoff 症候群　237，240
Kugelberg-Welander 病　90

L

Lyme 病　218，238

M

Mallory-Weiss 症候群　54，55，153，
　154
march hemoglobinuria　317
Marfan 症候群　26
medial longitudinal fasciculus（MLF）
　症候群　113
medically unexplained symptoms
　（MUS）　5
melon stomach　55
microcscopic polyangitis（MPA）　50
microscopic colitis　169
Mondor 病　153，154，172，174
Morton 病　210
multiple organ failure（MOF）　22
multiple sclerosis（MS）　86，88，91，
　103，105，111，113，141，142，210，
　222，223，229，231，238，240

N

non-erosive reflux disease（NERD）

161，367

notalgia paresthetica　222，223

O

one-and-a-half 症候群　113

orthostatic disregulation（OD）　**305**

Osler 病　128，130

ostecarthritis（OA）　217，403

overactive bladder（OAB）　168，169，
187，188，369

P

Parkinson disease（PD）　65，66，78，
80，86，87，91，93，103，105，
136，137，140，141，229，230，
237，239

paroxysmal cold haemoglobinuria
（PCH）　460

paroxysmal supraventricular tachy-
cardia（PSVT）　157，158，159，351

percutaneous transhepatic gallbladder
aspiration（PTGBA）　376

percutaneous transhepatic gallbladder
drainage（PTGBD）　376

phobic postual vertigo（PPV）　103，
104

polycystic ovarian syndrome（PCOS）
82，83，202，204

polymyalgia rheumatica（PMR）　66，
73，75，218，220，**415**

polymyositis／dermatomyositis（PM/
DM）　78，90，92

postprandial distress syndrome（PDS）
369

post traumatic stress disorder（PTSD）
242，244

postural tachycardia syndrome
（POTS）　307，308

Power's 症候群　104

precordial catch 症候群　153，154

premature atrial contraction（PAC）
350

premature ventricular contraction
（PVC）　350

primary biliary cirrhosis（PBC）　107，
108，222，223

Q

quality of death（QOD）　4

quality of life（QOL）　4

Quincke 浮腫　69，70

R

Ramsay Hunt 症候群　103，105，120，
121

Rasmussen 動脈瘤　50

refeeding syndrome　364

regularly irregular pulse　350

Reiter 症候群　187

REM 睡眠行動障害　233，235

remitting seronegative symmetrical
synovitis with pitting edema
（RS3PE）症候群　69，71，218

Reye 症候群　330

rheumatoid arthritis（RA）　95，96，
217，219，**400**

Rotor 症候群　109

RS ウイルス感染症，小児　**281**

S

Sjögren 症候群　95，96，116，141，
211，212，218

slipping rib syndrome　172，173

6S Pyramid　496

staphylococcal scalded skin syndrome
（SSSS）　30，32，271

Stevens-Johnson 症候群（SJS）　30
32，225

Sweet 病　30，32

Sydenham 舞踏病　88

synpharyngitic hematuria　200

systemic lupus erythematosus（SLE）
50，66，73，75，86，88，95，96，
136，137，217，218，219，229，

523

231，238，460

T

thrombotic thrombocytopenic purpura（TTP）192，194
Tietze 症候群 153，154
Todd 麻痺 36
torsade de pointes 350
Tourette 症候群 86，88
toxic epidermal necrolysis（TEN）30，31，225
toxic shock syndrome（TSS）30，32，330，432
tPA 療法 356

U

ulcerative colitis（UC）54，56，65，66，78，79
urinary tract infection（UTI）392

V

vaginitis 187，188，209

vaginosis 209
vasovagal syncope（VVS）307，308
ventricular fibrillation（VF）351
ventricular tachycardia（VT）157，158，351
vertebrobasilar insuffi‐ciency（VBI）103，104
Vibro vulnificus 感染症 30，33，410

W

Wallenberg 症候群 136，138，144
WDHA 症候群 183，185
Wegener 肉芽腫症 124，125，218
Wernicke 脳症 38，91，111，113，243
WHO 三段階除痛ラダー 445
Wilson 病 86，88，238

Z

Zenker 憩室 141，142
Zollinger‐Ellison 症候群 55，183，185

薬剤索引

和 文

あ

アイピーディ® 338
アクアチム® 271
アクチバシン® 357
アクロマイシン® 272
アコチアミド 370
アコファイド 370
アヂチオプリン 373
アザルフィジン® 401
アシクロビル 256
アジスロマイシン 325
アスピリン 345, 357
アスベリン® 252
アセトアミノフェン 248, 252, 254, 258, 260, 263, 265, 267, 311, 329, 373, 404, 446
アセリオ® 446
アダラート® 341
アテノロール 384
アデホビル 373
アトモキセチン 303
アドレナリン 437
アトロピン 351
アネキセート® 450
アノーロ 335
アピキサバン 348
アボルブ® 398
アミトリプチリン 312
アムロジピン 341, 360
アメジウム 308
アモキシシリン 293, 326, 366, 394
　　——・クラブラン酸配合 326, 394
アラミスト® 338
アルテプラーゼ 357
アルファカルシドール 427
アレグラ® 338

アレジオン® 286, 338
アレロック® 286
アレンドロン酸 416, 427
アロプリノール 388
アンジオテンシンⅡ受容体拮抗薬（ARB） 355
アンジオテンシン変換酵素（ACE）阻害薬 355
アンピシリン 280
　　——・スルバクタム配合 395

い

イグザレルト® 348
イソプロテレノール 351
イナビル® 250, 329
イブプロフェン 311
イミグラン® 311
インダカテロール 335
インタール® 289
インデラル® 308, 312

う

ウメクリジニウム・ビランテロール配合 335
ウラリット® 388
ウルティブロ® 335

え

エスシタロプラム 424
エソメプラゾール 368
エディロール® 427
エドキサバン 348
エナラプリル 341
エビスタ® 427
エピナスチン 286, 338
エピネフリン 290
エリキュース® 348
エリスロシン® 275

525

エリスロマイシン　275
エルカトニン　427
エルシトニン®　427
エルデカルシトール　427
エンテカビル　373

お

黄連湯　501
オーキシス®　335
オキシテトラサイクリン　272
オーグメンチン®　394
オセルタミビル　250, 329
オノン®　338
オランザピン　360
オロパタジン　286
オンブレス®　335

か

葛根湯　500, 501
葛根湯加川芎辛夷　501
活性型ビタミン D 製剤　427
加味帰脾湯　501
加味逍遥散　423, 501
カリウムイオン競合型アシッドブロッカー（P-CAB）　366, 368
カルシウム拮抗薬　344
カルシトニン（CT）製剤　427
カルベニン®　280
カルペリチド　355
カルボシステイン　248, 252
カロナール®　248, 252, 258, 263, 265, 267, 311, 329, 404, 446
カンデサルタン　341
含糖酸化鉄　430

き

桔梗湯　501
強心薬　355
キンダベート®　283

く

クエン酸第一鉄　430

クエン酸 K・Na 配合　388
グラケー®　427
クラビット®　326
クラフォラン®　280
グラマリール®　360
クラリス®　275
クラリスロマイシン　275, 366
グリコピロニウム・インダカテロール配合　335
グリセオール®　357
グリセリン　357
グリメピリド　378
クロモグリク酸　289
クロラムフェニコール　272
クロルジアゼポキシド　364
クロロマイセチン®　272

け

桂枝加芍薬大黄湯　501
桂枝加芍薬湯　315
桂枝加朮附湯　501
桂枝茯苓丸　423, 501
血管拡張薬　355
ケフレックス®　394

こ

抗アルドステロン薬　355
抗アレルギー薬　332
抗インフルエンザ薬　250
抗血小板薬　344
牛車腎気丸　501
呉茱萸湯　500
骨吸収抑制薬　426, 427
コデイン　447
コルヒチン　387
五苓散　500, 501
コロネル®　315
コンサータ®　303
コントール®　364

さ

柴胡加竜骨牡蛎湯　501

薬剤索引

ザイロリック® 388
サインバルタ® 402，405
ザナミビル 250
サラゾスルファピリジン 401
ザルティア® 398
サルブタモール 289
サワシリン® 293，326，394
サンリズム® 348

し

ジアゼパム 278，364，450
ジェイゾロフト® 421
ジクロフェナク 447
ジゴキシン 348
ジスロマック® 325
シタグリプチン 378
ジヒデルゴット® 308
ジヒドロエルゴタミン 308
ジプレキサ® 360
シプロヘプタジン 329
シベノール® 349
シペロヘプタジン 312
シベンゾリン 349
芍薬甘草湯 501
ジャヌビア® 378
十全大補湯 500
潤腸湯 501
小建中湯 308
硝酸銀 273
硝酸薬 344，355
小青竜湯 501
シロドシン 398
真武湯 308，501

す

ストラテラ® 303
スピリーバ® 335
スプラタスト 338
スマトリプタン 311
スルピリド 360
スルファジアジン 272

せ

清暑益気湯 500
清肺湯 501
セディール® 370
セファレキシン 394
セフォタキシム 280
セフジニル 271
セフゾン® 271
セフトリアキソン 280，326，394
セラトロダスト 338
セルシン® 364
セルトラリン 421
セレコキシブ 404，447
セレコックス® 404，447
セレニカ® 312
セレネース® 360
セロトニン・ノルアドレナリン再取り
　込み阻害薬（SNRI） 405，423
選択的 COX-2 阻害薬 447
選択的セロトニン再取り込み阻害薬
　（SSRI） 421，423

そ

疎経活血湯 501
ゾシン® 394，395
ゾビラックス® 256
ゾルピデム 424

た

ダイアップ® 278，450
大建中湯 501
第三代セフェム系薬 47
タケキャブ® 368
タケプロン® 416
タダラフィル 398
ダビガトラン 348
タミフル® 250，329
タムスロシン 398
短時間作用性 β_2 刺激薬（SABA） 352
タンドスピロン 370
タンボコール® 348

527

ち

チアプリド 360
チアマゾール 384
チオトロピウム 335
チペピジン 252
チャンピックス® 467
長時間作用型抗コリン薬 335
長時間作用型 β_2 刺激薬（LABA）
　332，335
直接作用型経口抗凝固薬（DOAC）
　348
直接作用型抗ウイルス薬（DAAs）
　373
猪苓湯 501
沈降炭酸カルシウム・コレカルシフェ
　ロール・炭酸マグネシウム配合
　428

つ

ツロブテロール 252

て

テオフィリン 332
デカドロン® 290
デキサメタゾン 290
デキストロメトルファン 329
テトラサイクリン 272
デノスマブ 428
デノタス® 428
テノホビル 373
テノーミン® 384
デパケン® 312，360
デュタステリド 398
デュロキセチン 402，405
テラジア® 272
テラナス 312
テラマイシン® 272
テリパラチド 428
テリボン® 428

と

桃核承気湯 501

当帰四逆加呉茱萸生姜湯 501

当帰芍薬散 423，501
ドキシサイクリン 326
ドブタミン 355
トラマール® 447
トラマドール 447
トリプタノール® 312
トリプタン製剤 311
ドルミカム® 450，451

な

ナイキサン® 387
ナジフロキサシン 271，272
ナフトピジル 398
ナプロキセン 387

に

ニコチネル TTS® 467
ニコチン 467
ニトログリセリン 345，357
ニフェジピン 341
ニューロタン® 341
尿酸生成抑制薬 388
尿酸排泄促進薬 388

ね

ネキシウム® 368

の

ノルバスク® 341，360

は

バイアスピリン® 345，357
バイシリン®G 293
バイナス® 338
パキシル® 424
麦門冬湯 501
バゼドキシフェン 427
八味地黄丸 501
パニペネム・ベタミプロン配合 280
バファリン® 345
ハーフジゴキシン® 348

薬剤索引

パリビズマブ　281
ハルナール®　398
バルプロ酸　312, 360
バレニクリン　467
パロキセチン　424
ハロペリドール　360
半夏厚朴湯　501
半夏瀉心湯　315, 501
半夏白朮天麻湯　308, 500
バンコマイシン　280, 326
塩酸バンコマイシン®　280, 326

ひ

ビクシリン®　280
非ステロイド抗炎症薬（NSAIDs）　55
ビスホスホネート製剤　426
ビソプロロール　348
ビタミンK製剤　427
ヒトPTH製剤　427
ヒドロクロロチアジド　341
ビビアント®　427
ビブラマイシン®　326
ピペラシリン・タゾバクタム配合
　394, 395
ピリナジン®　260, 446
ピルシカイニド　348
ピロカルピン　406

ふ

フェキソフェナジン　338
フェジン®　430
フェノバール®　450, 451
フェノバルビタール　450, 451
フェブキソスタット　388
フェブリク®　388
フェロミア®　430
フォリアミン®　401
フォルテオ®　428
フシジン酸　272
フシジンレオ®　272
ブシラミン　401
プラザキサ®　348

プラリア®　428
プランルカスト　338
プリンペラン®　360
フルチカゾン　338
フルナーゼ®　338
ブルフェン®　311
フルルビプロフェン　447
フレカイニド　348
プレガバリン　402
プレドニゾロン　373, 387, 416
プレドニン®　387, 416
プロカテロール　289
プロタノール®L　351
ブロチゾラム　424, 450
プロトンポンプ阻害薬（PPI）　365
ブロニカ®　338
プロプラノロール　312, 308
ブロプレス®　341

へ

ベネトリン®　289
ベラパミル　348
ペラミビル　250
ペリアクチン®　312, 329
ベンジルペニシリンベンザチン　293
ベンズブロマロン　388
ペンレス®　273

ほ

防已黄耆湯　500
防風通聖散　500
ホクナリン®　252
ホスホジエステラーゼ（PDE）阻害薬
　355
ホスホジエステラーゼ-5（PDE5）阻害
　薬　398
ボスミン®　290, 437
補中益気湯　308, 423, 500
ボナロン®　416, 427
ボノプラザン　368
ポリカルボフィル　315
ポリフル®　315

ボルタレン® 447
ホルモテロール 335

ま

マイスリー® 424
麻黄湯 329
マクサルト® 311
麻子仁丸 501
マゼニル 450
D-マンニトール 406

み

ミオコール® 357
ミグシス 312
ミダゾラム 450, 451
ミトドリン 308
ミノドロン酸 427

む

ムコダイン® 248, 252

め

メインテート® 348
メサドン 448
メサペイン® 448
メジコン® 329
メチルフェニデート 303
メトグルコ® 378
メトクロプラミド 360
メトトレキサート 401
メトホルミン 378
メトリジン® 308
メトロニダゾール 366
メナテトレノン 427
メプチン® 289
メルカゾール® 384
メロペネム 280, 394
メロペン® 280, 394

も

モサプリド 370
モルヒネ 345

ゆ

ユナシン®-S 395
ユリノーム® 388
ユリーフ® 398

よ

葉酸 401
抑肝散 501

ら

ラニナミビル 250, 329
ラピアクタ® 250
ラマトロバン 338
ラミブジン 373
ラメルテオン 424
ラロキシフェン 427
ランソプラゾール 416, 419

り

リウマトレックス® 401
リカルボン® 427
リクシアナ® 348
リザトリプタン 311
リスパダール® 360
リスペリドン 360
リズミック® 308
六君子湯 501
リドカイン 273
リバビリン 373
リバーロキサバン 348
リマチル® 401
苓姜朮甘湯 501
苓桂朮甘湯 308, 500
リリカ® 402
リレンザ® 250
リンデロン V® 283

る

ループ利尿薬 355

れ

レクサプロ® 424

レニベース® 341
レボドパ 360
レボフロキサシン 326
レンドルミン® 424, 450

ろ

ロイコトリエン受容体拮抗薬（LTRA）
 332
ロキソニン® 419, 447
ロキソプロフェン 419, 447
ロサルタン 341
ロセフィン® 280, 326, 394
ロゼレム® 424
ロピオン® 447
ロメリジン 312
ロラゼパム 364

わ

ワイパックス® 364
ワコビタール® 450
ワソラン® 348
ワーファリン® 348
ワルファリン 348
ワンアルファ® 427

数字・欧文

5α還元酵素阻害薬 398
α_1遮断薬 398
β遮断薬 344, 355
H_2受容体拮抗薬 365

総合診療専門医マニュアル

2017 年 5 月 25 日　発行

編集者 伴信太郎，生坂政臣，橋本正良
発行者 小立鉦彦
発行所 株式会社 南 江 堂
〒113-8410　東京都文京区本郷三丁目 42 番 6 号
☎（出版）03-3811-7236（営業）03-3811-7239
ホームページ http://www.nankodo.co.jp/

印刷・製本 三報社印刷
装丁 渡邊真介

Manual of General Practitioner
© Nankodo Co., Ltd., 2017

Printed and Bound in Japan
ISBN978-4-524-26614-2

定価はカバーに表示してあります．
落丁・乱丁の場合はお取り替えいたします．
ご意見・お問い合わせはホームページまでお寄せください．

本書の無断複写を禁じます．

JCOPY　〈（社）出版者著作権管理機構　委託出版物〉
本書の無断複写は，著作権法上での例外を除き，禁じられて
います．複写される場合は，そのつど事前に，（社）出版者著
作権管理機構（TEL 03-3513-6969，FAX 03-3513-6979，
e-mail: info@jcopy.or.jp）の許諾を得てください．

本書をスキャン，デジタルデータ化するなどの複製を無許諾
で行う行為は，著作権法上での限られた例外（「私的使用の
ための複製」など）を除き禁じられています．大学，病院，
企業などにおいて，内部的に業務上使用する目的で上記の行
為を行うことは私的使用には該当せず違法です．また私的使
用のためであっても，代行業者等の第三者に依頼して上記の
行為を行うことは違法です．

〈関連図書のご案内〉

*詳細は弊社ホームページをご覧下さい《**www.nankodo.co.jp**》

ヒラメキ! 診断推論
総合診療のプロが苦手な症候へのアプローチ, 教えます

野口善令 編　　　　　A5判・246頁　定価(本体3,000円＋税)　2016.4.

総合診療力を磨く「40」の症候・症例カンファレンス
臨床推論の達人を目指せ!

百村伸一 監修　　　　A5判・280頁　定価(本体3,800円＋税)　2014.4.

プライマリ・ケアの現場でもう困らない!
止まらない"せき"の診かた

田中裕士 著　　　　　A5判・180頁　定価(本体3,000円＋税)　2016.9.

プライマリケア医のための 抗菌薬マスター講座

岩田健太郎 著

A5判・142頁　定価(本体2,800円＋税)　2011.3.

要点をおさえる 小児救急・プライマリケア
ピットフォール症例から学ぼう!

市川光太郎 編　　　　A4判・230頁　定価(本体6,500円＋税)　2015.11.

内科2017年2017年4月増大号 特集(Vol.119 No.4)
症候から考える画像診断アトラス

B5判・450頁　定価(本体8,000円＋税)　2017.4.

新 英語抄録・口頭発表・論文作成 虎の巻
忙しい若手ドクターのために

上松正朗 著　　　　　A5判・186頁　定価(本体2,500円＋税)　2017.3.

今日の臨床検査2017-2018

櫻林郁之介 監修／矢冨 裕・廣畑俊成・山田俊幸・石黒厚至 編

B6判・704頁　定価(本体4,800円＋税)　2017.5.

今日の治療薬2017 解説と便覧(年刊)

浦部晶夫・島田和幸・川合眞一 編

B6判・1,392頁　定価(本体4,600円＋税)　2017.1.

定価は消費税率の変更によって変動いたします. 消費税は別途加算されます.

感染症	**A 幼児・小児**
アレルギー・呼吸器の疾患	
その他の疾患	
起立性調節障害／片頭痛／過敏性腸症候群／貧血／思春期のメンタルヘルス	**B 思春期**
アレルギー・呼吸器の疾患	**C 成人**
循環器の疾患	
神経・精神の疾患	
消化器の疾患	
内分泌・代謝の疾患	
腎・泌尿器の疾患	
筋・骨格系の疾患	
眼の疾患	
高齢者の（健康）評価／老年症候群／リウマチ性多発筋痛症, 巨細胞性動脈炎／偽痛風	**D 高齢者**
月経前症候群／更年期障害／骨粗鬆症／貧血（月経血による）	**E 女性**